胃癌生物学标志物

主　编　张　忠
副主编　王旭光　马　锐　刘爱华

科 学 出 版 社
北　京

内 容 简 介

本书以胃癌生物学标志物为重点，介绍了各类常见的肿瘤生物学标志物，系统阐述了胃癌直接相关和间接相关的生物学标志物的研究进展及其应用，列举了肿瘤生物学标志物检测的常用技术。全书共分三篇二十三章，内容系统丰富，主题明晰，科学前沿与实践应用并重。既有国内外最新研究现状，又有编者研究团队的成果总结。

本书可为从事胃癌预防、诊断及治疗等专业的人士提供参考，亦可满足普通读者对医学知识的需求。

图书在版编目(CIP)数据

胃癌生物学标志物 / 张忠主编 . —北京：科学出版社，2016. 10

ISBN 978-7-03-050117-2

Ⅰ. 胃… Ⅱ. 张… Ⅲ. 胃癌-生物标志化合物-研究 Ⅳ. R735. 2

中国版本图书馆 CIP 数据核字（2016）第 238942 号

责任编辑：戚东桂 杨卫华 / 责任校对：李 影

责任印制：张 伟 / 封面设计：龙 岩

科 学 出 版 社 出版

北京东黄城根北街 16 号

邮政编码：100717

http://www.sciencep.com

北京京华虎彩印刷有限公司 印刷

科学出版社发行 各地新华书店经销

*

2017 年 1 月第 一 版 开本：787×1092 1/16

2017 年 8 月第二次印刷 印张：23 3/4

字数：555 000

定价：98.00 元

（如有印装质量问题，我社负责调换）

《胃癌生物学标志物》编写人员

主　　编　张　忠

副 主 编　王旭光　马　锐　刘爱华

编　　委　(以姓氏笔画为序)

马　锐	主任医师	辽宁省肿瘤医院肿瘤内科
王　莹	副教授	沈阳医学院病理教研室
王旭光	副教授	沈阳医学院病理教研室
刘羽丹	博士	中国医科大学药学院神经内分泌药理研究室
刘春英	教授	辽宁中医药大学病理教研室
刘爱华	博士	中国医科大学附属第一医院内分泌与代谢病科
祁　源	主任医师	沈阳市第四人民医院呼吸科
张　忠	教授	沈阳医学院病理教研室
张　珉	副教授	沈阳医学院病理教研室
张　量	教授	沈阳医学院生理教研室
金　哲	教授	深圳大学医学部病理教研室
哈敏文	教授	锦州医科大学附属第一医院肿瘤科
宫月华	副教授	中国医科大学附属第一医院肿瘤研究所
黄　涛	副教授	沈阳医学院病理教研室
黄玉红	副教授	大连医科大学病理教研室
韩　莹	博士	沈阳医学院病理教研室

参编人员　樊天倚　薄　威

序

该书主编张忠教授22年前考入中国医科大学，成为我的第一个统招硕士研究生，继之又完成了博士学业。毕业后他主要从事病理教学工作，在三尺讲台辛勤耕耘多年，先后获得辽宁省教学名师、辽宁省优秀科技工作者和沈阳市劳动模范等荣誉称号。他讲授的《病理学》课程被评为辽宁省精品课程，领衔的病理学教学团队被评为辽宁省优秀教学团队。在教学工作的同时，张忠教授始终致力于胃癌病因及生物学标志物研究，在幽门螺旋杆菌相关性胃疾病生物学特性判定、胃癌前疾病血清标志物监测、胃癌生物学行为分子病理评价等方面开展了具有特色的研究工作，得到了同行专家的认可。该书正是张忠教授及其团队多年来在胃癌标志物领域潜心研究的工作汇报，是他们砥砺奋进、继承与创新的学术结晶。该书内容对胃癌高危人群预警、筛查、早期诊断、精准治疗、疗效判定、预后评价等方面的研究具有重要参考价值，相信从事相关科学研究的广大读者也会从中有所收获。

看着眼前《胃癌生物学标志物》的书稿，我内心充满了骄傲和喜悦之情。当年那个在实验室摸爬滚打的青涩学子，如今已成为研究生导师，并有学术专著即将出版。感叹岁月荏苒匆匆，欣慰事业后继有人。谨此为序，衷心希望张忠教授初心不改，笃行求索；笔耕不辍，再续新篇。

袁　媛

2016年7月30日

前　　言

肿瘤是一种病因尚未完全阐明的疾病，要完全阻断致病因素的作用而达到病因学和发病学预防非常困难。因此，筛查肿瘤高危人群及进行早期诊断和治疗尤为重要。自 Henry Bence Jones 发现 Bence-Jones 蛋白可用于诊断多发性骨髓瘤以来，利用肿瘤生物学标志物进行肿瘤的早期筛查、辅助诊断、进展监测及疗效和预后判定一直是国内外学者的研究热点。近年来，基因组学、蛋白质组学及其相应技术的快速发展，更是为肿瘤生物学标志物的研究与应用开辟了新的途径。

胃癌是我国和世界范围内发病率和病死率位居前列的恶性肿瘤，认识和检测相应的肿瘤生物学标志物，对于提高胃癌早期发现、早期诊断、早期治疗的水平具有重要的现实意义。鉴于此，我们邀约部分专家共著《胃癌生物学标志物》一书。本书共分三篇，第一篇主要介绍了几类常见的肿瘤生物学标志物；第二篇着重阐述了幽门螺旋杆菌、胃蛋白酶原、MG7-Ag、胃泌素、黏蛋白等胃癌直接相关的生物学标志物和尾型同源盒基因、癌胚抗原及糖蛋白类抗原系列、甲胎蛋白、代谢酶基因多态性、*p53* 基因、骨桥蛋白等胃癌间接相关的生物学标志物；第三篇重点列举了肿瘤生物学标志物检测的常用技术。本书既有国内外最新研究成果，又有编著者多年研究的学术观点和经验总结。期望本书内容能够为胃癌的预防、早诊、治疗及研究提供参考，服务于广大读者。同时，由于水平所限，本书尚存诸多不尽如人意之处，恭请使用和关心本书的同道们多提宝贵意见和建议。

在本书付梓之际，感谢我国著名胃癌防治研究专家袁媛教授，感谢她对本书主要编写人员多年的精心培养及悉心指导。在此，我们也向袁媛教授在胃癌防治工作中所做出的贡献及那份执著与坚守表示崇高的敬意，谨以此书献给袁媛教授！

张　忠

2016 年 7 月 3 日

目 录

第一篇 肿瘤生物学标志物基础

第一章 肿瘤标志物概述 …… 3

第一节 肿瘤标志物的进展 …… 3

第二节 肿瘤标志物的分类 …… 5

第三节 肿瘤标志物的应用 …… 5

第四节 问题与展望 …… 6

第二章 酶类肿瘤标志物 …… 9

第三章 蛋白质类肿瘤标志物 …… 18

第四章 激素类肿瘤标志物 …… 31

第五章 胚胎抗原类肿瘤标志物 …… 39

第六章 糖蛋白抗原类肿瘤标志物 …… 41

第七章 基因肿瘤标志物 …… 48

第一节 癌基因 …… 48

第二节 肿瘤抑制基因 …… 54

第八章 肿瘤转移标志物 …… 60

第一节 黏附分子 …… 60

第二节 蛋白质水解酶及其抑制剂 …… 63

第三节 微血管的生成机制 …… 65

第四节 肿瘤转移相关基因 …… 66

第九章 肿瘤耐药分子标志物 …… 69

第一节 细胞膜的药物排流泵 …… 69

第二节 机体解毒活性增强与肿瘤耐药 …… 70

第三节 DNA 拓扑异构酶Ⅱ与肿瘤耐药 …… 72

第十章 肿瘤相关病毒类肿瘤标志物 …… 73

第十一章 肿瘤增殖性抗原类肿瘤标志物 …… 75

第十二章 抑制性抗原类肿瘤标志物 …… 83

第十三章　单核苷酸多态与肿瘤标志物 …… 86
第一节　单核苷酸多态与肿瘤易感性 …… 86
第二节　单核苷酸多态与肿瘤的演进 …… 105
第三节　单核苷酸多态与肿瘤的治疗 …… 110
第十四章　循环肿瘤细胞检测及临床应用 …… 115

第二篇　胃癌生物学标志物及应用

第十五章　胃癌概述 …… 121
第一节　胃癌的流行趋势 …… 121
第二节　胃癌的危险因素 …… 125
第三节　胃癌的癌前疾病（病变） …… 131
第四节　胃癌的病理分型 …… 141
第五节　胃癌的临床病理分期 …… 153
第十六章　胃癌直接相关的生物学标志物 …… 158
第一节　幽门螺旋杆菌与胃癌 …… 158
第二节　胃蛋白酶原与胃癌 …… 171
第三节　胃癌相关抗原 MG7-Ag 与胃癌 …… 182
第四节　胃泌素及其受体与胃癌 …… 189
第五节　黏蛋白与胃癌 …… 195
第十七章　胃癌间接相关的生物学标志物 …… 205
第一节　尾型同源盒基因与胃癌 …… 205
第二节　癌胚抗原及糖蛋白类抗原系列与胃癌 …… 212
第三节　甲胎蛋白与胃癌 …… 218
第四节　代谢酶基因多态性与胃癌 …… 224
第五节　*p53* 基因与胃癌 …… 233
第六节　骨桥蛋白与胃癌 …… 239
第七节　循环肿瘤细胞与胃癌 …… 244

第三篇　肿瘤生物学标志物检测的常用技术

第十八章　免疫组织化学技术 …… 255
第一节　概述 …… 255

第二节　免疫组织化学的基本原理 …… 256
第三节　免疫组织化学的基本技术 …… 262
第四节　免疫组织化学技术的应用 …… 269
第十九章　酶联免疫吸附测定技术 …… 275
第一节　酶联免疫吸附测定技术的基本原理 …… 275
第二节　酶联免疫吸附测定技术的类型 …… 277
第三节　试剂的组成及基本步骤 …… 281
第四节　酶联免疫吸附测定技术的应用 …… 289
第二十章　流式细胞术 …… 293
第一节　流式细胞仪的分类和主要技术指标 …… 293
第二节　流式细胞仪的主要构造及工作原理 …… 294
第三节　流式细胞术的要求 …… 297
第四节　流式细胞术的应用 …… 301
第五节　标本制备的操作步骤和注意事项 …… 305
第二十一章　PCR 和实时荧光定量 PCR 技术 …… 309
第一节　PCR 技术 …… 309
第二节　实时荧光定量 PCR 技术 …… 316
第二十二章　表观遗传学常用检测技术 …… 322
第一节　概述 …… 322
第二节　表观遗传学的内容及分子机制 …… 324
第三节　表观遗传学常用的检测技术 …… 328
第四节　表观遗传学与肿瘤 …… 346
第二十三章　生物芯片技术 …… 350
第一节　概述 …… 350
第二节　生物芯片的研究进展 …… 354
第三节　生物芯片的应用 …… 361

第一篇　肿瘤生物学标志物基础

肿瘤标志物（tumor marker，TM）广义讲是肿瘤细胞区别于正常细胞的生物学和分子特征，是肿瘤在发生、发展过程中，由肿瘤细胞合成、释放，或是机体对肿瘤反应性释放的一类物质。肿瘤标志物的存在或量的改变可以用于探索肿瘤的存在、性质，了解肿瘤的来源、细胞分化、细胞功能，以进行肿瘤诊断、分类、判断预后及指导治疗。目前，肿瘤标志物检测多用于改善患者预后、选择最可能受益于特定疗法的患者，或监测疾病过程。本篇将对肿瘤标志物的发展、分类、生物学特性及临床应用情况进行介绍。

第一章　肿瘤标志物概述

“肿瘤标志物”这个名词是1978年Herberman在美国国家癌症研究中心（NCI）召开的人类免疫及肿瘤免疫诊断会议上提出的，次年在第七届肿瘤发生生物学和医学会议上被大家确认，并开始在临床医学方面被广泛应用。肿瘤标志物的本意是指癌细胞分泌或脱落到体液或组织中的物质，或是宿主对体内新生物反应而产生并进入到体液或组织中的物质。广义的讲，是指肿瘤细胞区别于正常细胞的生物学和分子特征；是在肿瘤发生、发展过程中，由肿瘤细胞合成、释放，或是宿主对肿瘤反应性释放的一类物质。既可能是仅存在于肿瘤细胞的独特的基因或其产物（质的异常），也可能是一些在正常细胞存在，但在肿瘤细胞的特殊部位异常表达的基因或其产物（量的异常），或对细胞应激或环境信号反应的功能异常。肿瘤标志物可能位于细胞内或细胞表面，或分泌至细胞外间隙，甚至进入血液循环。近年来随着免疫学、生物化学、分子生物学、细胞工程学和遗传工程学及其相应技术的发展，已经发现肿瘤特异性抗原及相关抗原（antigen，Ag）、激素、受体、酶和同工酶、癌基因、抑癌基因、肿瘤相关基因及其产物，以及有关的单克隆抗体（monoclonal antibody，MAb）等100多种肿瘤标志物。通过测定其存在或含量可辅助诊断肿瘤、分析病程、指导治疗、监测复发或转移及判断预后。随着蛋白质组学等生命科学领域理论及技术进步，寻找肿瘤标志物的方法也成为寻找其他疾病预防、诊断及治疗靶点的有效方法，部分肿瘤标志物在除肿瘤以外的其他疾病中也有表达意义，这使肿瘤标志物的概念延伸到生物学标志物（bio-markers）。一般认为，肿瘤标志物应具有下列特点：①敏感性高，可用于肿瘤普查；②特异性好，能准确鉴别肿瘤和非肿瘤患者；③器官特异性，能对肿瘤施行器官定位性的诊断及鉴别诊断；④肿瘤标志物的水平与肿瘤体积大小、临床分期相关，可用于判断预后；⑤半衰期短，能反映肿瘤的动态变化，监测治疗效果、复发和转移，在肿瘤治疗的前、中、后检测肿瘤标志物的水平可帮助了解治疗效果，监测肿瘤有无复发和转移；⑥为临床选择化疗药物提供依据；⑦可为临床提供靶向治疗依据。但目前各种肿瘤标志物的敏感性和特异性还不可能都达到最完美的程度，尚存在假阳性和假阴性的情况。

第一节　肿瘤标志物的进展

自1846年Bence Jones从浆细胞瘤患者的尿液中发现第一个肿瘤标志物（本周蛋白，Bence-Jones protein，BJP）以来，肿瘤标志物的发展已有近170年。20世纪20年代，发现肿瘤分泌异位激素及促性腺激素作为绒毛膜滋养层细胞肿瘤的标志物。40～50年代，发现肿瘤患者血清中的酶（及其同工酶谱）活性异常升高。60年代，Nowell和Hungerford在慢性粒细胞白血病（CML）细胞中发现标志物染色体（费城染色体），奠定了肿瘤遗传学标志物的基础；Abelev（1963）和Tatarinor（1964）发现甲胎蛋白（alpha-fetoprotein，AFP）及其在肝癌诊断中的价值；Gold和Freeman发现癌胚抗原（carcinomebryonic antigen，CEA）与人结肠癌的关系。70年代，血清AFP用于肝癌的普查和早期诊断；1975

年，单克隆抗体技术的出现促进了肿瘤标志物的发展与应用。80 年代，Bishop 发现癌基因与肿瘤的关系。90 年代以来，基因组学、蛋白质组学和代谢组学技术的发展，大大促进了肿瘤标志物的发展。肿瘤标志物的发展经历了第一代、第二代、第三代和第四代标志物的基本过程。

第一代肿瘤标志物包括肿瘤细胞所产生的蛋白类、酶类及其同工酶类、激素类等。蛋白类标志物系最早发现的肿瘤标志物，包括本周蛋白、β_2 微球蛋白（β_2-microglobulin，β_2M）、C 多肽免疫球蛋白、铜蓝蛋白（MT）和甲状腺球蛋白（thyroglobulin，TG）等。酶类标志物多为肿瘤细胞或组织诱导其他细胞和组织产生的酶，有时肿瘤细胞内的酶进入血液，或因肿瘤引起某些器官功能不良，导致酶的灭活和排泄障碍，亦会引起酶活性（包括同工酶谱）改变。根据其来源，肿瘤标志物酶可分为两类：①组织特异性酶，因组织损伤或变化导致储存在细胞内的酶释放，如前列腺特异性抗原（prostate specific antigen，PSA）；②非组织特异性酶，主要是由于肿瘤细胞代谢加强，特别是无氧酵解增强，大量酶释放到血液中，如己糖激酶等。在酶类肿瘤标志物分析中，同工酶的分辨和检测是提高标志物临床应用的重要环节。目前的肿瘤标志物同工酶可分为三大类：①异位性同工酶，指某种肿瘤组织改变了自己的分泌特性，而分泌表达了其他组织的同工酶；②胚胎性同工酶，某些组织在癌变时，同工酶谱退化到胚胎时未分化状态，而分泌大量的胚胎时期的同工酶，这种变化往往与肿瘤的恶性程度成正比；③胎盘性同工酶，有些肿瘤可分泌一些原属胎盘阶段的同工酶谱。激素作为肿瘤标志物的原因是当具有激素分泌功能的细胞癌变时，其所分泌的激素量会发生异常或分泌其他类型的激素。此外，在正常情况下不能分泌激素的细胞在癌变后可分泌激素，这些异常分泌的激素可作为肿瘤标志物。已知的激素类肿瘤标志物包括儿茶酚胺（catecholamine，CA）类（嗜铬细胞瘤）、降钙素（calcitonin，CT）（甲状腺髓质癌）、生长激素（growth hormone，GH）（垂体瘤、肾癌、肺癌）、人绒毛膜促性腺激素（human chorionic gonadotropin，HCG）（胚胎绒毛膜癌、睾丸肿瘤）、人胎盘催乳素（滋养层、性腺、肺、乳腺等肿瘤）、催乳素（prolactin，PRL）（垂体瘤、肾癌、肺癌）、胰高血糖素（胰高血糖素瘤、嗜铬细胞瘤）、转化生长因子（鳞癌、肾癌、乳腺癌）等。第二代标志物是肿瘤抗原，在人类发育过程中许多原本在胚胎期具有的蛋白类物质，随着胎儿的出生而停止合成和分泌。在肿瘤状态时，使得一些已经“关闭”的基因再次激活，重新合成和分泌胚胎期所特有的蛋白质。肿瘤胚胎性抗原标志物包括 AFP（肝细胞癌、非精原细胞瘤性生殖细胞肿瘤）、CEA（结直肠、胰腺、肺、乳腺肿瘤）等。第三代标志物是细胞表面分子标志物，肿瘤细胞表面的分子标志物（包括糖分子、黏液素等）中的糖类抗原（carbohydrate antigen，CA）多为肿瘤细胞表面的抗原物质或肿瘤细胞分泌的物质，常用单克隆抗体法进行检测。对于一些糖类抗原的异质体，可采用不同的植物凝聚素进行检测。糖类抗原标志物又分为高分子黏蛋白类抗原和血型类抗原两类：①高分子黏蛋白类抗原，包括 CA125（卵巢、子宫内膜肿瘤）、CA15-3（乳腺、卵巢肿瘤）、CA549（乳腺、卵巢肿瘤）、CA27 和 CA29（乳腺肿瘤）、DU-PAN-2（胰腺、卵巢、胃肿瘤）；②血型类抗原，包括 CA19-9（胰腺、胃肠、肝肿瘤）、CA19-5（胃肠、卵巢肿瘤）、CA50（胰腺、胃肠、结肠肿瘤）、CA72-4（卵巢、乳腺、胃肠、结肠肿瘤）、CA242（结直肠、胰腺肿瘤）、鳞状细胞癌抗原（子宫颈、肺、皮肤、头颈部肿瘤）。第四代标志物是细胞核内相关分子，随着细胞遗传学、分子遗传学及分子生物学的发展，以及对肿瘤发生、发展过程中的分子机制的进一步了解，越来越多与肿瘤发生、发展相关的分子遗传学异常均可作为肿瘤的特异性标志物。近年来，随着人类基因组计划及蛋白质组计划的顺利实施，以及高通量研究技术的发展，从全基因组、转录组和蛋白质组等组学的角度进一步发现并明确了与肿瘤细胞生物学特征密切相关的分子图谱，这些新型的肿瘤标志物有望为肿瘤的分子诊断、分子分型、个体化治疗方案的制订带来新的希望。不仅可在肿瘤组织或细胞中发现这些分子遗传学特征，在肿瘤患者的外周血中同样可检测出肿瘤特异性的遗传学异常。血液循环游离 DNA 的检测及其生物学指标的研究，将为临床肿瘤的早期诊断、预后监测及跟踪随访等提供一系列方便、快捷、敏感、特异、微创的分子生物学检测手段，为肿瘤分子诊断研究中最引人注目的一个亮点。在健康人体的血清及血浆中只含有极少量的游离 DNA，而在炎症及肿瘤患者外周血游离 DNA 的含量增加。在外周血游离 DNA 中同样可检测到与肿瘤细胞相关的遗传学和表观遗传学（epigentics）异常，并且该突变谱与原发肿瘤相一致，可作为预后指标及早期预测复发和远处转移的指标。

第二节　肿瘤标志物的分类

由于对肿瘤发生、发展及其生物学特征不断深入了解，以及先进的分子生物学技术的应用，人类发现越来越多与肿瘤相关的标志物。但这些肿瘤标志物的来源和性质非常复杂，迄今还没有统一的分类方法。根据标志物来源及特异性，肿瘤标志物大致可分为两大类：①肿瘤特异性标志物（仅由某一种肿瘤产生的特异性物质），如 PSA 为前列腺癌的特异性标志物；②肿瘤辅助性标志物（在组织类型相似而性质不同的肿瘤中出现水平变化），大多数标志物属于此类。这类标志物在良性肿瘤和正常组织中也可出现，但在恶性肿瘤发生时，其水平明显高于良性肿瘤和正常组织。

此外，根据生物化学和免疫学特性，肿瘤标志物可分为以下几种。

（1）抗原类肿瘤标志物，包括：①胚胎性抗原类肿瘤标志物；②白血病系列分化抗原类肿瘤标志物；③增殖性抗原类肿瘤标志物；④抑制性抗原类肿瘤标志物。

（2）糖类抗原肿瘤标志物。

（3）酶和同工酶类肿瘤标志物。

（4）激素和异位激素类肿瘤标志物。

（5）其他蛋白及多肽类肿瘤标志物。

（6）肿瘤相关病毒类肿瘤标志物。

（7）癌基因、抑癌基因及其产物类肿瘤标志物，包括：①癌基因类肿瘤标志物与相关肿瘤；②抑癌基因类肿瘤标志物与相关肿瘤；③转移相关基因类肿瘤标志物；④多药耐药性（MDR）基因类肿瘤标志物。

第三节　肿瘤标志物的应用

测定肿瘤标志物的目的在于发现和诊断肿瘤，后来又发展到应用于治疗和监测预后等方面。现已发现的肿瘤标志物有 200 多种，目前临床常用的有 40 多种，而且正在不断地扩大。

肿瘤标志物的突出优点是：常常比其他检查手段确定诊断要早，为早期治疗创造了良好的条件，而且当手术或有效的放、化疗达到减瘤或肿瘤消失时，肿瘤标志物的检查值可呈同步下降，而当肿瘤复发或增大时，肿瘤标志物的检查值又同步上升。这样，肿瘤标志物以数值的形式反映体内肿瘤细胞的数量，使肿瘤的监控可通过标志物的检测来完成，为及时治疗提供信息支持。肿瘤治疗的成功与否，关键在于是否有微转移，肿瘤标志物在这一点上有独特的作用；另一方面，可监测肿瘤是否复发，可能比首次诊断更为重要，肿瘤标志物的优势正是在于对复发的监控。肿瘤标志物检测作为个别肿瘤初筛的手段，有其独特的优点，起到准确、简便和快捷的效果。肿瘤标志物除用于肿瘤诊断外，还可以其为靶，进行肿瘤的靶向治疗及免疫治疗，如白细胞介素（interleukin，IL）-2（IL-2）、肿瘤坏死因子（TNF）等细胞因子已开始用于肿瘤治疗。根据世界卫生组织（WHO）的报道，肿瘤的发病率在逐年上升，并有年轻化的趋势。同样，在我国每年有 337 万人患肿瘤，211 万人死于肿瘤。肿瘤已成为常见病和多发病，严重危害着人类的生命和健康。因此，肿瘤的早期发现、早期诊断和早期治疗是战胜肿瘤的关键，若掌握并熟悉包括肿瘤标志物在内的各种诊断知识和手段，就有可能更多地早期发现、早期诊断肿瘤，这对于患者的生存具有重大意义。

我国通过几次举办全国性肿瘤标志学术会议和全国性肿瘤标志学习班，以及临床应用的推广，目前已开展了部分肿瘤标志物的临床应用工作。例如，开展了肝癌肿瘤标志物 AFP、CEA、γ-谷氨酰转移酶（γ-GT）、谷胱甘肽 S-转移酶（glutathione S-transferase，GST）等指标的测定，配合相关辅助检查手段明显提高了肝癌的诊断率。神经元特异性烯醇化酶（neuron specific enolase，NSE）是目前公认的、特异性较强的小细胞肺癌（SCLC）标志，国内已纯化得到 NSE 的纯品，并制备出相应单克隆抗体，建立了测定血清 NSE 含量的 BA-ELISA 法，并应用于临床。目前应用抗胃癌的单克隆抗体（MG7）测定胃癌患者血清中相关抗原特异性免疫复合物取得较好的结果，已用于胃癌和食管癌的血清学诊断。还选择了糖蛋白或糖脂类型抗原 5 种不同抗原决定簇（antigenic determinant）的抗消化道癌症的单克隆抗体，用免疫印迹法对胃炎和胃癌患者的胃液、粪便和血清中相关抗原进行测定，发现胃癌血清抗原检测阳性率最高。应用改进放免法测定血清中 GST-π 的含量提高了消化道肿瘤的诊断率。将 CA50、CA242 等糖类抗原肿瘤标志物用于检测胰腺癌、胆囊癌有很高的阳性率，对结直肠癌、肝癌等也有较满意的诊断效果。在放射性同位素标志物肿瘤特异性抗体（antibody，Ab）进行放射免疫显像方面，为肿瘤诊断和治疗开辟了新途径，尤其是在外科手术中可以应用这些放射性肿瘤标志抗体确定肿瘤的部位，便于手术治疗。目前免疫显像在人卵巢癌、子宫内膜癌、结肠癌和乳腺癌等临床应用方面均有明显的进展。

第四节　问题与展望

肿瘤标志物在肿瘤诊断中发挥重要作用，不断涌现的新技术手段提供了大量的分子标志物。随着分子生物学、细胞生物学技术，特别是基因组学、蛋白质组学及近来发展的代谢组学技术的进展，对肿瘤发生与发展机制的进一步了解，为肿瘤标志物的发展带来了前所未有的机遇。尽管目前发现了许多肿瘤标志物，但在临床上应用的仅有 40 多种，并受到患者个体差异、肿瘤异质性、治疗手段差异、检测手段灵敏性等因素的影响，在临床应用中肿瘤标志物对于肿瘤的筛查、早期发现、诊断、分期和定位的作用是有限的，仅起到辅助作用。

目前，人们应用生物化学、免疫学、分子生物学、基因组学和蛋白质组学等理论及技术研究肿瘤标志物与癌变的关系，企图寻找和发现新的肿瘤标志物和癌前病变的标志。但是在现有的方法中，较实用的还是单克隆抗体技术。由于癌是基因性疾病，癌基因与抑癌基因的突变及调控失常均可促使癌变，因此癌基因和抑癌基因与癌变的关系已成为肿瘤研究的热点之一。此外，对微卫星不稳定状态、基因错配、细胞凋亡等与肿瘤发生的关系也进行了研究，为肿瘤的早期发现和早期诊断打下了基础。对于与肿瘤转移有关的标志，如黏蛋白（mucin，MUC1）、组织多肽抗原（TPA）、基质金属蛋白酶（matrix metalloproteinases，MMPs）及其抑制剂（TIMP）、肿瘤转移基因 *NM23* 及其蛋白产物等和肿瘤耐药的有关标志如 MDRI、MRP、LRP 及 GST 等也开始应用于临床。目前，肿瘤标志物的研究范围不断扩大，从单纯着眼于癌细胞扩展到肿瘤微环境；从肿瘤抗原扩展到各种激素、细胞因子与癌发生发展的自分泌、旁分泌作用；分子标签（基因或蛋白表达谱）为从全基因组水平描绘新的预测指标提供了新的途径。基因/蛋白序列分析、基因/蛋白表达谱、免疫组织化学（imnunohisto-chemistry）和免疫测定等技术联合应用是另一新的方向，更有利于候选预测标志物临床应用价值的评价。当然，费用及耗时仍是一个需要解决的问题。除了肿瘤标志筛选技术外，在肿瘤标志测定技术方面也有新的发展，应用分子杂交、原位杂交及聚合酶链反应（PCR）技术检测癌基因、抑癌基因及肿瘤相关抗原的基因的异常表达，使肿瘤标志测定从分子水平发展到基因水平。此外，免疫、生化所测定的样品也从血液标本扩展到尿液与粪便等。随着科学的不断发展，人类对于分子标志物的结构、生化性质、生物学功能及相关作用途径等了解越来越多，在肿瘤主动特异性免疫治疗及以肿瘤标志为靶向治疗方面均取得明显进展。

（张　忠）

参考文献

Adiguzel M，Horozoglu C，Kilicoglu O，et al. 2016. MMP-3 gene polymorphisms and Osteosarcoma［J］. Indian J Exp Biol，54（3）：175-179.

Chan SL，Mo F，Johnson P，et al. 2015. Applicability of BALAD score in prognostication of hepatitis B-related hepatocellular carcinoma［J］. J Gastroenterol Hepatol，30（10）：1529-1535.

Duran E，Cardenas JM，Reina MA，et al. 2015. Loss of Nm23 is associated with a more favorable tumor microenvironment in patients with breast cancer［J］. Histol Histopathol，30（3）：345-352.

Kim JM，Noh EM，Kim HR，et al. 2016. Suppression of TPA-induced cancer cell invasion by Peucedanum japonicum Thunb. extract through the inhibition of PKCalpha/NF-kappaB-dependent MMP-9 expression in MCF-7 cells［J］. Int J Med，37（1）：108-114.

Nummela P，Leinonen H，Jarvinen P，et al. 2016. Expression of CEA，CA19-9，CA125，and EpCAM in pseudomyxoma peritonei［J］. Hum Pathol，54：47-54.

Sedlakova I，Laco J，Tosner J，et al. 2015. Prognostic significance of Pgp，MRP1，and MRP3 in ovarian cancer patients［J］. Ceska Gynekol，80（6）：405-413.

Suzuki T, Shimada H, Ushigome M, et al. 2016. Three- year monitoring of serum p53 antibody during chemotherapy and surgery for stage IV rectal cancer [J]. Clin J Gastroenterol, 9 (2): 55-58.

Wood N, Streckfus CF. 2015. The expression of lung resistance protein in saliva: a novel prognostic indicator protein for carcinoma of the breast [J]. Cancer Investigation, 33 (10): 510-515.

第二章　酶类肿瘤标志物

酶及同工酶是最早出现和使用的肿瘤标志物之一。当身体处于肿瘤状态时，机体的酶活力就会发生较大变化，这是因为：①肿瘤细胞或组织诱导其他细胞和组织产生异常含量的酶；②肿瘤细胞的代谢旺盛，细胞通透性增加，使得肿瘤细胞内的酶进入血液，或因肿瘤使得某些器官功能不良，导致各种酶的灭活和排泄障碍；③肿瘤组织压迫某些通道而使某些通过这些通道排出的酶反流回血液；④在机体组织细胞发生癌变时，与细胞分化有关的组织特异性酶和同工酶活性降低或消失，与细胞增殖有关的酶和同工酶活性升高。

酶类肿瘤标志物根据来源不同可分为以下两类：①组织特异性酶：因组织损伤或变化而使储存在细胞中的酶释放，如 PSA 等；②非组织特异性酶：主要是肿瘤细胞代谢加强，特别是无氧酵解增强时，大量的酶释放到血液中，如己糖激酶等。在酶类肿瘤标志物分析中，同工酶的分辨和检出是提高肿瘤标志物临床应用的重要环节，目前所知的肿瘤标志物同工酶可分为以下三种类型：①异位型同工酶：指某肿瘤组织改变了自己的分泌特性，而去分泌表达了其他成年组织的同工酶的类型；②胚胎型同工酶：某些组织在肿瘤状态时，使酶的同工酶谱退化到胚胎时的未分化状态，分泌出大量胚胎期的同工酶，这种变化往往与肿瘤的恶性程度成正相关；③胎盘型同工酶：有些肿瘤组织会分泌出某些原属胎盘阶段的同工酶。

酶的活性变化常常与组织器官的损伤密切相关。在机体中，能造成酶活性变化的因素太复杂，从而在诊断肿瘤时使其特异性受到很大影响。

1. 碱性磷酸酶

在碱性条件下，碱性磷酸酶（alkaline phosphatase，ALP）能水解各种磷酸酯键，释放出无机磷，在磷酸基的转移中起重要作用。ALP 来自于肝、胎盘和骨组织。正常人血清中的 ALP 主要来自于肝或胆管。ALP 异常见于原发和继发性肝癌、胆管癌。ALP 水平对于判断其他肿瘤的骨转移和肝转移有一定帮助，其中，成骨性损伤的 ALP 水平最高，如前列腺癌的骨转移；破骨性损害水平最低，如乳腺癌的骨转移。除此之外，白血病、肉瘤、淋巴瘤等肿瘤 ALP 也会升高。

联合检测 ALP 及其同工酶可以提高诊断的敏感性和特异性。ALP 升高最常见于原发性和继发性肝癌，ALP 特别是肝型同工酶，对于判断肝癌转移优于其他生化指标。为了确定 ALP 的肝源性，还可以检测其他肝酶类标志物如 5'-核苷酸酶、γ-谷氨酰胺转移酶。1968 年 Fishman 发现了 ALP 新的同工酶——胎盘型 ALP（PALP），此酶在滋养层合成，怀孕的妇女血清 PALP 升高。这是继 AFP 和 CEA 后发现的胚胎发育期的肿瘤标志物。PALP 在正常人几乎为零，其升高见于各种癌症，如卵巢癌、胃肠道癌、精原细胞癌和霍奇金病。ALP 骨同工酶（BALP）是判断癌症骨转移的很好标志，BALP 的急剧升高常意味着成骨细胞的破坏，BALP 的缓慢升高意味着溶骨性损伤，见于乳腺癌转移。动态观察 ALP 及其同工酶的变化有助于判断预后，ALP 正常者预后较好，平均生存期为 38 个月，

ALP 异常者平均生存期为 19 个月。

2. 肌酸激酶

肌酸激酶（creatine kinase，CK）消耗腺苷三磷酸（ATP）催化肌酸的磷酸化。CK 由两个亚基构成：M（肌肉）和 B（脑）；有三种同工酶：CK1（BB）、CK2（MB）和 CK3（MM）。CK1 在多种器官中表达，如脑、前列腺、胃肠道、肺、膀胱、子宫和胎盘；CK2 在心肌中含量最高；CK3 在骨骼肌和心肌中表达。CK1 的升高已经用于诊断前列腺癌和小细胞肺癌（SCLC）。CK1 也在其他组织器官发生恶性肿瘤时升高，如乳腺、结肠、卵巢和胃癌等。

3. 乳酸脱氢酶

乳酸脱氢酶（lactate dehydrogenase，LD/LDH）是糖酵解中的主要酶，催化乳酸变成丙酮酸的氧化反应，广泛分布于各种细胞，当细胞受到肿瘤侵袭等破坏时，LDH 就从细胞中释放出来，血液中 LDH 水平随之增高。

LDH 由 5 种同工酶组成，分别为 LDH1、LDH2、LDH3、LDH4 和 LDH5，它们各有不同的功能。LDH 并非特异性的肿瘤标志物，人体发生包括肿瘤在内的许多疾病时其都会升高，LDH 作为肿瘤标志物有以下特点：①LDH 的特异性较差，在多种疾病如肾炎、肝炎、心肌损伤和多种肿瘤如肝癌、非霍奇金淋巴瘤、急性白血病、神经母细胞瘤、乳腺癌、非精原细胞瘤型生殖细胞睾丸癌、精原细胞瘤、结肠癌、胃癌及肺癌都会升高；同工酶测定也只能勉强提供一些特定器官浸润的信息，特异性也不高。②由于各组织中 LDH 的含量较血清高上千倍，微量损伤也足以引起血清 LDH 的升高，故敏感性较高。分析无明显原因升高的 LDH 及其同工酶，可以为早期发现无症状肿瘤患者提供线索。③血清 LDH 水平在实体性肿瘤中与肿瘤大小相关，可以用于监测病程，指示预后。但在监测治疗效果方面的价值并不是很大。④用于估计癌症患者有无转移和向何处转移，如 LDH5 的升高和肿瘤肝转移相关，当肝癌患者脑脊液 LDH5 升高时，预示肿瘤向中枢神经系统转移。

4. 神经元特异性烯醇化酶

神经元特异性烯醇化酶（neuron-specific enolase，NSE）存在于 SCLC 及神经来源的细胞中，是一种糖裂解酶，包括两条几乎相同的多肽链，每条多肽链的分子质量约为 39 kDa，有两个同工酶。

在神经内分泌组织中也可发现 NSE，来源于神经外胚层。NSE 是 SCLC 和神经细胞瘤的标志物，对于 SCLC 的敏感性和特异性都很高，60% ~80% 的 SCLC 患者 NSE 升高。在缓解期，80% ~96% 的患者 NSE 含量正常，如 NSE 升高，提示复发。SCLC 患者首轮化疗后 24 ~72 小时，由于肿瘤细胞的分解，NSE 呈一过性升高。因此，NSE 是监测 SCLC 疗效与病程的有效标志物，并能提供有价值的预后信息，可用作辅助诊断、鉴别诊断及监察病情发展和疗效。神经母细胞瘤患者的尿液中 NSE 水平也有一定升高，治疗后血清 NSE 水平降至正常。血清 NSE 水平的测定对于神经母细胞瘤的疗效监测和复发预测均具有重要参考价值，比测定尿液中儿茶酚胺的代谢物更有意义。当临界值设在 25 μg/L 时，敏感度可达85%，在正常对照人群中，临界参考值上限为18 μg/L，但肺恶性疾病患者血清或血浆NSE可达20 μg/L，所以可将参考值设在25 μg/L，这对临床区分良性和恶性更有意义。血清NSE是神经内分泌肿瘤的特异性标志，除神经母细胞瘤外，对甲状腺髓质癌、类癌、黑色素瘤、嗜铬细胞瘤和SCLC、胺前体摄取脱羧细胞瘤、精原细胞瘤及其他脑肿瘤的诊断也有重要意义。值得注意的是，NSE也存在于红细胞、浆细胞和血小板中，因此，在标本采集和保存时，必须严防溶血。放置过久再分离血清或血浆，或离心不当，使细胞破坏，均可致NSE升高。临床参考值为0～18 μg/L。

5. 酸性磷酸酶和前列腺酸性磷酸酶

酸性磷酸酶（acid phosphatase，ACP）是指在酸性条件下水解磷酸酯类的酶，其最适pH均低于7。它们在分泌性上皮细胞的溶酶体中表达。

在前列腺、血液细胞、骨髓、骨、肝、脾、肾和小肠中均发现酸性磷酸酶存在。前列腺酸性磷酸酶（prostatic acid phosphatase，PAP）最适pH为5～6，当pH超过7、温度超过37℃时极不稳定。PAP曾被用作前列腺癌的筛查工具，也曾用于划分前列腺癌病程、判断预后及监测治疗效果。在其他一些恶性疾病中PAP也可以升高，如骨肉瘤、多发性骨髓瘤及其他癌症的骨转移。在某些良性疾病中也有升高，如良性前列腺肥大、骨质疏松症、甲状旁腺功能亢进（甲亢）等。临床应用上PSA已经取代了PAP，在筛查和诊断早期肿瘤方面PAP不如PSA灵敏。目前PAP的临床应用主要局限于确诊转移性前列腺癌和前列腺癌的病程分期。在良性前列腺肥大中，PAP升高不如PSA多见。

6. 激肽释放酶（血管舒缓素）

激肽释放酶（kallikrein，KLK）是丝氨酸蛋白酶家族的一个亚群。人类激肽释放酶基因全长约为300kb，位于19号染色体q13.4，该基因区含有15个连续集中的激肽释放酶基因（*KLK*1～15）。这是人类基因组中最大的一组丝氨酸蛋白酶基因。

激肽释放酶分布于包括前列腺、乳腺、卵巢和睾丸在内的多种组织器官，如KLK3（PSA）在前列腺中高表达。KLK3在乳腺、甲状腺、唾液腺、肺、气管等组织也有少量表达。目前在15种激肽释放酶中有3种已被确认具有特殊的生物学功能。KLK1的主要生物学功能是从低相对分子质量激肽原中释放赖氨酰血管舒缓素（血管舒张素），这牵扯到多肽激素的加工，这些多肽激素包括胰岛素原、低密度脂蛋白（LDL）、前血管紧张素原（肾素原）、心房钠尿肽前体、血管活性肠肽。KLK2的作用直到最近才开始研究，精液浆中的KLK2分为精液凝固蛋白（semenogelin）Ⅰ和Ⅱ，但与KLK3（PSA）的位置不同。此外，研究提示，KLK2可通过水解胰岛素样生长因子结合蛋白-3（IGFBP-3）调节生长因子的作用。KLK3也称作PSA，不仅在前列腺中被发现，而且在乳头抽吸液、乳腺囊肿液、乳液、羊水、肿瘤浸出物中有相对较高的浓度，但其具体作用尚不清楚。KLK6曾被用作卵巢癌的血清标志物，用于诊断、判断预后和疾病监测。KLK6还曾作为乳腺癌的胞内标志用于判断预后。血清KLK5、KLK6、KLK10和KLK1也都曾用于卵巢癌的诊断和病程监测。在卵巢肿瘤和乳腺细胞中，高浓度的胞质KLK10意味着预后较差。激肽释放酶基因的表达与多种肿瘤预后相关，这些肿瘤包括前列腺、乳腺、卵巢癌。

7. 前列腺特异性抗原

前列腺特异性抗原（prostate specific antigen，PSA）是一种存在于精液中的蛋白酶，几乎全部由前列腺分泌，是为数不多的器官特异性肿瘤标志物之一，对诊断前列腺癌意义重大。前列腺癌是老年男性中发病率最高的癌症。如能早期发现，通过根治性前列腺切除术有治愈的可能，因而早期诊断极为重要。

PSA 属于激肽释放酶家族蛋白，为一种丝氨酸蛋白水解酶，由 240 个氨基酸组成，并含有 7% 的糖类成分，和激肽释放酶有广泛的同源性，分子质量为 34 kDa，编码基因定位于染色体 19q13。PSA 具有器官特异性，只存在于人体前列腺腺泡及导管上皮细胞的细胞质中，不表达于其他细胞。PSA 能同某些特定的丝氨酸蛋白水解酶抑制物形成稳定的共价结合复合物而产生多种分子形式。在血清及血浆中以三种分子形式存在，即游离 PSA（FPSA）、与 α_1-抗糜蛋白酶形成复合物的 PSA-ACT 及与 α_2–巨球蛋白酶形成复合物的 PSA-α_2M。在血清或血浆中，PSA 主要以 PSA-ACT 的形式存在，FPSA 和 PSA-α_2M 含量较少，PSA-α_2M 不具有免疫活性，不能被现有的 PSA 检测法测出。所以，所检测的总 PSA（total PSA，TPSA）由 FPSA 和 PSA-ACT 组成。正常情况下，前列腺腺泡与淋巴系统之间存在由内皮层、基细胞层和基膜构成的屏障，当肿瘤或其他病变破坏了这道屏障时，富含 PSA 的腺泡内容物即可渗漏人淋巴系统，并相继进入血液循环，导致外周血 PSA 水平升高。94% 的前列腺癌、78% 的前列腺增生患者，其 PSA 处在结合状态。单项的血清 TPSA 测定不能明确鉴别前列腺癌和良性前列腺增生，这是因为浓度为 2 ~ 20 μg/L 时，两组患者有交叉。而 FPSA/TPSA 比值不受此因素及年龄的影响，前列腺癌患者的 FPSA/TPSA 比值明显偏低，良性前列腺增生患者的 FPSA/TPSA 比值显著增高，通过 FPSA/TPSA 比值可达到鉴别前列腺癌或良性前列腺增生的目的。PSA 是目前公认的唯一具有器官特异性的肿瘤标志物。血清 TPSA 升高一般提示前列腺存在病变（前列腺炎、良性前列腺增生或癌症）。血清 PSA 是检测和早期发现前列腺癌最重要的指标之一，阳性临界值>10 μg/L，前列腺癌的诊断特异性达 90% ~97%。血清 PSA 检测还可用于治疗后的监控，90% 的患者术后血清 PSA 值可降至不能检出的痕量水平，若术后血清 PSA 值升高，提示有残存肿瘤。放疗后疗效显著者，50% 以上患者在两个月内血清 PSA 降至正常。

8. 尿激酶纤溶酶原激活剂系统

尿激酶纤溶酶原激活剂系统（urokinase plasminogen activator system）有三个组成部分：尿激酶纤溶酶原激活物（uPA）、uPA 膜结合受体（uPAR）及 uPA 抑制剂 PAI-1 和 PAI-2。

uPA 是一种单链无活性多肽。通过在 158 位赖氨酸和 159 位异亮氨酸间断裂激活。激活过程可由多种蛋白酶催化完成，包括组织蛋白酶（cathepsin）B、L 和 KLK2，活化形式的 uPA 包括 A 链和 B 链，A 链与 uPAR 作用，B 链则具有催化活性。uPA 最具特征性的活性是催化纤溶酶原活化为纤溶酶，后者可以分解细胞外基质（ECM）并活化基质金属蛋白酶（MMPs），MMPs 也可分解 ECM，进而活化并释放生长因子：成纤维细胞生长因子（fibroblast growth factor，FGF）2 和转化生长因子（TGF）β，在体内 uPA 的活性受 PAI-1

和 PAI-2 两种抑制分子的调控，两种抑制分子还有很多其他功能，包括促血管发生、促细胞黏着和迁移及抑制细胞凋亡等。uPA 已用于临床乳腺癌和其他一些癌症的预后判断。uPA 是乳腺癌转移时首先升高的蛋白酶，对判断预后很有价值。多项研究证实，原发性乳腺癌 uPA 活性高的患者疾病缓解方式比活性低的患者差。uPA 可以不依赖其他传统标志而独立判断预后，这些传统标志包括腋前线淋巴结情况、肿瘤大小、分级、雌激素受体（estrogen receptor，ER）情况等。在判断整体生存率方面 uPA 比肿瘤大小、分级、ER 要强，与淋巴结情况基本相当。uPA 最有价值的应用是诊断局部淋巴结组织检查阴性的乳腺癌患者。对于这些患者，单纯的局部治疗就可以达到 70% ~80% 的远期生存率，可以不应用化疗，因为此阶段辅助化疗没有太大的益处。uPA 可以检测出那些最有可能复发的患者并能避免一些不必要的化疗。PAI-1 也与乳腺癌进展相关，高水平的 PAI-1 往往与侵袭性更强的肿瘤相关，这可能与 PAI-1 在促血管发生、抑制细胞凋亡和抗 uPA 等方面的作用有关。有研究指出，uPA 和 PAI-1 已经具备作为乳腺癌预后诊断标志的条件。uPA 在判断结肠直肠癌预后方面也有一定的应用价值。研究发现，uPA 可以判断一些已有局部浸润但没有淋巴结转移（Dukes B 期）的肿瘤患者的预后。高水平的 uPA 与高侵袭性的胃癌和食管癌相关。uPA 对判断多种肿瘤预后均有帮助，这些肿瘤包括卵巢癌、肾癌、肝细胞癌、胰癌、神经胶质瘤、尿道癌、膀胱癌、肺腺癌及宫颈癌等。因而，uPA 可以作为一种“广谱”的预后标志。一般而言，uPA 和（或）PAI-1 水平升高意味着预后较差。每毫克组织中 uPA 含量低于 0.3 ng、PAI-1 含量低于 14 ng 的患者预后明显较好。

9. 组织蛋白酶

组织蛋白酶是一组溶酶体蛋白酶，组织蛋白酶 B（CB）、组织蛋白酶 D（CD）和组织蛋白酶（CL）由于在肿瘤发生和进展中有一定的作用，目前研究较多。

组织蛋白酶是以大分子酶原的形式合成，也需要激活过程。CB 是巯基依赖性蛋白酶，正常存在于溶酶体，可被 CD 和基质金属蛋白酶（MMPs）激活。活化的 CB 可依次激活 uPA 和特异性基质金属蛋白酶。CL 在特异性方面与 CB 相似，但对于小分子质量的底物，其活性很低。CD 与 CB 一样，是一种溶酶体蛋白酶，但与 CB 不同，CD 属于天冬氨酰蛋白酶家族。CB 在肿瘤中的表达和定位与在正常组织有所不同。在肿瘤组织中，CB 可与质膜相连或被分泌。CB 升高见于乳腺、结直肠、胃、肺及前列腺等部位的肿瘤，提示 CB 与肿瘤发生和（或）发展相关。CB 表达易位也见于多种肿瘤，如结肠肿瘤、甲状腺癌、神经胶质瘤和乳腺上皮肿瘤。这种表达和定位的改变可能与 ECM 降解引起的组织浸润和生长促进有一定关系。CB 及 MMP、uPA 等蛋白酶的激活可导致 ECM 的分解。除此之外，CB 还可释放多种生长因子，如碱性成纤维细胞生长因子（basic fibroblast growth factor，bFGF）、胰岛素样生长因子 1（IGF-1）、表皮生长因子（epidermal growth factor，EGF）、TGF-β 等均与 ECM 相关。在肿瘤进展中，基质细胞最初被看做是一个被动的旁观者。然而，有证据显示，它可能有更主动的作用。在正常细胞和肿瘤细胞的分界线处，可以检测到基质细胞中包括 CB 在内的 ECM 蛋白酶表达升高。多种生长因子（bFGF、EGF、IGF-1）和直接接触肿瘤细胞均可上调 CB 和 CD 的表达。以上现象提示，当肿瘤浸润间质时，可诱导基质细胞直接参与基质降解。因此，检测肿瘤和基质细胞中 CB 的含量对于判断预后可能有一定帮助。有基于乳腺癌的研究发现，CB 是一种独立的预后标志物，对于判断复发和总体生存率均有帮助，但效果不如 uPA。乳腺癌组织中的胞质 CD 水平较高的患者复发及生存情况要明显比水平低的患者差。CD 在头颈部鳞状上皮细胞癌（SCC）、肝细胞癌、胃腺癌等肿瘤中均有一定的应用价值，不同学者的结论存在较大争议，对于 CD 在 SCC 及其他恶性肿瘤中的应用价值尚需进一步研究。

10. 基质金属蛋白酶

基质金属蛋白酶（matrix metalloproteinases，MMPs）是一类锌离子依赖的、催化 ECM 降解的重要蛋白水解酶，MMP 家族至今已发现有 20 个成员（MMP1 ~ 20），分为胶原酶（MMP-1、MMP-8、MMP-13）、基质溶解素（MMP-3、MMP-10、MMP-11）、明胶酶（MMP-2、MMP-9）、膜型金属蛋白酶（MT-MMP）及弹力蛋白酶（MMP-12）五类。

MMPs 在许多生理过程中发挥一定作用，如骨再生、创伤愈合等。MMPs 在多种恶性肿瘤中表达增高，肿瘤的间质中也有表达，提示 MMPs 与肿瘤的侵袭、转移有关。应用基因敲除技术研究发现，缺乏 MMPs 的小鼠肿瘤发生和进展明显下降，而 MMPs 表达增高与高侵袭性和较差的预后相关。MMP-2 和 MMP-9 水平升高与口腔癌、肺腺癌、膀胱癌、卵巢癌、乳头状甲状腺癌等癌症的进展加速相关。与之类似，MMP-3 和 MMP-9 水平在恶性程度较高的子宫内膜肉瘤中比恶性较低者要高，在食管癌中 MMPs 水平与肿瘤侵袭性相关。MMPs 还可用于评估肿瘤复发和转移风险。晚期膀胱上皮癌患者血清 MMP-2 或 MMP-3 水平可以预测复发，MMP-2 水平可以预测卵巢癌复发。特定 MMPs 的表达可以用于判断转移风险。例如，在胃癌中，MMP-1 水平升高与腹膜和颈部淋巴结转移相关。MMPs 抑制剂治疗也许是一种新的肿瘤治疗战略。

11. 肿瘤相关性胰蛋白酶抑制剂

肿瘤相关性胰蛋白酶抑制剂（tumor-associated trypsin inhibitor，TATI）是 6 kDa 的胰酶抑制剂，最早发现于卵巢癌患者的尿液中。

TATI 早期被称为胰分泌性胰蛋白酶抑制物（pancreatic secretory trypsin inhibitor，PSTI）。TATI 和胰蛋白酶原主要由胰腺腺泡细胞表达合成，分泌入胰液，占胰液中总蛋白的 0.1% ~0.8%。TATI 也微量表达于正常组织中，如胃肠道、尿道、胆囊、胆道、肾、肺、肝和乳腺。TATI 是一种急性时相反应蛋白，在急性炎症时升高，这可能与其启动子中含有 IL-6 反应元件有关。TATI 在体内的功能为保护自身组织免受胰酶的降解破坏。TATI 经肾迅速清除，半衰期约为 6 分钟。因此，肾疾病患者血清 TATI 水平可以非常高。尽管胰腺炎、严重损伤和炎症反应都可以导致 TATI 升高，但 TATI 仍然是一个相当不错的肿瘤标志物，可用于多种肿瘤的检出。在大多数肿瘤中升高的 TATI 源于肿瘤代谢。但炎症性的组织破坏可升高总 TATI 水平。血清和尿液中 TATI 水平相关性很好，但由于尿液中其含量多变，常以血清含量为准。在卵巢癌、胃肠道肿瘤、胰腺癌患者中，血清 TATI 常有不同程度升高。正常参考值范围为 3 ~21 μg/L。

12. DNA 拓扑异构酶

DNA 的复制实际上就是 DNA 指导下的 DNA 合成过程，必须有 DNA 作为复制的模板，新合成 DNA 的特异性完全取决于模板 DNA，三磷酸核苷酸（dATP、dGTP、dCTP、 dTTP）是合成原料，细胞内还有许多酶和蛋白质参与 DNA 的复制，拓扑异构酶就是其中重要的一种。

在拓扑异构酶参与前，必须有解螺旋酶（helicase）促使 DNA 在复制叉处打开双螺旋链，沿复制叉方向向前推进产生一段单链区，接着由单链 DNA 结合蛋白（SSBP）与之结合，使其呈伸展状态，没有弯曲和结节，有利于单链 DNA 作为模板。下一步就是 DNA 拓扑异构酶的作用。接着由引物酶（primase）和 RNA 聚合酶（RNA polymerase）参与完成。DNA 拓扑异构酶为催化 DNA 拓扑异构体相互转变的酶的总称。通过切断 DNA 的 1 条或 2 条链中的磷酸二酯键，然后重新缠绕和封口来改变 DNA 连环数。DNA 在细胞内往往以超螺旋状态存在，DNA 拓扑异构酶催化 DNA 分子不同超螺旋状态之间的转变。DNA 拓扑异构酶可分为两类：拓扑异构酶Ⅰ的作用是暂时切断一条 DNA 链，形成酶-DNA 共价中间物而使超螺旋 DNA 松弛化，然后再将切断的单链 DNA 连接起来，而不需要任何辅助因子。拓扑异构酶Ⅱ能将负超螺旋引入 DNA 分子，该酶能暂时性地切断和重新连接双链 DNA，所以也称为 DNA 促旋酶。DNA 拓扑异构酶在 DNA 的复制、转录、重组及形成正确的染色体结构、染色体分离和浓缩中发挥重要作用。由于拓扑异构酶促使肿瘤细胞增殖，在肿瘤细胞中扮演耐药的角色，因此可作为重要的肿瘤分子标志物。拓扑异构酶抑制药已成为抗肿瘤药物研究开发最重要的靶点之一。拓扑异构酶抑制药物拓扑替康（Topotecan，TPT）已应用于临床，它对多种肿瘤，如非小细胞肺癌、肝癌、胃癌、血液病、淋巴瘤等均有治疗作用。

13. 端粒酶（端粒末端转移酶）

端粒是真核生物染色体末端的特殊结构。在哺乳动物由 TTAGGG 重复序列和与之相结合的蛋白组成，位于染色体 3′末端，可阻止以 DNA 修复机制连接染色体末端，对于维持染色体稳定性意义重大。它也是细胞的“分裂钟”，记录复制次数，限定体细胞生命时限。

在复制时，RNA 引物切除后会在模板链上留下一小段空隙，这段空隙无法进行复制，由于没有修复机制，每次复制后端粒都会缩短。随着细胞次数的增加，染色体端粒逐渐缩短，最后可以导致细胞老化和死亡。功能性端粒酶的表达可以克服祖细胞和干细胞端粒 DNA 的丢失。端粒酶是一种核糖体核蛋白，具有逆转录酶活性，可以利用一段自身 RNA 作为模板延长端粒末端。端粒酶的活性需要两个主要因素：①人端粒酶 RNA（hTR），含有逆转录模板；②人端粒酶逆转录酶（hTERT），含有酶的催化亚基。端粒酶在正常胚胎发生时以活化形式存在，但在出生前或出生后不久在大多数干细胞中受到抑制。祖细胞、活化的淋巴细胞和其他永生细胞其端粒长度不缩短并显示端粒酶活性。此外，肿瘤细胞也具有端粒酶活性，因而可作为其永生化的特异性标志。人们在 80% 以上的肿瘤中测定过端粒酶活性，诸如肺癌、乳腺癌、胰腺癌、膀胱癌及其他癌症。尽管其活性水平确实与肿瘤进展和预后相关，但端粒酶似乎并不是肿瘤发展必需的。对于排泄物、分泌物、刮取物、冲洗液等标本中的端粒酶活性或 hTERT mRNA 水平均有研究测定。在患者分泌物中，由于含有新鲜的鳞状脱落细胞，端粒酶活性检测对肿瘤诊断价值较高。在导管内乳头状黏液性肿瘤中，端粒酶活性对于区分腺瘤和癌很有帮助。在支气管刷取物中，端粒酶检测临床敏感度低于 70%，而且经常会有假阳性结果，这主要是由淋巴细胞污染造成的，因为淋巴细胞中有可观的端粒酶活性。由于大多数宫颈癌患者表达端粒酶，端粒酶活性测定有望成为一种有用的宫颈癌标志。在非小细胞肺癌、胃癌、成神经细胞瘤、胃和结肠的腺癌等肿瘤中，端粒酶活性上调。端粒酶活性测定对判断恶性程度和肿瘤预后很有意义。

（王旭光）

参考文献

Ammani A, Janane A, Bouzide B, et al. 2016. Pathological outcomes and agressiveness of low- risk prostate cancer in Northern African men [J]. Actas Urol Esp.

Anand A, Morris MJ, Larson SM, et al. 2016. Automated Bone Scan Index as a quantitative imaging biomarker in metastatic castration-resistant prostate cancer patients being treated with enzalutamide [J]. EJNMMI Res, 6 (1): 23.

Dedkov AG, Boychuk SI, Stakhovsky EA, et al. 2015. Tartrat- resistant acid phosphatase as bone's resorbtion marker in patients with bone metastases [J]. Lik Sprava, 5-6: 104-109.

Filippou PS, Karagiannis GS, Musrap N, et al. 2016. Kallikrein-related peptidases (KLKs) and the hallmarks of cancer [J]. Crit Rev Clin Lab Sci. 53 (4): 277-291.

Flores-López LA, Martinez-Hernandez MG, Viedma-Rodríguez R, et al. 2016. High glucose and insulin enhance uPA expression, ROS formation and invasiveness in breast cancer- derived cells [J]. Cell Oncol (Dordr), 1-14.

Gokduman K. 2016. Strategies targeting DNA topoisomerase I in cancer chemotherapy: camptothecins, nanocarriers for camptothecins, organic non- camptothecin compounds and metal complexes [J]. Curr Drug Targets.

Ito K, Asakuma J, Kuroda K, et al. 2016. Preoperative risk factors for extraurothelial recurrence in N0M0 patients with renal pelvic cancer treated by radical nephroureterectomy [J]. Mol Clin Oncol, 4 (4): 530-536.

Karandish F, Mallik S. 2016. Biomarkers and targeted therapy in pancreatic cancer [J]. Biomark Cancer, 8 (Suppl 1): 27-35.

Liu S, Guo H, Kong L, et al. 2015. The prognostic factors in the elderly patients with small cell lung cancer: a retrospective analysis from a single cancer institute [J]. Int J Clin ExpPathol, 8 (9): 11033-11041.

Pasqualetti F, Cocuzza P, Coraggio G, et al. 2016. Long- term PSA control with repeated stereotactic body radiotherapy in a patient with oligometastatic castration- resistant prostate cancer [J]. Oncol Res Treat, 39 (4): 217-220.

Peres AL, Paz ESKM, de Araujo RF, et al. 2016. Immunocytochemical study of TOP2A and Ki-67 in cervical smears from women under routine gynecological care [J]. J Biomed Sci, 23 (1): 42.

Shidfar A, Fatokun T, Ivancic D, et al. 2016. Protein biomarkers for breast cancer risk are specifically correlated with local steroid hormones in nipple aspirate fluid [J]. HormCancer, 7 (4): 252-9.

Sudhan DR, Rabaglino MB, Wood CE, et al. 2016. Cathepsin L in tumor angiogenesis and its therapeutic intervention by the small molecule inhibitor KGP94 [J]. Clin Exp Metastasis, 33 (5): 461-473.

Xiao L, Shi XY, Zhang Y, et al. 2016. YAP induces cisplatin resistance through activation of autophagy in human ovarian carcinoma cells [J]. Onco Targets Ther, 9: 1105-1114.

Xing YL, Liu F, Li JF, et al. 2016. Case-control study on impact of the telomerase reverse transcriptase gene polymorphism and additional single nucleotide polymorphism (SNP) -SNP interaction on non-small cell lung cancers risk in Chinese Han population [J]. J Clin Lab Anal.

Yano S, Takehara K, Tazawa H, et al. 2016. Therapeutic efficacy in vivo of a telomerase-dependent adenovirus in an orthotopic model of chemotherapy-resistant human stomach carcinomatosis peritonitis visualized with cell cycle color coding FUCCI imaging [J]. J Cell Biochem.

Yu X, Qin D, Ma D, et al. 2016. Dult dermatomyositis associated with benign ovarian teratoma: a case report [J]. Oncol Lett, 11 (4): 2611-2614.

第三章 蛋白质类肿瘤标志物

蛋白质类肿瘤标志物是指一类非酶、非激素或高糖类成分的蛋白质。其中多数标志物的临床应用价值尚需进一步研究。

1. 免疫球蛋白

除B淋巴细胞及浆细胞外，在一些非免疫细胞，如肿瘤细胞（肺癌、卵巢癌、大肠癌、乳腺癌、胰腺癌等）及部分正常的非免疫细胞内可存在免疫球蛋白（immunoglobulin，Ig），Ig基因同样存在功能性基因重排，并产生一定量的、基因重组的、完整的（包括Ig轻链、重链的Fab和Fc）Ig或Ig的部分组分（如Ig轻链的Fab部分）。对癌细胞来源的Ig分子的功能研究发现，若在基因及蛋白水平抑制癌细胞表达Ig（主要是IgG）分子或封闭其活性，则癌细胞增殖能力减弱，细胞凋亡数目明显增加；另将抗IgG的抗体注入荷瘤动物的瘤体内，可明显抑制癌细胞的生长并诱导其凋亡。可见Ig分子除行使免疫功能外，还具有迄今未发现的生长因子样的活性；肿瘤细胞所产生的Ig分子在结构及其基因的表达调控机制上都有不同于B淋巴细胞的典型特征。这些研究成果重新定义了Ig分子的来源，并提示Ig在生理、病理条件下，可能具有迄今未知的作用，对肿瘤发生与发展的生物学研究及以肿瘤细胞表达的Ig分子作为靶点的肿瘤生物治疗研究均有重要意义。但已明确，来源于癌细胞的免疫球蛋白具有促进癌细胞生长和抑制宿主细胞免疫功能的双重作用。

单克隆免疫球蛋白作为诊断多发性骨髓瘤的标志已经有100多年的历史。95%以上的多发性骨髓瘤患者都会在血清电泳图形的球蛋白区域出现明显的异常蛋白带。非恶性的单克隆免疫球蛋白随年龄的增加而增加，在超过75岁的患者中（出现此变化者）可达5%。这些非恶性的单克隆带通常比恶性的浓度低，而且与本-周蛋白（Bence-Jones protein，BJP）没有关系。BJP是一种存在于尿液中的游离免疫球蛋白轻链，是多发性骨髓瘤的典型标志物，或称其为“免疫球蛋白轻链”标志物。免疫球蛋白的轻链可分为Kappa（κ-Ig）和Lambda（λ-Ig）两类，然而一个浆细胞能克隆产生两种轻链混存于单一抗体分子中。BJP至今仍为多发性骨髓瘤的重要诊断手段之一，慢性淋巴瘤、骨肉瘤等均会引起BJP阳性，肾病时也会出现阳性。在治疗过程中，尿液BJP的浓度可能会反映治疗的效果。低水平的BJP往往表示治疗效果较好。

2. 核内（基质）蛋白

核基质蛋白（nuclear matrix protein，NMP）组成了细胞核的内部结构，它们的功能是调节细胞核中的关键反应，如DNA的复制与RNA的合成。

核基质蛋白22（NMP22）系核基质蛋白的一种，是组成细胞核内部结构的支架，而且同DNA复制、RNA合成、激素连接、基因表达调控等环节密切相关。作为一种核有丝分裂器蛋白，NMP22在分裂期含量很少。当膀胱癌患者的大量肿瘤细胞凋亡并将NMP22释放入尿时，可使其水平升高25倍。以10 kU/L为临界值时，其膀胱癌诊断的敏感度及特异度较高，对浸润性膀胱癌诊断的敏感度为100%，是膀胱移行上皮癌的一种新的标志物，检测尿NMP22可鉴别良性、恶性膀胱疾病，但NMP22水平升高与肿瘤分级、分期不相关。尽管NMP22的敏感度较细胞学检查高很多，但研究证实在有膀胱炎症和其他肿瘤如肾细胞癌存在时，NMP22水平也升高，因此对于已经确诊为膀胱癌的患者来说，NMP22显得更精确一些。另有学者用酶联免疫法检测28例膀胱移行上皮癌、25例泌尿系良性疾病和10例泌尿系非移行上皮癌患者尿NMP22水平，并与尿脱落细胞学检查进行比较，结果显示：膀胱移行上皮癌患者尿NMP22的中位值为66.5 kU/L，明显高于泌尿系良性疾病和非移行上皮癌，以10 kU/L为临界值，诊断膀胱癌敏感度为85.7%，特异度为60%，尿脱落细胞学检查敏感度为32.1%，特异度为100%。结论认为，尿NMP22检测膀胱移行上皮癌取样方便，敏感性较高，可用于膀胱异型上皮的筛选和术后随访。正常参考值为10 kU/L。

3. 热休克蛋白

热休克蛋白（heat shock protein，HSP）是细胞或生物体在一定时间（几小时、几分钟甚至几秒钟）内遭受高于其正常生存温度8～12℃［一般称为亚致死温度（sub-lethal temperature）］以上的温度时，新合成的或含量增加的一类蛋白质。

HSP在分子进化上高度保守，并广泛分布于微生物、植物、动物等各种生物体内。现已知HSP不仅能被热所诱导，还能被许多其他类型的胁迫所诱导，因此有时也称其为胁迫蛋白（stress protein）；或因应激状态下被诱导表达，故又称为应激蛋白。在正常细胞中，HSP的表达受细胞周期调控；在肿瘤形成过程中，肿瘤细胞不断增殖，合成代谢增强，需要大量的HSP来调节和稳定这一异常增殖过程，而肿瘤细胞中的突变或异常蛋白质的存在也刺激HSP的合成，使其呈现持续的高诱导表达。HSP的高表达增强了肿瘤抗凋亡能力，使细胞的生长抑制效应和死亡减弱。HSP共有100余种结构类似的蛋白质亚型，主要功能为促使细胞增殖，其中以HSP27最为重要，HSP27是由HSP和其他蛋白质毒性应激转录性诱导的一组蛋白质中的一种，具有高度保守性，在蛋白质折叠、运输、装配和分解中起作用。HSP可以作为肿瘤转移、复发的预测指标。但并非所有HSP亚型都一样，如HSP60在良性、恶性骨肿瘤的细胞质中均有表达，但HSP72在骨肉瘤细胞核中的表达量明显多于其他非恶性肿瘤，而且HSP72阳性的骨肉瘤患者对新辅助化疗更具敏感性。因此，HSP72是预测骨肉瘤对新辅助化疗应答与否的一个重要免疫组化指标。又因抗HSP90抗体的存在与骨肉瘤对新辅助化疗的组织学应答良好有关，而抗体缺如则与肿瘤发生转移有关，所以，抗HSP90抗体在预测骨肉瘤化疗疗效方面亦具有临床研究价值。

4. S-100蛋白

S-100蛋白是一组钙结合蛋白，分子质量为10～12 kDa，目前共发现有20种结构与功能相似、存在于不同部位的S-100，它们的生理作用尚不清楚，但其中有些种类（S-100A2、S-100A4、S-100A6和S-100β）与肿瘤的发展有关。

S-100蛋白的表达相当广泛，而且缺乏特异性。值得一提的是，S-100蛋白在神经系统起源的肿瘤、脑膜瘤、脉络丛乳头状瘤及髓母细胞瘤中呈阴性。S-100蛋白一般在下列肿瘤的诊断和鉴别诊断中有较大价值：①确定施万细胞瘤、节细胞神经瘤、颗粒细胞瘤、黑色素瘤、软组织软骨肉瘤；②当肿瘤呈不典型车辐状或束状排列时，可作为施万细胞瘤与纤维组织细胞瘤的鉴别指标。S-100A4 通常选择性表达在免疫细胞上，在角化细胞、黑色素细胞和郎格罕细胞上也有微量表达。在乳腺、结肠、甲状腺、肺、肾和胰腺上不表达。S-100A4 在乳腺癌、食管鳞状上皮癌和胃癌中的表达可预示预后不良和更强的侵袭性。研究表明，它是多因素分析中判断预后的一个独立的标志。在正常组织中表达的缺乏和在肿瘤组织中的表达使其成为常规组织学肿瘤标志检查的一个很好的选择。S-100β 是黑色素瘤诊断和判断转移的常规组织学标志。最近有研究检测血清中的 S-100β 水平用于监控疾病的复发。无黑色素瘤时，血清中通常检测不到 S-100β 而复发时血清中 S-100β 升高。S-100β 在诊断黑色素瘤的复发方面是一个敏感性和特异性都很高的标志物，在恶性黑色素瘤晚期患者明显升高，且能反映疗效和转归，并能早期预告复发和转移，有助于黑色素瘤的疗效评价，还可作为制订治疗方案的依据，比传统的标志如 LD 或 ALP 更早地监测到复发。

5. 自身抗体

自身抗体是特异性识别自身抗原（autoantigen）或蛋白质的抗体。它们通常被认为与自身免疫性疾病有关，也可以用于检测和监测肿瘤。

肿瘤抗原不恰当地表达可使自身抗体表达增加。各种肿瘤产生的蛋白质或抗原被免疫系统所识别，并针对其产生自身抗体。应用血液标志来检测和监测肿瘤主要包括检测那些在正常时血循环中不表达或在肿瘤发生时表达的量有大的变化的蛋白或抗原。健康个体通常没有自身抗体或滴度很低，如果滴度有改变或上升则提示可能有肿瘤发生或其他的疾病状态。由于可以诱导能够检测到的自身抗体，已经发现许多肿瘤抗原，如 P53、MUC1、C-myc 及 ERBB2 等。突变的 P53 蛋白在肿瘤细胞内堆积可以导致自身抗体的产生。抗 P53 抗体可以在乳腺癌、肺癌、肝细胞癌、膀胱癌、结直肠癌、胃癌等肿瘤中检测到。

由于许多肿瘤是异质性的，并不持续地表达肿瘤标志。临床常联合检测多种抗原、抗体以提高检测的敏感性。例如，对乳腺癌联合检测 4 种自身抗体（P53、MUC1、C-myc、ERBB2）敏感度可增加到 82%。自身抗体在疾病的预后判断和监测中也有重要作用。针对 P53 的自身抗体水平的升高与预后不良相关，这可能与肿瘤抗原在远处和（或）异位表达触发了免疫反应有关。自身抗体的浓度会随肿瘤负荷（的减少）而降低，不过在复发后又会迅速上升，因为此时肿瘤抗原会引起第二轮免疫应答。自身抗体的滴度也有与肿瘤抗原的数量成比例的趋势，这可以用来提供肿瘤体积的信息。自身抗体应用的最大潜力在于早期检测肿瘤，因为少量的抗原就可以触发强大的免疫应答。

6. 甲状腺球蛋白及其抗体

甲状腺球蛋白（thyroglobulin，TG）是甲状腺产生的甲状腺激素的前体，其主要用途是作为肿瘤标志物诊断分化的甲状腺癌。

正常甲状腺滤泡上皮、滤泡胶质、所有类型的甲状腺腺瘤及甲状腺癌均可有 TG 的阳性表达。手术后监测残余肿瘤或转移的最灵敏方法就是应用促甲状腺激素（thyroid-stimulating hormone，TSH）刺激后测 TG 浓度。在分化良好的肿瘤，应用 TSH 刺激后，TG 浓度可升高 10 倍。低分化的肿瘤没有浓缩碘化物，可能对 TSH 的刺激反应较不灵敏。一般以高分化的甲状腺癌 TG 阳性率最高，甲状腺间变癌和巨细胞癌阳性率最低，甲状腺髓样癌 TG 常阴性。临床上甲状腺癌的首发症状常常表现为淋巴结向远处转移。TG 是一种确认转移性甲状腺癌还是非转移性甲状腺癌的可靠肿瘤标志物。抗 TG 抗体也可以用于监测残余肿瘤和（或）复发。连续的抗 TG 抗体检测可以作为指导治疗的独立指标，因为抗 TG 抗体的升高往往提示肿瘤的复发。正常值为 10 μg/L。

7. 嗜铬粒蛋白

嗜铬粒蛋白（chromogranin，CGR）是一种蛋白家族，家族成员是大多数神经内分泌细胞的分泌颗粒的主要成分。

家族包括三个成员：嗜铬粒蛋白 A（CgA）、嗜铬粒蛋白 B（CgB）和 secretogranin2 ~5。在全身的神经内分泌细胞（包括中枢神经系统和外周神经系统）都可以发现 CGR。现在认为，定位于细胞内的 CGR 可能起调节颗粒分泌的作用，而且分泌的 CGR 可被分解成生物活性多肽。CgA 在神经内分泌组织内广泛地表达，而且神经内分泌细胞可以将其与肽激素和神经肽一起分泌。它的这种广泛的分布和内分泌特点使其成为检测神经内分泌肿瘤的一种很好的组化标志和血浆标志。临床应用 CgA 可用于检测多种神经内分泌肿瘤，包括良性肿瘤、嗜铬细胞瘤和成神经细胞瘤。一般 CgA 比 CgB 产生的水平高，但也有 CgA 是阴性的，而 CgB 是阳性的，所以如果条件允许，两者都要检测。在良性肿瘤病例中，前肠和中肠肿瘤通常都是产生 5-羟色胺的功能性肿瘤。CgA 检测前肠和中肠的良性肿瘤的特异性与 5-羟色胺的代谢产物 5-羟基吲哚 2 酸（5-HIAA）相当，但其检测后肠肿瘤（通常是非功能性的）更具优越性。尽管非功能性肿瘤丧失了分泌 5-羟色胺的能力，但是保留了分泌 CGR 的能力。

8. 细胞角蛋白

细胞角蛋白（cytokeratin，CK）起源于上皮细胞，是上皮细胞和上皮来源的恶性肿瘤细胞中间丝的组成成分。

CK 是上皮分化的最可靠的标志，而结缔组织中 CK 不表达。正常细胞和肿瘤细胞内的骨架结构都是由微丝、微管及中间纤维组成的，CK 就是中间纤维部分。CK 是一个多基因家族，已知的细胞角蛋白有 20 种，可分为两型：9 ~20 为Ⅰ型细胞角蛋白，分子质量为 40 ~56kDa，属于酸性蛋白；1 ~8 为Ⅱ型细胞角蛋白，分子质量为 53 ~68kDa，属中性至碱性角蛋白。细胞从正常转变为恶性，其细胞角蛋白的形式无变化，但由于恶性细胞的增殖，CK 量增加，体现在检测值升高，其中 CK 片段 8、18、19 在癌细胞中含量明显上升，并被释放到血液、尿液和囊肿液中。CK 为不可溶性，而其片段经蛋白酶水解后成为可溶性，所以血清或血浆中只能测到其片段。当前，临床应用较多的肿瘤相关角蛋白的抗原分别为细胞角蛋白 19 片段（Cyfra21-1）、组织多肽抗原（tissue polypeptide antigen，TPA）及组织多肽特异性抗原（tissue polypeptide-specific antigen，TPS）。CK 侧重鳞状上皮、腺上皮来源及含双向分化的肿瘤，如滑膜肉瘤。

在 20 种不同类型的 CK 中，CYFRA21-1 在肺癌诊断中有很高价值，CYFRA21-1 是 NSCLC 最有价值的血清标志物，尤其对鳞状细胞癌患者的早期诊断、疗效观察、预后监测有重要意义。CYFRA21-1 不能用于 SCLC 与 NSCLC 的鉴别，应与临床及放射线诊断结合评价，可较准确地推测肿瘤的扩展情况，作为制订治疗策略、检查疗效及监察复发的参考。CYFRA21-1 也可用于监测骨骼肌浸润性膀胱癌的病程，特别是对预测膀胱癌的复发具有较高价值。若肿瘤治疗效果好，CYFRA21-1 的水平会很快下降或恢复到正常水平，在疾病的发展过程中，CYFRA21-1 值的变化常常早于临床症状和影像检查。CYFRA21-1 在肺癌与良性肺部疾病的鉴别中特异性较好。血清 CYFRA21-1 检测对乳腺癌特异性高，但对乳腺癌术前诊断价值不大，对乳腺癌转移复发的监测有非常重要的意义。临床参考值为 3.3 μg/L。

9. 组织多肽抗原、组织多肽特异性抗原

组织多肽抗原（tissue polypeptide antigen，TPA）包括角蛋白 8、角蛋白 18 和角蛋白 19，TPA 是相对低分子质量的混合物。组织多肽特异性抗原（TPS）是 TPA 的主要成分。当细胞增殖时，产生大量的角蛋白，细胞坏死时，角蛋白的可溶部分释放入血，被 M3 单抗特异地识别。

TPA 类的升高表明细胞处于增殖转化期，所以临床上 TPA 更多地被看做细胞增殖的标志。妊娠妇女在整个怀孕期，TPA 均升高，分娩 5 天后 TPA 下降；此外，在部分炎症患者，TPA 也可升高。TPA、TSA 是早期出现的敏感的广谱肿瘤标志，但特异性较低，因而在诊断肿瘤方面的作用有限。

目前在肿瘤临床上，TPA 主要应用于：①鉴别诊断胆管癌（TPA 升高）和肝细胞癌（TPA 不升高）；②和 CEA 及糖蛋白类抗原联合可判断膀胱癌、乳腺癌、直肠癌、肺癌、卵巢癌有无转移，联合 CEA 和 CA15 可诊断乳癌，联合 CEA 和 CA19 可诊断结肠癌，联合 CA125 可诊断卵巢癌。TPS 与肺癌细胞增殖活性相关，不论其组织学和肿瘤大小如何，TPS 升高都与肺癌细胞生长期相关。

10. 铁蛋白

铁蛋白（ferritin，Fer）是一种铁结合蛋白，分子质量为 450 kDa，由多个相同的亚单位组成，存在于身体所有的组织中，在肝、脾及骨髓中有很高的浓度。血清或血浆水平直接与体内总的铁储量有关，病理状态下，释放到血液内。Fer 不是某种肿瘤的特异性标志物，但在多种恶性疾病中升高，包括肝癌、淋巴瘤、白血病、结肠癌、直肠癌、乳腺癌、胰腺癌及肺癌等。

Fer 尤其可用作肝癌的标志物，因为在大部分血清或血浆 AFP 正常的肝癌患者中，Fer 水平升高，有研究提示，肝癌患者体内存在一种相关的酸性肿瘤分化铁蛋白，名为酸性同工铁蛋白（acidic isoferritin，AIF），由于肝癌细胞合成增多，释放速度加快，这可能是多数肝癌患者血清或血浆中 Fer 水平升高的原因，故可用作肝癌的辅助诊断，但要注意假阳性结果。对于 AFP 呈低浓度或阴性的肝癌病例，Fer 检测阳性率可达 66.6%，对于直径<5cm 的小肝癌，铁蛋白检测阳性率达 62.5%，测定 AIF 可以提高对肝癌诊断的特异性和敏感性，与 AFP 互补。此外，在进展期乳腺癌亦可见其升高，提示 Fer 与病程相关。

血清铁蛋白（serum ferritin，SF）是检测肿瘤的广谱肿瘤标志物，现被称为原发性肝癌的第二血清学标志物，特别是对 AFP 阴性患者。原发性肝癌患者 SF 往往显著升高，其确切原因尚不明，但可能有以下几个方面原因：①肝肿瘤在生长过程中使肝组织变性坏死，储存于肝中的 SF 大量流入血循环中，这取决于肝损害的形式、损害程度及 Fe^{2+} 在肝内的数量；②肝病变时，肝细胞受到损害，使单核-吞噬细胞系统内铁负荷过多，肿瘤细胞能利用 Fe^{2+} 合成大量的 SF；③原发性肝癌时，可能有隐匿性肝硬化存在，肝硬化时 SF 升高一般要超过肝癌时 SF 的值；④肝病变时，损害的肝细胞对 SF 的清除率降低；⑤肿瘤分泌 SF 或异铁蛋白到血循环中。值得注意的是，76% 的肝转移患者铁蛋白含量高于 400 μg/L，所以检测铁蛋白对肝转移性肿瘤具有诊断价值。临床参考值（放射免疫法）为 12.5 ~245 μg/L（成年男性），5.5 ~135 μg/L（成年女性）。

AIF 是铁蛋白的一种异构体，出现于胚胎期，故又称癌胚铁蛋白。根据铁蛋白等电点不同，铁蛋白分为碱性铁蛋白（肝铁蛋白、脾铁蛋白）和酸性铁蛋白（心肌铁蛋白、胎盘铁蛋白），前者以 L 亚基为主，后者则以 H 亚基为主。以脾组织为材料提取铁蛋白抗原所制备的主要是对碱性铁蛋白较特异的抗体，而肿瘤组织所含铁蛋白主要是酸性铁蛋白，因此，用抗酸性铁蛋白抗体检测能够较好地反映癌组织中癌胚铁蛋白的分布特点。AIF 可在胆囊癌、原发性肝癌、乳腺癌、膀胱移行细胞癌、大肠癌、卵巢癌、甲状腺癌、胃癌等多种肿瘤中表达，而在软组织肉瘤、神经胶质细胞瘤、非霍奇金淋巴瘤和恶性黑色素瘤等肿瘤中为阴性，提示 AIF 有可能作为标志物辅助病理鉴别诊断。正常值为 16 ~210μg/L，诊断临界值为 300μg/L。

11. β_2-微球蛋白

β_2-Mg 的分子质量为 11.8 kDa，由 100 个氨基酸组成，与 HLA-A、HLA-B、HLA-C 抗原的轻链相同，与 IgG 分子的 CH3 具有高度的同源性，所以可显示在体内所有细胞的细胞膜上（红细胞和胎盘的滋养细胞除外），并可与 HLA 抗原结合。β_2-Mg 不仅由淋巴细胞合成，亦由许多正常或恶性间质或上皮细胞合成。在大多数体液（血清、尿、脑脊液、唾液、羊水）中，检测出游离的或结合于 HLA 的低浓度 β_2-Mg。β_2-Mg 经肾小球膜滤过，99.8% 在近端肾小管吸收，在肾内被分解。生理半衰期约为 40 分钟，肾小球滤过减少可导致血清 β_2-Mg 升高，若肾小管功能损伤，可导致大量 β_2-Mg 排到尿中。

β_2-Mg 值升高见于以下情况：①各种自身免疫性疾病如获得性免疫缺陷综合征（AIDS）及器官移植后，可用于监测 AIDS 患者及器官移植后的状况。②白血病患者脑脊液中其水平升高，是白血病患者中枢系统受累的指征。③淋巴细胞系列如淋巴瘤和霍奇金淋巴瘤，但所产生的 β_2-Mg 少于原淋巴细胞系列（骨髓瘤）；其水平与肿瘤细胞数量、生长速度、预后及疾病活动性有关，如骨髓瘤患者 β_2-Mg 水平高于 4 μg/L 时，预示生存时间短，高于 6 μg/L 时可能对于化疗不敏感。此外，还可根据 β_2-Mg 水平对骨髓瘤患者分期。④瘤谱很宽，包括肝癌、肺癌等实体瘤。⑤在腹水中与血清中的比例明显相关，若两者比值>1.3 时，即考虑为癌肿。⑥肾病、免疫性疾病、传染性单核细胞增多症、病毒性肝炎甚至冠状动脉粥样硬化性心脏病（冠心病）。β_2-Mg 是恶性肿瘤的辅助标志物，由于其在实体瘤和血液肿瘤有广泛的涉及面，故常用于肿瘤的初筛。临床参考值为0 ~6 μg/L。

12. 骨桥蛋白及 *CK19* 基因

骨桥蛋白（osteopontin，OPN）和 *CK19* 基因都是新型的具有判断肝癌复发、转移价值的分子肿瘤标志物，利用肿瘤基因表型建立了一个肝癌转移的预测模型，预测准确率可达 90%。OPN 在伴有肝内转移的肝癌患者中呈高表达，而在无转移肝癌中则变化不明显。相关体外细胞侵袭实验表明，OPN 中和抗体能显著抑制肝癌转移。OPN 的血清含量可以反映患者肝癌的复发、转移的基本状况，提示 OPN 可能成为预测、诊断及治疗肝癌转移的良好指标和“靶点”。

CK19 基因在高转移肝癌细胞中呈高表达。对临床标本的研究也显示，*CK19* 阳性者，肿瘤转移能力明显增高。血清 *CK19* 检测对于判断肝癌的预后与复发、转移具有重要价值。研究证实，OPN、*CK19*、HSP27 可以作为肝癌转移、复发的预测指标。

13. 骨钙蛋白

骨钙蛋白（osteocalcin，OC）是由成骨合成和分泌的维生素 K 依赖性钙结合蛋白，是一种非胶原酸性糖蛋白，它是骨钙蛋白基因转录和表达的产物，表达具有组织特异性，主要由分化成熟的成骨细胞合成和分泌，大部分沉积于骨基质，大约有 20% 释放入血。

OC 在成骨细胞中高表达，并在成骨性骨肉瘤中具有特异性；在恶性纤维组织细胞瘤和纤维肉瘤的瘤细胞中呈阴性，在软骨肉瘤的瘤细胞中呈阳性表达，但其软骨基质呈阴性表达，这一点可作为与成软骨细胞型骨肉瘤的鉴别参考。测定血清中 OC 的浓度可以反映肝癌、肝硬化患者的肝、肾受损程度，同时可作为观察甲亢、肝癌、肝硬化患者骨代谢变化的一项有价值的参考指标。在检测骨肉瘤中的肿瘤细胞时，OC、骨涎蛋白（bone sialoprotein，BSP）、OPN 均有较高的阳性率；在鉴别肿瘤骨基质时，BSP、OPN 较 OC 更有价值；OC、OPN、BSP 在成软骨细胞型骨肉瘤的鉴别诊断中具有参考价值。

14. 膀胱肿瘤抗原

膀胱肿瘤抗原（bladder tumor antigen，BTA）是一种复合物，是因膀胱肿瘤在浸润和生长过程中释放出蛋白水解酶，此酶在降解基膜的各种成分中，形成的胶原片段、糖蛋白、蛋白多糖等释放进入膀胱腔内，于是形成这种复合物。BTA 是一种新的膀胱移行细胞癌（BTCC）的肿瘤标志物，单抗免疫分析法 BTA-stat 检测敏感度为 67% ~87%，对于 BTCC 术后随访肿瘤的特异度为 49% ~70%，可用于 BTCC 的筛查。临床参考值为 0 ~ 15 mg/L。由于送检的标本为尿，较为方便，且无损伤。

15. 纤维素及纤维蛋白原降解产物

纤维素及纤维蛋白原降解产物（fibrinogen degradation product，FDP）是由纤溶酶作用于纤维素和纤维蛋白原后所产生的蛋白质片段，主要用于凝血疾病的检测，也用于膀胱肿瘤的诊断。

膀胱肿瘤细胞产生的血管内皮生长因子能够增加微小血管的通透性，引发血浆蛋白外渗，其中凝血因子快速地将凝血因子Ⅰ转化为纤维素，然后再被纤溶酶进一步降解成 FDP。目前常用的色度法（colorimetric）FDP 诊断膀胱癌简单快速。对于健康者、其他尿路疾病患者和膀胱镜检未见异常的膀胱移行细胞癌（TCC）复查者，其特异度分别为 96%、86% 和 80%。但在前列腺癌、膀胱炎症，尤其是肾盂肾炎患者，FDP 实验易出现假阳性，应予重视。正常参考值为 10mg/L（间接血凝法）。

16. 游离白细胞介素-2 受体

游离白细胞介素-2 受体（IL-2）是在体内由辅助性 T 细胞（Th）产生，在淋巴细胞间相互作用的淋巴因子，具有促进 T 细胞、B 细胞、自然杀伤细胞（NK）增殖及分化的作用。

但 IL-2 需通过与细胞表面的 IL-2R 特异结合才能发挥效应。IL-2R 有两种，即存在于细胞表面的膜受体 IL-2R 和游离的可溶性受体 sIL-2R。sIL-2R 由细胞 IL-2R 脱落形成，来源于细胞膜 IL-2 受体的 α 链，具有竞争性结合 IL-2 的能力。研究表明，sIL-2R 增高与免疫功能低下及病情严重程度密切相关。恶性肿瘤患者血清 sIL-2R 水平明显高于正常人及良性肿瘤患者，并与病情发展和转归密切相关。包括皮肤 T 细胞淋巴瘤在内的某些白血病和淋巴瘤细胞表达一种以上 IL-2 受体亚单位，细胞因子在各种疾病的发生、发展中有重要作用。很多疾病如淋巴瘤、肺癌、膀胱癌及胃肠道肿瘤等都伴有 IL-2R 水平升高。血清 sIL-2R 水平可以预测早期胃癌患者的淋巴结转移。

17. C-反应蛋白

C-反应蛋白（C-reactive protein，CRP）是一种由肝生成的特殊蛋白，因为对肺炎球菌的 C 多糖体产生反应，故名为 C 反应蛋白。

CRP 属于一群独特血清蛋白家族中的 pentraxin 蛋白家族的一员，它会结合许多受伤的组织，发挥初步的保护功能。CRP 由肝分泌，在外伤、局部缺血、烧伤、各种炎症与感染及紧急状况时可很快上升 1000 倍以上，状况缓解后也会很快下降。所以，检验 CRP 可用来监测各种炎症状况，传统认为血清 CRP 是“急性期的蛋白质”，故又名为急性时相反应蛋白（acute phase reaction protein）。

恶性肿瘤患者 CRP 大都升高。如 CRP 与 AFP 的联合检测可用于肝癌与肝良性疾病的鉴别诊断。CRP 测定对于指导肿瘤的治疗和评估预后具有积极意义。手术前 CRP 上升，手术后则下降，且其反应不受放疗、化疗和皮质激素治疗的影响，有助于临床评估肿瘤的进程。临床上常用的肿瘤标志物很多，但操作繁琐，患者费用很大，且阳性率亦各有不足，而 CRP 则是最有临床诊断价值的一种急性期蛋白。正常参考值为 80 mg/L。

18. DU-PAN-2

DU-PAN-2 为单克隆抗体。对消化道肿瘤，尤其是对胰腺癌的诊断有相对特异性。

以 100kU/L 为正常上限，DU-PAN-2 对胰腺癌诊断的敏感度为 72% ~82%；与 CA19-9 联合检测可使阳性率提高到 95%；与 CA19-9、CA50、CA242、CA94、SPan-1 联合检测则可行性更高。但其他消化道肿瘤仅有 10% ~44% 的阳性率；消化道良性病变有 30% ~81% 的阳性率。以 400kU/L 为正常上限，提高了诊断的特异性，有助于临床鉴别诊断胰腺癌。

19. 胶质纤维酸性蛋白和波形蛋白

波形蛋白（vimentin，Vim）和胶质纤维酸性蛋白（glial fibrillary acidic protein，GFAP）均为中间丝蛋白，两者均为酸性蛋白，且都在酸性环境下合成中间丝。VIM 是原始中间丝蛋白。中间丝是真核生物细胞的重要特征性结构，与微管及肌动蛋白微细丝组成细胞骨架。

VIM 在所有间叶细胞及新生的肌纤维呈阳性表达，作为间叶源性肿瘤的普遍标志物，可在肾癌、子宫内膜癌、甲状腺癌、卵巢癌、前列腺癌、乳腺癌、肺癌、肾上腺皮质及髓质癌、涎腺肿瘤、脉络丛肿瘤等肿瘤中表达。VIM 及细胞周期蛋白（cyclin）D1 蛋白与肾母细胞瘤的发生有关，且 VIM 高表达与肿瘤的分级程度、复发及转移有关，此两者均可作为评估肾母细胞瘤预后的指标。乳腺癌中 VIM 的表达与多药耐药性及高病理分级相关，VIM 的表达提示预后差。恶性间皮瘤具有既表达 VIM 又表达细胞角蛋白的免疫组化特征，借此可以与其他间叶来源的恶性肿瘤相区别。恶性间皮瘤组织基本上不表达癌胚抗原。同时运用三种抗体进行免疫组化染色，可为在光镜下确诊恶性间皮瘤提供可靠的诊断依据。VIM 在恶性骨骼肌瘤中常表现为压迫细胞核的特殊球形细胞质结构。在区分间皮瘤和腺癌及肾母细胞瘤的诊断中，VIM 具有重要的意义。

GFAP 是星形细胞的特异性标志物，VIM 为间叶组织的标志物，但也存在于其他类型细胞（如星形细胞、上皮细胞）的早期发育阶段。GFAP、VIM 在星形细胞瘤中的分布相似，但在各类细胞中的分布又各有特点。在纤维型、原浆型、毛细胞型星形细胞瘤及星形母细胞瘤中，GFAP 免疫反应强，VIM 反应弱；胶质母细胞瘤中，GFAP、VIM 阳性反应见于肥大细胞、细胞质丰富的梭形细胞及单核巨细胞内。但在一些具有恶性组织学形态的巨核细胞、多核巨细胞及一些小细胞内，GFAP 呈弱阳性或阴性反应，而 VIM 阳性明显。因此认为在星形细胞瘤中，GFAP、VIM 与肿瘤组织分化程度有关，分化好的细胞 GFAP 阳性明显，VIM 反应弱；而一些分化差的细胞，VIM 反应强，GFAP 反应弱，这对诊断很有意义。低分子质量角蛋白与 VIM 共同表达提示肾、子宫内膜、前列腺、乳腺等部位肿瘤；高分子质量角蛋白与 VIM 共同表达则提示肺、卵巢、甲状腺肿瘤。此外，恶性黑色素瘤也可表达 VIM，而且细胞越幼稚染色越强。

20. 结蛋白、肌红蛋白和肌动蛋白

结蛋白、肌红蛋白和肌动蛋白可用于肌源性肿瘤的诊断或辅助诊断。

结蛋白为肌源性肿瘤标志物，主要存在于骨骼肌和心肌的 Z 带、心肌的闰盘及平滑肌细胞的致密小体处（血管平滑肌除外）。在绝大多数骨骼肌肉瘤中均有表达，但在平滑肌肿瘤的表达阳性率却因肿瘤部位及分化程度的不同而异，胃、小肠、软组织及皮肤的平滑肌肿瘤阳性率较低。在卵巢无性细胞瘤及恶性纤维组织细胞瘤中亦有表达。

此外，同属肌源性的标志物还有以下两种。

（1）肌红蛋白：在骨骼肌肉瘤诊断中特异性强，但敏感性较差，其表达与细胞质分化有关，即分化高者阳性率高。因此，在胚胎性骨骼肌肉瘤的诊断中需加谨慎。肌红蛋白还存在于一些向骨骼肌细胞方向分化的组织中，如子宫或卵巢的苗勒管混合瘤、肾母细胞瘤、三胚叶肿瘤等。由于一些非肌源性肿瘤侵及骨骼肌，使一些骨骼肌被破坏，而使肌红蛋白从肌纤维中逸出至这些非肌源性肿瘤细胞内，以致出现肌红蛋白阳性，并且附近的反应性组织细胞也因吞噬了逸出的肌红蛋白而发生阳性反应。

（2）肌动蛋白：并非中胚层起源的标志物，阳性仅表示该细胞具有收缩功能，所以在软组织肿瘤的鉴别诊断中，肌动蛋白阳性，并不能完全排除非肌源性肿瘤；但肌动蛋白阴性，却能排除骨骼肌肉瘤；在梭形细胞肉瘤的鉴别诊断中，肌动蛋白阳性，可排除纤维肉瘤的可能性。

还要提到两种与上述鉴别诊断有关的蛋白，即骨骼肌肌球蛋白和平滑肌特异性肌动蛋白：骨骼肌肌球蛋白分为Ⅰ型（慢缩性）和Ⅱ型（快缩性），两型在骨骼肌肉瘤的表达中阳性率明显不同，绝大多数骨骼肌肉瘤对快缩肌球蛋白表达阳性，其阳性率甚至高于肌红蛋白，而慢缩肌球蛋白阳性率则较低，甚至为阴性。平滑肌特异性肌动蛋白，虽然主要标志平滑肌肿瘤，但也可以在肌上皮、血管内皮细胞及肌成纤维细胞中表达。

21. 血清酸溶解性糖蛋白

血清酸溶解性糖蛋白（acid-soluble glycoprotein，ASP）是指在酸性溶液中溶解或解离的蛋白，因溶液的 pH 不同，可溶解和解离出两种蛋白：溶解的是酸性蛋白，解离的是碱性蛋白，两种蛋白都可作为鼻咽癌的定性测定肿瘤标志物。

血清酸溶性蛋白定性测定，假阳性率为 11.5%，特异度为 88.5%；血清碱性蛋白（serum basic protein，SBP）定性测定，假阳性率占 6.1%，特异度为 93.9%。ASP 是可溶于过氯酸或水杨酸磺酸液的低分子质量蛋白质，含糖量较高。正常胃液中含有极微量的 ASP，主要由胃黏膜上皮细胞分泌和脱落细胞分解而来。现已明确，ASP 是一种更具潜力的脂肪酸酰化刺激因子，能诱导 TG 合成，能刺激成纤维细胞、脂肪细胞合成 TG，且对分化的脂肪细胞影响最大，并参与三酰甘油的代谢，还是补体 C3 的一个片段。患各种胃病时胃液中 ASP 有不同程度的增加，胃癌患者胃液中 ASP 与癌组织脱落、坏死及癌组织对周围组织的侵犯有关。检测胃液中 ASP 诊断胃癌的阳性率为 100%，但由于其界限值较低，良性疾病阳性率也高达 50%。也有报道，胃癌组胃液 ASP 显著高于胃溃疡、慢性萎缩性胃炎及浅表性胃炎组，差别显著。

22. 血清碱性蛋白

血清碱性蛋白（serum basic protein，SBP）为人血浆中分离纯化的碱性蛋白分子，有分子质量和等电点不同的 3 个成员，分别是：碱性蛋白 1、碱性蛋白 2 和碱性蛋白 3。这三种碱性蛋白分别由不同的氨基酸组成：碱性蛋白 1 的精氨酸含量为另两种的 2～3 倍，而组氨酸含量只有其一半，碱性蛋白 3 富含丝氨酸。此外，这三种蛋白都含丰富的非极性氨基酸。

SBP 常用于监测各类恶性肿瘤手术切除后体内是否还有潜在的癌细胞和预测术后是否转移或复发。有研究显示，血清碱性蛋白、血清酸溶性蛋白、血清唾液酸、血清血管内皮生长因子四项肿瘤标志物，每一项对癌症检测的敏感性和特异性都不相同，任何单一检测都可能出现对恶性肿瘤检测的漏诊和误诊，而上述四种血清肿瘤标志物联合检测肺癌、肝癌、胃癌、胰腺癌、直肠癌、乳腺癌、宫颈癌、恶性淋巴瘤可明显提高检测阳性率。

23. 血清结合珠蛋白

血清结合珠蛋白（haptoglobin，HP）是一种能与游离血红蛋白结合的 α_2-球蛋白，从而清除血液中游离的血红蛋白。其结构受遗传控制，表型有三种，即 HP1-1、HP1-2 和 HP2-2。

HP 含量可下降，甚至缺如，主要见于各种血管内溶血性疾病，如阵发性睡眠性血红蛋白尿症和蚕豆病。其他血管内溶血和部分血管外溶血时，其降低的程度常与疾病轻重相一致。而肿瘤、急慢性白血病、中毒性肝炎、肝硬化等肝疾病、传染性单核细胞增多症、急性慢性炎症、结核、风湿性和类风湿关节炎及妊娠时血浆结合珠蛋白含量可升高。此外，应用某些激素，如皮质激素和雄激素后，也可使结合珠蛋白增高，多用于皮肤病的诊治。也有报道显示，HP 在肺癌、卵巢癌、骨肿瘤和白血病中升高。近年来，人乳腺珠蛋白（human mammagiobin，hMAM）已受到重视，国内外研究者对 hMAM 在乳腺、淋巴结、外周血和骨髓中的表达及其与乳腺癌的关系做了大量工作，认为其是乳腺组织特异性蛋白、一种新的可能具有临床应用前景的乳腺癌标志物。

24. 层黏蛋白

层黏蛋白（laminin，LN）是一种具有不同结构和功能、仅存在于基膜中的大分子非胶质性糖蛋白，是多形核白细胞表面 CD11/CD18 的配体之一。在类风湿关节炎患者中，LN 和透明质酸（HA）、Ⅳ型胶原（Ⅳ-C）三者同时出现下降。当肝纤维化和肝硬化时，肌成纤维细胞增多导致大量合成和分泌胶原、LN 等间质成分，故 LN 可准确、灵敏地反映肝内已生成的纤维量及肝细胞受损状况，较之肝活检更能全面地反映病肝全貌。

恶性肿瘤患者血清 LN 明显高于正常对照组，且与病情严重程度相关；癌症转移首先要突破基膜，因此 LN 与肿瘤浸润转移有关；HA 在肝癌组明显高于正常对照组，原发性肝癌组明显高于转移性肝癌组，但在慢性活动性肝炎和肝硬化时 LN 也增高。手术切除卵巢癌和子宫内膜癌后，血清和腹水 LN 水平均显著下降。此外，在膀胱癌、上皮性卵巢癌、鼻咽癌等多种癌症中，LN 都显示了对浸润和转移的标志性作用。LN 可作为肿瘤诊断、疗效和复发较好的监控标志物。LN 与 HA 及 IV-C 同时检测时可提高阳性率。正常参考值为 67 ~ 101 pg/L。

25. α_1-抗糜蛋白酶

α_1-抗糜蛋白酶（α_1-AACT）是一种丝氨酸蛋白酶抑制剂，可以中和糜蛋白酶等具有酶活性的蛋白酶，存在于大多数组织细胞、巨噬细胞及多种胃肠道和肺部肿瘤中，但在多形核白细胞中不存在，可作为组织细胞瘤和良性及恶性纤维组织细胞瘤的肿瘤标志物。α_1-AACT 在多数肿瘤的诊断中尚难发挥作用，但对纤维类肿瘤的诊断具有重要的作用，但仍需与 Lysozyme、GFAP、VIM、S-100、NSE 等结合。

26. 鳞状细胞癌抗原

鳞状细胞癌抗原（squamous cell carcinoma antigen，SCCA）也是一种糖蛋白，是从子宫颈鳞状细胞分离的抗原 TAB 的亚组分，分子质量为 42 ~ 48 kDa，分为中性和酸性两个亚组分。恶性和正常的鳞状上皮细胞均含中性组分，而酸性组分仅见于恶性细胞。酸性部分单一释放进入血循环。血清中的 SCCA 浓度和鳞状细胞癌的分化程度有关，正常人血清中 SCCA 浓度<1.5 μg/L。少数良性疾病也能见 SCCA 升高，如肺部感染、皮肤炎、肾衰竭和肝病。

SCCA 在正常的鳞状上皮细胞中抑制细胞凋亡和参与鳞状上皮层的分化，在肿瘤细胞中参与肿瘤的生长，有助于所有起源鳞状上皮细胞癌的诊断和监测，临床上作为鳞癌的肿瘤标志物，特异性高，但敏感性低，后来以单克隆抗体代替了最初的多克隆抗体（polyclonal antibody，PAb）检测，敏感性有所提高。SCCA 可用于检测子宫颈、肺及头颈部癌的进展。SCCA 在正常鳞状上皮细胞内也存在，随着鳞状上皮细胞的增殖（恶性变）而释放入血。宫颈癌：原发性宫颈鳞癌敏感度为 44% ~69%；复发癌敏感度为 67% ~100%，特异度 90% ~96%；其血清学水平与肿瘤发展、侵犯程度及有无转移相关。在根治术后 SCCA 浓度显著下降。SCCA 可及早提示复发，50% 患者的 SCCA 浓度升高先于临床诊断复发 2 ~5 个月，可以作为独立风险因子加以应用。肺鳞癌：各家报道阳性率为 40% ~100%，其水平与肿瘤的进展程度相关，Ⅰ、Ⅱ期阳性率较低，Ⅲ、Ⅳ期阳性率较高。因此，SCCA 是肺鳞癌较特异的肿瘤标志物。此外，SCCA 还有助于在术后早期预测肺癌手术效果，患者接受根治性手术后，该抗原将在 72 小时内转阴；而接受姑息性切除或探查术者，术后 SCCA 仍高于正常值。术后肿瘤复发或转移时，此抗原会在复发的临床表现出现之前再次升高。配合 CA125、CYFRA21-I 和 CEA 联合检测可提高肺鳞癌患者诊断的灵敏性。鼻咽癌：阳性率随病情发展而上升，对于晚期患者，其灵敏度可达 73%，联合检测 CY-FRA21-I 和 SCC-Ag 可以提高检测的灵敏性。Ⅲ期头颈部癌阳性率为 40%，Ⅳ期阳性率增至 60%。食管鳞状上皮癌：血清 SCCA 含量与患者的临床分期和病程呈正相关，可作为食管癌辅助诊断及对病期和预后判断的参考指标。口腔鳞状上皮癌：皆有较高的阳性率，且随肿瘤的分期呈现不同变化（20% ~80%）。可见 SCCA 是鳞状上皮癌的重要标志物，可用于监测这些肿瘤的疗效、复发、转移及评价预后。SCCA 升高还可见于卵巢癌。患肝炎、肝硬化、肺炎、结核、肾衰竭等疾病者该抗原也可有一定程度的升高。临床参考值为≤10μg/L。

（张 珉）

参考文献

Balci M，Tuncel A，Guzel O，et al. 2015. Use of the nuclear matrix protein 22 Bladder Chek test in the diagnosis of residual urothelial cancer before a second transurethral resection of bladder cancer [J]. Int Urol Nephrol，47 (3)：473-477.

Calderwood SK，Gong J. 2016. Heat shock proteins promote cancer：it's a protection racket [J]. Trends Biochem Sci，41 (4)：311-323.

Chaurasiya S，Hew P，Crosley P，et al. 2016. Breast cancer gene therapy using an adenovirus encoding human IL-2 under control of mammaglobin promoter/enhancer sequences [J]. Cancer Gene Ther，23 (6)：178-187.

Czerninski R，Basile JR，Kartin-Gabay T，et al. 2014，Cytokines and tumor markers in potentially malignant disorders and oral squamous cell carcinoma：a pilot study [J]. Oral Dis，20 (5)：477-481.

Gronchi A，Collini P，Miceli R，et al. 2015. Myogenic differentiation and histologic grading are major prognostic determinants in retroperitoneal liposarcoma [J]. Am J Surg Pathol，39 (3)：383-93.

Guichet PO，Guelfi S，Ripoll C，et al. 2016. Asymmetric distribution of GFAP in glioma multipotent cells [J]. PloS one，11 (3)：e0151274.

Guo X，Chen M，Ding L，et al. 2011. Application of Cox model in coagulation function in patients with primary liver cancer [J]. Hepato-gastroenterology，58 (106)：326-330.

Hajdu SI. 2006. A note from history: the first biochemical test for detection of cancer [J]. Ann Clin Lab Sci, 36 (2): 222-223.

Hattori N. 1983. Current status of tumor markers [J]. Gan No Rinsho. 29 (6): 649-653.

Hu Z, Qian G, Muller S, et al. 2016. Biomarker quantification by multiplexed quantum dot technology for predicting lymph node metastasis and prognosis in head and neck cancer [J]. Oncotarget.

Jing JX, Wang Y, Xu XQ, et al. 2014. Tumor markers for diagnosis, monitoring of recurrence and prognosis in patients with upper gastrointestinal tract cancer [J]. Asian Pac J Cancer Prev, 15 (23): 10267-10272.

Kajiwara H, Yasuda M, Kumaki N, et al. 2005. Expression of carbohydrate antigens (SSEA-1, sialyl-Lewis X, DU-PAN-2 and CA19-9) and e-selectin in urothelial carcinoma of the renal pelvis, ureter, and urinary bladder [J]. Tokai J Exp Clin Med, 30 (3): 177-182.

Kayaba H. 2003. Tumor markers: essential diagnostic tools for radiologists [J]. Nihon Igaku Hoshasen Gakkai Zasshi, 63 (4): 133-139.

Kishiki T, Masaki T, Mastuoka H, et al. 2016. New prognostic scoring system for incurable stage IV colorectal cancer [J]. Asian Pac J Cancer Prev, 17 (2): 597-601.

Manz DH, Blanchette NL, Paul BT, et al. 2006. Iron and cancer: recent insights [J]. Ann N Y Acad Sci, 1368 (1): 149-161.

Okuno M, Yasuda I, Adachi S, et al. 2016. The significance of phosphorylated heat shock protein 27 on the prognosis of pancreatic cancer [J]. Oncotarget, 7 (12): 14291-14299.

Pariente JL, Bordenave L, Jacob F, et al. 2000. Analytical and prospective evaluation of urinary cytokeratin 19 fragment in bladder cancer [J]. J Urol, 163 (4): 1116-1119.

Peng C, Chen H, Wallwiener M, et al. 2016. Plasma S100P level as a novel prognostic marker of metastatic breast cancer [J]. Breast Cancer Res Treat, 157 (2): 329-338.

Promzeleva NV, Zorina VN, Zorin NA. 2012. Macroglobulin family proteins in breast cancer [J]. Vopr Onkol, 58 (5): 688-690.

Shi SM, Su ZB, Zhao JJ, et al. 2016. Increased osteopontin protein expression may be correlated with poor prognosis in non-small-cell lung cancer: A meta analysis [J]. J Cancer Res Ther, 12 (1): 277-282.

Takezako Y, Okusaka T, Ueno H, et al. 2004. Tumor markers for pancreatic and biliary tract cancer [J]. Gan To Kagaku Ryoho, 31 (9): 1443-1446.

Tesarova P, Kalousova M, Zima T, et al. 2016. HMGB1, S100 proteins and other RAGE ligands in cancer-markers, mediators and putative therapeutic targets [J]. Biomed Pap Med Fac Univ Palacky Olomouc Czech Repub, 160 (1): 1-10.

Tian T, Gao J, Li N, et al. 2016. Circulating chromogranin A as a marker for monitoring clinical response in advanced gastroenteropancreatic neuroendocrine tumors [J]. PloS one, 11 (5).

Turan G, Usta CS, Usta A, et al. 2014. The expression of HER-2/neu (c-erbB2), survivin and cycline D1 in serous ovarian neoplasms: their correlation with clinicopathological variables [J]. J Mol Histol, 45 (6): 679-687.

Weissensteiner J, Babusikova E. 2015. The possibility of the serum concentration of osteocalcin determination in lung cancer patients with suspected bone metastases [J]. Klin Onkol, 28 (1): 51-56.

Yasar O, Akcay T, Obek C, et al. 2016. Diagnostic potential of YKL-40 in bladder cancer [J]. Urol Oncol, 34 (6): 257. e19-24.

第四章　激素类肿瘤标志物

激素类肿瘤标志物是一类由特异的内分泌腺体或散在于体内的分泌细胞所产生的生物活性物质。当这类具有分泌激素功能的细胞癌变时，就会使所分泌的激素量发生异常，常称这类激素异常为正位激素异常。而异位激素则是指在正常情况下不能生成激素的那些细胞转化为肿瘤细胞后所产生的激素，或者是那些能生成激素的细胞癌变后分泌出的其他激素。

作为肿瘤标志物的激素有如下特点：①除良性肿瘤外，恶性肿瘤异位激素分泌量少，且不恒定，临床应用较多的是人绒毛膜促性腺激素；②大部分肿瘤和激素关系并不固定，有时同一种肿瘤可分泌多种激素，有时几种肿瘤分泌同一种激素，所以某些激素的增高并不能特异地诊断肿瘤；③有些肿瘤发生时，激素本身并不增加，但激素的受体增加，如乳腺癌患者雌激素和黄体酮（progesterone）水平不增加或增加很少，但其受体数量明显改变。

1. 降钙素

降钙素（calcitonin，CT）是由甲状腺滤泡细胞中的C细胞合成、分泌的一种单链多肽激素，故又称甲状腺降钙素。由32个氨基酸组成，分子质量为3.5 kDa。CT的前体物是一个由136个氨基酸残基组成的大分子无活性激素原，分子质量为15 kDa，可迅速水解成有活性的CT。人类CT的半衰期只有4～12分钟，正常情况下它的靶器官是骨、肾和小肠，主要作用是抑制破骨细胞的生长，促进骨盐沉积，增加尿磷，降低血钙和血磷。

CT常用于筛查甲状腺髓样癌患者的无症状家族成员，因为这类患者CT基础水平是升高的。由于其半衰期短，且CT和肿瘤大小、浸润、转移有关，临床上常把CT用于监测甲状腺髓样癌和疾病复发的治疗。此外，类癌、肺癌、肾癌和肝癌患者也常见CT升高，乳腺癌、消化道癌症患者偶见CT升高。CT增高也可见于其他非恶性情况，如肺部疾病、胰腺炎、甲亢、恶性贫血、骨的Paget病和妊娠。静脉注射钙和五肽胃泌素的激发试验也可升高CT。甲状腺放射性同位素扫描和体格检查呈阴性结果的患者需考虑是否有微恶性瘤和隐匿性恶性瘤的可能。

近年来发现，降钙素原（procaicitonin，PCT）也是一种用途广泛的标志物。PCT是CT的前体物，为由116个氨基酸组成的糖蛋白，在人体内的半衰期为20～24小时，稳定性好。在正常人血清中含量极低，除甲状腺创伤或肿瘤外，全身炎症反应综合征（SIRS）、败血症、急慢性肺炎、急性胰腺炎、活动性肝炎、创伤等患者血清中显著升高，尤其对SIRS及败血症，PCT（与WBC、IL-6、TNF-2、CRP、可溶性选择素等比较）是一种非常敏感、特异的血清学标志物。而在病毒感染、肿瘤手术创伤时则保持低水平，PCT在严重细菌感染2～3小时后即可升高，因此具有早期诊断价值。PCT浓度和炎症严重程度成正相关，并随着炎症的控制和病情的缓解而降低至正常水平，因而PCT又可作为判断病情与预后及疗效观察的可靠指标。PCT在临床上具有广泛而又重要的应用价值。临床参考值为<300U/L。

高钙血症：肺癌可因转移而致骨骼破坏或由异位性甲状旁腺样激素引起。高血钙可与呕吐、恶心、嗜睡、烦渴、多尿和精神错乱等症状同时发生。以下肿瘤患者可见出现高血钙症：以肺部最常见，其他依次是乳腺癌、多发性骨髓瘤、头颈部肿瘤、肾或泌尿系统肿瘤、食管肿瘤、女性生殖系统肿瘤、淋巴瘤和白血病、大肠肿瘤、肝胆肿瘤、皮肤肿瘤，其他已知少见原发部位累计还占 5.6%，原发部位不明的约占 5.2%。在较多见的肺鳞癌中，手术切除后，血钙可恢复至正常，肿瘤复发又可引起血钙增高。但高血钙症多见于肿瘤晚期，而国内高钙血症的发病率远较国外低。

神经肌肉综合征：为一组症候群，包括小脑皮质变性、脊髓小脑变性、周围神经病变、重症肌无力和肌病等。发生原因不明确。这些症状与肿瘤的部位和转移无关。它可以发生于肿瘤出现前数年，也可作为一症状与肿瘤同时发生；在手术切除后尚可发生，或原有的症状无改变。它可发生于各型肺癌，但多见于小细胞未分化癌。

2. 人绒毛膜促性腺激素

人绒毛膜促性腺激素（human chorionic gonadotropin，HCG）是在妊娠期由胎盘滋养细胞分泌的糖蛋白，含 28～30 个氨基酸，分子质量为 45 kDa，由 α 和 β 两个亚单位组成。α 亚单位也是其他激素如促卵泡激素（follicle stimulating hormone，FSH）、黄体生成素（luteinizing hormone，LH）和促甲状腺素（throid stimulating hormone，TSH）的组成成分，β 亚单位仅存在于 HCG。正常孕妇在早期 HCG 升高，直至分娩后下降。怀孕早期产生游离的 β 亚单位和完整的（整个分子）HCG，怀孕晚期以产生游离的 α 亚单位为主。

现已发现癌症患者 HCG 的不同亚单位产物，然而只产生游离亚单位的患者数却很少。大多数癌症患者既产生游离 β 亚单位又产生完整的 HCG。肿瘤组织分泌的 HCG 多为 β 亚单位。100% 滋养体瘤和绒毛膜上皮细胞癌 β-HCG 异常升高，可达 100 万 U/L。β-HCG 的中度升高见于精原细胞性睾丸癌，70% 非精原细胞性睾丸癌 β-HCG 低度升高（往往和 AFP 同时升高）。部分乳腺癌、胃肠道癌、肺癌、黑色素瘤、卵巢癌，良性疾病如肝硬化、十二指肠溃疡、炎症也可见 β-HCG 轻度异常。

由于 β-HCG 无法穿过血–脑屏障，所以脑脊液中出现 β-HCG，并且和血清中的 β-HCG 比例超过 1∶60，说明肿瘤脑转移。β-HCG 与肿瘤大小有关，可用于监测滋养层疾病进展。当 β-HCG 用于治疗监测时，建议每周测一次；当 β-HCG 高于 40 万 U/L 则认为治疗无效，手术切除肿瘤后 HCG 会降低。正常血清 β-HCG 半衰期为 12～20 小时，缓降或持续不降提示后遗症存在。化疗期间，建议每周测一次 β-HCG，病情缓解后，每年测一次 β-HCG 可检测复发。检测值很重要，因为任何残留的 β-HCG 都提示肿瘤发生。β-HCG 检测的特异性也是一个因素，因为低水平的 LH 和 FSH 交叉反应也能引起假阳性结果。在肿瘤患者少见其他性激素异常的报道。

3. 儿茶酚胺类物质

儿茶酚胺类激素因其结构中含儿茶酚，又属于胺类而得名。正常情况下，是由肾上腺髓质中的一些交感神经节纤维末梢终止髓质细胞（又称嗜铬细胞）产生和分泌，包括肾上腺素、去甲肾上腺素和多巴胺等，它们既是激素又是神经递质。以下几种是它的衍生物，检测目的是诊断嗜铬细胞瘤、神经母细胞瘤和神经节瘤等肿瘤。

（1）变肾上腺素（metanephrine，MN）：是儿茶酚胺的甲基化代谢产物。甲基化在肝的微粒体中进行，而儿茶酚胺是在肾上腺髓质的嗜铬细胞及交感神经末梢处形成。检测尿中的 MN 浓度可间接地了解儿茶酚胺的分泌量。MN 浓度增高是分泌型嗜铬细胞瘤的主要标志物，它比儿茶酚胺和香草扁桃酸（vanilmandelic acid，VMA）更稳定。

（2）香草扁桃酸：VMA 的化学名为 3-甲氧-4 羟苦杏仁酸，是肾上腺素和去甲肾上腺素经单胺氧化酶（MAO）和儿茶酚胺-甲基转移酶（COMT）的作用，甲基化和脱氨基而产生的降解产物。VMA 主要从尿中排出。儿茶酚胺类物质由肾上腺髓质的嗜铬细胞及交感神经末梢合成，肾上腺髓质的嗜铬细胞及交感神经末梢都源于胚胎期神经嵴，这两种组织含有相同的酶。一旦这类组织增殖，则尿中 VMA 就会增高，所以，它被认为是神经母细胞瘤、神经节瘤和嗜铬细胞瘤的肿瘤标志物。约有 70% 神经母细胞瘤的患者均有 VMA 增高，在Ⅳ期神经瘤患者 VMA/HVA（香草扁桃酸/高香草酸）的比值可作为预后评价指标，在儿童的神经母细胞瘤患者中，VMA 也是一项重要指标。VMA 又可作为嗜铬细胞瘤的诊断首选肿瘤标志物，但有时增高程度不稳定，宜同时测定尿中儿茶酚胺和 MN。VMA 升高可见于：嗜铬细胞瘤的发作期，神经母细胞瘤和交感神经细胞瘤、肾上腺髓质增生等疾病。

（3）高香草酸：高香草酸（homovanillic acid，HVA）的化学名为 3-甲氧-4-羟苯乙酸，是多巴胺的主要代谢产物，儿茶酚胺在肝内经羧化和氨基氧化而成。尿中 HVA 增加与多巴胺合成的量有关。在神经母细胞瘤、儿童交感神经肿瘤中，常选用 HVA 作为诊断和随访的一种主要标志物。

4. 雌激素受体和孕激素受体

人类乳腺癌中含有雌激素受体（estrogen receptor，ER）和孕激素受体（progesterone receptor，PR），PR 的合成与雌激素和 ER 复合物在核内发生的变化过程有关，PR 的形成直接受 ER 的控制和调节，故 PR 阳性的乳腺癌患者，ER 大多为阳性。女性正常乳腺细胞存在 ER 和 PR，雌激素和孕激素通过 ER 和 PR 对细胞功能进行调节。当细胞恶变时，肿瘤细胞可以部分或全部保留正常的受体系统，其功能与正常细胞相似。这种肿瘤细胞的生长仍然依赖原来的激素环境调节，称为激素依赖性肿瘤，临床上称为 ER 阳性乳腺癌。有些细胞在癌变过程中，其受体系统保留得很少或完全丧失，不能再作为激素的靶细胞，其生长不再受激素的控制与调节，临床上表现为 ER 阴性乳腺癌。临床上可以通过对 ER 和 PR 检测，得出肿瘤细胞内激素受体含量的水平，从而提示乳腺癌的预后信息和指导内分泌治疗。ER、PR 的变化与乳腺癌患者预后密切相关，亦与其他公认的预后因素，如肿瘤分级、倍体性及分期有关。高分化肿瘤或临床分期较低的肿瘤 ER、PR 更可能出现阳性，受体阳性肿瘤细胞的明显减少与细胞增殖分级增高、ERBB2 癌基因扩增增加及 EGFR 表达增加有关。无 ER 或 PR 表达的肿瘤对激素治疗通常反应性差，而 ER 及 PR 阳性肿瘤则对激素治疗反应性高。

雌激素 β 受体（ER-β）的发现，说明调控蛋白可表现出多态性。已经发现的一个新的 ER 基因——雌激素 β 受体和经过广泛研究的雌激素 α 受体（ER-α），在 DNA 和配体结合区域显示出一定程度的同源性（同源率分别为 96% 和 58%），但这两个异构体的结构不同（配体键合比例不同），生物活性也不同。ER-β 与 ER-α 和 PR 共同表达的乳腺癌指标提示，ER-β 阳性的肿瘤倾向于对抗雌激素治疗。正确选择和处理乳腺组织的活检样本，对于检测结果非常重要。首先，外科手术切除组织后，应在最短的时间内将其冷冻于-20℃，并在冰冻状态下运送至实验室。组织提取物中的性激素受体在室温下不稳定，4℃下 2 ~4 小时内失活。组织提取物应在提取后立即置于-70℃冷冻。冰冻组织提取物中受体的稳定性取决于肿瘤的种类、组织包含的血和正常组织及一些其他因素。如果提取物在 48 小时内未使用，应用剩余的组织重新进行组织提取。恶性肿瘤所分泌的异位激素也是常见的肿瘤标志物，促肾上腺皮质激素（adrenocor ticotropic hormone，ACTH）、人生长激素（human growth hormone，HGH）、催乳素（prolactin，PRL）、黄体生成素（LH）、促卵泡激素（FSH）、促甲状腺激素（throid-stimulating hormone，TSH）、HCG、钙调节因子、消化道激素和异位红细胞生成素等，均有各自的原发病变，如 SCLC、胰腺癌、乳癌、胃癌、肝癌及嗜铬细胞瘤等。测定异位激素的含量，其意义在于能及时筛选和监测人群中的可能癌症和可疑癌症患者。

5. 人生长激素

人生长激素（human growth hormone，HGH）为蛋白质类多肽激素，由垂体分泌，通过血液传输到全身，其半衰期约为 9 分钟。

HGH 过度分泌综合征多由垂体腺瘤所致，部分肢端肥大症被证实与垂体无关，患者体内生长激素升高，来源于类癌（约占 69%）、胰岛细胞瘤（23%）、嗜铬细胞瘤和神经节瘤，这些肿瘤大部分是分泌生长激素释放激素（GHRH）的。肾、肺、胰腺等器官肿瘤均可能引起 HGH 含量的升高，因此，HGH 的检测有利于肾癌、肺癌、胰腺癌及垂体瘤的联合诊断。临床参考值：成年男性为 0. 34 ~1. 90 kU/L，成年女性为 0. 45 ~2. 20 kU/L。

6. 催乳素

催乳素（prolactin，PRL）的生理作用是使乳腺腺泡发育完全并具备泌乳条件。PRL 由腺垂体分泌，但人胎盘滋养层也分泌 PRL。

人类胎盘 PRL 在恶性肿瘤患者体内升高得较多，约达 9%，其中以肺癌较多，约 14% 的乳腺癌患者 PRL 升高，其他恶性肿瘤也有报道。尽管人类胎盘 PRL 有一定生长激素作用，但其活性太低，不足以引起肢端肥大症；这些患者一般也不能泌乳，他们体内的胎盘 PRL 水平尚达不到促进泌乳的水平。在 SCLC、肾细胞癌及肾上腺癌有出现乳溢或 PRL 含量升高，PRL 可作为垂体腺瘤、性腺、乳腺、肾肿瘤尤其是 SCLC 的肿瘤标志物。临床参考值（随不同生理周期而变化）：男性<0. 91 nmol/L；女性（卵泡期）<1. 05 nmol/L；黄体期<0. 23 ~1. 82 nmol/L；妊娠初 3 个月<3. 64 nmol/L；妊娠中 3 个月<7. 28 nmol/L；妊娠末 3 个月<18. 2 nmol/L；绝经期<0. 91 nmol/L。

7. 促卵泡激素与黄体生成素

促卵泡激素（FSH）与黄体生成素（LH）统称为促性腺激素（gonadotropin），FSH 具有促进卵泡发育成熟的作用，与 LH 一起促进雌激素分泌。

当原发性闭经、原发性性功能减退、早期腺垂体功能亢进、睾丸精原细胞瘤、特纳综合征、克兰费尔特综合征及摄入氯米芬、左旋多巴等药物时可见 FSH 增高。当应用雌激素或黄体酮治疗继发性性腺功能减退、希恩综合征、晚期垂体功能低下及摄入口服避孕药、性激素等药物时，可见 FSH 降低。促性激素引起男性乳房发育，常伴有肥大骨关节病。其升高可见于肾上腺皮质瘤和 SCLC 的异位内分泌综合征。FSH 与 LH 都是肿瘤标志物，FSH 为乳腺癌的一项重要肿瘤标志物，临床参考值根据生理周期而不同。

8. 促甲状腺激素

促甲状腺激素（thyroid-stimulating hormone，TSH）具有促进甲状腺滤泡上皮细胞增生、合成和释放甲状腺激素的作用。

异位 TSH 综合征是否由肿瘤异位分泌 TSH 所引起尚有争议。一般认为系由于肿瘤分泌极高水平的 HCG 所致，因为 HCG 有微弱的 TSH 活性，当 HCG 极度增高时可引起甲亢。有学者提出，少数肿瘤可能分泌 TSH 释放激素（TRH）而引起甲亢。本病最多发生于滋养层细胞的肿瘤，如绒毛膜上皮癌、葡萄胎、畸胎瘤、睾丸滋养层细胞瘤；少数为消化道肿瘤及支气管肺癌；部分肺癌、乳腺癌分泌外源性 TSH。原发性甲状腺功能减退、伴有甲状腺功能低下的慢性淋巴细胞性甲状腺炎、亚急性甲状腺炎恢复期、摄入金属锂、碘化钾、TSH 释放激素升高可使 TSH 增高。临床上可呈轻度甲亢的症状，甲状腺轻度肿大，无突眼。常需以 FT_4、FT_3 及 TRH 兴奋试验做出诊断。临床参考值为 2～10 mU/L。

9. α–黑色素细胞刺激素与异位黑色素细胞刺激素

黑色素细胞刺激素（melanocyte stimulating hormone，MSH）是一种神经内分泌激素，在哺乳动物由脑垂体中间叶、腺垂体及包括巨噬细胞在内的其他多种外周细胞产生。MSH 在鱼类、两栖类动物有使黑色素聚集的效应，在哺乳类动物可使皮肤、毛发颜色变深。根据结构，MSH 可分为 α-MSH、β-MSH 和 γ-MSH 三种。α-MSH 与黑色素细胞功能有关，而且是一种内源性的神经免疫调节肽，具有抗感染性细胞因子的效应，其免疫调节效应经下述途径产生：①直接作用于外周巨噬、单核和嗜中性粒细胞等免疫细胞上的 α-MSH 受体；②作用于脑内神经元上的 α-MSH 受体，进而启动下行性抗感染神经通路；③中枢神经系统的局部炎症由局部产生的 α-MSH 通过作用于中枢小胶质细胞和星形细胞而被抑制，也可由外周细胞产生的 α-MSH 通过脑脊液循环作用于中枢，是神经系统、免疫系统与内分泌系统之间传递信号的一种内源性的神经免疫调节肽。异位 MSH 综合征是由于肿瘤分泌 MSH 或 MSH 样多肽所致，常伴随分泌 ACTH。临床主要表现为黑色素沉着。异位 ACTH-MSH 分泌综合征多发生于肺癌和胸腺癌。正常值：男性为（8～12）mg/24h，女性为（6～8）mg/24h。

10. 睾酮

睾酮（testosterone）由睾丸间质细胞产生与分泌，是男性性征的基础，受神经垂体促性腺激素调节，保持相对恒定的血浓度。

睾丸良性间质细胞瘤、先天性肾上腺皮质增生症、真性性早熟、男性假两性畸形、女性男性化肿瘤、多囊卵巢综合征、皮质醇增多症、应用促性腺激素、肥胖症及晚期孕妇，血中睾酮浓度皆可增高。在男子性功能低下、原发性睾丸发育不全性幼稚、高催乳素血症、垂体功能减退、系统性红斑狼疮、甲状腺功能减退、骨质疏松、隐睾症、男子乳房发育等均可见睾酮水平降低。

11. 黄体酮

黄体酮（progesterone，P）为女性激素的一部分，由卵巢黄体期的卵泡产生并分泌，正常妇女月经周期中，血中黄体酮含量以黄体期最高，增生期最低。

正常妊娠自第 11 周开始，血中黄体酮含量升高，至 35 周达高峰。黄体酮的病理性增高见于糖尿病孕妇、葡萄胎、卵巢颗粒层膜细胞瘤、卵巢脂肪样瘤、先天性肾上腺增生、先天性 17α-羟化酶缺乏症、原发性高血压等疾病。病理性降低主要见于黄体生成障碍和功能不良、多囊卵巢综合征、无排卵型功能失调子宫出血、严重妊娠高血压综合征、妊娠性胎盘功能不良、胎儿发育迟缓及死胎，可作为绒毛膜癌和葡萄胎诊断的肿瘤标志物。临床参考值（nmol/L）：女性，卵泡期<3. 2、黄体期 9. 5 ~ 64. 0。男性（成人）<3. 2。

12. 雌二醇

雌二醇（estradiol，E2）由卵巢滤泡、黄体及妊娠时胎盘生成和分泌，也可由肾上腺皮质分泌，与雌三醇、雌酮合称为女性激素。

雌二醇在妊娠期则由胎盘较大量分泌，所以正常妊娠雌二醇升高，胎盘娩出后急剧下降。双胎或多胎妊娠及糖尿病，雌二醇大都升高；妊娠高血压综合征重症患者雌二醇较低，若雌二醇特别低，则提示胎儿宫内死亡，宜结合其他检查予以确定，以便及时处理；无脑儿雌二醇降低；葡萄胎时，雌二醇低下，尿中雌二醇含量仅为正常妊娠者的 1% ~ 12%。卵巢缺如或发育低下、原发性卵巢衰竭、卵巢囊肿、垂体性闭经或不孕、甲状腺功能减退或甲亢、质醇增多症、艾迪生病、恶性肿瘤、较大范围的感染、肾功能不全、脑及垂体的局灶性病变等，均可使血浆雌二醇降低。卵巢颗粒层细胞瘤、卵巢胚胎瘤、卵巢脂肪样细胞瘤、性激素生成瘤等均表现出卵巢功能亢进，雌二醇分泌量增加。此外，心肌梗死、心绞痛、冠状动脉狭窄、系统性红斑狼疮、肝硬化、男性肥胖症也可见升高。雌二醇为卵巢颗粒层细胞癌和乳腺癌的重要肿瘤标志物。临床参考值根据不同生理周期而不同，男性：180 pmol/L；女性：早卵泡期 110 ~ 220 pmol/L、晚卵泡期 730 ~ 1830 pmol/L、中黄体期 690 pmol/L、绝经后 37 ~ 110 pmol/L。

13. 胰高糖素

胰高糖素（glucagon）升高见于胰高糖素瘤患者，表现为血糖升高等系列症状。肿瘤患者的异位胰高糖素，由于其分泌过多表现为异位胰高糖素综合征，可见于支气管肺癌及类癌，偶见于甲状腺髓样癌。此外，还有由于肿瘤分泌肠高糖素，引发异位肠高糖素综合征，表现有消化道不适及空肠结肠淤滞症，可见于肾肿瘤及嗜铬细胞瘤。因此，胰高糖素可作为上述肿瘤的特异性诊断肿瘤标志物。临床参考值为 50 ~ 150 ng/L。

14. 胃泌素释放肽前体

胃泌素释放肽前体（pro-gastrin-releasing peptide，ProGRP）是近年来新发现的一种诊断 SCLC 的肿瘤标志物，是脑肠激素的一种，是 SCLC 增殖因子胃泌素释放肽的前体。ProGRP 作为 SCLC 的肿瘤标志物有以下特点：①针对 SCLC 的特异性非常高；②较早期的病例有较高的阳性率；③健康者与患者血中浓度差异很大，因而检测的可靠性很高。国内外研究均表明，SCLC 患者血清 ProGRP 阳性率约为 68.6%，患者病情也与血清 ProGRP 浓度变化密切相关。它不仅可用于 SCLC 的早期诊断，还有助于判断治疗效果及早期发现肿瘤复发，而且比神经元特异烯醇化酶更适宜用于 SCLC 的早期诊断。但在需要血液透析的慢性肾衰竭患者中，有 96% 血清 ProGRP 超过临界值，要注意排除慢性肾衰竭，故临床检测时宜同时检查患者的肾功能。正常参考值为 0 ~ 46 ng/L（ELISA 法）。

胃泌素（gastrin-releasing peptide，GRP）为胃窦部细胞分泌的一种内分泌素，当胃窦部接受食物刺激，可反应性地分泌胃泌素，胃泌液素被吸收进入血循环后，刺激胃黏膜的壁细胞分泌胃酸。胃泌液素是胃泌液素瘤的特异诊断用肿瘤标志物，对其他肿瘤尤其是肺癌的诊断也有价值。临床参考值为 33 ~ 91 ng/L。

（王旭光）

参考文献

Bae YJ, Schaab M, Kratzsch J. 2015. Calcitonin as biomarker for the medullary thyroid carcinoma [J]. Recent Results Cancer Res, 204: 117-137.

Brinton LA, Trabert B, Anderson GL, et al. 2016. Serum estrogen and estrogen metabolites and endometrial cancer risk among postmenopausal women [J]. Cancer Epidemiol Biomarkers Prev, 25 (7): 1081-1089.

Hosseinnezhad A, Black RM, Aeddula NR, et al. 2011. Glucagon- induced pheochromocytoma crisis [J]. Endocr Pract, 17 (3): e51-54.

Huang Z, Xu D, Zhang F, et al. 2016. Pro- gastrin- releasing peptide and neuron-specific enolase: useful predictors of response to chemotherapy and survival in patients with small cell lung cancer [J]. Clin Transl Oncol.

Iezzi M, Quaglino E, Cappello P, et al. 2011. HCG hastens both the development of mammary carcinoma and the metastatization of HCG/LH and ERBB-2 receptor-positive cells in mice [J]. Int J Immunopathol Pharmacol, 24 (3): 621-630.

Kwon H, Kim WG, Jeon MJ, et al. 2016. Dynamic risk stratification for medullary thyroid cancer according to the response to initial therapy [J]. Endocrine, 53 (1): 174-181.

Li X, Shen B, Chen Q, et al. 2016. Antitumor effects of cecropin B- LHRH' on drug- resistant ovarian and endometrial cancer cells [J]. BMC cancer, 16 (1): 251.

Ozemir IA, Gurbuz B, Bayraktar B, et al. 2015. The effect of thyroid-stimulating hormone on tumor size in differentiated thyroid carcinoma [J]. Indian J Surg, 77 (Suppl 3): 967-970.

Secreto G, Fariselli G, Bandieramonte G, et al. 1983. Androgen excretion in women with a family history of breast cancer or with epithelial hyperplasia or cancer of the breast [J]. Eur J Cancer Clin Oncol, 19 (1): 5-10.

Wang M, Wu X, Chai F, et al. 2016. Plasma prolactin and breast cancer risk: a meta-analysis [J]. Sci Rep, 6: 25998.

Yamamoto K, Hayashi Y, Hanada R, et al. 1995. Mass screening and age-specific incidence of neuroblastoma in Saitama Prefecture, Japan [J]. J Clin Oncol, 13 (8): 2033-2038.

Yan H, Zhao M, Huang S, et al. 2016. Prolactin inhibits BCL6 expression in breast cancer cells through a microRNA-339-5p-dependent pathway [J]. J Breast Cancer, 19 (1): 26-33.

Zekri A, Ghaffari SH, Yousefi M, et al. 2013. Autocrine human growth hormone increases sensitivity of mammary carcinoma cell to arsenic trioxide-induced apoptosis [J]. Mol Cell Endocrinol, 377 (1-2): 84-92.

Zhang J, Kurita M, Ebina K, et al. 2015. Melanogenesis-inhibitory activity and cancer chemopreventive effect of glucosylcucurbic acid from shea (Vitellaria paradoxa) kernels [J]. Chem Biodivers, 12 (4): 547-558.

第五章　胚胎抗原类肿瘤标志物

甲胎蛋白（alpha-fetoprotein，AFP）和癌胚抗原（carcinoembryonic antigen，CEA）是常用的肿瘤标志物，都属胚胎抗原类物质，这类物质是胎儿期才有的蛋白，成年后逐渐下降、消失。在癌肿患者，这些胚胎抗原重新出现，可能和恶性细胞转化时激活了某些在成年后已关闭了的基因有关，这些基因制造了胚胎抗原。胚胎抗原类肿瘤标志物不多，但都是临床常用的重要标志物。

1. 甲胎蛋白

AFP是肝癌及生殖细胞肿瘤标志物。AFP是一种含单链糖蛋白，和白蛋白基因都定位于第4号染色体4q11—q21区域，两者的氨基酸顺序十分近似，有高度同源性。AFP在胎儿期分别由卵黄囊和胎肝合成，可细分为卵黄囊型和肝型，它们含糖类的比例不同。AFP常和乳酸类物质如刀豆素A（Con A）结合，卵黄囊型AFP中结合了50%～70%的Con A，远高于肝型。

肿瘤衍生的AFP，糖的组分取决于肿瘤细胞表面的糖转移酶，AFP糖链的差异可能是由AFP与外源凝集素如Con A和小扁豆凝集素（LCA）的结合决定的。AFP分子的变化分为肝型和卵黄囊型，它们的糖分互不相同，卵黄囊型AFP包含一个附加的糖（*N*-乙酰葡糖胺），阻断了AFP的Con A结合位点，因此卵黄囊型AFP有较高的Con A不反应成分（CNR）（50%～70%）；而肝型AFP由于缺乏这个附加的糖而有较低的CNR（10%～20%）。LCA与首个*N*-乙酰葡糖胺中心轴的岩藻糖基化形式结合，该结合只见于肿瘤衍生的肝型和卵黄囊型AFP，而不出现于良性肝病产生的AFP。

良性肝病如肝炎、肝硬化患者血清中AFP也升高，但95%小于200 μg/L，如AFP超过500 μg/L，血清谷丙转氨酶（SGPT）基本正常，意味着存在肝癌。几乎80%肝癌患者AFP升高，大约一半的肝癌患者可测到高浓度的AFP。AFP浓度和肝癌大小有关，建议参考值上限定在20 μg/L。灵敏的AFP检测方法结合超声常常能发现早期肝癌（直径<5cm）。当GPT正常，用AFP来诊断肝癌，可取性100%。AFP还用于治疗监测和预后判断，AFP>500 μg/L，胆红素>2mg/L的患者存活期很短；患者AFP急剧增长意味着肝癌转移；手术后AFP>200 μg/L，表明肝癌组织未完全切除或有转移。

AFP和HCG结合还用于生殖细胞肿瘤分型和分期。生殖细胞肿瘤可能是以一种细胞为主，也可能是多种细胞如精原细胞瘤型、卵黄囊型、绒毛膜癌成分或畸胎瘤的混合物。精原细胞型AFP正常，β-HCG升高；卵黄囊瘤AFP升高，绒毛膜上皮细胞癌的患者HCG升高，而畸胎瘤患者两者均正常；90%非精原细胞性睾丸癌至少一项升高。这两种标志物的浓度高低也和病情轻重、是否转移有关。以上两种标志物有利于监测生殖细胞癌患者：两项均升高表明疾病复发或转移发生，也可通过用AFP（5天）和HCG（12～20小时）半衰期计算两项降低的范围的方法来评估化疗是否成功。

2. 癌胚抗原

CEA 是 1965 年在大肠癌的提取物中发现的。此提取物的抗原也出现在胚胎细胞上，故称为癌胚抗原。

CEA 属细胞表面的糖蛋白家族，是一种糖蛋白，分子质量为 150～300 kDa。这种蛋白存在于正常结肠柱状细胞和杯状细胞。胎儿在妊娠两个月后由消化道分泌 CEA，出生后消失。正常组织分泌 CEA 的有支气管、唾液腺、小肠、胆管、胰管、尿道、前列腺。大部分健康人群 CEA 血清浓度小于 2. 5 μg/L，抽烟者 CEA 会升高，一般低于 5 μg/L。少数肺和支气管疾病、肠道炎症和慢性肝炎患者血清 CEA>5 μg/L。参考值上限：健康人 CEA<5 μg/L。

直肠癌、胰腺癌、胃癌、肺癌、乳腺癌、尿道癌、卵巢癌患者 CEA 升高，但需与肝硬化、肺气肿、直肠息肉、良性乳腺病、溃疡性结肠炎相鉴别。目前认为 CEA 有较高的假阳性和假阴性，所以不适合用于肿瘤普查。当 CEA 比正常持续升高 5～10 倍时，强烈提示恶性肿瘤特别是肠癌的存在。在直肠癌，CEA 浓度和 Duke 分期有关，28% 的 A 期和 45% 的 B 期 CEA 都异常。高水平的 CEA（>80 μg/L）可看做肿瘤已有转移的标志。肿瘤治疗有效，CEA 即下降。如 CEA 水平又升高往往意味着肿瘤的复发。在整个直肠癌治疗期间，CEA 是一个有效的监测指标，是发现复发的理想指标，其敏感性高于 X 线和直肠镜。CEA 还常用于监测胰腺癌、胃癌、肺癌、乳腺癌的治疗。

（马　锐）

参 考 文 献

Bian J, Li B, Kou XJ, et al. 2014. Clinical applicability of multi- tumor marker protein chips for diagnosing ovarian cancer [J]. Asian Pac J Cancer Prev, 15 (19): 8409-8411.

Liu X, Qiu H, Liu J, et al. 2016. Combined preoperative concentrations of CEA, CA 19-9, and 72-4 for predicting outcomes in patients with gastric cancer after curative resection [J]. Oncotarget, 7 (23): 35446-35453.

Ogle LF, Orr JG, Willoughby CE, et al. 2016. Imagestream detection and characterisation of circulating tumour cells- a liquid biopsy for Hepatocellular Carcinoma? [J]. J Hepatol, 65 (2): 305-313.

第六章　糖蛋白抗原类肿瘤标志物

糖蛋白类肿瘤标志物是肿瘤细胞表面的抗原或者由肿瘤细胞分泌的糖蛋白。一般的细胞膜表面都有丰富的糖蛋白，当正常细胞转化为恶性细胞时，细胞表面的糖蛋白发生变异，形成一种和正常细胞不同的特殊抗原。它包括糖蛋白与糖脂，常表现为黏蛋白形式。它们的抗原决定簇可定位在糖链或者在蛋白核上。糖基化异常可能参与恶性性变过程，并表现在肿瘤细胞内或者分泌在体液中。糖链合成障碍时可出现短链前体堆积或有新链形成，有几种变化已经比较清楚，有的已成为常规临床试剂盒。糖类抗原标志物的产生又可分为两大类：高分子黏蛋白类和血型类抗原。

1. CA15-3

CA15-3 是一种高分子质量的黏蛋白（糖蛋白），称为 mucin-1 CMU，分子质量为 300 ~ 500 kDa，CA15-3 有两种抗体：一种由鼠抗人乳腺癌肝细胞转移株膜富集提取物的单克隆抗体 DF3 制备；另一种抗体 115DB 是鼠抗人乳脂球蛋白抗体。和 DF3 抗体反应的是分子质量为 30 ~ 45 kDa 的异质糖蛋白分子，基因位于 1 号染色体长臂。它的 cDNA 克隆表明 DF3 多肽的基因核心含有一段高度保守的串联重复序列，重复序列数量的差异导致该抗原的多态性。两种抗体识别同一抗原上的不同位点，其生化本质都属于多形上皮黏蛋白（PEM），但分子结构尚不清楚。

正常健康者血清 CA15-3 含量（RIA 法）<28 kU/L。CA15-3 存在于多种腺癌内，如乳腺癌、肺腺癌、卵巢癌及胰腺癌等。CA15-3 敏感性虽低，但 60% ~ 80% 进展期乳腺癌患者 CA15-3 血清水平>300 kU/L，30% ~ 50% 的乳腺癌患者的 CA15-3 明显升高，其含量的变化与治疗效果密切相关，是乳腺癌患者诊断和监测术后复发、观察疗效的最佳指标。CA15-3 动态测定有助于Ⅱ期和Ⅲ期乳腺癌患者治疗后复发的早期发现；当 CA15-3> 100 kU/L 时，可认为有转移性病变。

与乳腺癌 CA125 升高相似，肺癌、胃肠癌、卵巢癌及宫颈癌患者的血清 CA15-3 也可升高，应予以鉴别。妊娠 32 周的妇女可见中度升高，特别是要注意排除妊娠引起的升高。在识别乳腺癌的敏感性和特异性方面，CA15-3 优于 CEA。某些子宫内膜癌患者的血清及血浆 CA15-3 水平上升，提示预后差，尤其当血清及血浆 CA15-3 和 CA125 都升高时。欧洲肿瘤标志物专家组（EGTM）建议，同时使用 CA15-3 和 CEA 来提高临床检测的灵敏度。一些研究小组报道，在临床上同时使用 CA15-3 和 CEA 系列，比单独使用 CA15-3 能检测出更多的早期复发患者。肝和骨转移的乳腺癌患者的早期检查，使用系列肿瘤标志物具有更高的灵敏性。临床参考值为 0 ~ 30 kU/L，临床警示值为>50 kU/L。

2. CA27-29

CA27-29 的抗体是由转移性乳腺癌腹水中的细胞作为抗原诱导产生的，和 CA27-29 反应的抗原决定簇是黏蛋白核心 20 个氨基酸串联重复序列中的 8 个氨基酸序列（SAPDTRPA）。在竞争抑制试验中，B27-29 抗体可与 CA27-29 及 CA15-3 两种抗原结合而有效地竞争性抑制 DF3 的反应。

CA27-29 的参考值上限为 36.4 kU/L。CA27-29 临床作用和 CA15-3 一样，在诊断转移性乳腺癌方面的特异性和敏感性略有差别。美国食品和药物管理局（FDA）已批准 CA27-29 用于临床监测Ⅱ期和Ⅲ期乳腺癌的复发。在两年时间多中心监测的 166 例乳腺癌患者中，有 26 例复发。如果连续两次 CA27-29 抗原检测结果超过 37.7 kU/L，则定为 CA27-29 检测阳性。CA27-29 对于复发性乳腺癌的敏感度为 57.7%，特异度为 97.9%，阳性预测值为 83.3%，阴性预测值为 92.6%，性能优于 CA15-3。

ASCO 建议 mucin-1 抗体（CA15-3、CA549、MCA 等）可用于分期，乳腺癌Ⅰ~Ⅳ期患者该抗体阳性率逐渐增高。CA27-29 检测乳腺癌比 CA15-3 更敏感。

3. CA549

CA549（carbohydrate antigen 549）是乳腺细胞上皮表面糖蛋白的变异体，它是一种酸性糖蛋白，等电点为 pH5.2。用 SDS-PAGE 电泳，CA549 可分离出 400 kDa 和 512 kDa 两条带，将以鼠抗人乳腺癌 T417 细胞株部分纯化膜富集提取物制备的 IgG_1 单抗命名为 BC4E549，以鼠抗人乳脂球蛋白膜制备的 IgM 单抗命名为 BC4N154。CA549 和 CA15-3 是来自相同的复合物分子不同的抗原决定簇，所以两者特性有许多相似之处。

CA549 作为乳腺癌标志物，正常值为 10~15 kU/L，哺乳期妇女或良性乳腺肿瘤患者皆低于此值。异常升高者比例并不高，可见于 50% 的卵巢癌、40% 前列腺癌、33% 肺癌患者。在晚期乳腺癌患者 100% 明显升高，其他期为 75% 较明显升高。但由此作为乳腺癌的早期诊断肿瘤标志物，则还较欠缺，应联合应用其他肿瘤标志物。因为 CA549 也是广谱肿瘤标志物，可见于 50% 肝细胞癌、53% 肺癌、34% 卵巢癌患者。由于 CEA 在乳腺癌中也有诊断价值，如两者联合将可提高 10% 阳性率。

4. 黏蛋白样癌相关抗原

利用单克隆抗体 b-12 可以检测黏蛋白样癌相关抗原（MCA）在乳腺癌细胞株膜表面的表达。MCA 是一种分子质量为 350 kDa 的糖蛋白，分子表面的抗原决定簇也可以被 CA15-3 的单抗 DF3 和 115D8 识别。

MCA 是乳腺癌的标志。一项以 100 名健康妇女为对象的研究发现血清 MCA 上限值为 14 kU/L。整个妊娠过程中 MCA 均维持高水平，而 CA15-3 在妊娠过程中只有轻微地增加。60% 转移性乳腺癌患者 MCA 水平上升。然而，卵巢癌、宫颈癌、子宫内膜癌、前列腺癌等其他肿瘤患者 MCA 水平也升高。良性乳腺疾病 MCA 增加最小。MCA 水平与 CA15-3 水平相关，但与 CEA 水平无关。在检测乳腺癌转移方面，MCA 的改变与 CA15-3 的改变平行。

5. CA125

CA125 是由单克隆技术所证实的肿瘤相关抗原，是以卵巢浆液性乳突状腺癌为来源所建立的细胞株，以此细胞株制备的单克隆抗体 OC125 来证实的抗原，分子质量>200 kDa，本质为一种糖蛋白，存在于体腔上皮衍生而来的组织中，包括心包膜、胸膜和腹膜等。组织免疫组化染色显示，在正常成人的输卵管、子宫内膜及子宫颈内膜，CA125 抗原都有表达，但在胎儿和成人的卵巢上皮无表达。95%的健康成年妇女CA125的水平≤35 pg/L，绝经后妇女的CA125水平更低。在妊娠初三个月，多种自身免疫性疾病、肝炎、慢性胰腺炎和肝硬化等疾病，可见轻度升高。有时在妇科良性肿瘤及附件炎的患者，也可见CA125显著升高。

CA125是卵巢癌的标志。健康人群血清CA125含量很低，其上限为35 kU/L。卵巢癌患者中，50% Ⅰ期、90% Ⅱ期和超过90%的Ⅲ期和Ⅳ期患者CA125水平升高，其水平和肿瘤大小、肿瘤分期相关。CA125在鉴别卵巢包块的良、恶性上特别有价值。以35 kU/L为临界值，恶性肿瘤的预测值：敏感度为78%，特异度为95%，阳性预测值为82%，阴性预测值为91%，能协助制订正确的手术方案，而且肿瘤分化不影响CA125的水平。术前CA125水平低于65 kU/L的卵巢癌患者5年生存率为42%，明显高于>65 kU/L的患者。术后CA125水平及下降的比例对生存率也有预测作用。利用CA125还可判断残存肿瘤情况，CA125估计再手术的敏感度为50%。第一个化疗周期后，CA125水平可提示疾病的预后，如能降至原来水平的1/10，表明病情转归良好；三个化疗周期后，CA125水平持续升高者预后较差。CA125预测肿瘤复发、转移的精确度为75%。从CA125升高到出现临床症状有3～4个月。80%～90%的病例中，CA125与疾病的预后和转归有关。

除卵巢癌外，子宫内膜癌、胰腺癌、肺癌、乳腺癌、结肠直肠癌和其他胃肠道癌症均可升高，尤其是在判断子宫内膜癌的预后中很有临床价值。在某些良性疾病如肝炎、肝硬化、子宫内膜异位症、心包炎、早期妊娠、妇女黄体期也可升高，还可以用来评价晚期子宫内膜炎的病情。

CA125对乳腺癌的敏感性较卵巢癌为低，但当乳腺癌患者发生肺转移或出现恶性胸膜渗出液时，CA125可显著升高；也可见于胃肠道肿瘤及支气管癌患者血清或血浆CA125水平升高。CA125对绝经后妇女的初发和恶性盆腔肿块的鉴别诊断很有帮助，血清中CA125水平显著升高的绝经后盆腔肿块妇女患者，应做全面检查。因为CA125对早期疾病缺乏灵敏性和特异性，不宜使用CA125进行卵巢癌大规模的人群普查，而适合应用于随诊监控。

6. DU-PAN-2

DU-PAN——抗体识别的抗原决定簇是黏蛋白。它的分子质量为100～500 kDa，80%是糖类，核心蛋白的cDNA已经被克隆并测序。通过氨基酸序列预测人们发现DU-PAN-2蛋白分子质量为126 kDa，含有1295个氨基酸残基、42个串联重复序列。DU-PAN-2抗原主要表达于胰腺和胆管系统的腺上皮、乳腺和支气管。在唾液腺、胃、结肠、小肠细胞中也有少量表达。

DU-PAN-2是胰腺肿瘤的标志物。胰腺癌（54%～61%）、胆管癌（44%～47%）及肝癌（44%）患者血清DU-PAN-2水平升高。比较研究发现胰腺癌患者DU-PAN-2与CA19-9的升高幅度类似（70%～80%），而且除了不表达CA19-9的Le^{a-b-}患者以外，DU-PAN-2与患者评分的相关度很高。

7. CA19-9

CA19-9是一种高相对分子质量（200～1000 kDa）的糖蛋白混合物，由正常人胰腺、胆管细胞和胃、结肠、子宫内膜及唾液腺上皮合成，在血清中以黏蛋白的形式存在。它和CEA 的抗原决定簇性质相近。

CA19-9 不具器官特异性，可在多种器官的腺癌中升高，如胰腺癌、肺腺癌、胃癌及结肠癌、直肠癌等。CA19-9 是胰腺癌、胃癌、结肠癌、直肠癌、胆囊癌的相关标志物。大量研究证明，CA19-9 的浓度与这些肿瘤大小有关。胰腺癌患者 85% ~95% 为阳性，70% 的患者 CA19-9 值>70 kU/L。如高于 90 kU/L 即可诊断为胰腺癌。CA19-9 还对胰腺癌切除术后跟踪很有价值，术后恢复正常者，88% 生存期超过 18 个月；血清值仍升高者，不超过 12 个月。随诊中检测出现升高者，2 ~6 个月后其他影像根据才出现。CA19-9 测定有助于胰腺癌的鉴别诊断和病情监测，是至今报道的对胰腺癌敏感性最高的标志物。胃癌、结肠癌、直肠癌、胆囊癌、胆管癌、肝癌的阳性率也会很高，若同时检测 CEA 和AFP 可进一步提高阳性检测率，对于胃癌，应同时检测 CA72-4 和 CEA，CA19-9 与 CEA 联合检测可提高胃癌诊断的敏感性和特异性，可鉴别胆结石和胆囊癌。对胃癌患者的胃液、血清或血浆的测定也有价值。有人对子宫内膜癌进行血清或血浆 CA19-9 与 CA125 联合检测，发现其对这两种标志物的作用相等，当同时检测时，对提高敏感性有意义。对转移和复发的早期检测，双联检测比临床所见早 4 ~5 个月发现。胃肠道和肝的多种良性和炎症病变，如胰腺炎、轻微的胆汁淤积和黄疸，CA19-9 浓度也可增高，但往往呈一过性，而且其浓度多低于 120 kU/L，必须加以鉴别。血清正常值为 0 ~37 kU/L。

8. CA50

CA50（carbohydrate antigen 50）是一种由结肠癌、直肠癌细胞系 Colo 的单克隆抗体Colo-50 所分离得到的抗原，它是类黏蛋白的糖蛋白。CA50 与 CA19-9 具有相同的抗原决定簇，但 CA50 具有一个独特的缺少岩藻糖残基的糖类部分，其表位（epitope）点在神经节苷脂和糖蛋白中。

CA50 在正常组织中一般不存在，其血清水平低于 40 μg/L 则为正常。当细胞恶变时，糖基化酶被激活，造成细胞表面糖基结构改变而成为 CA50。CA50 是最常用的胰腺癌和结肠癌、直肠癌的糖类抗原肿瘤标志物，因其广泛存在于胰腺、胆囊、肝、胃、结肠、直肠、膀胱、子宫等脏器，肿瘤识别谱比 CA19-9 广，因此又是一种普遍的肿瘤标志相关抗原，而不是特指某个器官的肿瘤标志物。CA50 在多种恶性肿瘤中可检出不同的阳性率，对胰腺癌和胆囊癌的阳性检出率居首位，占 94.4%，可用于胰腺癌、胆囊癌等肿瘤的早期诊断；其他依次为肝癌、卵巢癌、子宫癌和恶性胸腔积液等。此外，CA50 在 80% AFP 阴性的肝细胞癌中呈阳性结果。异常升高可表现在肺癌、胃癌、直肠癌、膀胱癌、乳腺癌等患者，对肝癌、胃癌、结肠癌、直肠癌及卵巢肿瘤诊断亦有较高价值。CA50 与 CA19-9 联合应用也没有更多的意义。在肝转移癌患者中，血清及血浆 CA50 水平也可能升高，作为手术治疗彻底与否的指标也有较大的正确性。CA50 对恶性胸腔积液也有很高的阳性检出率，而良性胸腔积液尚无阳性报道，故 CA50 的检测对鉴别良、恶性胸腔积液亦有较大的应用价值。另有报道萎缩性胃炎患者胃液 CA50 的浓度与正常人比较有显著改变，萎缩性胃炎是癌前病变，因此 CA50 可作为癌前诊断指标之一。当胰腺炎、结肠炎和肺炎发病时，CA50 也会升高，但随炎症消除而下降。临床参考值为<40 μg/L。

9. CA242

CA242（carbohydrate antigen，CA242）是具有唾液酸化的糖类结构，也是一种黏蛋白。CA242 表达于人胰腺导管细胞的上缘和结肠黏膜的上皮和杯状细胞，但表达很低。

CA242 是一种肿瘤相关抗原，当消化道发生肿瘤时，其含量升高。对胰腺癌、结肠癌、直肠癌有较高的敏感性与特异性，分别有 86% 和 62% 的阳性检出率，对检测肺癌、乳腺癌也有一定的阳性检出率。用于胰腺癌和良性肝胆疾病的鉴别诊断及预后判定，也用于结肠癌、直肠癌患者术前预后及复发的鉴别。CEA 与 CA242 联合检测可提高敏感性，与单独采用 CEA 检测相比，对结肠癌检测敏感性可提高 40% ~70%，对直肠癌提高达到 47% ~62%。CEA 与 CA242 无相关性，具有独立的诊断价值，且两者之间具有互补性。在良性消化系统疾病如胰腺炎、肝炎及肝硬化患者，CA242 有所升高，但很少升至临界参考值［≤12 kU/L 免疫放射分析（IRMA）法］的上限。在肿瘤患者中，CA242 的用途及效率与 CA19-9 及 CA50 相似，对于胰腺癌或结肠癌、直肠癌患者，血清或血浆 CA242 表达升高。在胰腺癌患者中，检测 CA242 比检测 CA19-9 的敏感性低，而特异性高。CA242 用于胃癌及结肠、直肠、胰腺肿瘤的诊断。临床参考值为 0 ~ 12 kU/L。

10. CA72-4

CA72-4（carbohydrate antigen 72-4）是一种高相对分子质量（>106 kDa）的类黏蛋白分子，是胃肠道癌和卵巢癌的标志物。

CA72-4 在直肠癌、非小细胞肺癌及胃癌等腺癌中表达，也表达在胎儿组织中，但在正常成人组织中几乎不表达。CA72-4 的临界值是 6 kU/L。CA72-4 的敏感性不高，但它和 CEA 在诊断肿瘤时有互补作用，两者同时使用可提高诊断胃癌的敏感性和特异性。若与 CA19-9 及 CEA 联合检测可以监测 70% 以上的胃癌。CA72-4 水平与胃癌的分期有明显的相关性，一般在胃癌的Ⅲ ~ Ⅳ期增高，对伴有转移的胃癌患者，CA72-4 的阳性率更远远高于非转移者。CA72-4 水平在术后可迅速下降至正常。在 70% 的复发病例中，CA72-4 浓度首先升高。与其他标志物相比，CA72-4 最主要的优点是其对良性病变的鉴别诊断有极高的特异性，在众多的良性胃病患者中，其检出率仅为 0. 7%。CA72-4 对其他胃肠道癌、乳腺癌、肺（腺）癌、卵巢癌也有不同程度的检出率。CA72-4 与 CA125 联合检测，作为诊断原发性及复发性卵巢肿瘤的标志，特异性可达 100%。CA72-4 是监测胃癌进程和治疗效果的一个有用的标志物。若与血清或血浆 CEA 联合检测，特异性和敏感性均可提高。CA72-4 在良性和感染性疾病中很少升高，这为其一大优点。主要用于胃癌及卵巢、乳腺、结肠肿瘤的诊断。临床参考值为<6. 9 μg/L，临床警示值为>12. 0 μg/L。

11. CA19-5

CA19-5（carbohydrate antigen 19-5）是由单抗 CC3C195（IgM）提纯的一种糖抗原，仅对胰腺癌敏感，目前应用还较少。文献报道 CA19-5 对胰腺癌的敏感性为 64% ~100%，优于 CEA（53. 7%）；特异性为 73. 1%，若取 100 U/ml 为临界值，其特异性则为 97. 1%。有学者认为 CA19-5 的水平反映胰腺癌的病期，在癌肿能否切除方面显示显著区别。主要用于胃肠及卵巢肿瘤的诊断。正常参考值为<12 kU/L。

12. 胃癌相关抗原

胃癌相关抗原（MG-Ag）是应用鼠抗人胃癌单克隆抗体MG建立的一步法IRMA得到的抗原，是一种糖蛋白类肿瘤标志物，可用于胃癌的诊断。有学者选用CEA、CA19-9、CA72-4、MG-Ag四项肿瘤标志物，应用IRMA进行单项及联合检测，检测结果表明：单项检测阳性率均>70%，但以MG-Ag阳性率最高（90.4%），其次为CA72-4（84.2%），两两组合进行双项联合检测，按双阳性分析，结果显示MG+CA72-4组合阳性率最高（70.6%），MG+CA19-9组合次之（64.6%），因此，单项筛选检测首选MG-Ag，双项组合检测首选MG+CA72-4为宜，随访可按组织学类型选用适宜的双项组合检测法。

13. 上皮细胞膜抗原

上皮细胞膜抗原（epithelial membrane antigen，EMA）是一组高分子质量、以糖为主的糖蛋白分子，以半乳糖和*N*-乙酰氨基葡萄糖为主要成分，抗原决定簇仅次于糖类部分。EMA广泛分布于各种类型的正常上皮，当炎症和反应性增生时，上皮的抗原含量增加。肿瘤性上皮不仅抗原含量增加，其分布与正常上皮亦有所不同。EMA在分化差和未分化的上皮性肿瘤亦常存在，一般不见于间叶肿瘤，所以，EMA可作为上皮性分化的可靠标志物。对上皮性肿瘤特别是腺上皮肿瘤有诊断意义。

EMA在包括乳腺、肺、胃、肠、前列腺、肾、甲状腺和皮肤等多种癌中表达阳性。在正常皮肤，将Ber EP4（一种人上皮抗原，在基底肿瘤细胞膜和细胞质中表达）和EMA联合运用于皮肤基底鳞状细胞癌的鉴别诊断，敏感性和特异性高。EMA阳性对乳腺Paget病诊断很有帮助，还可以作为由小汗腺分化来的肿瘤标志物。在泌尿系统肿瘤诊断中，EMA可作为鉴别高分期肾癌和肾盂移行细胞癌的一个依据。

（王　莹）

参考文献

Andicoechea A, Vizoso F, Alexandre E, et al. 1999. Comparative study of carbohydrate antigen 195 and carcinoembryonic antigen for the diagnosis of pancreatic carcinoma [J]. World J Surg, 23 (3): 227-231.

Attallah AM, El-Far M, Abdallah SO, et al. 2015. Combined use of epithelial membrane antigen and nuclear matrix protein 52 as sensitive biomarkers for detection of bladder cancer [J]. Int J Biol Markers, 30 (4): e407-413.

Chu WG, Ryu DW. 2016. Clinical significance of serum CA15-3 as a prognostic parameter during follow-up periods in patients with breast cancer [J]. Ann Surg Treat Res, 90 (2): 57-63.

Gion M, Mione R, Leon AE, et al. 2001. CA27.29: a valuable marker for breast cancer management. A confirmatory multicentric study on 603 cases [J]. Eur J Cancer, 37 (3): 355-363.

Gui JC, Yan WL, Liu XD. 2014. CA19-9 and CA242 as tumor markers for the diagnosis of pancreatic cancer: a meta-analysis [J]. Clin Exp Med, 14 (2): 225-233.

Hamada S, Shimosegawa T. 2011. Biomarkers of pancreatic cancer [J]. Pancreatology, 11 (Suppl 2): 14-19.

Liu X, Cai H, Wang Y. 2014. Prognostic significance of tumour markers in Chinese patients with gastric cancer [J]. ANZ J Surg, 84 (6): 448-453.

Quaranta M, Coviello M, Daniele A, et al. 2004. MUC3 and MCA serum levels and steroid receptor content in breast cancer [J]. Int J Biol Markers, 19 (2): 109-114.

Yin LK, Sun XQ, Mou DZ. 2015. Value of combined detection of serum CEA, CA72-4, CA19-9 and TSGF in the diagnosis of gastric cancer [J]. Asian Pac J Cancer Prev, 16 (9): 3867-3870.

Yu J, Zhang S, Zhao B. 2016. Differences and correlation of serum CEA, CA19-9 and CA72-4 in gastric cancer [J]. Mol Clin Oncol, 4 (3): 441-449.

Zamagni C, Martoni A, Cacciari N, et al. 1992. CA-549 serum levels in breast cancer monitoring [J]. Int J Biol Markers, 7 (4): 217-221.

Zhang JR, Zhang XY, Chen XT. 1989. Detection of gastric cancer associated antigens in ascitic and pleural fluid for ascertaining the nature of the exudate [J]. Zhonghua Nei Ke Za Zhi, 28 (12): 729-730, 768.

Zhao T, Hu W. 2016. CA125 and HE4: measurement tools for ovarian cancer [J]. Gynecol Obstet Invest, 81 (5): 430-435.

第七章　基因肿瘤标志物

癌基因来源于原癌基因，原癌基因可能通过显性突变，例如，点突变、插入、缺失、染色体易位或倒位而激活。多数癌基因编码蛋白的功能是在一定阶段促使细胞激活而增殖，它们的激活导致细胞分裂。大多数癌基因和血液恶性肿瘤如白血病相关，和实体肿瘤相关程度较小。另一类肿瘤基因，肿瘤抑制基因，已经从大多数实体肿瘤分离出来。肿瘤抑制基因的致瘤性来自于基因的失活，而不像癌基因一样来自于基因的激活。由损伤或突变引起的基因功能丧失可以因不能完成 DNA 修复过程而引发肿瘤。

目前，肿瘤癌基因的异常表达已被公认是肿瘤发生的起因，但由于癌基因仅存在于细胞中，无法进行常规无创检查。随检测技术的进步，人们开始考虑利用血清出现的癌基因表达蛋白作为肿瘤标志物。迄今为止，虽然已发现许多癌基因与肿瘤发生发展有关，但仅有少数几种可在血清中检出。

第一节　癌　基　因

原癌基因是和肿瘤病毒有关的正常细胞基因。原癌基因的激活和肿瘤相关。这些基因编码产物包含有正常的细胞进程，如生长因子信号途径。近 20 年来，肿瘤学的最大进展是发现了癌基因，一批在成年期关闭的基因（原癌基因，proto-oncogene）由于种种原因发生了突变，变成了有活性的癌基因，在一些癌基因（至少 3 ~ 4 种）共同作用下，正常细胞转化为恶性细胞，异常生长、分化，导致了肿瘤的发生。癌基因的过度表达会导致异常的细胞生长，最终成为恶性肿瘤。已经识别的 40 多种癌基因中，仅有少数成为了有用的肿瘤标志物。

一、*RAS*　基　因

RAS 族基因编码酪氨酸激酶（癌基因的命名常根据发现此基因的病毒而来，*RAS* 基因是表示该基因是从逆转录病毒 ras 而来），位于人类 1 号染色体短臂，它的表达产物为由 188 个氨基酸、分子质量为 21 kDa 组成的 P21 蛋白。它由 K-RAS、H-RAS 和 N-RAS 组成，在 DNA 水平上三者高度同源，均有 4 个外显子，相互间同源性达 85%。当 *RAS* 基因的第 12、13、61 位碱基发生点突变时，编码产物发生变化是癌症形成的关键一步，又称启动基因。RAS 蛋白结合鸟苷酸激活酪氨酸激酶而影响细胞的有丝分裂，它是人类肿瘤中突变频率最高的基因之一。该蛋白位于细胞膜内侧，可结合鸟苷二磷酸（GDP）或鸟苷三磷酸（GTP），与 GDP 结合为非活性形式，与 GTP 结合为活性形式，通过两种形式的转换来调节细胞的生理功能。P21 RAS 蛋白具有内源性 GTP 酶活性，与细胞的信号传递、增殖和分化有关。以胃癌为例，胃癌中活化的 *RAS* 基因主要是 *H-RAS* 和 *N-RAS*，而且活化频率变化很大，为 0 ~ 35%。在日本某地胃癌高发区，*K-RAS* 活化率达 20% ~ 50%；在欧洲则以 *K-RAS* 基因激活为主，激活率为 21%，而南非、美国则只有 9% 左右；国内以

H-RAS 激活为主，激活率高达 43.1%。有研究认为，*RAS* 基因表达预示胃癌细胞的增生和浸润能力增强，是胃癌恶性程度增高的表现。但是，也有研究表明，胃癌中的 *RAS* 基因表达在肠型胃癌中多于弥漫型胃癌，晚期多于早期，但 *RAS* 基因的表达似乎并无肿瘤特异性，在发育不良、肠上皮化生及消化性溃疡邻近的再生上皮，甚至在肿瘤附近的正常黏膜中同样呈高表达。

RAS 基因通常需要依赖生长因子受体的刺激才得以启动。正常的 RAS 蛋白静坐于细胞质中，待生长因子受体的信号刺激后，RAS 迅速进入应激状态，向细胞深处传送刺激信号。过后不久，它便平静下来，恢复静止状态。这样的平复确保了下游信号系统收到的只是有限的生长刺激信号。*RAS* 癌基因制造的蛋白质和正常 RAS 蛋白有微妙的差异。与 RAS 蛋白一样，*RAS* 癌基因制造的蛋白也会被一个生长因子受体激活并做出回应，向信号级联的下游靶蛋白传送信号。但不同之处是癌基因制造的蛋白质没有自我平复的能力，它始终处于活性状态，不停地向下游发送生长刺激信号。绝大多数肝细胞癌中 *RAS* 的变异很少见，超过半数的肝细胞癌中虽无变异却有 N-RAS 的高表达，可能因其他控制增殖的基因变异所致。但 H-RAS 的高表达能抑制一种触发凋亡的核酸酶的活化。携带活化 *H-RAS* 基因的肿瘤显示能明显降低细胞凋亡的发生。

RAS 基因在各种肿瘤中的表达多见于 N-RAS：胃腺癌；H-RAS：黑色素瘤、膀胱癌、皮肤鳞癌；K-RAS：结肠癌、骨肉瘤、膀胱癌、胰腺癌、卵巢癌等。

二、*MYC* 基　因

MYC 基因家族共有 6 个成员：*C-MYC*、*N-MYC*、*L-MYC*、*P-MYC*、*R-MYC* 和 *B-MYC*。其中 C-MYC、N-MYC 和 L-MYC 与一些人类肿瘤相关，影响最大的是 C-MYC。

C-MYC 定位于 8q24 区，其编码产物为 439 个氨基酸残基组成的蛋白质，其蛋白产物定位于核内，为核转录调节因子，能够与特殊的 DNA 顺序结合，当机体发生肿瘤时，可见 *MYC* 基因家族成员发生染色体基因易位、基因扩增及过度表达。*C-MYC* 基因由 3 个外显子和 2 个内含子组成，第 1 个外显子不编码，只起调节作用。*MYC* 癌基因又称 *p62*，蛋白分子质量为 62kDa，故又名为 P62 蛋白。*MYC* 和细胞分化及细胞凋亡有关。它既是一种可易位基因，又是一种受多种物质调节的基因，具有促进细胞分裂并获永生化功能。所以 *C-MYC* 基因是一种恶性维持基因，当生长因子和激素信号经 *N-RAS* 基因产物从细胞膜向细胞内快速转导后，*C-MYC* 基因表达随即发生改变。研究表明，肝癌组织和癌旁组织中均可见 C-MYC 表达增高，但癌旁组织的基因表达较癌组织低。关于 C-MYC 与肝癌发生的关系，各家意见不一。C-MYC 表达增高可能是肝癌发生的原因，也可能只是肝癌过程晚期的一种特征，仅反应细胞持续增殖的结果。也有实验表明，C-MYC 表达与细胞增生之间无任何直接联系。C-MYC 在肝癌中的表达可能与病毒整合有关。

DNA 甲基化程度对 *C-MYC* 基因转录有重大影响。位于 *C-MYC* 基因第 3 外显子内极易甲基化的 CCGG 位点，只在正常细胞内存在甲基化状态，而在许多肿瘤细胞中没有甲基化。有研究发现肝癌组织中甲基化程度比非肝癌组织更低。肝细胞癌 *C-MYC* 基因的甲基化呈不同程度的丢失，由此可导致 *C-MYC* 基因异常高表达；*C-MYC* 基因低甲基化状态反映肝癌恶性程度，有助于判断患者预后。

C-MYC 基因编码 62 kDa 的核蛋白，有直接调节其他基因转录的作用，与细胞周期调控有关。部分胃癌细胞中发现 *C-MYC* 基因扩增和高表达，且在快速生长和低分化腺癌中明显增高。检测有无 C-MYC 高表达，对胃癌的预后判断具有一定意义。它的异常见于淋巴瘤、白血病、原发性乳腺癌；在结肠癌、直肠癌中其水平为正常的 5 ~ 40 倍，在（巨细胞）肺癌、胃腺癌、肝癌、乳腺癌、睾丸癌、急性粒细胞白血病、结肠腺癌等都常有表达。

三、*ERBB2* 基　因

ERBB2 基因又称为 *Her-2/neu* 基因，它属于 Src 癌基因家族，和表皮生长因子受体（epidermal growth factor receptor，EGFR）同源，在结构和功能上都和 EGFR 相似，能激活酪氨酸激酶。它的表达蛋白为跨膜糖蛋白 P185，分子质量为 185 kDa。*ERBB2* 基因通过基因扩增而激活，多见于乳腺癌（Paget 病）、卵巢癌和胃肠道肿瘤。虽然 *ERBB2* 基因在诊断乳腺癌中的阳性率不高，仅为 25% ~30%，但它在乳腺癌诊断中特别有价值，它和肿瘤的大小、ER、黄体酮受体一样可判断患者的预后，其准确性只比转移导致的淋巴结数目略差，在乳腺癌诊断中被看做一个独立的指标。*ERBB2* 基因增加患者预后较差，极易复发，存活期短。在卵巢癌 ERBB2 单独或结合 CA125 不能鉴别卵巢肿瘤良、恶性，但是它在鉴别高危人群方面具有价值。需特别强调 *ERBB2* 癌基因对乳腺癌的重要性，*ERBB2* 癌基因的异常表达和扩增，多见于 25% ~30% 的原发性乳腺癌病例，并且仅限于癌细胞，而不出现于正常乳腺上皮。

ERBB2 的扩增与 ER、PR 表达呈负相关，与肿瘤分级级别较高有关。*ERBB2* 基因表达阳性者可使 ER 阳性患者对内分泌治疗的反应率下降至 20%；ER 阴性患者内分泌治疗几乎无效。高表达者其术后早期复发率和远处转移率增加，生存期缩短，有淋巴结转移的乳腺癌 *ERBB2* 的高表达是预后不良的重要因素，*ERBB2* 激活较其他预后因子（包括 ER、PR 和肿瘤体积）有更大的影响，与最重要的预后因子——转移淋巴结数目相当。乳腺癌 *ERBB2* 表达阳性病例其肿瘤往往>2cm，因此，推测其蛋白产物 P185 可能与肿瘤的生长速度有关。因而，*ERBB2* 的强阳性表达可作为识别早期乳腺癌的有效指标。

近年来，有人提出“四联”检测，包括 ER、PR、PS2（一种雌激素调控蛋白）及 ERBB2。ER、PR、PS2 阳性表达的乳腺癌激素治疗的敏感性高，无 *ERBB2* 基因过度扩增的乳腺癌治疗敏感性也增加。相反，前三者阴性而后者阳性的乳腺癌患者，通常其复发率、病死率均高，预后差。P185 表达多见的原发肿瘤有乳腺癌、胃腺癌、肾腺癌，肝癌，胰腺癌，咽喉癌，鳞癌，结肠癌、直肠癌等。

新近研究发现，ERBB 家族除 ERBB2 外，还有 ERBB1、ERBB3 和 ERBB4，在卵巢颗粒细胞癌的研究中发现，四种中必有一种以上的表达。人类表皮生长因子 1（human epidermal growth factor receptor 1，HER1）已成为广泛关注的热点。一种新的靶向治疗药物拉帕替尼（Iapatinib）是一种口服小分子 EGFR 酪氨酸激酶抑制药，已应用于临床，对 HER1 高表达者远胜于人类表皮生长因子受体 2（human epidermal growth factor receptor 2，HER2）高表达者。

四、*Bcl-2* 基　因

Bcl-2 基因（B 细胞淋巴瘤-白血病-2，B cell lymphoma/leukemia-2）是在造血系统肿瘤中首先发现的一种癌基因，它位于 18 号染色体长臂，由 3 个外显子组成，Bcl-2 是一个具有调节细胞凋亡功能的家族，已知至少有 15 种 Bcl-2 蛋白成员，每种蛋白至少有一种 Bcl-2 家族共有同源序列，依据其对细胞凋亡作用的特点，可将 Bcl-2 分为凋亡蛋白和抗凋亡蛋白，它们之间的比例影响细胞对各种凋亡因子的敏感性或抗敏感性，*Bcl-2* 基因产物蛋白是该家族抑制凋亡的代表。其作用系通过活化 caspase 蛋白酶来实现，此外，还产生一种名为存活蛋白（survivin）的因子，不仅能抑制凋亡，而且能促进细胞增殖。除正常造血组织外，*Bcl-2* 基因主要分布在腺上皮、外分泌腺体的导管细胞和增殖细胞上。此外，*Bcl-2* 基因在小儿肾和肾肿瘤上均有高表达。*Bcl-2* 基因在各类淋巴瘤、急慢性白血病、霍奇金病、乳腺癌和甲状腺髓样癌等病中均可呈阳性表达。

Bcl-2 癌基因的产物是一个新的 239 个氨基酸产物，分子质量为 25 kDa 的完整膜蛋白，主要位于线粒体膜和其他细胞膜。这种蛋白抑制凋亡，并有助于肿瘤细胞，尤其是淋巴瘤和白血病细胞的存活。在滤泡淋巴瘤中鉴别出了 *Bcl-2* 原癌基因，它是由于 14；18 染色体易位而导致 Bcl-2 免疫球蛋白重链融合基因的形成。通过免疫球蛋白启动子激活 *Bcl-2* 基因，结果导致高水平 Bcl-2 蛋白产物。*Bcl-2* 是一种抑制细胞凋亡的基因，其编码的 Bcl-2 蛋白可干预细胞死亡，当其高表达时，抑制细胞正常的程序化死亡。*Bcl-2* 原癌基因可通过调节细胞微管系统的完整性使细胞逃脱凋亡，从而达到永生化，也促进肿瘤的发生。这种蛋白通常表达于长命细胞（如神经细胞）和快速更新细胞谱系的增殖细胞，如基底上皮细胞。*Bcl-2* 癌基因高度表达于各种血液恶性肿瘤，包括淋巴瘤、骨髓瘤和慢性白血病。在正常的结肠，Bcl-2 阳性细胞局限在基底上皮细胞，而在发育异常的息肉和癌，可以在基底旁和表面区域发现阳性细胞。*Bcl-2* 基因异常表达出现于早期结直肠癌发生时。另外，在各种肿瘤，包括上皮细胞肿瘤和淋巴瘤，*Bcl-2* 基因过度表达和肿瘤化疗耐药性的产生有关。这样在肿瘤中检测 *Bcl-2* 基因产物可预示肿瘤的发展。将来的研究可以确定 *Bcl-2* 在预测化疗抗药性方面的作用。长春碱类药物是作用于微管系统的抗癌药物，可使 Bcl-2 磷酸化失活，诱导细胞凋亡，对癌细胞来说，则是被杀灭。将 *Bcl-2* 基因用于治疗，可通过抑制 caspase 蛋白酶的活性，引发肿瘤细胞凋亡的途径，如应用凋亡抑制因子 survivin 抑制 caspase 蛋白酶的活性，或应用针对 survivin 的反义核酸及其突变体诱导细胞凋亡。

五、*BCR-ABL* 基　因

慢性粒细胞白血病（CML）是粒细胞无序增殖，已转化的多能造血干细胞克隆性增生的结果。大约 90% 的 CML 患者是由于费城染色体的形成，即在 9 号染色体和 22 号染色体之间的平衡易位 t（9；22）（q34；q11），产生 *BCR-ABL* 融合基因。从这种融合基因获得的蛋白是一种基本的活性细胞质酪氨酸激酶，它能激活一系列的信号传导途径，从而导致凋亡和生长的抑制。可通过反义寡核苷酸封闭 *BCR-ABL* 基因或用酪氨酸激酶抑制剂抑制 BCR-ABL 激酶。自从有了这样一系列措施后，*BCR-ABL* 的检测在 CML 的诊断和指导治疗方面变得很有价值。通过 RT-PCR 检测 *BCR-ABL* 有助于对骨髓移植患者微小残余疾病的监控。在含有费城染色体的急性淋巴母细胞白血病患者，*BCR-ABL* 基因 RT-PCR 阳性患者比阴性患者具有较高的复发危险性。骨髓移植后的 CML 患者，在 6～12 个月内阳性 RT-PCR 结果会有高达 26 倍的复发危险性，但 3 个月内的阳性结果不能预测危险性。每微克 RNA 转录的 *BCR-ABL* 量和复发危险性相关；低于 1% 的复发患者 *BCR-ABL* mRNA 水平降低或每微克 RNA 转录少于 50μg，72% 的复发患者每微克 RNA 转录高于 50μg。

六、*RET* 基　因

RET 酪氨酸激酶受体参与肾脏形态的形成、外周神经系统的成熟和精原细胞的分化。RET 受体以多聚体复合物形式存在，包含 4 种糖基——磷脂酰肌醇（GPI）链接的复合受体（GFRα1、2、3 和 4）的一种。这种复合物对应于 4 类配体：glial cell-derived neurotrophic factor（GDNF）、neurturin（NTN）、persephin（PSPN）和 artemin（ART）。RET 的激活是通过募集大量信号分子的受体二聚体形成和转磷酸作用完成的。RET 同其他酪氨酸激酶受体一样，激活下游生长途径，能产生失去控制信号的肿瘤。

在乳头状甲状腺癌、多发性内分泌肿瘤 2 型（MEN2）和家族性甲状腺髓样癌（FMTC），RET 的不适当激活已被广泛研究。每一种 RET 的激活机制都是通过 RET 受体的无控制二聚体形成和转磷酸作用完成的。在乳头状甲状腺癌，基因变化使酪氨酸激酶结构域和二聚体形成结构域两者之间产生融合。在 MEN2A 和 FMTC 细胞外结构域的点突变引起受体之间二硫键形成，从而形成二聚体。在 MEN2B，激酶结构域出现的点突变改变了酪氨酸激酶的特异性作用底物，可能引起不适当激活下游生长途径。

七、*C-MET* 基　因

C-MET 位于人类 7 号染色体长臂（7q31）。*C-MET* 基因大小约为 10 kb，包括 21 个外显子。启动子区域有许多调控序列，在不同组织和细胞系中 *C-MET* 的转录产物有多种 mRNA，这可能是由于转录的起始位点及剪切的方式不同造成的。各种转录产物的功能尚不清楚，但某些转录产物只在特定的癌组织中出现，因此，这些转录产物可能与特定组织的癌变有关。

9 kb 转录产物较普遍存在，是编码正常膜受体的转录产物，其蛋白由 α 和 β 两个亚基以二硫键相连而成，位于细胞膜上。α 亚基和 β 亚基的胞外区是配体识别部位，而胞内部分具有酪氨酸激酶活性。C-MET 受体的配体是肝细胞生长因子（hepatocyte growth factor，HGF），也称为离散因子（scatter factor，SF）。HCC 肝内转移发生率的增加与肝细胞肝癌中 C-MET 的高表达相关，伴有 C-MET 高表达的患者，5 年生存率明显低于合并 *C-MET* 少量表达者。C-MET 在肝癌、胃肠癌、甲状腺癌、肾癌、脑瘤等都常有表达。由于 C-MET 在不同细胞、不同分化阶段作用的底物不同，使其在特定的条件下表现出多种功能：①促进肝细胞、内皮细胞和黑色素细胞的分裂；②引起上皮细胞的分散，在胚胎发育过程中控制细胞的移动；③诱导细胞形态变化。在肿瘤细胞中有许多分子机制可以激活

C-MET，最常见的方式是通过HGF和C-MET结合发挥作用。HGF和C-MET结合导致受体自身磷酸化，增强了C-MET酪氨酸激酶的活性，导致多种底物蛋白的酪氨酸磷酸化，形成正反馈，导致肿瘤的无限生长和侵袭行为。这种正反馈已经在神经胶质瘤、骨肉瘤、乳腺癌等恶性肿瘤中得到证实。HGF和C-MET同时高表达的肿瘤恶性程度高，预后不良。*C-MET*编码肝细胞生长因子受体（hepatocyte growth factor receptor，HGFR），C-MET可以不依赖HGF而被激活，特别是在C-MET高表达的肿瘤。C-MET蛋白的高表达可能是由于*C-MET*基因的扩增、转录增强。C-MET还可以通过其他膜受体如CD44、黏附素被激活C-MET受体在肿瘤细胞中的高表达可赋予肿瘤细胞生长优势。C-MET在不易分化的人胃癌细胞株GTL-16也呈高表达，但无基因重排。由于选择性剪接位点不同，从上皮细胞可表达多种C-MET转录本，最终翻译成不同的C-MET变异体。有研究认为，*C-MET*基因高表达出现于胃癌形成早期，并反映了胃上皮细胞从浅表性胃炎到癌的发展中不断恶性化的遗传改变过程。C-MET高表达与肿瘤大小、肿瘤浸润深度、淋巴结转移和TNM分期（$P=0.001$）呈显著相关性。

八、小鼠双微体基因

小鼠双微体（mouse double minute 2，*Mdm-2*）基因为致癌基因之一，临床上可见于软组织肉瘤有高表达。但其要意义在于MDM-2是P53抑制肿瘤功能的主要调节者，两者之间存在自动调节的负反馈环，MDM-2可通过与P53结合促进其降解。由诸多因素造成的MDM-2与P53相互关系失衡所带来的直接后果，就是导致P53的失活而引起肿瘤的发生。已证明有3种过程：磷酸化、寡聚化及与其他蛋白的结合，影响着MDM-2和P53蛋白复合物的形成，干扰两者的结合，使P53发挥抗肿瘤关键的转录活性。对MDM-2和P53蛋白相互抑制的研究是抗肿瘤治疗的一个新靶点，并有广阔的应用前景。此外，有报道细胞周期素依赖性激酶4（CDK4）抑制蛋白基因*p16INK4a*及其可变读框（alterative reading frame，ARF）基因，*INK4a*及*ARF*基因位于人染色体9p21的CDKN2A位点，该位点编码两个重叠的基因：p16*INK*4*a*和*ARF*基因，这两个基因的阅读框架不同，因此，*p16*和*ARF*基因的氨基酸顺序是完全不同的。ARF主要通过MDM-2参与MDM-2与P53通路的调节。研究表明，*ARF*基因在肿瘤发生过程中可能起一定的作用，*ARF*基因功能的失活可能主要通过该基因启动子高度甲基化。

九、*Ki-67*　基　因

人类的*Ki-67*基因定位于第10号染色体的长臂上，Ki-67蛋白由358761bp和319508bp两条多肽链组成的mRNA所编码。Ki-67的研究多用于判断肿瘤的良性、恶性及恶性程度，也用于探讨细胞增殖活性、细胞周期与肿瘤的生长方式、浸润方式、复发及转移等生物学行为与预后的关系。

Ki-67广泛表达于增殖期细胞而不表达于静止期细胞，所以是评估细胞增殖的较好指标。有研究显示，Ki-67与患者年龄、性别、分期、分化程度等均相关。Ki-67高表达与肿瘤细胞的分化程度、淋巴结浸润和肿瘤浸润深度显著相关。Ki-67的表达与P57常呈负相关，P57 表达降低，Ki-67 表达升高，且恶性程度越高，肿瘤分化越差，肿瘤分期越晚，P57 表达越低，Ki-67 表达高，提示 P57 和 Ki-67 在一些肿瘤的发生、发展中可能共同起相互调节的作用。

十、胰岛素样生长因子Ⅱ基因

胰岛素样生长因子Ⅱ（insulin-like growth factor，*IGF2*）基因位于人类染色体 11p15 上。IGF2 是机体生长发育的主要调节性多肽，肝是其重要来源器官之一。研究表明，IGF2 是肝癌细胞或细胞株维持自身生长的自分泌生长因子之一，由于 11 号染色体短臂的缺失或重排，失去对 *IGF2* 基因的抑制性调节，导致 IGF2 持续性表达，可能是肝癌的致癌机制之一。一些实验表明在 HCC 和其癌旁组织中，IGF2 表达显著高于正常肝组织，而胚胎肝组织呈高水平表达，提示 IGF2 是人和哺乳动物正常胚胎生长、发育必需的生长因子之一，它在肝癌组织中的高表达与肝癌的形成和发展密切相关。

十一、*C-AB1* 基 因

C-AB1 癌基因定位于 9 号染色体长臂远端（9q34）。CML 及一些其他类型白血病存在费城染色体（Ph），由 9 号染色体长臂与 22 号染色体长臂相互易位所致。其分子基础是 *C-AB1* 原癌基因从 9 号染色体易位到 22 号染色体，与断裂丛区（*bcr*）基因形成融合基因，表达异常的融合蛋白，从而使 *C-AB1* 原癌基因被激活，导致 CML 的发生。

第二节 肿瘤抑制基因

肿瘤抑制基因的证据来自正常和恶性细胞的杂交细胞，这种杂交细胞行为正常。由此推断正常细胞含有能抑制恶性表达的基因。当培养细胞失去正常染色体时细胞转为恶性。肿瘤抑制基因的研究可以提供一条线索，即肿瘤的发生是从正常细胞状态到良性肿瘤及癌性状态之后再发生转移。抑癌基因或肿瘤抑制基因（tumor suppressor gene）是一种其产物正常参与细胞分裂的负调节基因，因此表现为抑制癌的生长。但常由于缺失或突变而丧失功能，这样就起到异常生长及转化的促肿瘤作用。

一、*p53* 基 因

p53 是一种抑癌基因，是人类研究最多的基因。*p53* 基因是 16～20 kb 的 DNA，定位于 17p13. 1，含 11 个外显子，编码含 393 个氨基酸残基的核磷蛋白，分子质量约为 53 kDa，故名为 P53。研究发现，*p53* 基因受 *MDM2* 基因的严格控制。

P53 蛋白在细胞内起着分子警察的作用。正常情况下，该蛋白位于细胞核内，具有转录因子的功能，“监视”着细胞和细胞 DNA 的健康情况，当监测到损伤时，P53 蛋白的功能就是帮助决定是修复损伤细胞，还是诱导损伤细胞死亡（即细胞凋亡）。WAF-1（wide-type P53 activated fragment 1）是野生型 P53 的活化片段，当各种原因造成 DNA 损伤后，

可激活 *p53* 基因高表达 P53 蛋白，从而激活 *WAF-1* 基因表达 P21 蛋白，后者可通过抑制 cyclin 依赖性蛋白激酶（CDK）活性，使细胞增生终止在 G_1 期。

P53 蛋白分为野生型（WtP53）和突变型（MtP53）。在人类肿瘤中发现了一系列的 *p53* 突变。多数点突变位于蛋白的 4 个区域（氨基酸残基 117～142、171～181、134～158 和 270～286）；3 个“热点”残基是 175、248 和 273。而在肝癌细胞中 *p53* 基因第 249 位的碱基对由 G 变成 T。WtP53 在正常组织内含量低，半衰期仅为 30～60 分钟，因受免疫组化检测敏感性的限制，无法检测如此微量的抗原成分；而 MtP53 则有较长的半衰期，可达数小时之久，虽然含量也不高，但在人肿瘤及培养的转化细胞中可能高至正常的 5～100 倍。业已证实，WtP53 对细胞增殖的负影响，即正常 *p53* 基因的表达可以抑制肿瘤细胞的增殖，作为细胞周期开关（cell-cycle checkpoint）调节细胞周期中 G_1-S 期的转化，P53 的真正作用可能是将发生了 DNA 损伤的细胞封闭于 G_1 期，直到损伤被修复为止，如细胞试图对抗该 G_1 封闭，则最后将活化其自杀通道而凋亡。WtP53 还能参与细胞从 G_0 期进入 G_1 期的负调节，从而控制细胞的增生。在大约 50% 的各类恶性肿瘤中，有 *p53* 基因的突变失活。在很多动物实验中，将正常 *p53* 基因重组到腺病毒载体中，然后注射到肿瘤内，可有效地抑制肿瘤的生长。但 MtP53 阻断细胞凋亡。已知当 *p53* 突变后，能和进入组织内的各种病毒蛋白、WtP53 蛋白、正常等位基因蛋白和 HSP 等结合形成稳定的复合物，丧失了启动细胞凋亡的能力，结果使肿瘤细胞数目增加。在乳腺增生过程中有 *MtP53* 基因表达，并随着不典型增生程度的增加而增加。P53 表达水平与细胞的高度增生及肿瘤细胞的分化程度有关，分化越低恶性程度越高的肿瘤，*p53* 基因水平也越高。*p53* 基因蛋白阳性和 ER 阴性的乳腺癌患者预后不良，生存期短。在乳腺癌、结肠癌、直肠癌、SCLC、骨肉瘤、淋巴瘤、白血病等都可见异常的 P53 蛋白。P53 通常依靠对其下因子的激活或抑制来调节细胞的生长与凋亡。而 P53 本身的修饰则是维持其功能的主要原因之一。现组蛋白去乙酰化酶抑制剂可使 P53 的肽链 C 末端 373/382 位点的赖氨酸发生乙酰化，该特异位点的乙酰化导致 P53 下游重要的靶基因 *p21* 激活，进而启动一系列生物学效应。近年来有报道，P53 的导入还可以提高肿瘤细胞对化疗及放疗的敏感性，由于不同疗法的协同作用，可在达到相同疗效的前提下，减少化疗药物的剂量，从而减轻化疗的不良反应。

二、视网膜母细胞瘤基因

视网膜母细胞瘤（retinoblastoma，RB）是一种罕见的儿童肿瘤，它以家族形式和散在形式发生。Knudso 关于 RB 家族特异性发生率的研究工作导致二次打击学说的产生。他推测一次突变存在于身体所有的细胞上，另一次突变发生于生长中的视网膜体细胞。以散在发生的形式，两次突变发生在同一生长中的视网膜母细胞，这是相对罕见的。二次打击学说已经成为其他肿瘤抑制基因的模型。通过家族性患者外周血淋巴细胞染色体条带区的丧失，以及视网膜母细胞瘤和骨肉瘤杂合性丧失的研究，*RB* 基因已经被定位于染色体 13q。但是多数肿瘤没有大段缺失，而只有点突变或小片段插入和缺失，从而导致不成熟的蛋白产物。*RB* 基因的蛋白产物是一种分子质量大约为 105 kDa 的核磷蛋白（P105-RB）。这种蛋白结合于 DNA 肿瘤病毒产物，包括鼠肿瘤病毒 EIA 蛋白和人类乳头状瘤病毒 E7 蛋白。当 P105-RB 去磷酸化时，它和转录因子如 E2F 形成复合物，在细胞 S 期封闭基因的转录。E2F 和 DP 蛋白形成二聚体，调节参与 DNA 合成的多个基因转录。P105-RB 的磷酸化增加 DNA 的合成并加速细胞增殖。这样 RB 肿瘤抑制基因抑制 DNA 合成。检测 *RB* 突变在测定以家族形式存在个体视网膜母细胞瘤发生的易感性方面很有帮助，但是它没有被用来作为肿瘤标志物。

三、结肠、直肠腺瘤性息肉病基因

结肠、直肠腺瘤性息肉病基因（adenomatous polyposis coli，*APC*）是一种抑癌基因，定位于 5q21—q22，编码含 2843 个氨基酸的蛋白，分子质量约为 300 kDa。

一般认为，结肠癌、直肠癌与 *APC* 基因对应的染色体 5q 的缺失有关，仅见于分化好的病例，而未见于未分化型肿瘤。APC 属于脊椎动物的 Wnt 信息转导途径，在该途径中 APC 蛋白与 β 连环蛋白（β-catenin）、淋巴样增强因子（LEF-I）结合，调节其下游的目标基因。同时，β 连环蛋白可激活 E-钙黏着蛋白控制的上皮细胞间的紧密连接，维持细胞骨架和极性，可与微管结合，并影响胚胎细胞的移动和胚胎形成，是重要的肿瘤抑制基因，属于所谓的“看家”（gatekeeper）基因。新近研究发现，APC-β 连环蛋白-淋巴增强因子下游有 6 个目标基因，*APC* 的突变可导致 C-Myc、c-jun、uPAR、cyclin D1、ZO-1 蛋白的表达和信号转导通路的异常。据报道，在胃腺癌中，*APC* 基因的杂合缺失（LOH）发生率为 20% ~80%，且多见于胃癌早期。但 Horri 等检测胃癌患者发现 3 例（6.8%）有 *APC* 基因突变，且均为组织未分化型（印戒细胞癌），而未见于未分化型肠型胃癌。总之，检测有无 *APC* 基因异常，对胃癌的早期诊断具有一定意义。APC 常在家族性结肠腺瘤病、大肠癌、胃癌、肺癌等肿瘤表达。但是 *APC* 基因的特点是作为家族性腺瘤性息肉病（FAP）的经典基因，*APC* 的名字即来源于家族性结肠腺瘤病的缩写。由于 FAP 常发生在年轻人，一般在 40 岁以前几乎全部继发肠癌，而且是家族性的，所以有经验而又负责任的医生常追踪其家族成员，进行检查与治疗，并长期跟踪。

四、神经纤维瘤病 1 型基因

神经纤维瘤病 1 型（NF1），或称为 von Recklinghausen 病，是一种显性遗传综合征，主要表现为神经母细胞的增殖产生大量的神经纤维瘤、咖啡乳色斑和虹膜上的利舍小结。在大约 20% 的 NF1 患者发现有 *NF1* 基因的突变。*NF1* 基因位于染色体 17q11 的着丝粒周围区域。它是一个较大的基因，编码一种 280 kDa 的蛋白，称为神经纤维瘤蛋白。这种蛋白和 GTP 酶激活蛋白有很大程度的相似性。虽然目前还不清楚这种蛋白作用的完整机制，但似乎神经纤维蛋白功能的丧失或失活导致信号传导途径的改变，这是通过小 RAS-G 蛋白的调节完成的，结果是产生激活细胞的持续信号。在结直肠癌、黑色素瘤和神经成纤维细胞瘤上也发现有 *NF1* 突变的失活。

五、Wilms 肿瘤抑制基因

Wilms 肿瘤抑制基因（*WT1*）位于染色体 11p13。常在肾胚胎瘤（wilms tumor，WT）

中表达，也因此而命名。它编码一个 45 kDa 的蛋白，通过抑制生长诱导基因如胰岛素样生长因子 2 和血小板源生长因子（platelet-derived growth factor，PDGF）A 链基因的表达，来发挥转录调节的功能。Wilms 肿瘤患者其他染色体的变化揭示：在肿瘤发生过程中 *WT1* 突变可能只有一步，可能仅仅提供了最终理解肿瘤发生过程的一部分信息。有学者利用脂质体介导转染法将 *WT1* cDNA 导入 G401 细胞，研究 *WT1* 基因对 G401 细胞生长凋亡及致瘤性的作用。结果为 *WT1* cDNA 可诱导 G401 细胞凋亡，并且使其致瘤性有所降低。结论认为，该结果为确定 WT1 在肾胚胎瘤病因方面的作用及肾胚胎瘤的基因治疗提供了重要的依据。

六、*NM23* 基　因

NM23 基因的过度表达是在无转移鼠黑色素瘤细胞瘤株被发现的，但是它以较低水平存在于高度转移的细胞株。现已证实 *NM23* 基因的低表达与包括乳腺癌、肝癌、恶性黑色素瘤和胃癌在内的许多肿瘤的转移和预后有关。

研究发现，人类基因组中有两个 *NM23* 基因，分别为 *NM23-H1* 和 *NM23-H2*。普遍认为 *NM23-H1* 基因表达产物具有抑制癌转移作用，为抗转移基因，*NM23* 基因的表达产物为二磷酸核苷激酶（NDPK）。*NM23* 基因在乳腺癌的组织学分级和淋巴转移过程中发挥负性调控作用。测定乳腺癌组织中 *NM23* 基因产物及 NDPK 的表达状况，有助于对乳腺癌生物学行为的进一步了解及对患者预后的判断。

七、*BRCA1* 和 *BRCA2* 基因

一部分乳腺癌患者显示出了生成乳腺癌和卵巢癌的遗传倾向性，这种遗传倾向性作为一种常染色体显性特性而被遗传。已经鉴别了两个基因位点，染色体 17q 上的 *BRCA1*（breast carcinoma 1）和位于染色体 13q12—q13 的 *BRCA2*（breast carcinoma 2）。

它们编码的蛋白质的功能有细胞转录调节、诱导细胞凋亡、抑制雌激素依赖型转录通路、参与 DNA 修复、维持基因组稳定性、通过 CDK 抑制因子 P21 使细胞周期停滞于 S 期。基因突变后可致癌。在遗传性乳腺癌家族中，这两个基因突变以常染色体显性遗传方式遗传，基因携带者患乳腺癌风险性高，女性携带者在 70 岁前患乳腺癌的概率为 85% ~ 90%，乳腺癌患者的对侧发病概率为 60% ~ 80%。男性则易患乳腺癌、前列腺癌和结肠癌。

八、结直肠癌丢失基因

结直肠癌丢失基因（deleted gene in colorectal cancer，*DCC*）为抑癌基因，定位于 18q21.3，约为 370 kbp，至少含 8 个外显子，转录成 10 ~ 12 kbp mRNA，编码 750 个氨基酸，分子质量为 190 kDa 的磷酸化蛋白，其序列与神经细胞黏附分子（neural cell adhesion molecule，NCAM）及其他 Ig 超家族的细胞表面糖蛋白有明显同源性，具有 4 个 Ig 样区域及 3 个中间长丝结构域。*DCC* 产物具有黏附因子样功能，其表达异常可引起细胞异常，

导致细胞的恶性转化、肿瘤的浸润与转移。有研究发现，该基因表达缺失或减低与胃癌的浸润深度、肝转移、临床分期相关。*DCC* 基因 mRNA 表达缺失多出现在临床Ⅲ～Ⅳ期及伴有淋巴结转移组，提示其表达改变在浸润和转移中可能起重要作用。在大肠癌和胃癌中多有表达缺失。

九、*PTEN* 基 因

PTEN（10 号染色体上检出的磷酸酶和张力蛋白同源蛋白基因，phosphatase and tensin homolog detected on chromosome ten）肿瘤抑制基因在多数肿瘤中有突变，有可能低估了它在肿瘤形成和演进中的重要性。PTEN 作为一种磷酸酶，其功能是负性调节磷酸肌醇 3 激酶（PI3-K）信号，这是通过磷脂酰肌醇（3，4，5）［PtdIns（3，4，5）p3］三磷酸 D3 位置的去磷酸化作用完成的。PI3 激酶和它的产物 PtdIns（3，4，5）p3 参与信号途径的激活，从而导致凋亡、细胞游走、细胞大小和趋化性的抑制。*PTEN* 的突变和失活使下游传导途径的激活失去控制，这有助于肿瘤发生。*PTEN* 种系突变引起 Cowden、Lhermitte-Duclos、Bannayan-Zonana 和 Proteus 常染色体显性综合征，这些综合征都具有产生错构瘤的特性，也都具有肿瘤发展伴随着其他生长相关综合征增加的可能性。总的来说，*PTEN* 突变和（或）表达丧失和较晚期肿瘤相关，它在包括乳腺癌、肝细胞性肝癌、子宫内膜癌和宫颈癌等各种肿瘤中是一个较差的预后指征。

十、*CDKN1C* 基 因

CDKN1C 基因位于染色体 11p15，正常情况下 *CDKN1C* 基因为父源基因印记，母源基因表达。文献报道肺癌患者存在 *CDKN1C* 母源基因缺失，导致印记缺失、父源基因表达，提示 *CDKN1C* 存在基因印记缺失（loss of imprinting，LI）。*CDKN1C* 基因产物 $P57^{kip2}$ 是细胞周期素依赖性激酶抑制剂（CKI）家族成员，有广谱的 CDK 抑制活性，在细胞 G_1 向 S 期转变中起重要作用，当与 cyclin/CDK 复合物结合时，阻止细胞由 G_1 期进入 S 期，从而抑制周期的进行。$P57^{kip2}$ 的作用相当于抑癌基因，表达低下会促进细胞的异常增殖和癌变。在肝癌中，$P57^{kip2}$ 可作为一个独立的预后指标。$P57^{kip2}$ 在肺癌、肠癌等癌症中表达。

（黄　涛）

参 考 文 献

Chandra V，Kim JJ，Gupta U，et al. 2016. Impact of DCC（rs714）and PSCA（rs2294008 and rs2976392）gene polymorphism in modulating cancer risk in Asian population［J］. Genes（Basel），7（2）.

Chiang NJ，Hsu C，Chen JS，et al. 2016. Expression levels of ROS1/ALK/c-MET and therapeutic efficacy of cetuximab plus chemotherapy in advanced biliary tract cancer［J］. Sci Rep，6：25369.

Gayed BA，Youssef RF，Bagrodia A，et al. 2013. Prognostic role of cell cycle and proliferative biomarkers in patients with clear cell renal cell carcinoma［J］. J Urol，190（5）：1662-1667.

Hamilton E，Infante JR. 2016. Targeting CDK4/6 in patients with cancer［J］. Cancer Treat Rev，45：129-138.

Heisterkamp N, Stephenson JR, Groffen J, et al. 1983. Localization of thec- abl oncogene adjacent to a translocation break point in chronic myelocytic leukaemia [J]. Nature, 306 (5940): 239-242.

Huang J, Li L, Lian J, et al. 2016. Tumor-induced hyperlipidemia contributes to tumor growth [J]. Cell Rep, 15 (2): 336-348.

Hugel R, Muendlein A, Volbeding L, et al. 2016. Serum levels of hepatocyte growth factor as a potential tumor marker in patients with malignant melanoma [J]. Melanoma Res, 26 (4): 354-360.

Kanthan R, Fried I, Rueckl T, et al. 2010. Expression of cell cycle proteins in male breast carcinoma [J]. World J Surg Oncol, 8 (1): 1-11.

Larribere L, Utikal J. 2016. Multiple roles of NF1 in the melanocyte lineage [J]. Pigment Cell Melanoma Res, 29 (4): 417-425.

Li MF, Guan H, Zhang DD. 2016. Effect of overexpression of PTEN on apoptosis of liver cancer cells [J]. Genet Mol Res, 15 (2) .

Lim CH, Cho YK, Kim SW, et al. 2016. The chronological sequence of somatic mutations in early gastric carcinogenesis inferred from multiregion sequencing of gastric adenomas [J]. Oncotarget.

Lin B, Li D, Zhang L. 2016. Oxymatrine mediates Bax and Bcl-2 expression in human breast cancer MCF-7 cells [J]. Pharmazie, 71 (3): 154-157.

Magdalena K, Monika Z, Adam G, et al. 2016. Detection of somatic BRCA1/2 mutations in ovarian cancer-next-generation sequencing analysis of 100 cases [J]. Cancer Med.

Qiu LW, Yao DF, Zong L, et al. 2008. Abnormal expression of insulin-like growth factor-II and its dynamic quantitative analysis at different stages of hepatocellular carcinoma development [J]. Hepatobiliary Pancreat Dis Int, 7 (4): 406-411.

Sun Z, Shi Y, Shen Y, et al. 2015. Analysis of different HER-2 mutations in breast cancer progression and drug resistance [J]. J Cell Mol Med, 19 (12): 2691-2701.

Teramae S, Miyamoto H, Muguruma N, et al. 2015. Insulin-like growth factor II-producing metastatic colon cancer with recurrent hypoglycemia [J]. Clin J Gastroenterol, 8 (1): 35-40.

Thate C, Englert C, Gessler M. 1998. Analysis of WT1 target gene expression in stably transfected cell lines [J]. Oncogene, 17 (10): 1287-1294.

Tsao CC, Corn PG. 2010. MDM-2 antagonists induce p53-dependent cell cycle arrest but not cell death in renal cancer cell lines [J]. Cancer Biol Ther, 10 (12): 1315-1325.

Wang ZQ, Sun BJ. 2015. C-erbB-2 expression and prognosis of gastric cancer: a meta-analysis [J]. GMR, 14 (1): 1782-1787.

Watson KL, Al Sannaa GA, Kivlin CM, et al. 2016. Patterns of recurrence and survival in sporadic, neurofibromatosis Type 1-associated, and radiation-associated malignant peripheral nerve sheath tumors [J]. J Neurosurg, 1-11.

Wu X, Lu XH, Xu T, et al. 2006. Evaluation of the diagnostic value of serum tumor markers, and fecal k-ras andp53 gene mutations for pancreatic cancer [J]. Chin J Dig Dis, 7 (3): 170-174.

Yokdang N, Nordmeier S, Speirs K, et al. 2015. Blockade of extracellular NM23 or its endothelial target slows breast cancer growth and metastasis [J]. Integr Cancer Sci Ther, 2 (4): 192-200.

第八章　肿瘤转移标志物

恶性肿瘤难以治疗的重要原因之一是肿瘤细胞能侵入正常组织，并随转移扩散波及全身。虽然目前在肿瘤早期诊断和治疗方面取得明显进展，但大多数肿瘤患者仍死于肿瘤转移。为了防止肿瘤转移，降低肿瘤患者死亡率，必须寻找肿瘤转移相关生物学标志，研究其参与肿瘤侵袭转移和扩散的作用机制，从而探索抗肿瘤转移治疗的新方法和新靶点。转移过程可归纳为四个步骤：①在原发灶生长，微血管形成，侵袭周围的组织；②通过血管和淋巴管扩散至远端组织和器官；③在远端生长形成转移灶；④在转移灶中生长，并可继续扩散和转移。并不是所有的恶性肿瘤都发生转移，例如，皮肤的基底细胞癌能够发生局部浸润，很少产生继发生长。大多数肿瘤在进展的某个阶段发生转移，但是，不同类型肿瘤和不同肿瘤患者个体，肿瘤从发生、生长到出现转移的时间差别很大。

第一节　黏 附 分 子

黏附分子正常情况下黏附蛋白足以防止细胞脱离，但在肿瘤发生情况下其表达降低或失活，肿瘤细胞即脱离、游走，离开原发灶。黏附分子种类很多，与肿瘤转移有关的有钙黏蛋白、CD44、选择素、细胞间黏附因子 1（intercellular adhesion molecular，ICAM-1）、血管细胞黏附因子 10（vascular cell adhesion molecular，VCAM-10）、整合素、免疫球蛋白家族和移动分子等。

一、钙 黏 蛋 白

钙黏蛋白（cadherin，CD）是钙依赖性的细胞间的黏附分子。大多数钙黏蛋白是跨膜蛋白。与侵袭和转移有关的钙黏蛋白是上皮型钙黏蛋白（E-cadherin，E-CD）。在病理条件下 E-CD 也参与肿瘤细胞的侵袭和转移过程，与肿瘤的预后密切相关，E-CD 的表达与淋巴转移具有相关性，认为 E-CD 的减低是肿瘤转移过程中的早期事件。

人的 E-CD 是一种重要的细胞间黏附分子，编码基因定位于 16q21.1，含 16 个外显子，由 135 kDa 的 E-CD 前体经加工、糖基化修饰后形成 120 kDa 的成熟 E-CD，并被传输到细胞表面。它由胞外区、跨膜区和胞内区三部分构成。E-CD 是分布在所有上皮组织中的钙依赖性跨膜糖蛋白，主要介导同种细胞间的黏附反应，调节细胞与细胞之间、细胞与基质之间的黏附反应，维持细胞极性和参与分化调节，对维持组织结构形态和完整性起重要作用。目前认为，一些不同 CD 成员之间也能互相结合。cadherin 是一个超家族，可以分为以下 6 类成员：①经典 cadherin Ⅰ类：如 E-cadherin、N-cadherin、P-cadherin、R-cadherin；②经典 cadherin Ⅱ类：cadherin-6、cadherin-12；③桥粒中的 cadherin：desmoglein、desmocollin；④短细胞质结构域或无细胞质结构域类：LI（liver-rotes-tine）-cadherin、T-cadherin；⑤前 cadherin、drosophila fat、dachsous；⑥*RET* 原癌基因。E-CD 还可介导细胞间的接触抑制和调控凋亡，参与跨膜信号转导过程，通过胞内 cadherin 的结合而调节基因表达和决定细胞命运。

E-CD 依赖于 Ca^{2+} 的细胞表面黏附受体，位于上皮细胞外表面，分为胞外结构域（使细胞相互黏附）和胞内结构域。胞内区域通过其相关蛋白 α-cadherin 与细胞骨架的微丝连接形成复合体。E-CD 除参与细胞与细胞间信息传递、维持正常组织形成和上皮细胞的分化外，在细胞黏附聚集中起关键作用。在多种肿瘤中发现 E-CD 与肿瘤分级及转移能力呈负相关。研究 E-CD 的表达与组织病理学的关系，结果显示，其在良性胃黏膜中的表达正常，在胃癌中占 96%，混合型为 91%，而肠型胃癌仅占 47%。此外，E-CD 的低表达与胃癌分化程度、淋巴结转移关系密切。有人用 RT-PCR 和直接测序方法发现弥漫型胃癌标本中的 *E-CD* 基因整个编码区有 5 处突变，其中外显子 3、10、12 发生错义突变，外显子 4、5 发生框架内错失，基因突变产生结构改变的蛋白质使黏附功能降低。在高度浸润的上皮肿瘤细胞内转染进 *E-CD* 的 cDNA 后，其浸润活力消失，但是当这些转染的细胞与抗 E-CD 的单克隆抗体发生结合反应后，又可重新诱发浸润性反应。

E-CD 表达程度与其抗肿瘤细胞转移的关系归纳为三点：①癌细胞转移潜能与 E-CD 表达程度呈反比；②E-CD 表达高水平者转移的发生比低水平者晚；③可利用 E-CD 将高转移性癌细胞转变为低转移性癌细胞。

二、CD44 及变异体

CD44 细胞表面跨膜糖蛋白主要参与细胞-细胞、细胞-基质之间特异性黏附过程。CD44 的主要配体为透明质酸，两者的结合是其发挥作用的关键。人 *CD44* 基因位于染色体 11p，至少由 20 个外显子组成，根据表达方式不同可分为两种类型的外显子：一是固定表达的组合型外显子，共 10 个，编码标准型 CD44 蛋白分子，简称 CD44s；另一种是 v 区变异性剪接外显子，至少有 10～12 个外显子，可发生选择性连接，从而在蛋白质水平表达多种变异型 CD44 分子，简称 CD44v。

CD44v 分布广泛，主要在上皮细胞中表达，在肿瘤表达增加。CD44v 的确切作用还不清楚，有人认为 *CD44* 特别是含有 v5、v6 外显子的 *CD44v*，在肿瘤的恶性转化和转移中具有一定作用。CD44v6 可使癌细胞获得转移能力，通过与远隔血管和淋巴管内某些配体结合，使转移至那里的癌细胞更稳定地寄宿，形成转移灶。在胃癌中，CD44v5 或 CD44v6 的表达与肿瘤的侵袭性有关。拼接变异体的表达在肠型胃癌和弥漫型胃癌中不同。采用免疫组化方法对 42 例进展期胃癌组织进行分析，结果显示，CD44v6 在肠型胃癌阳性表达率明显高于弥漫型胃癌；淋巴结转移组明显高于无淋巴结转移组。含 v6 的 CD44v 能使癌细胞发生淋巴系统转移扩散，进一步将含 v6 外显子的 *CD44* cDNA 转染同一种肿瘤的非转移细胞系，能使受体细胞成为快速转移的癌细胞。但是也有不同的发现，有人研究 418 例胃癌患者 CD44v5 和 CD44v6 的关系，结果显示 CD44v5 的表达与胃癌的进展有关，特别是与血行淋巴管浸润有关，而 CD44v6 与肿瘤分期浸润无关。在单变量分析中，CD44v5 阳性胃癌患者的生存率低于阴性患者，而 CD44v6 对于预后无影响。多变量分析显示，两者均与预后有关。这些结果与文献报道不一致，可能由于有些实验所选标本少，或免疫组化中应用不同的抗体和不同的染色强度所致。Harn 等观察从正常胃黏膜到肠上皮化生再到胃癌及转移胃癌组织中 CD44v 的表达，发现正常胃黏膜中无 CD44v 表达，而肠上皮化生中可见局部性

CD44v5 或 v6 表达，胃癌中 CD44v 表达则明显增加，管状腺癌和印戒细胞癌主要表达 CD44v5，CD44v5 的表达与肿瘤的分化程度相关，20 例转移胃癌中均有 CD44v5 或 v6 的表达。结果提示，CD44v5 与 CD44v6 可作为一项判断胃癌恶性程度进展的检测指标。

三、选 择 素

选择素（selections）是另一类黏附分子，包括 P、E、L 三种亚型。主要参与细胞间选择性识别、黏附，与 ICAM-A 一起作为内皮细胞表面受体，介导肿瘤细胞黏附到血管壁。同其他大多数黏附蛋白一样，它也为跨膜蛋白，以其植物凝集素区结合于糖类。这群黏附蛋白在血细胞和内皮细胞之间介导嗜异性的相互作用。例如，在淋巴细胞趋化和中性粒细胞移向炎症部位的过程中，选择素对内膜有微弱的限制作用，可促进由整合素介导的强抗黏附作用。

选择素分为三种，即上皮型选择素（E-选择素）、白细胞上的选择素（L-选择素）和既在血小板上又在内皮细胞上出现的选择素（P-选择素），所有这些选择素的亲和力与唾液酸的残基有关。除此之外，E-选择素介导的黏附要求特异性转移酶。此转移酶诱导碳氢分子重新表达，被认为是选择素的配体。选择素的主要配体是重糖基化蛋白。L-选择素的配体也包括整合素结合区，此蛋白被称为 MAdCAM-1。选择素在转移中的确切作用仍不清楚，可能促进肿瘤细胞与血小板的结合。E-选择素在伴有肝转移的肠癌患者的血浆水平明显升高。在血管丰富的肿瘤组织 E-选择素大量表达，但是，检测转移/非转移肺癌患者血清 E-选择素却均未见升高。有研究者运用免疫组化方法对 60 例胃癌患者术后的胃癌组织进行了 P-选择素研究，存在淋巴结转移者肿瘤血管内皮上 P-选择素阳性表达率明显高于无淋巴结转移者，并且阳性表达者的平均生存期和 5 年生存率显著低于阴性者，表明 P-选择素阳性表达的肿瘤易于浸润、转移及预后差，这提示 P-选择素参与了胃癌的转移过程。它在肿瘤中表达既反映了肿瘤浸润转移的生物学特性，也表明了肿瘤由此可能更易浸润转移，明显影响患者预后。RT-PCR 测定发现，肿瘤转移小鼠的 P-选择素 mRNA 表达较不转移者明显增强，并且注射 P-选择素单抗组的小鼠转移率（22.2%）较对照组（90.9%）明显降低。

四、细胞间黏附分子

细胞间黏附分子-1（intercellular adhesion molecular-1，ICAM-1）和血管细胞黏附分子-1（vascular cell adhesion molecule-1，VCAM-1）为细胞因子诱导的细胞表面黏附糖蛋白，是黏附分子免疫球蛋白家族成员，具有介导细胞黏附、参与细胞间信息传递、免疫调节等功能。采用酶免疫吸附法测定健康成人和早期及进展期胃癌患者血清可溶性 ICAM-1（sICAM-1）浓度，结果表明，进展期胃癌患者 sICAM-1 浓度显著高于早期胃癌和正常对照组，而早期胃癌组亦高于正常对照组。动态观察 sICAM-1 结果发现，肿瘤未完全切除或复发者血清 sICAM-1 及 sICAM-1 水平，胃癌组显著高于对照组，并且 sICAM-1 浓度与肿瘤的进展、转移有关，但是 sICAM-1 在局部肿瘤和转移瘤患者均升高，认为两者升高与患者血清 IL-1 及 IL-6 升高诱导有关。实验表明，sICAM-1 与患者预后有关。但是，两者与胃癌转移预后的关系还需要进一步研究证实。

五、整　合　素

整合素（integrin）是一群膜糖蛋白，由 α 和 β 亚单位按 1∶1 的比例非共价结合。这个跨膜蛋白包括大的外区和短的细胞内胞质区。许多不同的 α 和 β 亚单位能相互联合，依赖于特殊结合形成特殊异性配体功能受体。整合素在细胞外基质中与许多不同蛋白质结合，包括纤维结合素、纤维素、玻璃体结合蛋白、层连蛋白、Ⅰ型胶原和血小板反应素，因此被认为介导细胞外基质的黏附。然而，整合素也显示呈多肽，包括 RGDS（含 Arg-Gly-Asp）序列，可阻止细胞纤维结合素的黏附，抑制动物模型转移的形成。

整合素功能的一个重要方面是，既存在激活状态又存在失活状态。一个激活的细胞能传导细胞质的信号，调节整合素的细胞外区，增加整合素与配体亲和力，这个现象被称为信号转出。信号转入发生于整合素与其配体结合后，这一信号类型影响许多细胞过程，包括基因表达、增生和凋亡。

六、免疫球蛋白超家族

免疫球蛋白超家族（immunoglobulin superfamily）这一群体的黏附蛋白包括一个免疫球蛋白区，由 90～100 个氨基酸平行呈夹层状排列，中部由二硫键连接，这一家族的一些成员除了 Ig 区，也包括纤维结合素Ⅲ型区。免疫球蛋白相关的黏附蛋白以跨膜结构存在，但主要是通过糖基磷酸酰肌醇黏附于细胞膜。

七、移 动 分 子

细胞移动对于恶性细胞入侵和转移是必要的。移动包括细胞头部边缘的延伸和尾部边缘收缩。在移动细胞的内部，以肌动蛋白为基础的细胞骨架持续性再构，通过集合头部边缘的肌动蛋白细丝和尾部边缘的分离。细胞外部、头部边缘的延伸与黏附有关，例如，结合整合素到其细胞外基质配体上，从整合素传导信号到细胞内部，将新的聚合酶肌动蛋白固定到整合素上，形成局部黏附。细胞或基质黏附在头部边缘，被认为是提供导向和牵引，使细胞向前移动，机械力由肌动蛋白细丝收缩产生。收缩可导致有痕迹的细胞边缘通过细胞骨架提供的机械力从底物上撕下。来自于细胞内部的信号调节可能在收缩过程中起作用，选择性分离整合素和配体复合物。

（张　忠）

第二节　蛋白质水解酶及其抑制剂

肿瘤细胞从原发灶到转移灶的过程中，必须具备降解细胞外基质（extracellular matrix，ECM）和穿透基膜的能力。研究表明，肿瘤细胞可产生大量蛋白水解酶，降解基质和基膜形成局部的溶解，从而构成转移的通道。蛋白水解酶包括 MMP、纤溶酶原激活物和组织蛋白酶等。

一、基质金属蛋白酶及其抑制剂

MMP 是四类蛋白水解酶（丝氨酸蛋白酶、半胱氨酸蛋白酶、天门冬氨酸蛋白酶和 MMP）中较为重要的一类，目前已发现的 MMP 几乎能降解细胞外基质的所有成分，因而已成为近来肿瘤侵袭和转移研究的热点。

1. 基质金属蛋白酶

具体内容见第二章。

2. 基质金属蛋白酶的调节

MMP 的表达和活性受酶原合成、酶原活化和抑制三方面调控。生长因子和细胞因子等活性介质如 EGF 及转化生长因子 β 等，是酶原合成阶段最主要的调节因素，它们不仅能促进或抑制 *MMP* mRNA 的转录，而且能影响其半衰期。一些黏附分子（受体）、TPA 等致癌剂及细胞外环境等因素，均对 *MMP* 的转录具有调控作用。虽然 MMP 酶原活化的具体机制尚不清楚，但是，研究表明，纤维蛋白溶酶（plasmin），一种丝氨酸蛋白，起着非常重要的作用，Ⅰ型膜金属蛋白酶也具有激活明胶酶 A 的作用。MMP 的活性可被一组组织金属蛋白酶抑制剂（tissue inhibitor of metalloproteinase，TIMP）所抑制。TIMP 在体内分布广泛，目前已经发现了 4 种（TIMP1 ~4），可与活化的 MMP 发生 1∶1 比例的结合，抑制其活性。

可见，MMP 的众多调控因素构成微妙的调节网络，正是这种精确的调控机制保证了机体内生理状态下的细胞迁移和细胞外基质重构，如果这些调控因素失调，则成为肿瘤细胞侵袭和转移等病理过程发生的主要原因。

3. 基质金属蛋白酶与肿瘤侵袭和转移的关系

（1）肿瘤细胞系的研究：一些 MMP 家族成员可以从肿瘤细胞系中克隆、鉴定或提纯得到，如明胶酶 A 和 B、基质溶素、间质溶素 1 和 2 等。多种类型的肿瘤细胞系的明胶酶 A、B，间质溶素 1 和 2 的表达和活性水平与其侵袭和转移表型呈正相关。被 TIMP 转染的细胞，其体外侵袭力和裸鼠内转移力均大大降低，若在实验过程中直接加入 TIMP-1 或人工合成的 MMP 抑制剂，也能取得相似效果。

（2）人体肿瘤组织的研究：在人体不同部位及不同类型肿瘤组织进行的研究表明，间质性胶原酶、间质溶素 1 ~3、基质溶素、明胶酶 A 和 B 及Ⅰ型膜 MMP 在肿瘤组织中的表达和活性明显高于周围正常组织或良性病变。其他 MMP 表达较复杂，不同的研究结果也不尽相同。根据肿瘤细胞及其附近的间质细胞均有表达的报道，肿瘤周边的间质细胞产生 MMP，提示肿瘤细胞可以通过可溶性介质或膜结合分子与间质细胞进行信息交换，协同产生和调节 MMP，这在肿瘤细胞侵袭和转移的机制中具有重要意义。

在头颈部肿瘤中，间质溶素 1 ~3 的 mRNA 与肿瘤的局部侵袭呈正相关；在结肠癌中，基质溶素 mRNA 的表达随 Dukes 分期的增高而增加，在肝转移瘤中达到最高；过量的明胶酶 A 表达与食管癌的脉管浸润、食管癌和胃癌的淋巴结转移有着密切联系；酶谱分析表明，活性明胶酶 A 的比率与乳腺癌分级和胃癌的局部侵袭呈正相关。已发生淋巴结转移的肺癌组织具有较高的活性明胶酶 A，明胶酶 B 的表达和活性随乳腺癌分级的增加而增高，在胃癌和宫颈癌中，MT1-MMP 的表达与肿瘤的侵袭和转移呈正相关。

总之，MMP 是一类与肿瘤侵袭和转移关系十分密切的蛋白水解酶。MMP 在肿瘤转移作用中，破坏局部组织结构，促进肿瘤生长，破坏基膜屏障，利于肿瘤细胞转移，促进肿瘤新生血管形成。

二、纤溶酶原激活物及其抑制物

纤溶酶原激活物（activator of plasminogen，PA）具有两种类型，即尿激酶型（uPA）和组织型（tPA）。tPA 主要在血管内纤维溶解中起作用，而 uPA 在癌细胞的浸润、转移中起作用（见第二章）。

三、组织蛋白酶

见第二章。

（马　锐）

第三节　微血管的生成机制

实体瘤只有具备了血管生成表型后，才能恶性生长和发生转移。而抗微血管生成的药物则能有效地抑制肿瘤原发灶的生长、扩散和转移。与最初无微血管的肿瘤组织相比，具备微血管的肿瘤组织是一个包含大量新生血管、炎性细胞和结缔组织的庞大实体。肿瘤的血管生成因子由肿瘤细胞或间质细胞释放，微血管的形成过程同时伴随着基质降解酶的释放，从而破坏基膜。在内皮细胞迁徙的前沿，细胞不断形成腔结构，然后它们融合并联成管状，这样营养成分就可以随血液循环被输送到新生血管区。

一、促进微血管生成的因子

血管生成（angiogenesis）是指从已有的毛细血管或毛细血管后静脉发展而形成新的血管，主要包括：激活期血管基膜降解；血管内皮细胞的激活、增殖、迁移；重建形成新的血管和血管网。是一个涉及多种细胞和多种分子的复杂过程。

1. 成纤维细胞生长因子

肿瘤侵袭的边缘细胞中成纤维细胞生长因子（fibroblast growth factor，FGF）过度表达。相比之下，临床早期的肿瘤组织 bFGF 水平较低。这也从另一方面说明肿瘤细胞基因的异质性，即同一肿瘤组织具有侵袭转移相关表达的差异，那些高表达这些基因的细胞将发生侵袭和转移。

2. 血管内皮细胞生长因子

血管内皮细胞生长因子（vascular endothelial growth factor，VEGF）继 bFGF 之后发现。其为内皮细胞专一的促有丝分裂因子，主要通过内皮细胞上的 flk、fltl、fft4 三个受体起作用。肿瘤细胞通过缺氧作为最初刺激信号，上调 VEGF 的表达，缺氧造成的血管新生是通过激活 VEGF 启动子区的缺氧反应元件实现的。另外，细胞经 IL-1、IL-6、IL-8、T 细胞生长因子（T-cell growth factor，TGF）和 bFGF 处理后，VEGF 水平也升高。在成胶质细胞瘤的坏死区附近可以观察到 VEGF 表达水平的升高。VEGF 过表达还与癌瘤的侵袭和血管密度紧密相关。VEGF 可以说是一个最具普遍意义的肿瘤微血管生成刺激因子。

二、抑制微血管生成的因子

血管新生可以促进实体肿瘤生长、侵袭及转移，抑制肿瘤血管生成可以有效抑制肿瘤的进展过程。

1. 抑制微血管生成因子

凝血酶敏感蛋白 1（thrombospondin-1，TSP-1）是最先被发现的微血管生成抑制因子。人们在培养成纤维细胞瘤时发现，伴随着肿瘤抑制因子 P53 的丢失，原来血管生成不活跃表型会转变为微血管生成活跃表型，而这种转变与一种分泌型的糖蛋白含量降低密切相关。TSP-1 在正常人和鼠类细胞中表达水平很高，而在肿瘤细胞中表达较低，并且此因子受 P53 蛋白的调节。P53 丢失的乳腺上皮细胞 TSP-1 水平降低，当给予 P53 后，此细胞的 TSP-1 将发生上调，并且微血管生成能力被抑制。这一现象揭示了肿瘤抑制基因可抑制肿瘤生长，即抑制肿瘤微血管生成。

2. 血管抑素

人们在研究接种了肺癌细胞的裸鼠时发现，在其血清和尿液中存在一种分子质量为 38 kDa 的蛋白，可以明显抑制肿瘤的微血管生成和肿瘤的侵袭及转移。进一步分离得到这种蛋白，发现它是纤溶酶原的一个降解片段，即为血管抑素（angiostain）。这一发现揭示了“纤溶酶原/纤溶酶/纤溶酶活剂/纤溶酶原激活抑制剂”系统在肿瘤血管生成和肿瘤侵袭、转移过程中的重要作用。

（哈敏文）

第四节　肿瘤转移相关基因

恶性肿瘤细胞从原发部位，经淋巴道、血管或体腔等途径，到达其他部位继续生长，称为肿瘤转移。

一、肿瘤转移相关基因家族

肿瘤转移相关基因（metastasis-associated genes，*MTA*）家族成员有4种：*MTA1*、*MTA2*、*MTA3* 和其他 *MTA*。MTA 家族还包括原颗粒蛋白 ZG29p 151 和 MTA1 缩短形式蛋白 MTA1 S 161，两者均是 *MTA1* 基因选择性断裂的产物。

MTA 家族是一类可以促进肿瘤转移的基因转录共调节因子，在乳腺癌的研究中发现它与一种叫锌指转录因子（Snail）的转录因子有关。Snail 是一种参与细胞由上皮型向间叶型转化（epithelial-mesenchymal transition，EMT）的重要因子。在这一过程中上皮细胞丧失了极性排列和紧密连接的状态，从而与胚胎发育和肿瘤转移都有十分重要的关系。有关研究表明，MTA 家族和 Snail 这两种转录调节因子共同调节肿瘤转移。除 MTA1 外，MTA1s 也是雌激素诱导的转录激活作用的抑制物。它通过封闭胞质中的 ER，阻碍核信号的传递，使 ER 靶基因的转录受到抑制。MTA 家族成员最早就是从高转移乳腺癌细胞中克隆鉴定出来的，后来陆续发现其在卵巢癌、宫颈癌、肺癌、食管鳞癌、胃肠癌、肝癌、胰腺癌、胸腺瘤、前列腺癌和骨肉瘤中均有表达，且与这些肿瘤的侵袭、转移及预后密切相关。

二、骨桥蛋白

骨桥蛋白（OPN）是一种分泌型细胞外基质蛋白，能促进细胞的趋化、黏附和迁移。OPN 是肿瘤转移早期发现与预后的重要标志，其受体是防治肿瘤转移的潜在靶点，OPN 在肿瘤转移的过程中起重要作用。

OPN 是一种磷酸化、带负电荷、具有亲水性的酸性分泌型糖蛋白。因最初是从骨基质中分离出来的，故将其命名为骨唾液酸蛋白1（bone sialoprotein 1，BSP-1）。人 *OPN* 基因是单一编码基因，大小为8 kb，具有7个外显子和6个内含子，位于染色体4q13。OPN 表达受激素、生长因子、癌基因产物的调控。不同哺乳动物组织的 *OPN* cDNA 具有较高的序列同源性。人 OPN 共有314个氨基酸，分子质量为41～75 kDa。OPN 可由多种细胞分泌，包括巨噬细胞、激活的T细胞、内皮细胞、成骨细胞、破骨细胞、血管平滑肌细胞和肿瘤细胞等。血浆、尿液、胆汁和乳汁中均含有 OPN。

OPN 在肿瘤转移过程中主要发挥以下作用：①通过整合素 αvβ3 受体，刺激信号转导途径，促进恶性肿瘤的发展和转移；②参与 αvβ3 受体介导的细胞黏附和移行活动；③参与 αvβ3 受体和 CD44 受体介导的细胞浸润和趋化性，促进肿瘤转移的形成和扩散；④通过 αvβ3 受体参与肿瘤新生血管的形成，促进肿瘤的生长和转移；⑤参与 αvβ3 受体介导的细胞与基膜的黏附作用，形成酸性微环境，促进肿瘤细胞的浸润和转移；⑥抑制 NOS 的活性，使 NO 生成减少，提高外周循环中肿瘤细胞的存活力。

OPN 与肿瘤预后有关，在人类许多肿瘤中，如乳腺癌、胃癌、肺癌、肝癌、食管癌、神经胶质瘤等有异常表达，而 OPN 的高表达与恶性程度相关，也容易表现为转移的倾向。OPN 的高表达和肿瘤患者的不良预后密切相关。OPN 与骨转移的关系密切，与 $CD44V9^{+}$ 胃癌细胞的淋巴转移有关。在食管癌组织中 OPN 主要分布在食管鳞状细胞癌的肿瘤细胞中、腺癌肿瘤中的巨噬细胞内。恶性星形细胞瘤中 OPN 表达高于良性星形细胞瘤与非肿瘤组织。*OPN* mRNA 高表达提示肿瘤有较高的早期复发率。此外，OPN 作为标志物还可在体液（如在恶性肿瘤患者尿液、乳汁及血液）中检测到。已扩散癌症患者血清中 OPN 浓度升高。血清 OPN 水平和头颈部鳞癌患者近期内复发和预后有关。转移性乳腺癌患者外周血的 OPN 浓度越高，转移灶数目越多，生存期越短。

（哈敏文）

参 考 文 献

Albo D, Shinohara T, Tuszynski GP. 2002. Up-regulation of matrix metalloproteinase 9 by thrombospondin 1 in gastric cancer [J]. J Surg Res, 108 (1): 51-60.

Chen T, Sun L, He C, et al. 2014. Serum OPN expression for identification of gastric cancer and atrophic gastritis and its influencing factors [J]. PLoS One, 9 (12): e114005.

Chen X, Zhang M, Liu LX. 2009. The overexpression of multidrug resistance-associated proteins and gankyrin contribute to arsenic trioxide resistance in liver and gastric cancer cells [J]. Oncol Rep, 22 (1): 73-80.

Ertekin T, Ekinci N, Karaca O, et al. 2013. Effect of angiostatin on 1, 2-dimethylhydrazine-induced colon cancer in mice [J]. Toxicol Ind Health, 29 (6): 490-497.

Garay J, Piazuelo MB, Majumdar S, et al. 2016. The homing receptor CD44 is involved in the progression of precancerous gastric lesions in patients infected with Helicobacter pylori and in development of mucous metaplasia in mice [J]. Cancer Lett, 371 (1): 90-98.

Go SI, Ko GH, Lee WS, et al. 2016. CD44 variant 9 serves as a poor prognostic marker in early gastric cancer, but not in advanced gastric cancer [J]. Cancer Res Treat, 48 (1): 142-152.

Gu X, Xing X, Yang W, et al. 2014. High expression of integrin-linked kinase predicts aggressiveness and poor prognosis in patients with gastric cancer [J]. Acta Histochem, 116 (5): 758-762.

Iida S, Katoh O, Tokunaga A, et al. 1994. Expression of fibroblast growth factor gene family and its receptor gene family in the human upper gastrointestinal tract [J]. Biochem Biophys Res Commun, 199 (3): 1113-1119.

Izumi D, Ishimoto T, Miyake K, et al. 2016. CXCL12/CXCR4 activation by cancer-associated fibroblasts promotes integrin beta1 clustering and invasiveness in gastric cancer [J]. Int J Cancer, 138 (5): 1207-1219.

Lee TY, Lin JT, Wu CC, et al. 2013. Osteopontin promoter polymorphisms are associated with susceptibility to gastric cancer [J]. J Clin Gastroenterol, 47 (6): e55-59.

Li B, Shi H, Wang F, et al. 2016. Expression of E-, P- and N-cadherin and its clinical significance in cervical squamous cell carcinoma and precancerous lesions [J]. PLoS One, 11 (5): e0155910.

Li DQ, Kumar R. 2015. Unravelling the complexity and functions of MTA coregulators in human cancer [J]. Adv Cancer Res, 127: 1-47.

Li W, Li S, Deng L, et al. 2015. Decreased MT1-MMP in gastric cancer suppressed cell migration and invasion via regulating MMPs and EMT [J]. Tumour Biol, 36 (9): 6883-6889.

Lim J, Ryu JH, Kim EJ, et al. 2015. Inhibition of vascular endothelial growth factor receptor 3 reduces migration of gastric cancer cells [J]. Cancer Invest, 33 (8): 398-404.

Sasaki T, Kuniyasu H. 2014. Significance of AKT in gastric cancer (Review) [J]. Int J Oncol, 45 (6): 2187-2192.

Tian MM, Sun Y, Li ZW, et al. 2012. Polymorphisms of ICAM-1 are associated with gastric cancer risk and prognosis [J]. World J Gastroenterol, 18 (4): 368-374.

第九章　肿瘤耐药分子标志物

肿瘤治疗失败，尤其是肿瘤化学治疗失败，除肿瘤转移外其主要原因就是肿瘤产生耐药性。肿瘤细胞对多种化疗药物产生交叉耐药性，称为肿瘤的多药耐药（multiple drug resistance，MDR）。与肿瘤多药耐药相关的基因及其编码的蛋白就称为肿瘤耐药相关的基因标志和分子标志，统称为肿瘤耐药相关标志或多药耐药相关标志。肿瘤耐药又可分为内在性多药耐药（intrinsic MDR）和获得性多药耐药（acquired MDR）。

肿瘤产生耐药的途径可能有 7 个方面：①膜药物泵类；②机体解毒作用增强；③DNA 拓扑异构酶Ⅱ（DNA topoisomerase Ⅱ，Topo-Ⅱ）；④药物前体活化失败；⑤DNA 修复能力的增强；⑥凋亡通路受阻；⑦某些癌基因活化。上述这些与肿瘤耐药相关标志对于肿瘤耐药的及早发现、选用化疗方案和提高肿瘤治疗疗效是非常重要的。

第一节　细胞膜的药物排流泵

细胞膜上 ATP 依赖的二级结构相似的有识别和转运功能的蛋白，包括转运蛋白、通道和受体是耐药产生的关键因素，这些蛋白统称为排流泵。最常见的排流泵是多药耐药基因（*MDR1*）编码的 P-糖蛋白，其他类似结构还有 MRP、LRP、BCRP、SUR1、TAP 等。排流泵基本的功能主要为直接把药物排流到胞外或特定区域，通过信号转导通路调节离子转运。但具有排流泵的结构不一定都和耐药有关。

一、多 药 耐 药

耐多药基因编码的蛋白为 P-糖蛋白，在正常人体对细胞具有保护作用，肾上腺、肾、直肠、结肠、肝及肺中都有一定程度的表达。通过基因敲除、基因转染、耐药株筛选，动物实验和许多临床试验都支持 MDR1 是耐药的主要机制。然而，P-糖蛋白不能较好地解释许多肿瘤的耐药现象，P-糖蛋白也不单单和肿瘤耐药相关。基因敲除证实，去除 *MDR1* 基因的大鼠对药物敏感性增强的同时血脑屏障转运也发生异常。在肾上腺细胞中，P-糖蛋白可与类固醇激素形成复合体，保护细胞免受高浓度的脂溶性固醇类激素造成的损伤。

二、多药耐药蛋白

多药耐药蛋白（multiple resistance-related protein，MRP）是一种分子质量为 190kDa 的跨膜糖蛋白，目前可分为 4 种：MRP1、MRP2、MRP3 和 MRP4。MRP 实际上在人体上皮细胞均能表达，在肌肉、肺和睾丸等正常组织，急性白血病及胃癌、肺癌、食管癌、成神经母细胞瘤等肿瘤组织中均有表达。MRP 可通过两种方式降低细胞内的有效药物浓度，一种为直接把药物泵出细胞外；另一种为暂时把药物转运到某些细胞器。实验证实的转运物质包括半胱氨酸白三烯、谷胱甘肽复合物、长春新碱和多素比星等。MRP 有助于判断乳腺癌、肺癌、胃癌、白血病等肿瘤耐药的发生，也是一个较好的预测急性粒细胞白血病复发的指标。

三、肺耐药蛋白

肺耐药蛋白（lung resistance-related protein，LRP）是1993年在肺小细胞肺癌细胞株中发现的糖蛋白，肾、肾上腺、心脏、肺、肌肉等正常组织也有表达。LRP引起耐药的机制包括两个，一是把以胞核为靶点的药物外排出核；二是使细胞质中的药物进入囊泡，通过胞吐作用排出细胞外。

四、BCRP、SUR1和TAP

MDR1、MRP和LRP和多药耐药相关，而乳腺癌抗药性蛋白质（breast cancer resistance protein，BCRP）、磺酰受体（sulfonylurea receptor，SUR1）和抗原加工相关转运因子（transporter associated with antigen processing，TAP）是较为专一的排流泵。BCRP是半转运蛋白，含一个ATP结合结构域和一个疏水性的跨膜结构域，只能由杂二聚体形成活性转运复合物。BCRP主要在米托蒽醌诱导的肿瘤细胞株中表达，AML中有30%病例高表达。SUR1是胰腺β细胞钾通道的亚单位，在糖诱导的胰岛素分泌中发挥关键作用，同时也通过调节ATP和ADP的平衡来调节药物的排流。TAP能转运抗原肽通过内质网膜，其亚型TAP-A是ATP依赖性排流泵，而TAP1/2可以不依赖ATP直接和抗原肽结合，与耐药的具体关系还不清楚。

（金　哲）

第二节　机体解毒活性增强与肿瘤耐药

药物毒性解除通常有两种方式，一种是酶催化；一种是结合。在此类耐药相关基因编码的蛋白中GST-π既有酶催化作用又有结合作用，谷胱甘肽（GSH）和铜蓝蛋白（MT）主要是结合作用，而博来霉素水解酶（BH）和二氢叶酸还原酶（DHR）主要以催化作用为主。

一、谷胱甘肽S-转移酶

谷胱甘肽S-转移酶（glutathione S-transferase，GST）是一组重要的解毒酶，根据生化特性可分为α、μ、θ、δ和π五种同工酶。GST能催化有害极性化合物与谷胱甘肽结合，还可由非酶结合方式将各种潜在毒物排出体外。GST的表达谱很宽，其有三个重要的特性，一是具有广泛的底物特异性；二是酶含量高而催化活性低；三是有非特异性结合能力。GST在耐药中的表现可以多种多样，例如，可以主要通过催化解毒起作用，也可以和靶药物非特异性结合，降低毒性或协助完成排流。

GST不同类型同工酶对不同抗癌药物有一定的特异作用。GST-α过度表达与氮芥类抗癌药的耐受密切相关，GST-μ主要催化硝基类抗癌药物的脱硝基反应，而GST-π不但是肿瘤发生早期的标志酶，而且在耐药过程中发挥重要的作用，是多药耐药的表型之一。基因转染证明GST-π对多柔比星产生抗性。临床试验显示，GST-π阳性表达和顺铂、多柔比星耐药相关，但与丝裂霉素和长春新碱耐药的关系不大。在白血病中，GST的过表达一般和MDR1表达增加相关。有假说认为GST可协助其底物通过药物排流泵。

谷胱甘肽是含有巯基的三肽化合物，巯基的亲电性较氨基和羧基大，可以更快地形成Xe-nbiotic-SH偶联，使外源物质不能损害蛋白和核酸。谷胱甘肽是机体参与解毒的主要物质之一，在耐药中可能的机制为：①非特异性结合活性物质，改变物质的转运；②自发的或酶催化的GSH-活性物质共轭结合；③保护DNA，避免形成有细胞毒性的偶联；④参与DNA修复；⑤通过调节ATP和MRP结合的过渡状态调节药物的转运。GSH和肿瘤化疗耐药研究较广泛，文献证明许多肿瘤耐药和GSH有关。

二、铜蓝蛋白

铜蓝蛋白（MT）是胞质内硫醇基最多的蛋白，锌和铜等重金属能诱导金属硫蛋白表达增加。MT的硫醇基能和铂类复合物、多柔比星等化疗药物结合，阻止其和DNA反应。MT的结合方式可以是共价结合，也可以是非共价结合。

三、博来霉素水解酶

博来霉素水解酶（bleomycin hydrolase，BH）是半胱氨酸蛋白水解酶家族的成员之一，*BH*基因位于17q11.1—q11.2，由11个外显子组成，表达产物为456个氨基酸。动物实验和临床均证实BH和博来霉素药物耐受相关。

四、二氢叶酸还原酶

二氢叶酸还原酶（dihydrofolate reductase，DHR）能把叶酸和7，8二氢叶酸还原成5，6，7，8四氢叶酸，促进DNA的合成。临床常规化疗药物甲氨蝶呤作用的重要靶标便是DHR。DHR对甲氨蝶呤的调节受许多因素的影响，如酶的活性增高或者酶突变导致和甲氨蝶呤的亲和力降低。

五、胸苷酸合成酶

胸苷酸合成酶（thymidylate synthetase，TS）是DNA合成的关键酶之一。TS蛋白表达增加和*TS*基因扩增可引起氟尿嘧啶（5-FU）耐药。临床试验证明TS是结肠癌5-FU/叶酸方案耐受的标志。

（金　哲）

第三节　DNA 拓扑异构酶Ⅱ与肿瘤耐药

DNA 拓扑异构酶Ⅱ（DNA topoisomerase, Topo-Ⅱ）又称回旋酶（gyrase），是活细胞不可缺少的核酶，它是与细菌 DNA 回旋酶具有同源性的同型二聚体蛋白，经过一种完整的 DNA 螺旋结构在分裂的 DNA 螺旋中产生双链断裂，改变核酸的局部状态，控制核酸生理功能。Topo-Ⅱ能引起染色体有丝分裂和成熟分裂，维持染色体结构，还能引起 DNA 复制、转录和重组，参与转导姊妹染色体互换等生物学过程，是真核生物细胞生存不可缺少的关键酶。所以主要在核内发挥生理作用，影响 DNA 的拓扑结构，并与细胞周期间期的核基质、有丝分裂期染色体配对、染色体分离、基因重组和转录及 DNA 损伤与修复有密切关系。

与 Topo-Ⅱ有关的 MDR 称为非典型的 MDR（at-MDR），不同的抗癌药物根据 Topo-Ⅱ诱导产生的 DNA 断裂位置不同，直接影响体内与细胞增殖有关的基因。与 Topo-Ⅱ有关的 MDR 具有如下特点：①对许多天然来源的抗癌药物呈现抗药性，但对长春碱类药物则不呈现交叉抗药性；②膜活性药物（如 VRP）不能逆转抗药性；③药物在细胞内积聚与保留没有变化；④未见 P-gp 高表达及耐多药基因扩增；⑤Topo-Ⅱ数量及活性均有所下降，但各亚型在 MDR 中的作用有待进一步研究证实。

Topo-Ⅱ介导的 MDR 形成的主要机制有：①Topo-Ⅱ基因的点突变或缺失；②Topo-Ⅱ磷酸酯化水平提高；③Topo-Ⅱ水平降低；④Topo-Ⅱα、β 同工酶比值发生改变。检测 Topo-Ⅱ的意义在于为抗癌药物的筛选提供依据。由于 Topo-Ⅱ为胞核靶点作用，Topo-Ⅱ阳性越高，对下列药物越有效：蒽环类抗生素和鬼臼毒素类，如依托泊苷、替尼泊苷、玫瑰树碱、新霉素、柔红霉素、表柔比星、多柔比星、VM26。阳性率高者对 VP16 尤其有效。

（祁　源）

参考文献

Baglo Y, Hagen L, Hogset A, et al. 2014. Enhanced efficacy of bleomycin in bladder cancer cells by photochemical internalization [J]. Biomed Res Int, 2014 (3): 921296.

Fan K, Fan D, Cheng LF, et al. 2000. Expression of multidrug resistance-related markers in gastric cancer [J]. Anticancer Res, 20 (6C): 4809-4814.

Hirose M, Hosoi E, Hamano S, et al. 2003. Multidrug resistance in hematological malignancy [J]. J Med Invest, 50 (3-4): 126-135.

Hu WQ, Peng CW, Li Y. 2009. The expression and significance of P-glycoprotein, lung resistance protein and multidrug resistance-associated protein in gastric cancer [J]. J Exp Clin Cancer. Res, 28: 144.

Rocha JC, Busatto FF, Guecheva TN, et al. 2016. Role of nucleotide excision repair proteins in response to DNA damage induced by topoisomerase Ⅱ inhibitors [J]. Mutat Res Rev Mutat Res, 768: 68-77.

Stein U, Lage H, Jordan A, et al. 2002. Impact of BCRP/MXR, MRP1 and MDR1/P-glycoprotein on thermoresistant variants of atypical and classical multidrug resistant cancer cells [J]. Int J Cancer, 97 (6): 751-760.

Yu P, Cheng X, Du Y, et al. 2015. Significance of MDR-related proteins in the postoperative individualized chemotherapy of gastric cancer [J]. J Cancer Res Ther, 11 (1): 46-50.

第十章　肿瘤相关病毒类肿瘤标志物

能引起人或动物肿瘤或体外能使细胞转化为恶性的病毒称为致瘤病毒，越来越多的证据表明，某些肿瘤的发生与病毒感染有关。

1. EB 病毒

EB 病毒（Epstein-Barr virus，EBV）是具有 DNA 型遗传信号的 γ 疱疹病毒，其原始宿主是人。这种到处存在的病毒主要感染 B 细胞并在缺乏免疫监视时使其转化。EBV 与传染性单核细胞增多症、伯基特淋巴瘤和鼻咽癌等多种肿瘤有关。鼻咽癌在我国南方及东南亚有高发病率，从患者血清中可检测出高滴度的抗病毒抗体，如 EBV 壳蛋白抗原（VCA）的抗体。

关于 EBV 是否是鼻咽癌发病的直接原因，目前尚未完全肯定，但几乎 100% 的非角化性鼻咽癌患者都有过 EBV 的感染。此外，从流行病学看，EBV-VCA 阳性、鼻咽癌家族史、鼻咽癌高发区、身体免疫力低下，这些都可能是患鼻咽癌的高危因素。理论上讲，EBV-VCA 阳性仅代表患者以前曾经感染过 EBV，但临床统计表明，阳性者患鼻咽癌的机会比阴性者高得多，并具有显著性。

2. 乙型肝炎病毒和丙型肝炎病毒

乙型肝炎病毒（HBV）和丙型肝炎病毒（HCV）的慢性感染与肝细胞癌的发生有密切关系，这已被公认。其机制之一是 HBV、HCV 感染可以引起细胞周期调节的紊乱，这种异常调节可以是肝炎病毒蛋白对于细胞周期素、CDK 分子的直接调节，同时也可以通过对 CDK 激酶活性具有广泛抑制作用的 P21 蛋白的异常调节，P21 蛋白是一种 CDK 蛋白激酶广谱的抑制因子，在肝再生过程中对于肝细胞的细胞周期也有显著的调节作用。HCV 肝硬化患者的 HCC 年发病率为 3% ~5%，常发生于有进展期纤维化或硬化者，提示 HCV 本身有直接致癌能力。HBV、HCV 引发肝癌的过程十分复杂，但已研究得比较清楚。

HBV 导致肝癌的发生有多方面的机制，不仅在癌基因的激活和抑癌基因的失活方面产生影响，也间接通过肝细胞损伤和再生起作用，其中 HBV 与 DNA 的整合可能产生巨大作用。因此，HBsAg 也可能成为肝癌治疗的靶点。利用基因工程技术制备出人源性抗 HBs Fab 抗体，与 HBV 阳性的肝癌细胞具有很好的结合活性，动物实验显示其可在裸鼠和人肝癌组织中浓聚。HBsAg 相关抗体可能也会成为肝癌治疗的靶点之一。近来发现，丙型肝炎病毒与淋巴瘤尤其是胃肠道低度恶性淋巴瘤之间有着较密切的联系。

3. T 细胞白血病–淋巴瘤病毒

人类嗜 T 淋巴细胞 Ⅰ 型病毒（HTLV-1）是人类 T 淋巴细胞白血病、淋巴瘤的病原体，而且与人类某些肿瘤和自身免疫性疾病相关，近来又发现其与某些神经系统疾病有关，如进行性肌无力。

4. 人乳头状瘤病毒

与人乳头状瘤病毒（human papilloma virus，HPV）感染有关的肿瘤主要是女性的宫颈癌及部分外阴癌，多数发生在有不正常性生活史的人群。美国有资料报道：有 20 个以上性伴侣的妇女几乎都感染 HPV，所以宫颈癌的发病率极高。在 HPV 中，HPV16 是主要的病原体，而且已知在引发宫颈癌的过程中除了与 HPV16 的感染有关外，还与 P21WAF 的弱表达或阴性表达及 Ki-67 的高表达有很大关系。HPV16 与 P21 蛋白表达为负相关，P21 蛋白的表达与 Ki-67 表达也为负相关。这进一步揭示了 HPV 引起宫颈癌的作用机制，并且可配合细胞学检查，对宫颈癌的早期诊断具有一定临床价值。

（张 珉）

参考文献

Jain A, Chia WK, Toh HC. 2016. Immunotherapy for nasopharyngeal cancer-a review [J]. Chin Clin Oncol, 5 (2): 22.

Peres AL, Paz ESKM, de Araujo RF, et al. 2016. Immunocytochemical study of TOP2A and Ki-67 in cervical smears from women under routine gynecological care [J]. J Biomed Sci, 23 (1): 42.

第十一章　肿瘤增殖性抗原类肿瘤标志物

此类肿瘤标志物的高表达反映肿瘤细胞处于增殖状态及提示疾病的发展、转移和预后差。检测此类肿瘤标志物有助于评估肿瘤的发展、转移和预后。

1. 增殖细胞核抗原

增殖细胞核抗原（proliferating cell nuclear antigen，PCNA）是一种细胞核内蛋白多肽，其表达与细胞周期有关，主要表达于增殖细胞的 S 期、G_1 期和 G_2 初期。其在细胞核内阳性表达的高低常作为测定细胞增殖水平的指标。在乳腺癌、前列腺癌、结肠癌、肺癌、肝癌、胃癌、一些淋巴瘤及肉瘤，采用 PCNA 免疫组化分析，显示有增殖证据，提示这些肿瘤患者更容易进展。高 PCNA 标记指数的患者无病生存率及总生存率明显下降。对于乳腺癌，PCNA 阳性表达与组织学分级、类型和肿瘤复发呈正相关，与生存期呈负相关，但与肿瘤大小无关。

2. Ki-67

Ki-67 与 PCNA 一样，为细胞增殖标志物，与有丝分裂数及肿瘤分级相关。Ki-67 增殖指数高低与肿瘤的分化程度、浸润、转移及预后密切相关，高 Ki-67 标记指数的患者生存率明显下降。Ki-67 抗原依赖于细胞生长周期，位于染色质支架及核仁外层的周围，Ki-67 增殖指数与 H–胸腺嘧啶或 5–溴脱氧尿苷结合密切相关，因而认为 Ki-67 是一种简单、可依赖的评价细胞增生行为的因素。

3. 细胞周期素（蛋白）与细胞周期蛋白依赖性蛋白激酶

细胞周期是高度有序的调控过程，参与细胞周期调控的主要因子有 cyclins、CDKs 和 CDK 抑制蛋白（CKIs）。如果某一因子发生改变或异常，细胞则逃脱生长控制，出现恶性表型。目前已发现的 cyclin 家族成员有 cyclin A ~ H。cyclin A ~ B 主要出现于 G_2/M 期，cyclin D、E 主要出现于 G_1/S 期，cyclin D 在 G_1 期的中晚期发挥重要作用，cyclin E 在 G_1/S 交界处达到高峰。

（1）G_1 期的 cyclin-CDK：G_1 期表达的周期素为 cyclin C、D（D1、D2、D3）和 E。cyclin D 与 CDK4（及 CDK2、CDK5、CDK6）结合成活性的蛋白激酶复合物，对细胞通过 R 点（G_0/G_1）过渡有重要作用。cyclin E 与 CDK2 形成复合物 G_1/S 过渡。cyclin D1 的高表达可以识别侵袭性白血病性淋巴组织增生病。有研究认为，可以根据 cyclin D1 的表达与否，从未分类的慢性淋巴细胞增生症（CLD）中识别出一组侵袭性 CLD，它与套细胞白血病相似。建议在研究非典型慢性淋巴细胞白血病时，应常规采用现有方法测定 cyclin D1 的表达。

（2）S 期和 M 期的 cyclin-CDK：cyclin A-CDK2 驱动细胞通过 S 期，cyclin B-cdc2 驱动 G_2/M 期过渡，cyclin D1 在恶性肿瘤中常高表达，通过 CDK4 的作用导致肿瘤的发生和发展，cyclin D1 高表达的患者化疗疗效差。cyclin D3 作为 CDK4 和 CDK6 的调节亚基，在

G_1 期调节细胞周期进程，还与细胞生长、细胞分化、转录调节和凋亡有关。

4. 蛋白激酶

在细胞分化的信号转导因子中，含有大量的蛋白激酶（protein kinase，PK），成为一个家族体系。其中蛋白酪氨酸激酶十分重要，目前至少已有近60种，分属于20个家族的受体酪氨酸激酶被识别。所有受体酪氨酸激酶都属于Ⅰ型膜蛋白，其分子具有相似的拓扑结构：糖基化的胞外配体结合区、疏水的单次跨膜区，以及胞内的酪氨酸激酶催化结构域和调控序列。它们可催化ATP上的磷酸基转移到蛋白质酪氨酸残基上使其磷酸化，导致转导支路的活化，从而影响细胞生长、增殖和分化。而许多肿瘤细胞中酪氨酸激酶活性异常升高，超过50%的基因及其产物具有蛋白酪氨酸激酶活性，它们的异常表达将导致肿瘤的发生。此外，该酶的异常表达还与肿瘤转移、肿瘤新生血管、肿瘤对化疗耐药有关。研究能阻断或修饰由信号转导失常引起肿瘤或良性疾病的选择性蛋白激酶抑制剂，被认为是有希望的药物开发途径。目前已经发现了一些蛋白激酶抑制剂和针对不同蛋白激酶ATP结合位点的小分子治疗剂，并已进入临床研究。

5. 生长因子及其受体

生长因子及其受体（growth factor and receptor）对肿瘤的发生、发展起着十分重要的作用。

（1）表皮生长因子（epidermal growth factor，EGF）：是一种广泛存在于人体分泌物和体液中的小分子多肽，分子质量为6 kDa，3个二硫键结构使之具有高度的热稳定性，EGF能刺激和维持许多细胞类型增生，并参与肿瘤的形成，在肿瘤的发生过程中起促进作用。

（2）表皮生长因子受体（epidermal growth factor receptor，EGFR）：属于受体型酪氨酸蛋白激酶，包括EGFR、ErbB-2、ErbB-4等成员，能够与EGF及TGF-α等配基结合。当机体发生肿瘤时，往往发现EGFR的表达高。EGFR在头、颈、卵巢、子宫颈、膀胱和食管肿瘤、乳腺癌、结直肠癌、胃癌和子宫内膜癌中都可作为预后指标，EGFR升高常与肿瘤患者的生存时间缩短相关。

（3）血管内皮细胞生长因子（vascular endothelial growth factor，VEGF）：见第八章。

（4）血管内皮细胞生长因子受体（vascular endothelial growth factor receptor，VEGFR）：属于受体酪氨酸激酶，家族成员包括VEGFR-1（Flt-1）、VEGFR-2（KDR/Flt-1）和VEGFR-3（Flt-4）等，VEGF通过与VEGFR结合发挥生物学功能，通过相关信号转导途径调控肿瘤的发生、生长和转移。VEGF与VEGFR是肿瘤治疗的重要靶点，可抑制内皮细胞管状形成，显著性抑制肿瘤血管生成。抗血管生成药物具有作用迅速、疗效高、不良反应小、一般不易产生耐药性等优点，是近年来抗肿瘤研究的热点。

（5）血小板源生长因子（plateled-derived growth factor，PDGF）及受体（platelet-derived growth factor receptor，PDGFR）：PDGF由α和β两个链构成二聚体，PDGF的α、β链分别与PDGFRα/β结合而发挥作用。PDGF可由激活的血小板、巨噬细胞、内皮细胞、平滑肌细胞及肿瘤细胞产生。PDGF可刺激平滑肌细胞、成纤维细胞和单核细胞的增生、分裂和运动。PDGFR主要表达于成纤维细胞、平滑肌细胞中，同时也在肾、睾丸、脑等多种组织中表达。PDGFR 与肿瘤发生密切相关，在胶质母细胞瘤、黑色素瘤、脑膜瘤、神经内分泌肿瘤、卵巢癌、前列腺癌、肺癌和胰腺癌中存在 PDGF/PDGFR 的自分泌环路，并与肿瘤的发生、发展有着极其密切的关系。此外，PDGFR 的酪氨酸激酶区和 Tel 基因发生 T（5：12）染色体易位，形成融合蛋白 Tel-PDGFR，在慢性粒性单核细胞白血病患者的细胞中大量表达。

（6）成纤维细胞生长因子（fibroblast growth factor，FGF）：见第八章。

（7）成纤维细胞生长因子受体（fibroblast growth factor receptor，FGFR）：在内皮细胞和多种肿瘤细胞中均有表达。FGFR 家族成员包括 FGFR1（flg）、FGFR2（bek）、FGFR3、FGFR4。这一受体家族蛋白结构在细胞外段含有 3 个免疫球蛋白样的结构域和一段酸性残基序列，在胞内段酪氨酸激酶区含有一段亲水内含子。FGF 在肝素硫酸糖蛋白的协同下与 FGFR 形成二聚体。

（8）肝细胞生长因子（hepatocellular growth factor，HGF）：又名分散因子，是重要的肝再生介质之一。血清 HGF 水平反映慢性丙型肝炎与肝硬化患者的肝肿瘤发生状态。因此，血清 HGF 浓度是诊断 HCC 有效的肿瘤标志物之一。血清 HGF 浓度升高伴随 HCC 累及区域的增多。HGF 浓度高的患者的 HCC 累积发病率显著高于低 HGF 浓度的患者。多变量分析显示，血清高 HGF 浓度是发生肝细胞肝癌的最重要危险因素。

（9）肝细胞生长因子受体（hepatocellular growth factor receptor，HGFR）：也称 C-MET，是主要的癌基因酪氨酸激酶受体，主要表达在健康的上皮细胞上。C-MET 的自然配体是肝细胞生长因子/分散因子（HGF/SF），被其配体激活后可产生广泛的细胞反应，包括增殖、存活、血管生成、创伤愈合、散射、游走、入侵和器官发生。C-MET 与 HGF/SF 在乳腺癌、结肠癌、胃癌、前列腺癌等多种肿瘤中共表达，C-MET 的高表达、HGF/SF 的上调与这些肿瘤的转移和复发密切相关，已有研究表明，C-MET 极有可能成为诊断肿瘤转移和评价预后反应的重要指标。进一步分子机制研究表明，HGF/SF 能够诱导 β 连环蛋白的酪氨酸磷酸化，融化肿瘤细胞间的黏附，从而促进细胞运动。HGF/SF 还可以诱导尿激酶及其受体表达，从而激活信号通路，引起胞外基质的降解。蛋白酶降解胞外基质，破坏细胞黏附，提高细胞运动性是肿瘤细胞侵袭的关键。在结直肠癌中 C-MET 的 mRNA 拷贝数的增加与癌的侵袭深度相关。另外，它在乳腺癌中的表达增加与生存时间短相关，而且相对于 HER2，EGFR 和激素受体状态是独立的预后指标。总之，C-MET 的不适当表达和过度表达都参与转移和侵袭并与较差的临床转归相关。由于 C-MET 在肿瘤的发展和转移中起一定的作用，所以现在已成为药物治疗很有潜力的研究对象。

6. 环氧合酶

环氧合酶（cyclooxygenase，COX）是一种细胞膜蛋白，为花生四烯酸生物合成前列腺素（prostaglandin，PG）的限速酶。COX 有两种同工酶：COX-1 和 COX-2，COX-1 在人体大多数组织中持续表达，不易受外界因素的影响，抑制 COX-1 可能成为预防和治疗最常见且致命形式的卵巢癌的一种方法。COX-1 的抑制能够减缓卵巢癌小鼠模型中的上皮型肿瘤的生长。COX-1 在人类上皮型卵巢肿瘤中发生高表达，并促进血管生长；而 COX-2 在肾、结肠和脑组织中有少量的表达。在各种细胞因子、生长因子及癌基因的诱导下，COX-2 的含量可以呈数十倍的增加，COX-2 的高表达是导致癌症发生的独立因素。COX-2

的表达与诱导肿瘤发生相关。COX-2 诱导肿瘤生长和肿瘤细胞恶变的机制包括：抑制细胞凋亡；增加血管新生；增强细胞浸润能力；诱发炎症和免疫抑制；促进癌前病变向癌的转变。COX-2 的高表达与大肠癌、胃癌、肝癌、乳癌、肺癌等多种肿瘤密切相关，且COX-2 高表达者具有更强的侵袭性和转移倾向，提示预后不良。

7. 前列腺素-E2

全身许多组织细胞都能产生前列腺素（prostaglandin，PG）。PG 是由一类不饱和脂肪酸组成，存在于动物和人体中，具有多种生理作用的活性物质。PG 的化学本质是由一个五元环和两条侧链构成的二十碳不饱和脂肪酸。按其结构可分为 A、B、C、D、E、F、G、H、I 等类型，各类型又分为若干亚型。不同类型的 PG 具有不同的功能，PG 对内分泌、生殖、消化、血液、呼吸、心血管、泌尿和神经系统均有作用。PGE_2 能促进肿瘤、肿瘤血管的生长及肿瘤转移。

8. 组织蛋白酶 D

组织蛋白酶（cathepsin，Cath）A ~ Z 是一个家族，大部分为半胱氨酸蛋白酶，其余的是天冬氨酸或丝氨酸蛋白酶。Cath D 分子质量为 52 kDa，为天冬氨酶蛋白酶，受雌激素和一些生长因子的直接调节。正常组织中即有低浓度的 Cath D 存在。Cath D 在溶酶体被分解且积聚起来，当 Cath D 高表达时，可造成溶酶体靶通道的过度负荷，导致溶酶体酶的释放，从而促进有丝分裂、基膜和细胞外基质的溶解，加速癌细胞的生长和转移。Cath D 在子宫内膜癌、胃癌等恶性肿瘤中的表达水平与肿瘤大小、分化程度、转移和预后有密切的关系，Cath D 高表达的恶性肿瘤多生长快、分化程度差、易发生转移和预后差。Cath D 可成为消化系统、乳腺、肝、子宫等部位癌症转移发生和评估预后的重要标志物。

9. 自分泌运动因子

自分泌运动因子（autocrine motility factor，AMF）是一种分子质量为 55 ~ 66 kDa 的热溶蛋白质，它是一个家族，通过与其受体（AMFR）作用而刺激细胞运动，AMFR 是一个分子质量为 78 kDa 的糖蛋白。研究证实，AMF 受体 gp78 的表达直接与肿瘤的转移能力有关，人癌标本中的 gp78 表达与临床病理特征和预后有关。有研究表明，gp78 表达阳性的食管癌，其表达与肿瘤生长方式、肿瘤大小有关，且淋巴结转移率较高，说明与 AMFR 相关的肿瘤细胞运动促进了肿瘤的生长与转移。有淋巴转移的大肠癌，其 gp78 表达率明显增高，gp78 阳性患者的 5 年生存率明显低于阴性者。

10. DNA 多聚酶

DNA 多聚酶（DNA-pol）是细胞内 DNA 复制和修复过程中必需的一类酶。当细胞受到损伤时，即会本能地进行修复，修复的方式有 3 种，即光修复（photo-repair）、切除修复（excision repair）和重组修复（recombination repairing）。光修复是低等生物的 DNA 损伤修复的方式。无论切除修复或重组修复，都需要 DNA-pol 的参与，将切除后的两端或重组后母链中的缺口重新连接起来。或将经引物酶初步聚合的核苷酸小链，进一步聚合成

DNA 长链。肿瘤细胞是生长特别旺盛的细胞，DNA-pol 的含量也较正常细胞为多，因此可以作为肿瘤标志物。末端脱氧核苷酰转移酶（Tdt）是 DNA 多聚酶的一种，出现在急性淋巴细胞性白血病患者的原始细胞中。

11. 肿瘤特异性生长因子

肿瘤特异性生长因子（tumor specific growth factor，TSGF）又名肿瘤相关物质，由糖类物质构成的糖脂、糖蛋白、寡聚糖等几种小分子组合在一起，合称为 TSGF，它广泛分布于细胞内外和各种体液中，在细胞发生癌变时由于代谢紊乱可引起体液中的含量升高，是国际公认的肿瘤标志物；也由于其瘤种特异性低而适用于普查筛选。由于 TSGF 含量在肿瘤早期血清中即会明显升高，这一特性使其成为广谱恶性肿瘤早期辅助诊断的理想指标，可以简便、快速地用于恶性肿瘤早期辅助诊断，对疗效观察、人群查体亦有很高的应用价值。通过 TSGF 检测可筛选出的不同瘤种、不同脏器的常见恶性肿瘤多达几十种，表明 TSGF 是恶性肿瘤的广谱标志物。TSGF 对恶性肿瘤血管增生起重要作用。在肿瘤形成早期即明显升高，并随着肿瘤的形成和增长逐渐释放到外周血液中，这是恶性肿瘤及其周边毛细血管大量扩增的结果。TSGF 对癌症早期检测具有一定的优势，在人群防癌健康检查中应用 TSGF 的检测及动态跟踪，可有效排除假阳性的干扰，提高检测的准确性，以发现无任何症状的早期癌症或早期复发癌症患者。

患者经放、化疗后，无效或恶化者血清 TSGF 水平持续升高，而有效者 TSGF 含量显著降低，但下降的幅度与肿瘤缩小的程度（CR、PR 或 SD）无明显相关性，推测尽管肿瘤缩小程度不同，但瘤细胞均不再增殖、分泌和释放 TSGF，血清中原有的 TSGF 同步代谢降低是 TSGF 降低的原因，因此 TSGF 不能作为疗效分级评价指标。不同种类的恶性肿瘤间血清 TSGF 含量显著升高差异不明显，良性肿瘤与健康人群间无显著差异，所以 TSGF 是良、恶性肿瘤的鉴别指标。急性炎症、胶原病等良性疾病会出现一过性的 TSGF 值升高，经治疗或自然康复，TSGF 值会随之下降，而癌症患者 TSGF 复查值呈现持续阳性，通过短期跟踪检测，即可排除假阳性干扰。

12. 乳腺癌黏蛋白

乳腺癌黏蛋白（breast cancer mucin，BCM）为多形上皮黏蛋白 1，产生于乳腺癌细胞，是一种糖基化的细胞表面糖蛋白，它的异常改变与肿瘤细胞间聚集性降低有关。乳腺癌细胞多形上皮黏蛋白 1 在细胞膜的异常分布及表达升高，可促使癌细胞间相互排斥而易于向周围侵袭生长，但该异常表达可能与其淋巴转移关系不大。对乳腺癌的诊断具有特异性。

13. β 连接素

β 连接素（β-catenin，β-CN）又名 β 连环蛋白，是一种与跨膜黏附分子钙黏着素（E-cadherin）相连的胞内特异蛋白。近年来结直肠癌研究进展之一就是证实了 APC-β-catenin-Tcf/Lef 通路改变在绝大多数结肠癌、直肠癌发生中具有重要作用。β-CN 作为该信号转导通路的关键分子受到关注。β-CN 有信号转导和细胞黏附两大功能。当进入胞核内与 Tcf/Lef 结合形成复合物起转录因子作用时，引起下游与细胞增殖相关基因表达，促进细胞增殖，起信号转导作用。β-CN 氨基端与 α 链接素结合，后者又与肌动蛋白细胞骨架系统相连。与 E-钙黏着素结合影响细胞的运动性和黏附性，起着黏附分子的作用，并以复合体形式存在于各类上皮和某些实质细胞中，介导细胞间连接。近年来研究发现，β-CN 作为一种关键性 Wnt 蛋白，与 APC 及 GSK-3β 复合、解离、胞质积累、入核，作用于核内转录因子 TCF 及 LEF 家族，促进基因转录，或刺激增殖，或抑制凋亡，从而认为 β-CN 是一种癌基因。其致癌机制可能是发生在氨基端的突变使变异的 β-CN 大量积累而激活了转录因子。关于癌细胞胞质内 β-CN 表达增加的原因，目前的看法主要是其降解减缓，而非生成增加。影响 β-CN 降解的因素有 Wnt 信号的增强、APC 基因的突变及 β-CN 本身的突变等。Wnt 信号的增强可以抑制 APC 对 β-CN 的降解作用。此外，也有报道发现，3 个大肠癌细胞系中均有 β-CN 表达的增强，认为大肠癌细胞的增殖与转化与 β-CN 靶基因的持续转录关系密切，β-CN 的靶基因可能就是大肠癌的癌基因。β-CN 与肿瘤病理分级呈负相关，提示可以将 β-CN 作为分化差、易浸润转移的标志物。β-CN 的表达还与 AFP 表达相关，可以协同原发性肝癌的临床诊断，手术标本中 β-CN 的表达情况可以作为判断患者预后的一个指标。还有报道称，核内 β-CN 水平低与局限性前列腺癌患者的预后更差有关，甚至是在 PSA 水平最低的患者中<10 μg/L，β-CN 的低水平仍有预测意义。

14. 高迁移率族蛋白

高迁移率族蛋白（high mobility group protein，HMG）是 40 多年前就被发现的核内蛋白，因在聚丙烯酰胺凝胶电泳（PAGE）中的高迁移能力而得名。HMG 包括 3 个家族，即 HMGA、HMGB、HMGN，它们均能结合 DNA 并使之扭曲，对肿瘤的发生有促进作用。人类肿瘤中常可见到 HDM2 和 CDK4 两种原癌基因与 HMGA2 表达量上升。当 HMGA 和 HDM2、CDK4 两种原癌基因共同表达时，HMGA 的增殖活性反而被抵消。

细胞老化相关异染色质位点（SAHF）作为一种染色质“缓冲剂”，可以通过有丝分裂转录因子抑制或增加相关基因的活性。衰老的细胞常常聚集 SAHF 以维持稳定状态。研究发现，衰老纤维原细胞的染色质上有高迁移率蛋白 A（HMGA）聚集，HMG 是 SAHF 的重要结构组成部分。HMGA 蛋白与 P16INK4a 肿瘤抑制因子一起作用，能够促进 SAHF 形成，并且通过抑制增殖相关基因的活性使细胞停止增殖，维持衰老状态。

15. 神经细胞黏附分子

神经细胞黏附分子（neural cell adhesion molecule，NCAM）是一种糖蛋白，是指由细胞合成、存在于细胞膜或胞外、可促进细胞黏附的一大类分子的总称。它能介导细胞与细胞及细胞与细胞外基质间的相互作用，在细胞的识别及转移、肿瘤的浸润与生长、神经再生、跨膜信号转导、学习和记忆等方面起着一定的作用，并在胚胎发育、伤口愈合、病毒感染、肿瘤转移等方面起作用。生长因子、肿瘤激活因子、激素等都能影响各种 CAMs 的合成。NCAM 在正常脑组织中全部表达，但在星形细胞瘤中Ⅰ～Ⅱ级、Ⅲ级、Ⅳ级组阳性表达率分别为 95.0%、38.9%、20.0%，阳性细胞表达程度随肿瘤恶性程度的增高反而降低。NCAM 这种表达下调，提示 NCAM 表达减少参与肿瘤的生物恶性发展。在胶质瘤中，Ⅰ～Ⅱ级、Ⅲ级、Ⅳ级 NCAM 阳性表达率分别为 95.2%、52.6%、18.2%，和星形细胞瘤一样与 PCNA 指数呈负相关。它的低表达是高度恶性胶质瘤的标志之一。

16. 存活蛋白

存活蛋白（survivin）是 *IAP* 基因家族的一个新成员，是经效应细胞蛋白酶受体 1（EPR-1）cDNA 从人类基因组库的杂交筛选中分离出来的。

存活蛋白位于染色体的 17q25，长度为 75～130 kb，由 1.9 kb 的 mRNA 转录和编码。存活蛋白是一个由 142 个氨基酸组成的蛋白，它仅含有单一的 BIR 功能区，没有环指结构。存活蛋白表达于胚胎和发育的胎儿组织，在分化的成人组织中不能见到，这有利于胚胎与胎儿组织的稳定和分化。存活蛋白属于防止细胞自我破坏（即凋亡）的蛋白质。这类蛋白质主要通过抑制凋亡酶（caspase）的作用来阻碍其把细胞送上自杀的道路。存活蛋白只在快速分裂的细胞——胎儿细胞和癌变细胞中具有活性；对于健康的成人，存活蛋白基因显然是“关闭”的，但会在癌变的细胞重新“打开”。这样，存活蛋白使本应自毁的癌细胞通过了检查关口。一旦癌细胞通过了检查关口，它们就能自由进行分裂和复制了。

存活蛋白在人类各种肿瘤组织癌细胞中含量都很丰富，体内外研究表明，存活蛋白可在多种转化细胞系中表达，并见于所有人类最常见的肿瘤组织，包括肺癌、结肠癌、胰腺癌、前列腺癌和乳腺癌；在约 50% 高分化的非霍奇金淋巴瘤中亦有表达，但在低分化淋巴瘤不表达。34.5% 的胃癌组织表现不同程度的阳性（20%～100%），其表达与 P53 的表达呈正相关，而与胃癌凋亡指数呈负相关。存活蛋白的表达程度与病期进展和不良组织学相一致，可作为预后不良的标志之一。大肠癌组织中的总表达率为 53.2%，而且阳性表达与 Bcl-2 的表达及凋亡指数减少密切相关，在 Bcl-2 阴性而仅存活蛋白阳性时，即引起凋亡指数显著下降。研究显示，凋亡指数低者预后明显差于凋亡指数高者，提示单一存活蛋白或其与 Bcl-2 协同所引起的凋亡抑制是大肠癌患者预后不良的重要参数。

（王旭光）

参考文献

Akrami H, Aminzadeh S, Fallahi H. 2015. Inhibitory effect of ibuprofen on tumor survival and angiogenesis in gastric cancer cell [J]. Tumour Biol, 36 (5): 3237-3243.

Cumpanas AA, Cimpean AM, Ferician O, et al. 2016. The involvement of PDGF-B/PDGFRbeta axis in the resistance to antiangiogenic and antivascular therapy in renal cancer [J]. Anticancer Res, 36 (5): 2291-2295.

Elimova E, Wadhwa R, Shiozaki H, et al. 2015. Molecular biomarkers in gastric cancer [J]. J Natl Compr Canc, 13 (4): e19-29.

Hu Y, Wang JL, Tao HT, et al. 2013. Expression and significance of TSGF, CEA and AFP in patients before and after radical surgery for colon cancer [J]. Asian Pac J Cancer Prev, 14 (6): 3877-3880.

Kwon Y, Godwin AK. 2016. Regulation of HGF and c-MET interaction in normal ovary and ovarian cancer: importance of targeting c-MET and HGF interaction [J]. Reprod Sci.

Lim J, Ryu JH, Kim EJ, et al. 2015. Inhibition of vascular endothelial growth factor receptor 3 reduces migration of gastric cancer cells [J]. Cancer Invest, 33 (8): 398-404.

Lin KY, Cheng SM, Tsai SL, et al. 2016. Delivery of a survivin promoter-driven antisense survivin-expressing plasmid DNA as a cancer therapeutic: a proof-of-concept study [J]. Onco Targets Ther, 9: 2601-2613.

Maynadier M, Farnoud R, Lamy PJ, et al. 2013. Cathepsin D stimulates the activities of secreted plasminogen activators in the breast cancer acidic environment [J]. Int J Oncol, 43 (5): 1683-1690.

Peres AL, Paz ESKM, de Araujo RF, et al. 2016. Immunocytochemical study of TOP2A and Ki-67 in cervical smears from women under routine gynecological care [J]. J Biomed Sci, 23 (1): 42.

Sassa A, Ohta T, Nohmi T, et al. 2011. Mutational specificities of brominated DNA adducts catalyzed by human DNA polymerases [J]. J Mol Biol, 406 (5): 679-686.

Tsimafeyeu I, Ludes-Meyers J, Stepanova E, et al. 2016. Targeting FGFR2 with alofanib (RPT835) shows potent activity in tumour models [J]. Eur J Cancer, 61: 20-28.

Wang B, Yeh CB, Lein MY, et al. 2016. Effects of HMGB1 polymorphisms on the susceptibility and progression of hepatocellular carcinoma [J]. Int J Med Sci, 13 (4): 304-309.

Wang K, Wu X, Wang J, et al. 2013. Cancer stem cell theory: therapeutic implications for nanomedicine [J]. Int J Nanomedicine, 8: 899-908.

Xue L, Zhu Z, Wang Z, et al. 2016. Knockdown of prostaglandin reductase 1 (PTGR1) suppresses prostate cancer cell proliferation by inducing cellcycle arrest and apoptosis [J]. Biosci Trends, 10 (2): 133-139.

Zheng H. 2016. Influencing COX-2 activity by COX related pathways in inflammation and cancer [J]. Mini Rev Med Chem, 16 (15): 1230-1243.

第十二章　抑制性抗原类肿瘤标志物

抑制性抗原类肿瘤标志物的高表达常反映肿瘤的发生受到抑制或肿瘤细胞处于抑制状态，并提示疾病的发展受到抑制。

1. 肿瘤坏死因子-α

人的单核细胞受内毒素刺激后，可释放出一种物质，能使实验肿瘤和恶性肿瘤患者的肿瘤坏死，因而被称为肿瘤坏死因子（tumor necrosis factor，TNF）。TNF 为复合物，其中以 TNF-α 最具活性。

TNF-α 是一种多功能细胞因子，具有广泛的生物学特性，其最显著的活性特征是在体内外特异性地杀伤肿瘤细胞，而对正常细胞无明显毒性作用。目前普遍认为，TNF-α 主要通过诱导肿瘤细胞凋亡、破坏肿瘤组织血管、介导免疫调节及对放化疗的增敏等产生抗肿瘤作用，是迄今为止所发现的抗肿瘤活性最强的细胞因子之一。TNF-α 的生物活性还参与炎症和发热反应的作用，在针对微生物感染的炎症反应过程中发挥关键性作用。主要表现为促使白细胞在炎症局部聚集、活化炎性白细胞，杀伤微生物，并可促进病毒感染细胞的杀伤。血液中 TNF-α 浓度增高可作为预测肿瘤以及某些感染性疾病（如脑膜炎球菌感染）预后的参考因素之一，也常见于自身免疫病。

天然的 TNF-α 全身用药不良反应严重，临床应用受到极大限制。有研究者利用自己培养成功的鼻咽癌细胞株 CNE3 研究 TNF-α 的体内外抗鼻咽癌作用，发现 TNF-α 具有杀伤 CNE3 细胞功能，除直接杀死癌细胞外，还可损伤血管内皮，造成瘤内血管内凝血，使瘤块缺血坏死，而白细胞介素-2（IL-2）除加强 TNF-α 作用外，还介导抗瘤免疫，两者瘤内注射，可减少用量，减少毒副作用。

2. 细胞周期素依赖性蛋白激酶抑制物

与细胞周期依赖蛋白（CDKs）相反，细胞周期素依赖性蛋白激酶抑制物（CKIs）通过与 CDKs 结合而抑制激酶活性，在细胞周期中起负调控作用。CKIs 一般按其分子量命名，分类如下：

（1）Kip/Cip 家族：包括 3 种结构相关蛋白 P21、P27、P57，特点是能结合并抑制大多数 cyclin-CDK 复合物。P21（WAFI/CIP1）可被 P53 诱导转录，P21 抑制 cyclin D1-CDK4 和 cyclin E-CDK2，参与由于 DNA 损伤诱导的 P53 介导的细胞周期停止。P27 参与血清去除、接触抑制、TGF-β 等导致的细胞周期停止。P57 与 cyclin-CDK 复合物结合，阻止细胞由 G_1 期进入 S 期，从而抑制细胞周期的进行。

（2）INK4 蛋白家族：包括 4 种相关蛋白 P16、P15、P18、P19。特点为 INK4 是 cyclin D-CDK4 和 cyclin D-CDK6 的专一性抑制剂，并与 CDK 单体结合。P15 可能参与 TGF-β 诱导的细胞周期，停止于 G_1 期。关于上述细胞周期调节因子与肿瘤的关系：①*cyclin*和 *CDKs* 可能为原癌基因，其突变或高表达可导致细胞转化；②*CKI* 可能是广谱的肿瘤抑制基因，其失活导致 CDK 活性失调。

3. 血管抑制素

肿瘤细胞能分泌一系列细胞生长因子，刺激血管生长。然而，许多恶性肿瘤还形成血管的抑制因子，如 angiostatin、糖蛋白 G 等。

继 1994 年从小鼠 Lewis 肿瘤细胞中分离出的 38 kDa 的具有肿瘤血管内皮细胞生长抑制作用的 angiostatin 后，1997 年 OReilly 又从小鼠血管内皮细胞瘤中分离到一种新的 20 kDa且具有特异抑制血管内皮细胞生长的抑制因子 endostatin。该物质在小鼠中对肿瘤诱导的血管生成具有几乎完全的抑制作用，显示出很强的抗肿瘤活性。现已明确，endostatin 在结构上是 collagen ⅩⅧ球形末端部分中 22 kDa 的 132～315 肽段。现已证实，直接肌内注射 endostatin 表达质粒可以降低肿瘤血管形成 3 倍以上，可以抑制 65% 的实验性角膜新生血管诱导生长，对肿瘤的转移和原发性种植肿瘤具有抑制作用。重组的复性或非复性的 endostatin 在小鼠中几乎完全抑制种植已达 100～200 mm^3 大小的 Lewis 肺癌、T241 纤维肉瘤、Eoma 血管内皮细胞瘤、B16F10 黑色素瘤的生长，原发性肿瘤消退至显微镜可见的休眠期。免疫组化证实肿瘤血管形成被阻断，肿瘤细胞的凋亡指数提高 7 倍。

血管生成抑制药还有：TNP-470、苏拉明、夫马菌素及 γ-干扰素等，它们以不同的机制作用于血管内皮细胞，对肿瘤血管生成起负调控作用。

4. 转化生长因子 β1

转化生长因子（TGF）是一类功能十分复杂的肿瘤标志物，也是一个超级家族，包括 TGF-α 和 TGF-β。TGF-β 又是一个家族，包括 TGF-β、骨形成蛋白（BMP）、活化素（activin）、Nodal 蛋白等。TGF-β 本身就是一组生长因子，包括转化生长因子 β1～3，与很多生长因子不同，转化生长因子具有刺激生长和抑制生长两方面功能。

TGF 对上皮细胞生长有抑制活性，而对成纤维细胞、平滑肌细胞的生长在低浓度时具有促进作用，在高浓度时具有抑制作用。所有这些功能都说明，TGF-β 在慢性炎症的纤维化过程中具有促进作用。在 TGF-β 中，TGF-β1 是其主要作用成分。TGF-β1 是分子质量为 25 kD 的同质二聚体多肽，以前体形式分泌，单体形式存在，经激活后形成二聚体时获得有生物活性的 TGF-β1。它是负性生长因子，可抑制肝细胞生长和 DNA 复制。目前已知 TGF-β1 至少有 9 种不同类型受体，其中Ⅱ型受体（TGF-βRⅡ）传导 TGF-β1 对细胞的增殖抑制信号。关于 TGF-β 功能的研究很多，以往认为主要通过下调 Bcl-2 的表达，在体内外均可抑制细胞增殖，引起细胞凋亡，尤其是抑制血管内皮细胞的生长。但后来发现，在体外 TGF-β1 能促进内皮细胞存活和血管网形成，目前认为 TGF-β1 具有双重作用，既能抑制细胞的生长分化，也能抑制细胞的凋亡。TGF-β1 在凋亡过程中的作用还不是很明确，主要作用于 Smad 家族，也作用于 JNK、P38MAPK、Akt、NF-κB 信号途径和死亡受体 Fas、TNF 信号途径，以及受 Bcl-2 调节的线粒体凋亡途径，通过调节不同信号途径起到促进或抗凋亡的作用。CD105 是 TGF-β1 的受体，是内皮细胞标志物，血管发生时大量表达，与缺氧引起的血管形成有关。缺氧激活 CD105 启动子，诱导微血管内皮细胞的 *CD105* 基因表达，膜型和分泌型 CD105 蛋白合成增加。CD105 与 TGF-β1 结合抗缺氧诱导的内皮细胞凋亡，促进血管形成。

（刘春英）

参考文献

Baghy K, Tatrai P, Regos E, et al. 2016. Proteoglycans in liver cancer [J]. World J Gastroenterol, 22 (1): 379-393.

Kim CW, Go RE, Lee HM, et al. 2016. Cigarette smoke extracts induced the colon cancer migration via regulating epithelial mesenchymal transition and metastatic genes in human colon cancer cells [J]. Environ Toxicol.

Li D, Fu J, Du M, et al. 2016. Hepatocellular carcinoma repression by TNFalpha- mediated synergistic lethal effect of mitosis defect- induced senescence and cell death sensitization [J]. Hepatology, 64 (4): 1105-1120.

Wang AS, Chen CH, Chou YT, et al. 2016. Perioperative changes in TGF- beta1 levels predict the oncological outcome of cryoablation- receiving patients with localized prostate cancer [J]. Cryobiology, 73 (1): 63-68.

第十三章　单核苷酸多态与肿瘤标志物

人类基因组计划研究成果表明，不同个体的基因都是一样的，但在序列上有极小的遗传差异即遗传多态（genetic polymorphism），其中最主要的是单核苷酸多态（single nucleotide polymorphism，SNP）。所谓单核苷酸多态是指特定的核苷酸遗传变异在人群中出现频率>1%，它与“种系突变”（germline mutation）在概念上的区别在于种系突变在人群中出现的频率远远<1%。一般来说，种系突变存在于引起稀有遗传性疾病的基因编码序列，而SNP存在于整个基因组且出现的频率约为每600个碱基对就有1个SNP。人类基因组中至少有300万个SNP。研究表明，基因编码序列的SNP往往引起基因产物氨基酸的改变；非编码序列的SNP可影响基因表达水平。所以，这些功能性SNP可造成不同个体对疾病特别是慢性复杂性疾病易感性和对药物治疗反应性的差异。

近10年来，国内外学者在研究SNP与肿瘤易感性方面进行了大量的探索，并发现一些多态等位基因与常见肿瘤易感性相关。概括而言，这些基因主要包括：①致癌物代谢酶基因；②DNA修复基因；③针对感染源的免疫反应相关基因；④细胞凋亡及周期调控基因。最近，SNP尤其是药物通路基因的SNP与肿瘤化疗和放疗敏感性以及毒副作用的关系也成为研究的热点。因为SNP是性质稳定的DNA水平的生物标志，可用外周血淋巴细胞检测而取材容易，检测方法相对简单经济，所以学者们正在积极探讨利用SNP作为预测肿瘤发生和发展以及疗效和预后的生物标志的可能性。

第一节　单核苷酸多态与肿瘤易感性

肿瘤易感性与多种基因的单核苷酸多态性相关，包括致癌物代谢途径代谢酶基因多态性，以及DNA损伤修复基因多态性等。

一、代谢酶基因多态与肿瘤易感性

大多数环境致癌物需经过代谢激活后才有致癌作用，而代谢也可以使致癌物失去活性。因此，个体对致癌物作用的敏感性取决于代谢激活和代谢解毒的平衡。激活活性高而解毒活性低的人可能处于易感状态，相反则可能处于低风险状态。参与代谢内源性和外源性化学物质的代谢酶在人群中分布呈多型性，即酶的活性有很大的个体差异。随着分子生物学技术的发展，人们对这些致癌物代谢酶多态的分子基础有了较深入的研究和认识，发现大多数酶活性的个体差异由基因多态所引起。这些代谢酶最基本的功能是将进入人体内的亲脂性化合物转变成亲水性的产物以便排出体外。根据反应的性质一般将此类代谢分为两相：Ⅰ相代谢主要由细胞色素P450（CYP）催化，其结果是在底物中加入单氧原子（氧化反应）；Ⅱ相代谢主要是各种结合反应，如谷胱甘肽结合、葡糖醛酸结合、乙酰基结合等，分别由谷胱甘肽S-转移酶、葡糖醛酸转移酶或乙酰基转移酶催化。

CYP是一个超基因酶家族，根据其氨基酸序列的相似性，分为许多亚家族。在哺乳类动物中，*CYP* 超基因家族至少分为 14 个亚家族，包括 100 多个基因，较重要的是 *CYPA*、*B*、*C*、*D* 和 *E* 等基因家族。目前发现具有基因多态性的 *CYP* 主要有 *CYP1A1*、*CYP1A2*、*CYP1B1*、*CYP2A6*、*CYP2C9*、*CYP2C19*、*CYP2D6*、*CYP2E1*、*CYP17* 和 *CYP19* 等。大多数 CYP 存在于肝脏，但有些 CYP 则主要在肝外组织如小肠、肺、食管和脑等组织表达。不同 CYP 的分布有明显的组织差异，其多态也与人种密切相关。对于化学致癌物来说，CYP 可将无活性的前致癌物激活转变为亲电子化合物，后者可攻击细胞大分子 DNA 或蛋白质形成加合物，最终引起癌基因或抑癌基因的改变，从而导致癌变。致癌过程是一个多阶段的过程，在癌变的启动阶段，致癌物代谢酶基因多态性在决定环境致癌剂的效应中起着关键的作用，不同个体对环境中各种前致癌物的激活和解毒能力的遗传差异决定了个体对肿瘤的易感性。近年来，国内外许多实验室对致癌物代谢酶多态与癌症易患性及其机制进行了广泛的研究。

1. 细胞色素 P450

细胞色素 P450（cytochrome P450，CYP）是一个代谢酶家族，参与外源性及一些内源性物质如固醇类激素的氧化代谢。人体组织表达的 CYP 至少有 20 多种，由不同的基因编码。目前已知其中的 CYP1A1、CYP1A2、CYP1B1、CYP2A6、CYP2A13、CYP2D6、CYPZEI、CYP3A4、CYP17 和 CYP19 参与外源性和（或）内源性致癌物的代谢。

（1）*CYP1A1* 和 *CYP1A2* 基因：*CYP1A1* 定位于染色体 15q22—q24，该基因主要在人的肝外上皮组织中表达。CYP1A1 催化香烟和其他环境中广泛存在的多环芳烃类（PAHs）和芳胺类致癌物的激活，使这些化合物具有致突变性和致癌性，所以以前又称 CYP1A1 为芳烃羟化酶（arylhydrocarbon hydroxylase，AHH）。目前发现 *CYP1A1* 基因有 6 个重要的 SNP，分别被称为 m1 ~ m6，研究较多的是 ml 和 m2 多态。ml 位于 3′-端非编码区 Poly A 下游 264bp 处，为 T→C 突变，该突变可被限制性核酸内切酶 *Msp* Ⅰ识别。m2 位于外显子 7，为 A→G 突变，该突变使血红素结合区的氨基酸 462Ile 变成 462Val，*BsrD* Ⅰ可识别此变异。在高加索人中 m2 与 ml 处于完全连锁不平衡，在我国人群中这两个位点的多态也具有高度连锁不平衡。m2 和 ml 突变均使 CYP1A1 的催化活性或表达水平显著增高。m3 也位于外显子 7，为 T→C 突变。m4 是与 m2 相邻的 C→A 突变，结果导致催化活性区的氨基酸 461Thr 变为 461Asn。*CYP1A1* 变异等位基因频率有显著的种族差异，ml 和 m2 等位基因在中国人和日本人中较常见，在高加索人中则很少见，m3 多态为黑人所特有，我国汉族人中似乎没有 m4 多态。

由于 CYP1Al 在催化致癌物尤其是 PAH 的重要作用，所以其基因多态与吸烟相关性癌症，特别是肺癌的关系受到高度重视。从近几年的文献来看，ml 和 m2 多态与肺癌的研究较多。在日本人中进行的大多数研究表明，ml 和 m2 多态与肺癌尤其是肺鳞癌的风险增高显著相关，而与肺腺癌不相关。ml 变异型的肺癌风险随吸烟剂量的增大而降低，提示在低暴露剂量情况下基因型对肺癌风险的影响可能更大，但一旦暴露剂量足够大时，环境因素的作用则超过遗传作用。在高加索人中，*CYP1A1* 的 ml 和 m2 多态与肺癌风险关系的报道不一致，这可能与高加索人该基因多态频率很低有关，因为等位基因频率低需要很大的研究样本量才能得出可靠结果。关于中国人的 *CYP1A1* 基因多态与肺癌风险的研究，有若干研究因其样本量太小或研究对象为不吸烟女性或肺腺癌患者所占比例过高等偏差，所得结果很难予以评价。宋南等进行了较大样本的病例对照研究，发现 *CYP1A1* 的 ml 和 m2 多态与肺鳞癌风险增高显著相关。尤其重要的是这两个多态与吸烟有明显的相互作用，例如，携带 ml 变异基因者如果吸烟，发生肺鳞癌的风险显著高于只携带变异基因而不吸烟或只吸烟而不携带变异基因者。而且，在这个研究中他们还观察到累计吸烟剂量越高，ml 变异基因者的肺鳞癌风险越高。上述研究表明，*CYP1A1* 基因多态是中国人吸烟相关性肺癌的易感因素。

除肺癌外，*CYP1A1* m1 和 m2 多态还与头颈部肿瘤风险增高相关。研究发现，头颈部肿瘤特别是咽癌患者携带 *CYP1A1* m2 纯合子的频率显著高于对照者。携带 m1 纯合子的人发生口腔鳞癌的风险增高，尤其是在暴露于低剂量 PAH 后。此种个体如果再有解毒酶谷胱甘肽 S-转移酶 M1 基因（*GSTM1*）缺失则风险更高。携带危险基因型者的颊黏膜和上牙龈似乎是最易感的组织。此外，还有人报道 *CYP1A1* 多态与食管癌、乳腺癌和前列腺癌等风险增高相关，但有待进一步证实。总之，越来越多的研究表明，携带 *CYP1A1* 的 ml 和 m2 纯合子基因型的吸烟者发生肺癌、头颈部癌和食管癌的风险高，特别是亚洲人，因为其危险等位基因频率比高加索人种高十几倍。

CYP1A2 主要激活芳胺类和杂环胺类致癌物，这些化合物存在于食物和香烟中，与人类的肿瘤发生有密切关系。人 *CYP1A2* 基因与 *CYP1A1* 基因序列同源性约达 72%，但这两个基因所表达的组织特异性则有明显的差异。与 CYP1Al 主要表达于肝外组织相反，CYP1A2 则主要表达于肝脏，在末梢肺中只有微量的表达。*CYP1A2* 基因有若干 SNP，可能影响其诱导性和催化活性。目前对 *CYP1A2* 基因多态与肿瘤易感性关系的研究不多。然而，在吸烟者中 *CYP1A2* 和 *CYP1A1* 的诱导与 *GSTM1* 有明显的基因—基因交互作用。吸烟或摄入含杂环胺的肉类食物后，*GSTM1* 基因缺陷者或携带 *CYP1A1* m2 变异基因者肝脏的 CYP1A2 活性显著高于于非 *GSTM1* 缺陷者或携带野生型 *CYP1A1* 者。其机制可能是 *GSTM1* 缺陷使芳胺诱导剂的生物利用率增加所致。有人报道 *CYP1A2* 多态与肠癌、胃癌、肝癌、卵巢癌和前列腺癌等风险不相关，与 *CYP1A1* 基因相比，对 *CYP1A2* 基因的研究似乎更支持该基因遗传变异不影响肿瘤发生的结论。

近年来，出现了环境致癌物遗传易感性（genetic susceptibility to environmental carcinogens，GSEC）国际合作研究，将国际上十几个关联研究报告数据汇总后进行分析，目的是最大限度地增加研究样本量，减少小样本量的研究造成的结果偏差，得到更为可靠的肿瘤遗传易感性结果。此外，还有将不同研究小组对不同人种或相同人种的遗传易感性研究报道进行比较，根据比值比（ORs）进行风险度分析，即 Meta 分析。最近有关于非吸烟者 *CYP1A1* m1、m2 多态和 *GSTM1*、*GSTT1* 与肺癌风险的国际合作研究报道，将 21 个病例对照研究的 2764 例高加索人（555 病例和 2209 例对照）和 383 例亚洲人（113 病例和 270 例对照）基因分型数据汇总，发现在高加索人中 *CYP1A1* m2 多态增加非吸烟者患肺癌风险两倍，*GSTT1* 缺失增加患肺癌风险，携带野生型 *CYP1A1*、*GSTM1* 缺失和 *GSTT1* 不缺失者有保护作用。而 *CYP1A1* m1、m2 多态和 *GSTM1*、*GSTT1* 与非吸烟的亚洲人肺癌风险不相关。另外，还有一个相似的国际合作研究是收集 1991～2000 年发表的关于高加索人 *CYP1A1*、*GSTM1* 和 *GSTT1* 多态与肺癌风险的研究，汇总了 1466 个病例和 1488 个对照的基因分型数据。这项研究肯定了高加索人种 *CYP1A1* ml 多态增加患肺癌风险的结果，而且该多态与 *GSTM1* 缺失存在基因—基因交互作用。

（2）*CYP1B1* 基因：CYP1B1 在人的肾脏、前列腺、卵巢和乳腺等器官中表达，CYP1B1 催化 17-雌二醇羟基化，并参与许多环境化学致癌物如多环芳烃类和杂环胺类的代谢。目前已发现在该基因的调控区和第 3 外显子中有若干个 SNP，其中位于外显子 3 的两个突变导致该酶血红素结合区的氨基酸改变，即 432 Leu→Val 和 453 Asn→Ser。这些多态与肿瘤易感性的关系目前研究的还不多。Bailey 等报道，432 Leu→Val 多态似乎与白人女性乳腺癌风险无关，虽然 Val/Val 基因型者的乳腺癌雌激素和孕激素受体阳性居多。然而乳腺癌病例对照研究发现，携带 *CYP1B1* Val/Val 基因型的女性患乳腺癌的风险比 Leu/Leu 基因型高两倍多，此种关系在绝经后的女性中更加显著。最近，在上海市进行的包括 1135 例乳腺癌和 1235 例正常对照的大样本量研究没有发现 *CYP1B1* 432 Leu→Val 多态与乳腺癌风险相关。该研究报道的 Meta 分析结果进一步证实 *CYP1B1* 基因多态不是乳腺癌的遗传易感因素。目前几个 *CYP1B1* 多态与前列腺癌、卵巢癌和乳腺癌风险的研究均未发现有相关性，以上病例对照研究的样本量较小，可能影响研究结果的可靠性。Wenzlaff 等报道了基于人群的非吸烟者中 *CYP1A1* 和 *CYP1B1* 基因多态与肺癌风险的研究结果。该研究肯定了 *CYP1A1* ml 和 m2 多态增加患肺癌的风险，同时还发现携带至少一个 *CYP1B1* Val 等位基因的非吸烟者患肺癌的风险高约 3 倍。因为 CYP1B1 代谢雌激素和许多环境致癌物，所以其基因多态与雌激素及环境致癌物相关性肿瘤易感性的关系值得进一步研究。

（3）*CYP2A6* 和 *CYP2A13* 基因：*CYP2A6* 基因产物代谢激活若干亚硝胺类致癌物，尤其是香烟特异性亚硝胺如 4-甲基亚硝氨基-1，3-吡啶基丁酮（NNK）和 N′-亚硝基去甲基尼古丁（NNN），以及一些食物中广泛存在的 N-二甲基亚硝胺和 N-二乙基亚硝胺。CYP2A6 还参与尼古丁的氧化代谢，而尼古丁则是导致并维持吸烟依赖性的主要成分。不同个体之间 CYP2A6 酶活性差异极大，此种个体差异的原因已被证明主要是基因多态所致。基因结构分析发现 *CYP2A6* 存在若干种多态，*CYP2A6 * 2* 变异等位基因是在外显子 3 第 160 密码子的 T→A 突变，这一突变导致酶蛋白的异亮氨酸被组氨酸取代，结果使酶活性显著降低。*CYP2A6 * 3* 变异基因产生于 *CYP2A6* 与 *CYP2A7* 基因在外显子3、6 和8 之间的基因转变，这个变异也可能影响酶活性，因为其序列与 *CYP2A7* 基因相似，而后者编码的蛋白质没有活性。变异基因 *CYP2A6 * 5* 在第 479 位密码子发生 G→T 突变，产生的蛋白质不稳定。最近还发现若干种 *CYP2A6* 基因缺失变异体（*CYP2A6 * 4A-D*），携带 *CYP2A6* 缺失变异体的患者 CYP2A6 酶活性完全丧失。

CYP2A6 多态频率有显著的人种差异。据报道日本人和中国人中 *CYP2A6* 基因缺失频率较高，而其他变异基因型则较少见。不同研究者报道的中国人 *CYP2A6* 基因缺失频率不一致。鉴于 CYP2A6 在代谢亚硝胺和尼古丁中的重要性，其与吸烟行为及吸烟相关性肿瘤的关系受到重视。但从目前的若干研究来看，结果并不一致。Miyamoto 等报道 *CYP2A6* 基因缺失降低肺癌风险；London 等报道 *CYP2A6 * 2* 和 *CYP2A6 * 3* 多态与肺癌风险无显著相关，而 Tan 等却发现 *CYP2A6 * 4* 与中国人肺癌和食管癌的风险增高相关。造成研究结果不一致的原因，除了所用基因分型方法有所不同外，人种差异和特定暴露因素的差异必须加以考虑。*CYP2A6* 基因变异与吸烟行为关系的研究结果目前也不一致。Pianezza 等报道，在吸烟成瘾的人群中，至少有一个 *CYP2A6* 等位基因缺陷的频率显著低于对照组，而且携带缺陷等位基因者即使吸烟，其每日吸烟量也少于携带正常基因者。然而这一结果不能被其他研究所证实。*CYP2A6* 基因变异与吸烟行为的关系以及与吸烟相关性肿瘤易感性的关

系有待进一步阐明。有关于消化道肿瘤与 *CYP2A6* 基因变异的关联研究，其中肠癌和胃癌的风险与 *CYP2A6* 基因缺失相关，而食管癌、肝癌的发生与该基因缺失无关。

CYP2A13 基因与 *CYP2A6* 基因同位于染色体 19q13，但 CYP2A13 主要在呼吸道表达，而且对一些致癌物或毒物特别是香烟特有亚硝胺 NNK 的代谢活力显著高于 CYP2A6。已经报道 *CYP2A13* 基因有若干 SNP，其中位于外显子 5 的 3375C/T 多态导致酶蛋白第 257 位氨基酸 Arg→Cys 改变。功能研究证明，257 Cys 蛋白对 NNK 的代谢激活能力较 257 Arg 蛋白低两倍，提示 3375C→T 突变可能降低对致癌物的敏感性，从而发挥保护作用。汪海健等分析了 724 例肺癌患者和 791 例正常对照的 *CYP2A13* 基因型，结果发现 3375T 等位基因频率对照组高于患者组。携带至少一个 T 等位基因的研究对象发生肺癌的风险降低 38%。分层分析表明，*CYP2A13* 3375C/T 多态主要降低肺腺癌风险。这与 CYP2A13 代谢激活 NNK 的功能是一致的。NNK 被认为是香烟中导致肺腺癌的致癌物，因为 NNK 主要诱发实验动物肺腺癌，并可导致人支气管上皮恶性转化形成侵袭性的腺癌。*CYP2A13* 基因多态与其他呼吸道肿瘤易感性的关系值得进一步研究。

（4）*CYP2D6* 基因：CYP2D6 催化抗高血压药异喹胍（debrisoquine）的 4-羟基化，因此通常以此种化合物为 CYP2D6 的特异底物测定其活性。在人群中，*CYP2D6* 有明显的多态性，即有些人对异喹胍可充分代谢（extensive metabolizes，EM），另一些人则代谢不良（poor metabolizes，PM），还有一些人则为超倍体代谢（ultraploid metabolizes，UM）者。PM 为常染色体隐性遗传，导致 PM 的原因主要是 *CYP2D6* 基因的若干种遗传变异。携带点突变所形成的 *CYP2D6 *3* 或 *CYP2D6 *4* 变异基因以及基因缺失（*CYP2D6 *5*）的个体均丧失该基因功能，而 UM 则携带 *CYP2D6 *2XN* 等位基因，其基因功能扩增 2 ~ 12 倍。虽然 CYP2D6 可代谢 NNK 和尼古丁，但其活性比其他 P450 弱得多，此外还没有发现它对其他致癌物的代谢有催化作用。自从 1984 年报道 *CYP2D6* PM 表型者肺癌易感性低以来，*CYP2D6* 基因多态与肺癌、头颈部肿瘤、膀胱癌和乳腺癌易感性的关系已有不少研究。综合分析其全部结果表明，PM 基因型对肺癌没有明显的保护作用；对其他肿瘤而言，其相关性也未有肯定结论。

（5）*CYP2E1* 基因：CYP2E1 代谢激活许多种前致癌物，如香烟中的 NNK、NNN 以及香烟和食物中存在的其他挥发性亚硝胺类致癌物。此外，CYP2E1 还参与酒精的氧化，产生氧自由基。CYP2E1 不但在肝脏表达，肝外组织如肺、鼻咽、食管以及外周血淋巴细胞也有其活性。*CYP2E1* 基因表达有相当大的个体差异，这可能是基因—环境交互作用的结果。CYP2E1 表达受多种环境因素影响，如酒精即可诱导其表达，但无论是诱导前还是诱导后，CYP2E1 表达均有极显著的个体差异，提示其表达差异还可能与遗传因素有关。*CYP2E1* 基因在功能上十分保守，但是目前也发现有若干多态等位基因的存在。*Rsa* Ⅰ识别的 $C-_{1019}T$ 和 *Pst* Ⅰ识别的 $G-_{1259}C$ 多态发生在该基因的 5′-调控区，这两个多态完全连锁，常见的基因被命名为 c1 等位基因（*CYP2E1 *5A*），而罕见的被称为 c2 等位基因（*CYP2E1 *5B*）。这两个核苷酸突变虽然并不改变酶的氨基酸结构，但影响基因表达的调控。c2 基因频率在高加索人和黑人中非常低，但在中国人和日本人中则相当多见。体外实验和体内实验均表明中国人和日本人 c2 等位基因的表达水平或酶活性显著低于 c1 等位基因，但在高加索人中此种基因型和表型的关系却不十分肯定。该基因在第 6 内含子还有一个 *Dra* Ⅰ识别的 $T-_{7669}A$ 突变，其与 *Rsa* Ⅰ多态高度关联，即 *Rsa* Ⅰ多态者常常伴有 *Dsa*

Ⅰ多态。此外，还发现在第7内含子的9930位点有*Taq* Ⅰ识别的多态，其生物学后果尚不清楚。

*CYP2E1*基因多态与肿瘤易感性的关系已有不少研究，然而其结果却相当矛盾。在日本人、美籍墨西哥人和混合人群进行的16个研究中，有5个研究报道*Dra* Ⅰ识别的D基因型与肺癌风险增高相关。*Rsa* Ⅰ/*Pst* Ⅰ突变与肺癌风险的关系则更不一致，在11个研究中有2个报道c2等位基因的肺癌风险降低；而另一个研究则发现c2/c2基因型与肺鳞癌风险以及*p53*突变呈正相关。5个头颈部肿瘤的研究均未发现*CYP2E1*多态与肿瘤易感性增高相关。在4个膀胱癌的研究中3个报道无相关，1个报道*Dra* Ⅰ变异增高膀胱癌风险。此外，有1个研究报道*Dra* Ⅰ多态与绝经前期的高加索女性乳腺癌风险相关。然而，因为高加索人和黑人的*CYP2E1*基因变异频率非常低，所以较小样本研究的统计力度很低，致使许多研究结果难以给予正确的评价。

国内研究发现，中国人的*CYP2E1*基因多态频率较高而且与肿瘤易感性相关。在食管癌高发区河南林县研究了*CYP2E1*基因多态与食管癌遗传易感性的关系，发现食管癌和癌前病变患者中c1/cl基因型频率显著高于正常对照，而*Dra* Ⅰ多态则无显著差异。携带至少一个c1等位基因者发生食管癌变的风险比携带c2等位基因者高4倍，提示*CYP2E1*是涉及食管癌变早期的遗传易感因素。随后在相同人群中进行的另一个大样本研究证实了该结果，而且发现cl/cl基因型与*GSTM1*基因有基因—基因之间的协同作用，携带*CYP2E1* cl/cl基因型和*GSTM1*非缺失基因型者发生食管癌的风险比相应对照基因型者高8.5倍。在肺癌的研究中也表明cl/cl基因型与肺癌风险增高相关。在台湾的两个研究也表明*CYP2E1*基因与肿瘤易感性相关，但所鉴定的危险基因型不一致。Yu等报道cl/cl基因型与肝癌风险增高相关，而且该基因型与吸烟有显著的交互作用；但Hildesheim等则报道c2等位基因是鼻咽癌的遗传易感因素。这些结果矛盾的原因还不清楚，必须考虑可能存在混杂因素的影响以及与该基因多态相关的特定暴露因素。

（6）*CYP17*和*CYP19*基因：*CYP17*基因编码P450C17酶，该酶具有类固醇17-羟化酶和17，20-裂合酶活性，在人体类固醇合成的关键分支点发挥作用。*CYP17*基因5′-非编码区有一T/C多态，产生A1和A2两个等位基因。携带*CYP17A2*基因型的绝经前期妇女血清中雌二醇和孕酮含量高。研究发现携带A2等位基因的个体患乳腺癌的相对危险度高2.5倍。在绝经后印度女性中进行的*CYP17*和磺基转移酶1A1基因（sulfotransferase 1A1，*SULT1A1*）多态与乳腺癌风险相关研究中，发现*CYP17*多态使绝经后女性患乳腺癌的风险增加4倍，而*SULT1A1* 638 G/A多态增加2.5倍患乳腺癌风险。但也有其他一些乳腺癌风险研究报道不相关。此外还有关于*CYP17*和*GSTP1*多态与前列腺癌风险相关的研究报道。

*CYP19*基因编码P450芳香化酶，该酶是C19类固醇代谢形成雌二醇过程中的限速酶，分布于多种组织包括正常的和癌变的乳腺组织。*CYP19*基因的第4内含子中有$(TTTA)_n$四核苷酸重复多态，但其与表型的关系尚不清楚。有两个研究报道，高加索妇女乳腺癌患者中携带短TTTA重复序列的比例高于正常对照者。鉴于这两个CYP在激素代谢中的重要作用，关于其基因多态与激素相关肿瘤易感性的关系尚应进行深入研究。

2. 谷胱甘肽 S–转移酶

谷胱甘肽 S–转移酶（glutathione S-transferases，GSTs）也是一多基因酶家族，目前已知人体有 5 种 GST，其中 4 种存在于胞液，另一种存在于微粒体中，每种 GST 又有一些不同的同工酶。GST 的表达有明显的组织特异性而且多数可被诱导表达。虽然不同的 GST 所代谢的底物有重叠现象，但对不同底物的亲和性有很大的差别。GST 催化谷胱甘肽与亲电子的化合物（多数致癌物经代谢激活后均有亲电子性质）反应形成共轭物，此种反应虽然在某些情况下可能增加毒物的毒性，但在多数情况下是一种解毒的过程。因此，由于基因多态使 GST 缺陷或活性低下可能导致宿主对毒物和致癌物作用的敏感性增高。就癌症的遗传易感性而言，GST 家族是目前最受关注的Ⅱ相代谢酶，研究得最多的是其中的 GSTM1、GSTP1 和 GSTT1。

（1）*GSTM1* 基因：*GSTM1* 编码的 GST 蛋白对多环芳烃类致癌物的活化产物（BPDE）有很高的亲和性，可催化其与谷胱甘肽结合，使其失去致突变活性。*GSTM1* 基因具有多态性，目前发现至少存在 4 种等位基因，其中 *GSTM1 *0* 为缺失等位基因，此种纯合子等位基因缺失者没有 GSTM1 活性，因此对特定致癌物的解毒能力下降。人群中 *GSTM1 *0* 等位基因频率接近 50%。自从 1985 年 Seidegard 等报道 *GSTM1* 缺陷与肺癌相关以来，*GSTM1* 基因多态已被作为潜在的肿瘤易感标志，在各种肿瘤尤其是吸烟相关性肿瘤中进行了充分的研究。总体来看，大部分研究显示既暴露于致癌物又有 *GSTM1* 基因功能缺陷的个体肿瘤风险高。而且许多研究发现 *GSTM1* 基因缺失与 *CYP1A1* 基因 *Msp* Ⅰ多态有显著的协同作用。除了病例对照研究外，用于癌形成有关的其他指标如致癌物 DNA 加合物、细胞遗传损伤或 *p53* 基因突变等进行的研究也证明 *GSTM1* 和 *CYP1A1* 多态对这些遗传毒效应的发生有显著的影响。例如，在对日本人的研究中发现，既携带 *CYP1A1* 变异基因又吸烟的肺癌患者肺组织中 *p53* 突变频率显著高于相应的对照者，而如果这种患者又有 *GSTM1* 基因缺失则 *p53* 突变频率比相应对照者高 8 倍。肝癌病例对照研究也发现，环氧化物水解酶基因变异和 *GSTM1* 基因缺失对黄曲霉毒素 B1 诱发的 *p53* 突变和肝癌风险增加有协同作用，这两种易感基因型单独作用的相对风险度分别为 3.3 和 1.9，联合作用的相对风险度为 9.4。因此，*GSTM1 *0* 等位基因被认为是一种中等强度的易感因素，在有基因—基因联合作用时可能成为重要的风险因素。

然而，也有一些人持不同的观点，认为 *GSTM1* 在肺癌的发生过程中并不重要，因为不是所有的研究都显示正相关关系。Houlston 对 1985 ~ 1998 年发表的 23 项有关 *GSTM1* 状态和肺癌风险关系的研究进行了 Meta 分析，发现根据 *GSTM1* 表型分型的一类研究，与 *GSTM1* 缺陷相关的肺癌总的 OR 为 2.12（95% CI = 1.43 ~ 3.13），但根据 *GSTM1* 基因分型的一类研究的 OR 则只有 1.13（95% CI = 1.04 ~ 1.25）。显然，早期根据 *GSTM1* 表型分型的研究可能夸大了 *GSTM1* 缺陷在肺癌遗传易感性中的作用。再者，由于存在"发表偏差"（publication bias，指阳性结果发表而阴性结果未发表），有理由相信单独的 *GSTM1* 多态可能对肺癌的易感性影响较小。

还有一些研究发现 *GSTM1* 基因缺失具有保护作用，即降低而不是增加某些肿瘤的风险。例如，在对我国河南林县的研究中发现，携带 *GSTM1* 非缺失基因型者患食管癌的风险是携带 *GSTM1* 缺失基因型的 2.3 倍（95% CI = 1.8 ~ 3.0），而且该基因与 *CYP2E1* 基因有显著的协同作用。*GSTM1* 非缺失基因型增加食管癌风险的原因还不清楚，存在几种可能性。首先，引起该地区食管癌的致癌物或其 CYP2E1 介导的代谢产物可能由 GSTM1 催化的结合反应进一步激活。虽然 GST 催化的结合反应在多数情况下是解毒过程，但因此而使致癌物的致癌性增加也是有文献记载的。另一个重要的机制可能涉及膳食抗癌剂和基因的交互作用。已知蔬菜摄入量高与食管癌风险低相关，蔬菜类抗癌作用的机制之一是它们所含抗癌物质对致癌物在体内激活的抑制和（或）解毒的诱导。许多蔬菜富含异硫氰酸盐类（isothiocyanates）物质，此种物质可强烈抑制导致食管癌易感性增高的 CYP2E1 的活性，因此有理由认为蔬菜类降低食管癌风险的机制至少部分是通过抑制 CYP2E1 途径实现的。然而，GSTM1 可迅速催化异硫氰酸盐类与谷胱甘肽结合，使之失去抗癌活性。因此，在给定暴露于食管致癌物而又摄入含异硫氰酸盐类蔬菜的情况下，既携带危险的 *CYP2E1* 基因型又携带 *GSTM1* 非缺失基因型的人更易于发生食管癌。对肺癌的研究也发现有相似的情况。在上海进行的一项前瞻性研究发现尿液中异硫氰酸酯含量与肺癌相对风险低相关，然而此种保护作用在 *GSTM1* 基因缺失者中更加显著（RR＝0.36，95% CI＝0.20～0.63），表明 GSTM1 对异硫氰酸酯类的防癌作用可能有拮抗作用。上述资料提示，肿瘤的病因因素和影响病因发生的因素非常复杂，不但存在基因—环境和基因—基因之间的交互作用，而且还存在更复杂的基因—环境—基因之间的交互作用。

（2）*GSTP1* 和 *GSTT1* 基因：GSTP1（GST-π）在大部分组织和器官中均有表达，对致癌物尤其是 BPDE 具有灭活作用。GSTP1 通常在癌前病变和癌组织中过度表达，表明它可能涉及癌变过程。此外，GSTP1 还与许多肿瘤的耐药性有关。目前发现 *GSTP1* 基因有两个重要位点存在单核苷酸多态：其一为 1578 位碱基的 A/G 转换，导致酶蛋白中第 104 位异亮氨酸（Ile）被缬氨酸（Val）取代；其二为 2293 位碱基的 C/T 转换，导致酶蛋白中第 113 位丙氨酸（Ala）被缬氨酸取代。编码 104Ile 和 113Ala 的称为 *GSTP1＊A* 等位基因，编码 104Val 和 113Ala 的称为 *GSTP1＊B* 等位基因，而编码 104Val 和 113Val 的称为 *GSTP1＊C* 等位基因。定点诱变实验表明，不同的 GSTP1 变异体对底物的特异性和亲和性不同，其比活性也不一样。*GSTP1＊C* 等位基因编码的酶蛋白对（+）-反式 BPDE 的活性高于 *GSTP1＊A* 等位基因和 *GSTP1＊B* 等位基因编码的酶蛋白。目前已有许多文献报道 *GSTP1* 基因多态与各种肿瘤易感性的关系，然而其结果并不一致。例如，到目前为止至少已有 5 个关于 *GSTP1* 基因多态与肺癌风险的研究，其中有一个研究发现肺癌病例的 1578GG 基因型（104Val）频率显著高于健康对照。另一个研究发现单独的 *GSTP1* 基因多态与肺癌风险无明显关系，但与吸烟以及 *GSTM1* 基因缺失联合则明显增高肺癌的风险。其余的研究则报道 *GSTP1* 基因多态与肺癌风险无关。国内有关文献报道 *GSTP1* 基因多态与食管癌的关系。在正常对照人群中，1578AA、1578AG 和 1578GG 的频率分别为 61%、35% 和 4%，而食管癌病例这三种基因型分别为 62%、32% 和 6%，与对照组的差异无统计学意义。

GSTT1 在肝脏等组织及红细胞中表达，涉及卤代烷烃类和乙烯氧化物（ethylene oxide）的代谢，前者作为工业化学物而存在于环境中，后者是香烟中的一种致癌物。*GSTT1* 基因多态表现为基因缺失，该基因纯合缺失（*GSTT1＊0*）者红细胞中没有 GSTT1 酶活性。*GSTT1* 缺失频率有显著的人种差异，据报道其范围为 10%～60%。我国人群的 *GSTT1* 缺失频率高达 40% 左右。因为 GSTT1 催化的结合代谢具有解毒和增毒两面性，所以很难预测其多态所造成的风险。例如，红细胞中的 GSTT1 对致癌物乙烯氧化物有解毒作用，但对二氯甲烷形成基因毒物甲醛却有增强的作用。至少已有近 30 项研究探讨了 *GSTT1* 缺失与肿瘤的关系，涉及的肿瘤包括肺癌、食管癌、胃癌、白血病、头颈肿瘤等，然而这些研究的结论并不一致。最近有关于非吸烟者 *CYP1A1* m1、m2 多态和 *GSTM1*、*GSTT1* 与肺癌风险的国际合作研究报道，*GSTT1* 缺失增加患肺癌风险，携带野生型 *CYP1A1*、*GSTM1* 缺失和 *GSTT1* 不缺失者有保护作用。

3. *N*–乙酰基转移酶

N–乙酰基转移酶（*N*-acetyltransferases，NATs）是存在于细胞液中的另一类Ⅱ相代谢酶，至少有两个同工酶，分别由 *NAT1* 和 *NAT2* 基因编码。*N*–乙酰基转移酶代谢许多种可诱发实验动物肿瘤的芳香胺类和杂环胺类致癌物。这些酶（NAT1 和 NAT2）催化芳香胺和肼类致癌物的 *N*–乙酰化以及 *N*–羟基–芳香胺和 *N*–羟基–杂环胺的 *O*–乙酰化，一般而言，*N*–乙酸化为解毒反应，而 *O*–乙酰化为激活反应。NAT2 在人的肝脏和胃肠道中活性最高，而 NAT1 主要表达于肝外组织。这两个酶代谢这些致癌物是在肝脏重要还是在肝外重要目前还不太清楚。因为 NAT1 和 NAT2 通过 *O*–乙酰化代谢激活芳香胺和杂环胺，所以其基因多态可能是这些致癌物诱发癌症的遗传易感因素。

人类 *NAT1* 和 *NAT2* 基因位于染色体 8p22，编码区无内含子，只有单一含 870 bp 可读框编码 290 个氨基酸蛋白质的外显子。这两个基因编码区的核苷酸序列同源性达 87%，基因产物中有 55 个氨基酸差异。*NAT1* 的转录产物来自单一的外显子，而 *NAT2* 的 mRNA 则来自编码蛋白的外显子和位于距转录起始部位上游约 8 kb 的第二个非编码外显子。至今已发现 *NAT2* 编码区存在 7 个错义突变（分别为 G191A、T341C、A434C、G590A、A803G、A845C 和 G857A）和 5 个无义突变（T111C、C282T、C481T、NHT2 和 C759T）。没有突变的野生型 *NAT2* 被命名为 *NAT2 *4*，然而此种等位基因在许多种族包括高加索人和非洲黑人中都不是最常见的基因型。含有 G191A、T341C、A434C、G590A 和（或）G857A 错义突变的 *NAT2* 等位基因与慢速酰基化者表型相关。到目前为止，已在人群中发现了 24 种不同的 *NAT1* 等位基因和 26 种不同的 *NAT2* 等位基因。

NAT1 和 *NAT2* 多态对人类癌症的影响已有许多研究，这主要是因为在香烟、食品以及职业场所中广泛存在芳香胺和杂环胺类致癌物，人们不可避免地要暴露于这些致癌物。这些致癌物在体内经 *N*–氧化后，进一步通过 *N*–乙酰基转移酶的 *O*–乙酰化激活成最终致癌物而产生致癌作用。因为芳香胺 4–氨基联苯和 2–萘胺等是已确定的人类膀胱致癌物，而杂环胺类则可诱发实验动物结肠癌，所以 *NAT1* 和 *NAT2* 多态与膀胱癌和结肠癌风险的关系是研究的重点。对膀胱癌而言，大多数研究都发现 NAT2 的慢速乙酰化表型或基因型增加膀胱癌风险，此种相关性在有芳香胺暴露资料的研究中更为显著。NAT2 催化膀胱致癌物 2–萘胺和 4–氨基联苯的 *N*–乙酰化，这个解毒过程与激活芳香胺的 CYP1A2 竞争底物，从而减少进入血循环并被运送到膀胱的活性 *N*–羟基芳香胺的量，这可能是 NAT2 慢代谢表型者易发生膀胱癌的机制。此外，在 NAT2 慢速代谢的吸烟者中，4–氨基联苯–血红蛋白加合物含量显著高于 NAT2 快速代谢者。最近有研究显示，吸烟者膀胱癌与 *NAT1 *10* 等位基因相关，而且在既携带 *NAT1 *10* 又携带 *NAT2* 慢速基因型的吸烟者中此相关最为显著。然而，在结肠癌中的情况则相反，NAT1 和 NAT2 快速代谢者结肠癌的易感性

高于慢速代谢者。这是因为结肠致癌物杂环胺很难被 *N*-乙酰化，因此在结肠中表达的 NAT1 和 NAT2 快速代谢者可能更容易激活 *N*-羟基-杂环胺而形成最终致癌物，导致结肠癌变风险增加。但是研究结果并不完全一致。由于人群的遗传背景不是均一的，再加上暴露于杂环胺的量很难估计，出现研究结果不一致的情况并不奇怪。此外，研究显示乙酰化多态还可能影响乳腺癌、肺癌和头颈部癌等多种癌症易感性。

4. 髓过氧化物酶

髓过氧化物酶（myeloperoxidase，MPO）是单核巨噬细胞和中性粒细胞产生的一种代谢酶。当有吸烟、吸入石棉以及感染等肺癌危险因素存在时，中性粒细胞聚集于局部肺组织并释放 MPO。MPO 还可代谢激活多种香烟和环境中的致癌物，如多环芳烃、芳香胺和杂环胺等，使之成为具有高度反应活性的终致癌物。*MPO* 基因启动子区第-463 位核苷酸存在 G/A 多态，G→A 突变导致位于 Alu 激素反应元件的 Sp1 转录因子结合位点消失，从而使 *MPO* 转录水平显著下降。因为 MPO 具有产生和激活致癌物的作用，所以使其表达显著降低的启动子区多态有可能影响个体对肺癌的易感性。已有若干研究报道 *MPO*-463A 等位基因与一些癌症包括肺癌的风险降低相关。例如，在美国白人和黑人中进行的病例对照研究显示，AA 基因型者发生肺癌的风险比 GG 基因型者低 70%（白人）和 39%（黑人）。在夏威夷进行的含有白人、日本人和夏威夷土著人的研究表明，AA 基因型比 GG 基因型的肺癌风险低 50%。在德国柏林地区的研究也显示，AA 等位基因对肺癌和喉癌有保护作用，风险分别降低 53% 和 34%。另外两个在美国白人中的研究也发现，AA 基因型比 GG 基因型的肺癌风险低 48% 和 2.6 倍。最近，Lu 等研究了 *MPO*-463G/A 多态与中国人肺癌易感性的关系，研究对象为 314 例肺癌患者（鳞癌 177 例、腺癌 137 例）和年龄及性别频数配对的 320 个正常对照者。结果表明，携带至少一个-463A 等位基因者总的肺癌风险比携带-463GG 等位基因者低 35%，但降低的主要是肺鳞癌风险而不是肺腺癌风险。这些研究加起来总共有 1000 多例肺癌患者和约 2000 例对照者，其结果的一致性足以说明 *MPO* 基因是肺癌的遗传易感性因素。最近的一个研究显示，携带不同 *MPO* 基因型的特应性皮炎（atopic dermatitis）患者经煤焦油软膏治疗后，皮肤局部 BPDE-DNA 加合物含量差异显著，*MPO*-463AA 或 AG 基因型者比 GG 基因型者低 5～6 倍。这说明 *MPO*-463A 等位基因者体内由苯并［α］芘引起的 DNA 损伤确实低于-463G 等位基因，因此对此类致癌物诱发的肿瘤易感性低。

5. 其他代谢基因

（1）亚甲基四氢叶酸还原酶：流行病学研究表明，叶酸缺乏与多种癌症的风险增高相关；动物实验也证明叶酸缺乏可诱发肿瘤。叶酸的重要生物学功能是提供甲基基团，用于细胞内甲基化反应特别是 DNA 甲基化和脱氧胸腺嘧啶（dTTP）从头合成。在哺乳类细胞中，dTTP 从头合成是 DNA 合成的限速步骤，此过程需要叶酸提供甲基。叶酸缺乏可导致 dTTP 合成障碍，使 dUTP/dTTP 比例失调。由于 DNA 聚合酶不能识别 dUTP 和 dTTP，因此在 DNA 合成或修复过程中，dUTP 可代替 dTTP 掺入到 DNA 分子中，引起突变。所以 DNA 合成和修复的忠实性关键取决于这些 dNTP 的量及其比例是否合适。当膳食叶酸缺乏时，上述 DNA 甲基化和核苷酸从头合成两条途径在细胞内呈竞争状态，即若保证 S-腺苷蛋氨酸含量正常则影响核苷酸合成，若保证核苷酸产量正常则影响 S-腺苷蛋氨酸合成。叶酸缺乏很可能是通过这两条途径增加癌症的风险，因为 DNA 甲基化异常和 DNA 完整性遭受破坏都与肿瘤形成有密切的关系。因此，叶酸缺乏可扰乱正常 DNA 甲基化、DNA 合成和 DNA 修复。然而，叶酸需要代谢转化才能发挥其生物学作用，所以叶酸代谢障碍与叶酸摄入缺乏有同样的生物学后果。亚甲基四氢叶酸还原酶（methylenetetrahydrofolate reductase，MTHFR）在叶酸代谢形成甲基供体的过程中作用极其重要。目前已经发现 *MTHFR* 基因具有若干功能性的单核苷酸多态，虽然这些基因多态并不引起酶的完全失活，但却不同程度地使酶的活性降低，从而影响叶酸/同型半胱氨酸代谢。例如，*MTHFR* 基因常见的 677C-T 和 1298A/C 多态使酶的比活性降低约 60%。有关于 *MTHFR* 基因多态与肠癌、宫颈癌和乳腺癌相关的研究报道。Song 等对我国北方食管癌与 *MTHFR* 基因多态关系的研究发现，病例组的 677T 等位基因频率显著高于对照组，携带 677TT 基因型个体发生食管癌的风险比 677CC 基因型高 6 倍多，而且这种风险与 677 多态呈等位基因剂量关系。*MTHFR* 1298C 等位基因频率在食管癌病例和对照中的差异虽然没有显著性，但 1298CC 基因型个体患食管癌的相对风险为 4.43（95% CI = 1.23 ~ 16.02）。年龄、性别和吸烟状态等潜在的风险因素对 *MTHFR* 基因多态导致的食管癌易感性均无影响，说明 *MTHFR* 多态是一独立的易感性因素。这些结果表明，*MTHFR* 基因多态是导致食管癌变的遗传因素。在食管癌高发地区贲门癌也十分常见，例如，在河南林县贲门癌约占上消化道肿瘤的 1/3。贲门癌的流行病学、发病机制和临床特征均与胃体肿瘤不同而与食管癌相似，提示贲门癌可能与食管癌有共同的致病因素。因此，Miao 等研究了上述 *MTHFR* 基因多态与贲门癌易感性的关系。结果表明，携带 *MTHFR* 677CT 和 677TT 基因型的研究对象发生贲门癌的风险是携带 677CC 基因型研究对象的 1.56 倍和 2 倍。这些结果明确显示，*MTHFR* 多态不但是食管而且也是贲门癌的遗传易感性因素。

另一些与 *MTHFR* 基因多态相关的癌症风险则呈现依赖于叶酸营养状况的基因—营养素交互作用关系。当叶酸摄入充足时，携带变异基因型者的癌症风险可能降低，这是因为在此种状态下 S-腺苷蛋氨酸合成仍然可满足机体的需要，但由于 MTHFR 活性降低抑制了 5-甲基四氢叶酸通路使 DNA 合成增加，从而减少 DNA 损伤的风险。然而在叶酸摄入不足或缺乏时，DNA 甲基化和 DNA 合成（修复）均遭受损害而导致癌症风险增高。结肠癌的情况与此一致，若干个病例对照研究表明，在叶酸摄入充足的个体，*MTHFR* 677CT 突变降低结肠腺瘤和腺癌的风险，但与该突变有关的风险在叶酸摄入不足或缺乏的个体则显著增加。Chen 在一个含有 144 例结肠癌和 627 例正常对照的研究中报道，*MTHFR* 677CT 对结肠癌有保护作用，此种保护作用在膳食甲基供体充足而又不饮酒时更为显著，但在经常饮酒（酒精对叶酸有破坏作用）者中此种保护作用则消失。

最近，Wang 等研究了 *MTHFR* 和胸苷合成酶（thymidylate synthase，TS）基因 SNP 与胰腺癌遗传易感性的关系。胰腺癌发病率虽然较低，但其预后极差而且目前没有早期筛查或诊断的办法，因此了解胰腺癌的病因和遗传易感因素对该肿瘤的预防和早期发现有特别重要的意义。对 163 例胰腺癌患者和 337 例正常对照 *MTHFR* 677C/T 和 1298A/C 以及 *TS* 5′-端启动子区 2R/3R 和 3RG/3RC 多态分析发现，*MTHFR* 基因型频率在胰腺癌患者和对照中有极显著差异。CT 和 TT 基因型发生胰腺癌的风险分别比 CC 基因型高 2.6 倍和 5.1 倍，显示有基因剂量—效应关系。1298AA、AC 和 CC 基因型频率在患者和对照者中无显著差异。患者与对照的 *TS* 5′-端启动子区 2R/3R 基因型频率差异无显著性，但患者中 3RC/3RC 基因型频率显著高于对照，与 3RG/3RG 基因型比较，3RC/3RC 基因型发生胰腺癌的风险高 2 倍多。这些结果清楚地表明 *MTHFR* 和 *TS* 基因与胰腺癌的发生有关。此外，许多研究证明吸烟和饮酒是胰腺癌的危险因素。吸烟和饮酒均可影响叶酸吸收或破坏叶酸而引起叶酸缺乏。与此一致，该研究发现 *MTHFR* 677TT 基因型吸烟或饮酒有高于相乘的交互作用。说明吸烟和饮酒引起胰腺癌风险增高的原因至少有部分是通过叶酸途径。

（2）胸苷合成酶：胸苷合成酶（TS）是参与叶酸/同型半胱氨酸代谢通路的关键酶之一，主要参与核苷酸生物合成 dUMP 到 dTMP 的转化过程，提供细胞内 DNA 复制及修复所必需的胸腺嘧啶核苷酸来源。*TS* 基因 5′-端启动子区有 2 或 3 次 28 bp 串联重复多态，有关于3R 比 2R 基因 mRNA 转录水平和蛋白表达水平高的研究报道。研究发现，在3R 的第二次 28 bp 重复中，第 12 位碱基有 G/C 多态，而且该多态影响基因的转录水平，3RG 比 3RC 和 2R 基因转录水平高。近年来关于 *TS* 基因多态的研究报道较多，Zhang 等报道 *TS* 3′-端非编码区 6 bp 缺失和 5′-端启动子区 28 bp 重复基因多态可能与食管鳞癌和贲门癌风险相关，携带 *TS* 2R/3G 基因型的食管癌患者更容易发生淋巴结转移。Tan 等研究了 324 例食管癌、231 例贲门癌和 492 例正常对照 *TS* 基因多态与食管癌风险的关系，由于 3RG 比 3RC 和 2R 基因转录水平高，将 3RG/G、3RG/C 和 2R/3RG 基因型合并为 TS 高表达组，而 3RC/C、2R/3RC 和 2R/2R 基因型合并为 TS 低表达组，进行 *TS* 基因多态与食管癌风险的相关性分析发现，病例组 TS 低表达基因型频率为 38.0%，显著高于对照组的 31.9%，携带 TS 低表达基因型的个体比携带 TS 高表达基因型的个体患食管癌风险增加 1.5 倍。该研究还测定了病例和对照血清叶酸含量，结合本病例对照研究对象的血清叶酸水平，对 *TS* 基因多态与食管癌和贲门癌风险的关系进行分层分析，发现 *TS* 基因多态与食管癌风险相关，而且 TS 低表达基因型与叶酸水平协同增加患食管癌风险。

（3）环氧化酶：环氧化酶（cyclooxygenase，COX）又称前列腺素合成酶，是催化花生四烯酸转变为前列腺素的关键酶。COX 分为 COX-1 和 COX-2。COX-1 表达于所有组织与细胞，参与机体正常的生理功能。早已熟知 COX-2 在正常状态下低表达或不表达，但可在被炎症介质、细胞因子、促癌剂、激素等体内外因素诱导下表达。COX-2 的主要产物前列腺素具有抑制细胞凋亡、促进细胞增殖、抑制免疫监视、促进血管生成等生物学活性，因此在肿瘤的发生、发展、侵袭和转移过程中发挥重要作用。动物实验证明，转基因使 COX-2 高表达可诱发肿瘤，敲除 *COX-2* 基因可抑制肿瘤的发生。COX-2 过度表达与许多类型人类肿瘤的发生、发展及预后不良的关系已有大量的研究报道。这些研究使人们研发了一系列以 COX-2 为靶点的药物，用于预防和治疗肿瘤。

COX-2 基因位于染色体 1q25.2—q25.3，研究发现该基因启动子区含有多种转录调节因子的结合位点，包括 AP-1、NF-κB、NF-IL6、myb、Sp1、PEA3、CRE 和 TATA 等。启动子区序列截短和人为突变的实验证明，这些结构是 *COX-2* 基因转录调节的重要分子机制。尽管 COX-2 在许多类型的肿瘤中高表达，但个体之间的表达水平有巨大的差异。此外，不同的人对 COX-2 抑制剂治疗的反应和疗效也有巨大的差异。这些研究结果提示，COX-2 的诱导性表达具有遗传多态性。研究发现，COX-2 过表达发生在癌变多个阶段，在肿瘤发生和发展过程中起着非常重要的作用。*COX-2* 基因启动子区单核苷酸多态可能影响基因表达水平，进一步导致不同个体间肿瘤易感性差异。

Zhang 等通过筛选 *COX-2* 基因启动子区功能性多态，并研究其功能及其与食管鳞癌风险的相关性，探讨 COX-2 在肿瘤发生和发展过程中的作用机制。该研究对 30 例正常人 *COX-2* 基因启动子区进行测序寻找到 3 个 SNP，即-1290A/G、-1195G/A 和-765G/C。采用荧光素报告基因方法研究-1195G/A 多态功能，发现该多态改变 c-MYB 在 *COX-2* 基因启动子区结合位点，从而增高启动子活性。比较食管癌组织中 *COX-2* 基因 mRNA 水平，-1195A 等位基因比-1195G 显著增加 COX-2 表达水平。PCR-RFLP 方法分析 1026 例食管鳞癌和 1270 例正常对照中 *COX-2* 基因启动子区-1290A/G、-1195G/A 和-765G/C 多态基因型分布，正常对照中 3 个变异等位基因频率分别是 4%、51% 和 2%。携带-1195AA 基因型比-1195GG 基因型者患食管癌风险增加约 1.7 倍；携带-765GC 基因型比-765GG 基因型者患食管鳞癌风险增加 2.24 倍。以上研究表明，*COX-2* 基因启动子区遗传变异可能是重要的食管癌易感性因素。Goodman 等研究了 *COX-1* Leu237Met、*COX-1* Val481Ile、*COX-2* C645T、*COX-2* Val511Ala 基因多态与肠癌风险的关系，没有发现以上几个多态与肠癌风险相关。*COX-2* 基因多态与其他消化道肿瘤易感性的关系值得进一步研究。

二、DNA 修复基因多态与肿瘤易感性

在体内外各种致癌因子的影响下，细胞内 DNA 的损伤经常发生，但由于机体存在强大的 DNA 修复系统，这种损伤可以得到及时修复，从而维持细胞基因组的完整性。若 DNA 修复基因缺陷，便会影响 DNA 的修复能力，增加癌症的易感性。研究发现，在人群中 DNA 修复能力具有明显的个体差异，癌症患者的 DNA 修复能力通常低于正常人群的平均水平。DNA 修复能力低下的个体发生癌症如皮肤癌、乳腺癌和肺癌的风险增加，在不同的研究和队列中，其风险度为 1.6～10.0。越来越多的研究表明，DNA 修复能力的个体差异是由基因决定的。某些癌症患者亲属的 DNA 修复能力低，进一步说明 DNA 修复能力是一种遗传特征。因此，DNA 修复能力差异是决定癌症易感性的重要遗传因素。

人类 DNA 修复系统包括碱基切除修复、核苷酸切除修复、错配修复和同源重组修复等，每个系统又有许多基因参与，组成复杂的功能体系。此外，还有一些特异的修复机制，如修复 DNA 烷基化损伤的 O^6-甲基鸟嘌呤-DNA 甲基转移酶、修复 DNA 氧化损伤 8-羟基-鸟嘌呤的 hOGG1 等。在极其复杂的 DNA 损伤修复体系中，并非所有基因的功能目前都已清楚，然而已经发现其中有些基因的序列具有遗传多态，其中有些遗传多态已经证明影响 DNA 修复酶的功能和活性，并且和某些人类肿瘤易感性密切相关。

1. 碱基切除修复基因

DNA 修复系统中的碱基切除修复（base excision repair，BER）主要修复小分子如活性氧、烷化剂等引起的 DNA 损伤以及脱氨、自发水解等引起的 DNA 单链断裂，对于降低自发突变的频率、防止肿瘤发生有重要作用。BER 过程包括两个步骤即受伤碱基切除和修复连接，BER 的主要特点是在碱基切除步骤有各种不同的 DNA 糖苷酶介入以切除不同类型的损伤，修复连接步骤也有若干酶参与。研究表明，位于 BER 关键基因的单核苷酸多态与个体肿瘤易感性密切相关。

（1）*XRCC1* 基因：*XRCC1* 是 x-ray repair cross-complementing group 1 的缩写，该基因

位于染色体19q13.2，编码的XRCC1蛋白质与DNA连接酶Ⅲ、DNA聚合酶β，以及腺苷二磷酸核糖基转移酶形成复合体，参与碱基切除和重组修复。目前已经发现*XRCC1*基因有18个序列变异，其中3个位于编码区的保守序列即G26304T、G27466A和G28152A，分别导致酶蛋白氨基酸改变即Arg194Trp、Arg280His和Arg399Gln。虽然这些*XRCC1*基因多态对酶功能有何影响目前还不清楚，但从理论上来说保守位点的氨基酸改变会影响蛋白质的活性。密码子399位于*XRCC1*基因的BRCT功能区域内，这个功能区域与另一DNA修复基因*BRCA1*高度同源，含PARP结合位点，因此该变异很可能改变*XRCC1*修复活性。密码子194多态位于*XRCC1* N-端的接头区，该区域的功能是在与含有单个核苷酸间隙的DNA底物结合时将其螺旋3与聚合酶分开。Lunn等报道，*XRCC1* 399Gln等位基因者胎盘中黄曲霉毒素B_1-DNA加合物和血型糖蛋白A突变检出率及含量显著高于*XRCC1* 399Arg等位基因者，而这些指标与*XRCC1*基因其他位点多态无关。另外两个来自不同实验室的研究表明，携带*XRCC1* 399Gln基因型者外周血淋巴细胞在香烟或香烟特异亚硝胺NNK诱发下姐妹染色单体互换频率以及酚诱发的DNA加合物含量显著高于399Arg基因型者。这些结果提示，399密码子的Arg→Gln变异可能导致*XRCC1*的修复能力低下。

分子流行病学研究发现，上述*XRCC1*基因多态与某些癌症的易感性相关。例如，美国的一个研究报道*XRCC*1基因多态是头颈部鳞状细胞癌的风险因素。在我国人群中，*XRCC1*基因多态与食管癌和胃癌的易感性相关。Xing等在大样本量的食管癌病例对照研究中发现，食管癌患者中的26304TT基因型频率明显高于正常对照，携带此种基因型者发生食管癌的相对风险高约两倍。Lee等在台湾的研究也证明*XRCC1* G28152A多态与饮酒相关的食管癌风险相关。病例对照结果还显示，*XRCC1* 26304CC基因型与贲门癌风险增高相关。上述研究提示，*XRCC1*基因多态可能是一些肿瘤的遗传易感因素，然而尚需要做大量的研究工作以获得肯定性的结论。

（2）*ADPRT*基因：腺苷二磷酸核糖基转移酶（ADP-ribosyltransferase，ADPRT）是另一个重要的DNA碱基切除修复蛋白，其基因位于染色体1q41—q42。在DNA损伤刺激下，*ADPRT*和*XRCC1*发生交互作用共同执行碱基切除修复的功能。Hao等的研究发现，该基因至少存在36个遗传变异，位于编码区的T40336C和A44809G分别引起Val762Ala和Lys939Arg氨基酸替代；位于ADPRT催化结构域的Val762Ala变异和食管癌发病风险显著相关。研究证明Val762Ala变异显著影响ADPRT的催化活性，ADPRT-Ala的多聚ADP酶活性降低。另外一项肺癌的研究发现，携带*ADPRT* 762Ala/Ala基因型个体比携带Val/Val基因型个体患肺癌的风险增加，而且该多态和吸烟之间存在明显的基因—环境交互作用。这项研究还显示，虽然*XRCC1* Arg399Gln多态本身与肺癌发病风险无关，但它和*ADPRT* Val762Ala多态存在基因—基因交互作用，进一步增加肺癌发病风险。BER系统的其他基因的遗传变异和肿瘤关系的研究也有报道。例如，Hao等研究了我国人群的食管癌，发现*MBD4* Glu346Lys和*LIG3* A3704G多态也与易感性相关。

2. 核苷酸切除修复基因

核苷酸切除修复（nucleotide excision repair，NER）系统可识别并修复多种相对分子质量大的DNA损伤，如紫外辐射引起的嘧啶二聚体，以及一些化学物质产生的大加合物，具有其他修复系统无法比拟的灵活性。迄今为止，几乎所有NER组分的基因敲除小鼠模型都已建立，这些小鼠对肿瘤易感且早衰。人类 NER 基因胚系突变可引起着色性干皮病（xeroderma pigmentatosum）、Cockayne 综合征以及毛发硫营养不良综合征。着色性干皮病患者患皮肤癌的风险是正常人的 1000 倍，发生内脏肿瘤的风险也显著增高。NER 有两条途径，即全基因组修复（global genomic repair，GGR）和转录偶联修复（trancsription-coupled repair，TCR）。前者修复整个基因组内的损伤，其效率取决于损伤的化学特性、损伤部位的 DNA 序列和染色质结构；后者修复阻断被转录的 DNA 链上的损伤。

在核苷酸切除修复过程中，XPC-hHR23 B 异二聚体识别 DNA 受损伤部位，募集转录因子 IIH、XPA 等，解螺旋酶 XPB、XPD 分离 DNA 的两条链；XPG、XPF、ERCC1 切除损伤部位碱基，最后由 DNA 聚合酶完成损伤 DNA 的修复过程。该过程有 20 多种蛋白质参与完成。在这些蛋白中，*ERCC1*、*XPD* 和 *XPF* 等基因均有多个位点的序列多态，虽然这些多态对基因功能的作用还不清楚，但有些多态使编码的氨基酸发生了改变，这可能影响蛋白质的活性或者影响蛋白质与该系统中其他蛋白质之间的交互作用，从而影响整个修复效率。

（1）*ERCC1* 基因：*ERCC1*（excision repair cross-complementing group 1）基因位于 19q13. 2—q13. 3，其表达产物是核苷酸切除修复过程中最关键的蛋白质之一。在 NER 过程中，它和核酸内切酶 XPF 形成异二聚体，发挥 5′→3′核酸内切酶的功能。这一高度保守的酶蛋白缺陷时，会导致严重的核苷酸切除修复障碍，*ERCC1* 敲除小鼠会很快死亡，ERCC1 功能缺失的细胞很难在正常的培养基中生长。研究发现，位于该基因多个外显子的剪切变异可能影响 *ERCC1* 的修复效率，外周血淋巴细胞 *ERCC1* RNA 水平与头颈鳞状细胞癌风险增高相关。*ERCC1* 基因关键部位的遗传变异可能通过改变 ERCC1 表达水平、mRNA 稳定性而影响其修复能力。目前关于 *ERCC1* 3′-非翻译区 A8092C 和编码区同义 SNP G19007A（Asn118Asn）与肿瘤关系的研究很多。在脑胶质瘤的研究中发现，少突星形细胞瘤（oligoastrocytoma）患者 *ERCC1* 8092CC 基因型频率显著高于正常对照，而且此种基因型患者发病年龄比其他基因型者早，表明 *ERCC1* A8092C 变异可能是重要的遗传易感性因素。Zhou 等的研究表明，*ERCC1* A8092C 和 G19007A 变异显著增加高加索人肺癌的发病风险，而且 A8092C 变异与吸烟存在相加交互作用，可协同作用进一步增加肺癌的发病风险。然而，在 Yin 等的研究中，并没有发现 *ERCC1* G19007A 遗传变异和中国人肺癌发病风险相关。基于以上研究结果，该基因遗传变异和肿瘤遗传易感性的关系还需要更多的研究来证实，特别是该基因各种单体型和肿瘤发病的关系，目前还没有研究报道。

（2）*XPD* 基因：XPD（xeroderma pigmentosum complementary group D）作为基础转录因子 IIH 复合物的成分，在核苷酸切除修复过程中起解螺旋的作用。*XPD* 基因有若干 SNPs，其中位于第 10 外显子第 312 密码子的 G/A 多态导致进化保守区的氨基酸 312Asp→Asn 改变；另一个 C/A 多态位于第 23 外显子的第 751 密码子导致 751Lys-Gln 取代。这两个位点的多态处于连锁不平衡状态，即携带 *XPD* 312Asp 等位基因者总是趋向于携带 751Lys 等位基因。这两个多态对酶功能的确切影响目前还不十分清楚，但从理论上来说保守区域的氨基酸改变可能影响蛋白质的活性。Spitz 等以宿主细胞复活实验研究了肺癌患者和正常对照者 *XPD* Asp312Asn 和 Lys751Gln 多态对致癌物 BPDE-DNA 加合物修复能力的影响。结果表明，在肺癌患者中多态等位基因的修复能力显著低于野生型基因型，但在正常对照中的差异无显著性。Hemminki 等的研究也显示，携带 312Asn/Asn 和 751Gln/

Gln 基因型个体对皮肤中紫外线引起的环丁烷嘧啶二聚体的修复能力较野生型基因型低约50%。因此，虽然 *XPD* 多态的生化和生物学特性有待进一步研究确定，但多态等位基因似乎与 NER 能力降低相关。

分子流行病学研究也证实了 *XPD* Asp312Asn 和 Lys751Gln 多态与肺癌及其他肿瘤易感性的相关关系。Liang 等分析了北京地区 351 个肺癌患者和 383 个对照者的 *XPD* 基因型以及不同基因型与吸烟交互作用对肺癌风险的影响。结果显示，该基因的这两个多态与肺鳞癌的易感性相关，但与肺腺癌以及其他组织学类型的肺癌易感性无关。Jiao 等研究了 *XPD* Asp312Asn 和 Lys751Gln 变异和胰腺癌发生的关系，结果发现，携带 312Asn/Asn 基因型的个体胰腺癌发病风险较低。然而，也有研究报道相反的结果，即在非小细胞肺癌患者中312Asp 等位基因频率高于对照。结果不一致的原因可能是不同人群接触致癌物的种类和DNA 损伤类型不同，也可能仅仅是因为后一研究的样本量过小（96 例患者和 94 例对照）导致结果偏差。因此，*XPD* 基因型与 DNA 修复表型以及癌症遗传易感性的确切关系还需要一些独立的进一步的研究加以阐明。

3. 重组修复基因

重组修复（recombinational repair）系统主要修复链间交联和 DNA 双链断裂。在同源重组修复过程中，具有 5′→3′核酸外切酶活性的 RAD50/MRE11/NBS1 复合体首先结合于断裂双链的两个 3′端，在复制蛋白 A（RPA）的促进下，RAD51 家族蛋白成员与 RAD52 组装成蛋白复合物。随后 RAD54 和 RAD51 特异结合以促进同源 DNA 配对及 DNA 链交换，最后由 DNA 聚合酶和连接酶完成 DNA 修复过程。非同源末端连接可作为替代途径直接由蛋白复合体 Ku70/80 和 DNA-PK_{cs}将损伤的断端相连，最后由 XRCC4-连接酶Ⅳ连接断端。由于重组修复主要在细胞的 S 期和 G_2 期发挥作用，这种修复很可能导致基因的纯合变异，因此位于该修复通路中关键蛋白的遗传变异可能会影响重组修复蛋白的功能，而使个体对某些疾病（包括肿瘤）易感。

XRCC3 是 RAD51 家族成员之一，该基因的编码蛋白参与 DNA 同源重组修复讨程。研究发现，在位于该基因编码区的 3 个氨基酸改变的 SNP（Met241Thr、Glu185Gln 和 Asn372His）中，Met241Thr 多态已经被证实影响蛋白质的功能，变异等位基因 241Met 的 DNA 修复能力低，Thr241Met 变异增加皮肤癌、膀胱癌和结肠癌的发病风险。XRCC2 是 RAD51 家族的另一个成员，它参与 DNA 双链断裂后的同源重组修复，该基因 188 位氨基酸缺失或替代会显著影响细胞对 DNA 损伤的敏感性，并且发现 Arg188 His 遗传变异显著增加发生乳腺癌的风险。

4. 错配修复基因

错配修复（mismatch repair，MMR）是细胞复制后的一种修复机制，具有维持 DNA 复制保真度、控制基因变异的作用，主要修复错配的碱基和插入/缺失环，这些错误主要来自重组过程或重复序列复制过程中的滑动。错配修复过程包括：识别错配或插入/缺失位点，招募 MMR 蛋白因子，降解错误合成的 DNA 片段；重新合成新的 DNA 片段，完成 DNA 修复过程。哺乳动物 MMR 组分主要是 hMSH2/6 异二聚体（hMutSα）和 hMSH2/3 二聚体（hMutSβ），前者负责识别碱基错配，后者识别插入/缺失环。参与切除和重新合成的蛋白因子还包括聚合酶 s/E、RPA、PCNA、RFC、外切酶 1 和内切酶 FEN1 等。错配修复相关基因遗传变异和肿瘤遗传易感性的研究不是很多。分子流行病学研究发现，*hMSH2* 基因 Gly322Asp 遗传变异和乳腺癌的发病风险显著相关。在另外一项病例对照研究中，Park 等报道 *hMSH1 G*-93A 变异显著增加原发性肺鳞癌发病风险，但和肺腺癌和小细胞肺癌发病无关。

5. 其他 DNA 修复基因

（1）*hOGG1* 基因：虽然机体有一系列抗氧化机制可清除细胞在正常有氧代谢过程中产生的活性氧，但暴露于环境致癌因素、营养不良以及局部慢性炎症等病理状态也可产生过量的活性氧，增加机体的氧化损伤负荷。逃脱抗氧化机制的氧自由基可攻击 DNA 引起氧化损伤。在 DNA 氧化损伤中，8-羟基鸟嘌呤（oh8Gua）形成的频率最高、致突变能力也最强。在 DNA 复制过程中，未被修复的 oh8Gua 优先与腺嘌呤配对，导致 G：C→T：A 突变。DNA 氧化损伤是导致基因突变、细胞癌变以及肿瘤生长的重要原因。*hOGG1* 基因位于染色体 3p26.2，这一染色体区域在人类许多肿瘤中常见有杂合性缺失。*hOGG1* 基因产物具有 DNA 糖苷酶活性，可特异地切除修复 oh8Gua。hOGG1 还具有 AP 裂解酶活性，可修复自发碱基丢失或因 DNA 糖苷化作用产生的阻断 DNA 复制的脱嘌呤或脱嘧啶（AP）位点。研究发现，位于 *hOGG1* 基因第 7 外显子的 C1245G 遗传变异，导致 326 位氨基酸 Ser→Cys 改变。体外实验发现，hOGG1-326Cys 蛋白修复 oh8Gua 的活性显著低于 hOGG1-326Ser 蛋白，提示携带 326Cys 等位基因的个体可能 DNA 修复能力低下，因此更易罹患肿瘤。许多病例对照关联研究表明，*hOGG1* 基因多态增高肺癌、食管癌、头颈肿瘤易感性。

（2）*MGMT* 基因：O^6-甲基鸟嘌呤-DNA 甲基转移酶（MGMT）特异修复烷化剂引起的 DNA O^6-烷基鸟嘌呤加合物。O^6-烷基鸟嘌呤如果不被修复，DNA 复制时将与胸腺嘧啶配对，导致 G：C→A：T 突变。环境致癌物有许多是烷化剂，例如，广泛存在于食品和香烟中的 N-亚硝基化合物就是一类烷化剂致癌物，这类致癌物可特异性引起实验动物 *H-ras* 和 *K-ras* 癌基因第 12 密码子中第 2 位鸟嘌呤的 G：C→A：T 突变。最新的研究表明，用转基因方法将人的 *MGMT* 导入动物以增加 MGMT 活性可阻止亚硝胺诱发动物肿瘤，而敲除 *MGMT* 基因的动物自发肿瘤和烷化剂致癌物诱发的肿瘤发生率均显著增加。正常人群中的 MGMT 活性有很大的个体差异。例如，据报道正常个体支气管肺泡灌洗细胞中的 MGMT 活性差异高达数百倍。MGMT 活性的个体差异可能影响对烷化剂致癌的敏感性。造成 MGMT 活性个体差异的原因尚不清楚，*MGMT* 基因多态可能是原因之一，因为有资料显示携带不同基因型的人类细胞对烷化剂的敏感性有明显的差异。

MGMT 基因位于染色体 10q26，含 5 个外显子，编码序列起始于第 2 外显子。已经发现在 *MGMT* 编码区有若干个单核苷酸多态，导致蛋白质的氨基酸序列发生改变。*MGMT* 基因第 5 外显子的 Gly160Arg 变异，在 28 例非癌日本人中该多态频率约为 15%，而在 12 例患成人肿瘤的年轻患者中其多态频率为 25 %。功能研究发现，表达该突变蛋白质的大肠杆菌细胞提取液在体外修复 O^6-甲基鸟嘌呤加合物的活性与野生型 MGMT 比较无明显差异，但纯化的突变蛋白质的活性比野生型低两倍。Moue 等报道了另外 3 个单核苷酸多态，其中两个导致氨基酸改变即 Trp65Cys 和 Leu84Phe。*MGMT* 84Phe/Phe 基因型的酶活性与野生型似无差异，但 65Cys/Cys 基因型的酶活性显著降低，携带 65Cys/Cys 基因型的

细胞虽然 mRNA 的表达正常，但几乎检测不到 MGMT 蛋白质，表明 MGMT 65Cys 蛋白质不稳定、易降解。上述研究的样本量都很小，尚需进行大样本的研究以确定此种相关及其作用强度。

参 考 文 献

Abbas M, Srivastava K, Imran M, et al. 2014. Association of *CYP1A1* gene variants rs4646903 (T>C) and rs1048943 (A>G) with cervical cancer in a North Indian population [J]. Eur J Obstet Gynecol Reprod Biol, 176: 68-74.

Al-Asmari AK, Khan AQ, Al-Masri N. 2016. Mitigation of 5-fluorouracil-induced liver damage in rats by vitamin C via targeting redox-sensitive transcription factors [J]. Hum Exp Toxicol.

Al-Harras MF, Houssen ME, Shaker ME, et al. 2016. Polymorphisms of glutathione S-transferase pi 1 and toll-like receptors 2 and 9: Association with breast cancer susceptibility [J]. Oncol Lett, 11 (3): 2182-2188.

Amrani I, Bulatova N, Awidi A, et al. 2016. Lack of Association between *CYP1A1* M2 and M4 Polymorphisms and Breast Carcinoma in Jordanian Women: a Case-Control Study [J]. Asian Pac J Cancer Prev, 17 (1): 387-393.

Argalacsova S, Slanar O, Vitek P, et al. 2015. Contribution of *ABCB1* and *CYP2D6* genotypes to the outcome of tamoxifen adjuvant treatment in premenopausal women with breast cancer [J]. Physiol Res, 64 (Suppl 4): S539-S547.

Bansal VK, Rajan K, Sharma A, et al. 2015. Prospective case-control study to evaluate the role of glutathione S transferases (*GSTT1* and *GSTM1*) gene deletion in breast carcinoma and its prognostic significance [J]. Indian J Surg, 77 (Suppl 3): 1067-1072.

Beltran-Sarmiento E, Floriano-Sanchez E, Bandala C, et al. 2016. Association of *CYP8A1* (Prostacyclin I2 synthase) polymorphism rs5602 with breast cancer in Mexican woman [J]. Am J Cancer Res, 6 (2): 341-349.

Candiloro IL, Dobrovic A. 2009. Detection of MGMT promoter methylation in normal individuals is strongly associated with the T allele of the rs16906252 MGMT promoter single nucleotide polymorphism [J]. Cancer Prev Res (Phila), 2 (10): 862-867.

Chai F, Liang Y, Chen L, et al. 2015. Association between *XRCC3* Thr241Met Polymorphism and Risk of Breast Cancer: Meta-Analysis of 23 Case-Control Studies [J]. Med Sci Monit, 21: 3231-3240.

Chen Y, Li T, Li J, et al. 2015. X-ray repair cross-complementing group 1 (*XRCC1*) Arg399Gln polymorphism significantly associated with prostate cancer [J]. Int J Biol Markers, 30 (1): e12-e21.

Chiang HC, Lee H, Chao HR, et al. 2013. Pulmonary CYP2A13 levels are associated with early occurrence of lung cancer-Its implication in mutagenesis of non-small cell lung carcinoma [J]. Cancer Epidemiol, 37 (5): 653-659.

Correale P, Botta C, Martino EC, et al. 2015. Phase Ib study of poly-epitope peptide vaccination to thymidylate synthase (TSPP) and GOLFIG chemo-immunotherapy for treatment of metastatic colorectal cancer patients [J]. Oncoimmunology, 5 (4): e1101205.

Cote ML, Yoo W, Wenzlaff AS, et al. 2009. Tobacco and estrogen metabolic polymorphisms and risk of non-small cell lung cancer in women [J]. Carcinogenesis, 30 (4): 626-635.

de Lima Junior MM, Reis LO, Guilhen AC, et al. 2012. N-acetyltransferase-2 gene polymorphisms and prostate cancer susceptibility in Latin American patients [J]. Med Oncol, 29 (4): 2889-2894.

Ding H, Dai Y, Ning Z, et al. 2016. Murine double minute 2 SNP T309G polymorphism and urinary tract cancer risk: a Meta-analysis [J]. Medicine (Baltimore), 95 (12): e2941.

Ding SL, Yu JC, Chen ST, et al. 2009. Genetic variants of *BLM* interact with *RAD*51 to increase breast cancer susceptibility [J]. Carcinogenesis, 30 (1): 43-49.

Eun YG, Lee YC, Kim SK, et al. 2015. Single nucleotide polymorphisms of the *Fas* gene are associated with papillary thyroid cancer [J]. Auris Nasus Larynx, 42 (4): 326-331.

Fogli A, Chautard E, Vaurs-Barriere C, et al. 2016. The tumoral A genotype of the *MGMT* rs34180180 single-nucleotide polymorphism in aggressive gliomas is associated with shorter patients' survival [J]. Carcinogenesis, 37 (2): 169-176.

Grimminger PP, Stohlmacher J, Vallbohmer D, et al. 2009. Prognostic Significance and Clinicopathological Associations of COX-2 SNP in Patients with Nonsmall Cell Lung Cancer [J]. J Oncol, 2009: 139590.

Han S, Gao F, Yang W, et al. 2015. Identification of an SCLC susceptibility rs7963551 genetic polymorphism in a previously GWAS-identified 12p13. 33 RAD52 lung cancer risk locus in the Chinese population [J]. Int J Clin Exp Med, 8 (9): 16528-16535.

Hawkins NJ, Lee JH, Wong JJ, et al. 2009. MGMT methylation is associated primarily with the germline C>T SNP (rs16906252) in colorectal cancer and normal colonic mucosa [J]. Mod Pathol, 22 (12): 1588-1599.

Hidaka A, Sasazuki S, Matsuo K, et al. 2016. *CYP1A1*, *GSTM1*, and *GSTT1* genetic polymorphisms and gastric cancer risk among Japanese: a nested case-control study within a large-scale population-based prospective study [J]. Int J. Cancer, 139 (4): 759-768.

Kin K, Chen X, Gonzalez-Garay M, et al. 2016. The effect of non-coding DNA variations on P53 and cMYC competitive inhibition at cis-overlapping motifs [J]. Hum Mol Genet, 25 (8): 1517-1527.

Lee JS, Kim JH, Park BL, et al. 2011. No associations of polymorphisms in *ADPRT* with hepatitis B virus clearance and hepatocellular carcinoma occurrence in a Korean population [J]. Hepatol Res, 41 (3): 250-257.

Li C, Hu Z, Lu J, et al. 2007. Genetic polymorphisms in DNA base-excision repair genes *ADPRT*, *XRCC*1, and *APE*1 and the risk of squamous cell carcinoma of the head and neck [J]. Cancer, 110 (4): 867-875.

Long S, Goldblatt J. 2016. *MTHFR* genetic testing: controversy and clinical implications [J]. Aust Fam Physician, 45 (4): 237-240.

Louie SM, Grossman EA, Crawford LA, et al. 2016. *GSTP1* is a driver of triple-negative breast cancer cell metabolism and pathogenicity [J]. Cell. Chen Biol, 23 (5): 567-578.

Majumder M, Ghosh S, Roy B. 2012. Association between polymorphisms at N-acetyltransferase 1 (*NAT*1) & risk of oral leukoplakia & cancer [J]. Indian J Med Res, 136 (4): 605-613.

Mou X, Li T, Wang J, et al. 2015. Genetic variation of *BCL2* (rs2279115), *NEIL2* (rs804270), *LTA* (rs909253), *PSCA* (rs2294008) and *PLCE1* (rs3765524, rs10509670) genes and their correlation to gastric cancer risk based on universal tagged arrays and Fe_3O_4 magnetic nanoparticles [J]. J Biomed Nanotechnol, 11 (11): 2057-2066.

Mutlu P, Mutlu M, Yalcin S, et al. 2015. Association between *XRCC*3 Thr241Met polymorphism and laryngeal cancer susceptibility in Turkish population [J]. Eur Arch Otorhinolaryngol, 272 (12): 3779-3784.

Pang C, Liu JH, Xu YS, et al. 2015. The allele frequency of *CYP2A6* *4 in four ethnic groups of China [J]. Exp Mol Pathol, 98 (3): 546-548.

Proenca MA, Fernandes GM, Russo A, et al. 2015. A case-control study of *CYP2E*1 (PstI) and *CYP*1*A*1 (MspI) polymorphisms in colorectal cancer [J]. Genet Mol Res, 14 (4): 17856-17863.

Ren A, Qin T, Wang Q, et al. 2016. Cytochrome *P450 1A1* gene polymorphisms and digestive tract cancer susceptibility: a meta-analysis [J]. J Cell Mol Med, 20 (9): 1620-1631.

Roszak A, Lutkowska A, Lianeri M, et al. 2016. Involvement of myeloperoxidase gene polymorphism 463G>A in development of cervical squamous cell carcinoma [J]. Int J Biol Markers.

Song J, Tao ZH, Liu XY, et al. 2016. Relationship between *CYP*17 gene polymorphisms and risk of prostate cancer [J]. Genet Mol Res, 15 (1).

Vukovic V, Ianuale C, Leoncini E, et al. 2015. Lack of association between polymorphisms in the *CYP*1*A*2 gene and risk of cancer: evidence from meta-analyses [J]. BMC cancer, 16: 83.

Wang D, Su M, Tian D, et al. 2012. Associations between *CYP*1*A*1 and *CYP*2*E*1 polymorphisms and susceptibility to esophageal cancer in Chaoshan and Taihang areas of China [J]. Cancer Epidemiol, 36 (3): 276-282.

Xie H, Xia K, Rong H, et al. 2013. Genetic polymorphism in *hOGG*1 is associated with triple-negative breast cancer risk in Chinese Han women [J]. Breast, 22 (5): 707-712.

Yang L, Wang XY, Li YT, et al. 2015. *CYP19* gene polymorphisms and the susceptibility to breast cancer in Xinjiang Uigur women [J]. Genet Mol Res, 14 (3): 8473-8482.

Zeng Y, Bai J, Deng LC, et al. 2016. Association of the glutathione S-transferase T1 null genotype with risk of gastric cancer: a Meta-analysis in Asian populations [J]. Asian Pac J Cancer Prev, 17 (3): 1141-1148.

第二节　单核苷酸多态与肿瘤的演进

肿瘤的发展是一个涉及多基因、多步骤的过程，并且涉及癌基因、抑癌基因及 DNA 修复基因等多种基因的异常，使细胞获得以增殖过多、凋亡过少为主要形式的失控性生长特征。

肿瘤的侵袭和转移是关系到患者预后的重要因素。很多因素影响肿瘤的侵袭和转移过程，如肿瘤本身的体细胞突变、表观遗传学改变、外界环境的刺激等。最近的研究显示，宿主的遗传特性（如遗传多态）也对肿瘤的侵袭和转移起重要的作用。因此，发掘宿主个体固有的转移风险因素，对建立预测肿瘤转移风险的生物标志物，进行临床预后判断和个体化治疗都有深远的意义。

一、细胞周期调控基因

绝大多数癌基因、抑癌基因的功能效应最终都汇集到细胞周期机制上来，这些基因中有些直接或间接参与细胞周期调控，有些本身就是细胞周期调控机制的重要成分，它们的异常导致细胞周期失控、细胞失控性生长。所以说，肿瘤是一类细胞周期病。

1. *p53* 基因

p53 基因最重要的功能之一是在 DNA 损伤或突变时抑制细胞分裂，使细胞周期阻滞在 G_1 期以允许 DNA 修复或引导细胞凋亡。人类的许多肿瘤组织常常有 *p53* 基因的丢失和突变，使其控制细胞周期的正常功能受损，从而导致恶性细胞的优势生长。然而，*p53* 基因也有若干 SNPs，其中位于第 4 外显子第 72 密码子的 G/C 多态，产生 P53-Arg 或 P53-Pro 两种野生型 P53 蛋白质。这是最早被研究和研究得最多的一个 *p53* 基因多态。研究表明，在大多数细胞中 P53-Arg 和 P53-Pro 两种蛋白质的稳定性相同，但它们的转录激活作

用、抑制转化细胞生长及诱导细胞凋亡的能力有所不同。以表达 P53-Arg 或 P53-Pro 的质粒转染 *p53* 缺陷的鼠细胞，在表达水平相同的情况下，P53-Pro 激活转录的活性比 P53-Arg 高约两倍；然而 P53-Arg 似乎能更有效地抑制 16 型人乳头瘤病毒的 *E7* 基因和 *EJ-ras* 基因转化的细胞克隆形成。诱导细胞凋亡的实验表明，P53-Arg 和 P53-Pro 均能诱导细胞凋亡，但 P53-Arg 诱导细胞死亡的速率较 P53-Pro 快。此外，研究发现 P53-Arg 对人乳头瘤病毒致癌蛋白 E6 的降解敏感性显著高于 P53-Pro，因此编码 P53-Arg 的等位基因可能是人乳头瘤病毒相关性肿瘤的易感因素。

关于 *p53* 基因第 72 密码子多态与癌症易感性关系的研究非常多，包括肺、食管、胃、子宫颈、膀胱、前列腺、乳腺等部位的癌症和血液恶性疾病。其中，子宫颈癌和肺癌是研究最多的肿瘤。最近关于 *p53* 第 72 位密码子与宫颈癌易感性的 Meta 分析显示，Arg/Arg 基因型可轻度增加进展期宫颈鳞状细胞癌或宫颈腺癌风险，其风险增加的程度因人群不同或所感染的 HPV 亚型不同而有所差异；而 Mitsudomi 等关于肺癌的 Meta 分析认为 Pro/Pro 基因型或携带 Pro 等位基因的个体患肺癌的风险似乎没有改变。Van 等关于 *p53* 72 位密码子多态和多种肿瘤死亡率和生存率的 Meta 分析则发现，虽然携带 Pro/Pro 基因型的个体死于肿瘤的风险增加了两倍多，但活到 85 岁以上的机率也增加了 41%，这似乎印证了 P53 在细胞周期中的重要作用，即肿瘤的抑制作用和组织自我更新之间平衡决定了生命的延长。

2. *CCND1* 基因

CCND1 基因位于染色体 11q13，编码细胞周期蛋白 D1（cyclin D1）。细胞周期蛋白 D1 在调节细胞从 G_1 期进入 S 期的过程中起重要作用，其过度表达与多种肿瘤的发生相关联，因此被认为具有致癌性。*CCND1* 基因的外显子 4 有 G/A 多态（密码子 242，核苷酸 870），该 G→A 突变增加可变剪接（alternate splicing）的频率，产生变异的蛋白。变异的细胞周期蛋白 D1 不含被降解所需的序列，其作用的半减期延长。因此，该多态基因携带者可能对一些肿瘤易感性高。

Zheng 等研究了 *CCND1* G870A 多态与头颈部肿瘤风险的关系，发现 AA 基因型对头颈部鳞癌易感，≤50 岁的 AA 基因型者发生头颈部鳞癌的风险比 GG 基因型者高 3 倍。Wang 等报道 AA 基因型增加膀胱癌和前列腺癌风险。Kong 等报道 A 等位基因型增加结肠癌风险，而 LeMarchand 等的研究发现，在白人和夏威夷人群中 *CCND1* 870A 等位基因与进展为晚期结直肠癌的风险相关，但在日本结直肠癌患者中则没有这种相关性，另外该研究认为，直肠癌发病风险与 *CCND1* 870A 相关性大于结肠癌。然而，国内对鼻咽癌的研究则报道相反的结果，即 GG 基因型为危险基因型。另有 Yu 等对食管癌的研究表明，*CCND1* G870A 多态与食管癌风险无关联。

3. *MDM2* 基因

MDM2 基因是 *p53* 基因的重要调节因子，它在细胞核中与 P53 蛋白结合可下调 *p53* 基因的转录，在细胞质中的结合则有助于加速 P53 的降解。MDM2 蛋白还可与 RB 蛋白结合并加速其降解，并以 P53 非依赖途径参与 RAS/RAF/MEK/MAP 激酶途径，因此它是细胞周期中重要的调节蛋白。Bond 等最近发现，*MDM2* 基因启动子区第一内含子第 309 位核

苷酸 T→G 改变（SNP309）。SNP309 增加 *MDM2* 启动子与转录因子 Sp1 的亲合力，增加 MDM2 的表达，从而削弱 P53 的功能。Bond 等的研究还表明，SNP309 与遗传性肿瘤（Li-Fraumeni 综合征）的早发病和散发性软组织肉瘤发病风险相关。

MDM2 SNP309 和散发性实体肿瘤的发病风险的研究结果不尽一致。以肺癌为例，Zhang 等的研究认为，*MDM2* 309 多态与中国汉族人群肺癌发病风险相关；而挪威学者的研究也认为 *MDM2* SNP309 多态与非小细胞肺癌相关，尤其与女性非小细胞肺癌风险相关；但 Hu 等同样来自中国汉族人群的研究则没有发现这一多态与肺癌易感性的关系。在结肠癌与 *MDM2* SNP309 的关联研究中，芬兰的一项大样本研究认为该多态与结、直肠癌的发病风险无关，而意大利学者的研究则得出结论，*MDM2* SNP309 多态与不携带 *p53* 基因突变的个体结肠癌发病时间早晚有关，携带 *MDM2* SNP309 风险基因型的个体结肠癌发病时间比不携带者平均早 10 年。关于 *MDM2* SNP309 与乳腺癌风险的研究则得到的均是阴性结果，无论是家族性还是散发性乳腺癌。这也说明该多态在肿瘤发病风险中的作用可能因肿瘤类型而异。

二、凋亡相关基因

对凋亡抵抗是肿瘤细胞的特征之一。凋亡途径的缺陷不仅可以导致肿瘤发生，同样可能造成对肿瘤治疗的抗性。Caspase 蛋白酶家族激活介导的凋亡途径主要有两条：外源性凋亡途径和内源性凋亡途径。外源性凋亡途径也就是死亡受体途径，是由细胞膜表面的死亡受体与死亡配体相结合激活的，FAS 与 TNF 受体（TNFR）分别与 FASL 和 TNF 结合，形成死亡诱导的信号复合体（death-induced signaling complex，DISC），最终导致细胞凋亡。内源性凋亡途径也称线粒体途径，是由各种细胞内外的应力所导致，如生长因子撤除、缺氧、DNA 损伤等。在这一途径中，Bcl-2 家族成员是重要的抗凋亡调节因子。这两条凋亡途径中的关键基因都存在 SNP，这些基因多态与肿瘤发生、发展的关系也是肿瘤易感标志研究的热点。

1. *TNF* 和 *TNFR* 基因

TNFα 和 *TNFβ* 基因具有同源性，它们都可以与受体 TNFR1 和 TNFR2 结合。目前已经发现 *TNF* 基因启动子调控区的数个单核苷酸多态与一些复杂性疾病，如增加胰岛素抵抗和 2 型糖尿病、肥胖症和一些感染性疾病的易感性，以及血清中 TNF 水平升高相关。TNF 提供机体抵抗感染的天然屏障，但也使炎症反应的损伤大大增加。*TNF* 和 *TNFR* 基因多态性和肿瘤易感性关系的研究主要集中在与一些感染相关的肿瘤，如胃癌和胃黏膜相关淋巴瘤、肝细胞癌、子宫颈癌等。Wu 等的研究发现，中国汉族人群中携带 *TNFα*-857 T 等位基因个体患胃黏膜相关淋巴瘤的风险增加；Hellrnig 等在白人中关于胃原发性 B 细胞性淋巴瘤的研究也得到了相似的结论。但对于胃癌易感性的研究则不尽一致。Machad 等的研究认为，*TNFα* 基因多态与胃癌风险相关，并且有望作为生物标志用于区分慢性萎缩性胃炎中发展为胃癌的高危个体；Guo 等的研究也认为 *TNFα*-3086/A 和 *TNFβ*+252*GIA* 多态与中国人群胃癌和食管鳞状细胞癌的风险相关，但墨西哥和韩国学者的研究则得到阴性的结果。另外，在 *TNF* 基因多态与宫颈癌、膀胱癌易感性的研究中也存在结果不一致的

情况，*TNF* 基因多态与肿瘤易感性的关系还需要进一步大样本的研究及 Meta 分析。

2. *FASL* 和 *FAS* 基因

FAS 和 FASL 途径是细胞毒 T 细胞消灭肿瘤细胞的重要途径，T 淋巴细胞表面的 FASL 可与肿瘤细胞表面的 FAS 受体结合，引起肿瘤细胞凋亡。而在食管癌、肺癌、宫颈癌、乳腺癌等多种肿瘤细胞都存在 FASL 高表达和 FAS 低表达的现象，因此这些肿瘤细胞可以用自身高表达的 FASL 与肿瘤特异 T 淋巴细胞表面的 FAS 受体结合，引起 T 淋巴细胞凋亡，进行免疫逃逸。*FAS* 基因启动子区有单核苷酸多态，如 *FAS*-1377G/A 和-670A/G 变异。*FAS*-1377A 等位基因和 *FAS*-6706 等位基因分别破坏了转录因子 SP1 和 STAT1 的结合位点，因此降低了启动子的活性和 *FAS* 基因的表达。*FASL* 基因启动子区同样存在着功能性单核苷酸多态即-844T/C 变异，位于转录因子 CAAT/增强子结合蛋白 β 的结合序列中，携带 *FASL* -844T 等位基因的启动子基础表达显著高于携带 *FASL* -8440 等位基因的启动子。*FAS* 与 *FASL* 基因功能性单核苷酸多态与食管癌及肺癌的危险性相关。Sun 等的实验证明，*FAS*-1377G、*FAS*-670A 和 *FASL*-844T 等位基因比 *FAS*-1377A、*FAS*-6706 和 *FASL*-844C 表达高。此外，携带有 *FASL*-844C 等位基因的 T 细胞激活诱导的死亡率（activation-induced cell death）显著高于 *FASL*-844T 等位基因。Sun 等还发现，在中国女性中携带 *FASL*-844CC 基因型的个体患子宫颈癌的风险是携带 *FASL*-844TT 基因型个体的 3 倍。台湾和日本学者的研究也发现了 *FAS* X70 多态与子宫颈癌进展程度或发病风险相关。

3. *Bcl-2* 基因

Bcl-2 是重要的抗凋亡基因，它编码的蛋白是线粒体外膜的构成性蛋白，在内源性线粒体凋亡途径中起着重要的抗凋亡调节作用。当淋巴瘤细胞发生 t（14；18）异位时，*Bcl-2* 基因从 18q21 异位到 14q32 的免疫球蛋白重链基因处，导致淋巴瘤细胞中 *Bcl-2* 基因的转录激活以及 Bcl-2 蛋白超表达，细胞凋亡受阻。最近韩国学者鉴定了 *Bcl-2* 基因的 8 个 SNP，但这一抗凋亡基因内部的 SNP 是否导致基因功能改变，在实体肿瘤和血液系统恶性疾病中起什么样的作用，还需要进一步研究。

三、基质金属蛋白酶基因

基质金属蛋白酶（matrix metalloproteinases，MMPs）是一类含锌蛋白酶，目前发现人体内有 20 多种 MMPs，分别由不同的基因编码。几乎所有人的肿瘤都有不同类型的 MMPs 过表达，不但肿瘤细胞可产生 MMPs，许多间质细胞和炎症细胞也分泌 MMPs。因为这类蛋白酶可降解细胞外基质和基底膜，所以认为它们与肿瘤的侵袭和转移有关。然而，越来越多的研究表明，MMPs 不但在肿瘤的侵袭和转移过程中起重要作用，而且还涉及肿瘤发生和发展的多个阶段和多个方面，包括促进肿瘤细胞的生长和抑制凋亡，促进肿瘤组织新血管生成，以及帮助肿瘤细胞逃逸免疫监视等。虽然在大多数肿瘤组织中均发现有 MMPs 的高表达，但这些基因的体细胞突变、基因易位和扩增等却极为少见。然而，目前发现多个 *MMP* 基因在启动子区有影响基因表达活性的序列变异。例如，*MMP1* 基因启动子区有一鸟嘌呤（G）插入多态，产生转录因子 Est 结合位点从而使基因的转录活性增强。研究表明，2G 等位基因与肺癌、卵巢癌、结肠癌等肿瘤的风险增高相关。此外，携带 2G 纯合子的肿瘤患者更容易发生肿瘤侵袭和转移。Hu 等报道两个位于 *MMP9* 基因编码区引起密码子改变的 SNP 与肺癌发生转移的风险相关。另一个 *MMP* 基因即 *MMP3* 启动子区有 A 重复多态。6A 等位基因的转录活性比 5A 等位基因低 50%。肿瘤患者中携带 6A 纯合子的频率低于正常对照。*MMP2* 基因启动子区也有序列多态，-1306C→T 改变使一个 Sp1 结合位点丧失，从而降低基因的转录活性。Yu 等的研究表明，携带 CC 基因型的食管癌患者发生肿瘤侵袭和转移的风险显著高于携带 CT 或 TT 基因型的患者。

四、*NM23* 基因

NM23 基因家族是最早发现的抑制癌细胞转移的基因，1988 年由 Steeg 等首先从小鼠黑色素细胞中分离出来。该基因 mRNA 表达在低转移细胞系约为高转移的 10 倍。目前在人类基因组中发现了 *NM23H1* 和 *NM23H2* 等 4 个成员。*NM23H1* 在各种肿瘤中存在等位基因缺失、点突变和基因扩增等不同变化。目前，*NM23* 基因作为转移抑制基因的功能仍有待深入研究。关于该基因是否存在功能性单核苷酸多态，是否存在可作为肿瘤转移的遗传标志需要进一步研究。

肿瘤转移是细胞生物学变化的功能累积和相互作用的结果，受多种基因的影响。研究表明，在原发肿瘤到继发的转移瘤之间还存在着数十个到上百个生物学上的变化。因此，寄希望于发现一个或几个单核苷酸多态就能够准确预测肿瘤转移风险是不现实的，预测肿瘤转移风险可能需要许多遗传标志包括众多 SNP 的联合分析。

参 考 文 献

Bachmann HS, Otterbach F, Callies R, et al. 2007. The AA genotype of the regulatory *BCL2* promoter polymorphism (938C>A) is associated with a favorable outcome in lymph node negative invasive breast cancer patients [J]. Clin Cancer Res, 13 (19): 5790-5797.

Chen R, Liu S, Ye H, et al. 2015. Association of *p*53 rs1042522, *MDM*2 rs2279744, and *p*21 rs1801270 polymorphisms with retinoblastoma risk and invasion in a Chinese population [J]. Sci Rep, 5: 13300.

Cingeetham A, Vuree S, Jiwatani S, et al. 2015. Role of the *MDM*2 promoter polymorphism (-309T>G) in acute myeloid leukemia development [J]. Asian Pav J Cancer Prev, 16 (7): 2707-2712.

Eun YG, Lee YC, Kim SK, et al. 2015. Single nucleotide polymorphisms of the *Fas* gene are associated with papillary thyroid cancer [J]. Auris Nasus Larynx, 42 (4): 326-331.

Jin Y. 2015. Association of single nucleotide polymorphisms in tumor necrosis factor-alpha with cervical cancer susceptibility [J]. Cell Biochem Biophys, 71 (1): 77-84.

Liang S, Zhang N, Huang R, et al. 2015. Association between *CCND*1 G870A polymorphism and radiotherapy response in high-risk human papillomavirus-related cervical cancer [J]. Zhong Nan Da Xue Xue Bao Yi Xue Ban, 40 (11): 1205-1209.

Nam SI, Yu GI, Kim HJ, et al. 2011. A polymorphism at-1607 2G in the matrix metalloproteinase-1 (*MMP*-1) increased risk of sudden deafness in Korean population but not at-519A/G in MMP-1 [J]. Laryngoscope, 121 (1): 171-175.

Qu S, Long J, Cai Q, et al. 2008. Genetic polymorphisms of metastasis suppressor gene *NME*1 and breast cancer survival [J]. Clin Cancer Res, 14 (15): 4787-4793.

第三节 单核苷酸多态与肿瘤的治疗

肿瘤组织对抗肿瘤治疗的敏感性是决定治疗成败的重要因素。不同个体所患的同种或不同种类肿瘤对抗肿瘤治疗的敏感性存在差异，导致这些反应差异的原因很复杂，但绝大多数与个体遗传因素相关，包括基因的单核苷酸多态性。

一、单核苷酸多态和化疗敏感性

化疗是大部分肿瘤最有效的治疗方法之一，是唯一的全身性治疗手段。大部分肿瘤在手术切除后均需要辅助化疗，而且随着化疗的发展现在还应用术前辅助化疗的方法。癌症化疗最主要的障碍在于肿瘤细胞对化疗药物的耐受性和抗肿瘤药物严重的毒副作用。虽然一些临床病理指标，如肿瘤大小、淋巴结转移、远处转移可以有效评价预后，但是它们并不能直接指导个体化治疗。不同个体对化疗的反应差异悬殊，这是由肿瘤组织的体细胞突变和宿主遗传多态造成的。药物作用靶标的变异（遗传多态或体细胞突变）可能影响药物的作用和疗效；药物运输蛋白和代谢酶的变异可能改变药物的分布、吸收及排泄；DNA修复基因变异则可能增加药物的毒性。因此，药物通路关键基因的单核苷酸多态可影响个体对抗癌药物的反应性，而有可能作为预测药物疗效和毒性的标志，用于评价化疗敏感性指导个体化临床用药，减少过度治疗和治疗不到位，提高疗效。

1. 药物运载蛋白基因

人体内广泛存在 ATP 结合匣转运蛋白（ATP-binding cassette transporters，ABC 转运蛋白）负责各种内源性和外源性化合物出入细胞。在众多的 ABC 转运蛋白中，只有极少数蛋白参与药物的摄取、分布和清除。其中多药耐药基因 1（*MDR1*）编码的 P-糖蛋白（P-glycoprotein）是一种跨膜蛋白，作为 ATP 泵将细胞内的疏水性药物转运到细胞外。研究表明，P-糖蛋白在肿瘤细胞中的表达高于正常细胞，这类表达水平的差异直接影响药物在细胞内的有效浓度，这可能是导致肿瘤细胞多药耐药的重要原因。目前，已经发现 *MDR1* 基因有 30 多个 SNP，有些影响 MDR1 的表达，有些则改变 P-糖蛋白活性，影响药物的吸收、分布和清除，进而影响肿瘤细胞对化疗药物的敏感性。Hoffmeyer 等报道，位于第 26 外显子的 C3435T 变异和 P-糖蛋白在十二指肠的表达相关，携带 C 等位基因者小肠黏膜细胞的 P-糖蛋白水平比携带 T 等位基因者高，可将更多日服的 P-糖蛋白底物泵出细胞，排到肠腔内，从而减少对药物的吸收，降低化疗疗效。Wang 等的研究表明，C3435T 是通过改变 *MDR1* mRNA 的稳定性而影响其功能。Ishikawa 等研究了 8 个位于 *MDR1* 编码区引起氨基酸改变的 SNP 对所表达蛋白运载动力学的影响，结果发现 G1n21Asp、G1n44Ser、Phe103Leu、G1y185Va1 4 个变异导致最大反应速度增高，表明这些 SNP 可能改变 P-糖蛋白在体内的活性。

另一类重要的 ABC 转运蛋白是多药耐药相关蛋白（multidrug resistance protein,

MRP），它们表达于肿瘤细胞表面，也是一种依赖 ATP 的泵，能将带负电荷的药物分子逆浓度泵出细胞，减少细胞内药物浓度导致肿瘤耐药。目前有关 MRP 家族成员 MRP1、MRP2 和 MRP3 遗传变异的报道不多。Conrad 等鉴定了两个引起氨基酸改变的 SNP（Arg433Ser 和 G1y671Val），并证明 Arg433Ser 变异降低 MRP1 的转运活性。Bang 等报道，位于该基因启动子区的-211C→T 功能性遗传变异降低干细胞 *MRP3* mRNA 的表达。该研究还鉴定了 6 个改变氨基酸的 SNP，但作者没有评价它们对 MRP3 蛋白运输活性的影响。鉴于多药耐药相关蛋白在药物运输中的重要作用，以上这些 SNP 有可能作为预测个体对某些抗癌药物耐药的生物标志。

2. 药物代谢酶基因

参与药物代谢的酶类分为Ⅰ相代谢酶和Ⅱ相代谢酶。Ⅰ相代谢酶主要是细胞色素 P450 家族（CYP），参与 90% 以上药物的代谢。Ⅱ相代谢酶包括谷胱甘肽 S-转移酶（GST）、UDP-葡糖醛酸转移酶（UGT）、醌氧化还原酶（NQO1）等。研究表明，在 CYP 超家族中，CYP1、CYP2 和 CYP3 家族是参与药物代谢的主要活性酶，参与抗癌药代谢的主要有 *CYP2B6*、*CYP2C8*、*CYP3A4*，这些基因均具有单核苷酸多态，改变相应酶的表达水平及活性，从而影响个体对药物反应的差异。CYP2B6 参与抗癌药物环磷酰胺的生物激活过程，位于 *CYP2B6* 基因第 487 密码子的 Arg→Cys 氨基酸改变导致该酶活性下降，然而还没有研究证实该多态是否对抗癌药物环磷酰胺的疗效和毒性产生影响。研究发现，位于 *CYP2B6* 基因 TATA 盒的 T-82C 多态使该基因转录活性增强，通过生物信息学预测发现该变异导致转录起始位点的改变。*CYP2C8* 参与抗癌药紫杉醇的代谢，体外实验表明该基因的 3 个 SNP（Ile269Phe、Arg139Lys、Ile264Met）均降低代谢紫杉醇的活性。CYP3A4 是体内最丰富的细胞色素 P450，约 50% 药物是由该酶代谢，包括大多数的化疗药如环磷酰胺、异环磷酰胺、长春碱类、紫杉醇类等。*CYP3A4* 的多态性对各种药物的个体敏感性和毒性作用影响很大，导致不同个体对 CYP3A4 底物的生物利用率和清除率有极大差别。该基因至少有 30 个 SNP，位于启动子区的 A-3926 变异增加该基因的转录活性；位于编码区的几个 SNP 也已被证明导致酶活性下降，但还没有证明它们和药物代谢能力相关。CYP3A4 表达水平或酶活性低的个体，药物清除速度慢，药物在体内存留时间长，这类患者治疗效果往往较好，但在相同剂量下容易出现毒副作用。

GST 家族是Ⅱ相代谢酶的重要成员，它们催化化学药物和谷胱甘肽结合，促进其排出体外或进一步代谢。许多肿瘤细胞均有 GST 蛋白的高表达，因此此类基因的 SNP 可能影响抗肿瘤药物在体内的排泄，而与抗癌药的疗效或毒性密切相关。人类 *GST* 基因广泛存在遗传多态。特别值得注意的是其中一些 SNP 影响个体对化疗反应的敏感性以及患者的生存时间。来自不同实验室对乳腺癌和多发性骨髓瘤的研究均发现，*GSTP1* 基因编码区导致第 105 位氨基酸 Ile→Val 替代的 SNP 和环磷酰胺化疗后患者的临床预后及生存时间相关。低活性的 105Val/Val 基因型携带者治疗后生存期长。Sweeney 等研究了位于 *GSTA*1 启动子区可增强肝细胞对环磷酰胺代谢的 C-69T 多态，发现低表达的 *GSTA1 * B* 等位基因携带者比 *GSTA1 * A* 等位基因携带者治疗后生存期长。

3. DNA 修复基因

许多抗癌药的作用靶点是 DNA，所以肿瘤细胞耐药常常和 DNA 损伤修复能力密切相关。DNA 修复过程复杂，由多种蛋白共同参与完成。根据不同的 DNA 损伤类型，机体采取不同的修复方式，主要有碱基切除修复、核苷酸切除修复、重组修复和错配修复。以非小细胞肺癌为例，目前治疗多采用以铂类为基础联合其他药物如多西他赛、紫杉醇、吉西他滨、长春瑞滨等的两药方案。铂类药物的作用机制主要是引起 DNA 损伤，因此个体 DNA 修复能力直接影响铂类药物的抗肿瘤效果。

XRCC1 Gln399Arg 遗传变异与铂类药物的敏感性相关，在结肠癌患者中，携带 *XRCC1* 399Gln/Gln 基因型的个体比携带其他基因型的个体对铂类药敏感性高。在对非小细胞肺癌患者的研究显示，*XPD* Asp312Asn 和 *XRCC1* Arg399Gln 遗传变异和患者铂类药物治疗的生存时间相关，携带变异基因型的个体生存期短。*ERCC1* 基因 SNP 与对铂类药物的敏感性也存在明显的相关性。Ryu 等研究了位于 *ERCC*1 基因第 118 密码子的 C/T 多态与非小细胞肺癌铂类化疗疗效的关系，发现 CC 基因型者的中位生存期明显高于 CT 和 TT 基因型者。Park 等的研究也表明，该变异和铂类化疗后患者的生存率相关。该 SNP 虽然没有引起相应氨基酸的改变，却和 *ERCC1* 基因的表达密切相关。在卵巢癌细胞株中，含有野生型 *ERCC1* 序列的 A2780/CP70 细胞株比 118 密码子变异的 MCAS 细胞株对铂类药物更敏感。因此，*ERCC1* 多态可能通过影响 ERCC1 的表达而影响肿瘤患者对铂类药物的敏感性。

核苷酸切除修复通路中的 *ERCC2* 基因遗传变异也与化疗敏感性有关。Park 等研究了该基因 3 个 SNP（C156A、Asp312Asn 和 Lys751Gln）对结肠癌患者接受铂类化疗的临床反应及其生存时间。结果表明，与 751Gln/Lys 或 751Gln/Gln 基因型比较，751Lys/Lys 基因型对铂类药物的反应敏感，且中位生存期长。另外两个 SNP 即 C156A 和 Asp312Asn 则与铂类药物治疗后结肠癌患者的生存期无关。另一项研究证明，*ERCC2* Asp312Asn 遗传多态与铂类药物化疗的非小细胞肺癌的生存期相关，312Asp/Asp 基因型的患者生存期长。

4. 凋亡相关基因

细胞有两条主要途径启动凋亡过程：肿瘤坏死因子（TNF）家族激发受体介导的外源性凋亡通路，FAS 是该通路中最主要的受体之一；Bcl-2 家族则是线粒体源性凋亡的主要调节者。这两条凋亡通路最终都激发下游的 Caspase 家族成员的级联反应，导致细胞凋亡。诱导肿瘤细胞凋亡是化疗药物作用的重要机制，因此位于凋亡通路中的关键蛋白 P53、FAS、Bcl-2 以及 Caspase 家族等基因单核苷酸多态与个体对化疗药的反应性密切相关。DNA 损伤后，P53 通过阻止细胞周期进程诱导 DNA 修复或触发细胞凋亡机制。位于 *p*53 基因第 72 密码子的 Pro→Arg 遗传变异显著增加细胞的凋亡诱导能力。头颈肿瘤患者经顺铂治疗后，携带 Pro/Pro 基因型的患者生存期比携带 Arg/Arg 的患者短。另一项研究显示，携带 72Pro 等位基因型的患者，对放化疗反应性强生存期长。Bcl-2 具有抑制细胞凋亡的功能，而 Bax 则有促进细胞凋亡的作用。研究表明，位于 *Bax* 基因启动子区的 G-248A SNP 降低 *Bax* 基因的表达水平，该变异与慢性淋巴细胞白血病患者的化疗疗效相关，-248AA 基因型携带者生存期较短。

二、单核苷酸多态与放疗敏感性

不同肿瘤患者局部肿瘤组织对放疗敏感性及正常组织放射反应是治疗成败的重要决定因素。通过使用精确的放疗剂量和随访评价临床预后发现，肿瘤组织和邻近正常组织对放疗反应性在不同患者之间存在显著差异，而这种差异并不能完全用年龄、营养状况、手术、化疗以及机体其他疾病情况来解释。实际上，这些反应的差异绝大多数来自个体遗传因素，包括基因的单核苷酸多态。

放射治疗之所以能发挥抗癌作用，是因为射线本身具有辐射能，这种辐射在自然环境中可以诱发癌变，而在放疗中则用来有效地杀灭癌细胞。其原理主要是辐射引起 DNA 分子的断裂、交联或引发产生自由基，导致细胞死亡。因此，不同个体 DNA 修复能力、细胞凋亡能力等差异直接影响肿瘤组织对放疗的敏感性，进而影响疗效。放疗导致的 DNA 双链断裂主要通过重组修复机制修复，这一过程需要许多酶和蛋白质共同完成。*XRCC3* 是 Rad51 DNA 修复基因家族成员，在 DNA 双链断裂同源重组修复中扮演重要的角色。在放疗耐受的细胞系中 XRCC3 表达增高。位于 *XRCC3* 第 241 密码子 Thr/Met 多态与肺癌的发生密切相关，然而目前还没有研究证实该变异和放疗疗效相关。

另一个影响细胞对电离辐射敏感性的基因是 *XRCC1*，它在单链 DNA 修复中起重要作用。Yoon 等研究了非小细胞肺癌患者放疗后的生存时间与 *XRCC1* 3 个单核苷酸多态（Arg194Trp、Arg280His、Arg399Gln）的关系，发现携带 194Arg/Arg 基因型者生存时间长；携带 194Trp-280Arg-399Arg 单体型与其他单体型比较生存期更短。Moullan 等分析了 254 例乳腺癌患者 *XRCC1* 的 Arg194Trp、Arg280His 和 Arg399Gln 遗传变异，发现携带 194Trp 和 399Gln 的患者对放疗敏感。在另一项研究中，De 等评价了 *XRCC1*、*XRCC3* 和 *hOGG1* 基因多个 SNP 和放疗敏感性的关系，结果表明 *XRCC3* IVS5－14G 变异、*XRCC1* Arg194Trp 和 *XRCC1* Arg399Gln 变异和放疗敏感性显著相关，而且这些遗传多态之间联合作用显著增强个体对放疗的敏感性。可见放疗敏感性是多基因综合作用的结果，以多种遗传标记为基础建立起来的量效模式可能对预测放疗的疗效具有潜在的价值。

综上所述，越来越多的研究证明，一些基因的单核苷酸多态与肿瘤的发生、发展以及肿瘤的化学治疗和放射治疗疗效相关。这种相关性有其生物学基础和依据，即这些单核苷酸的改变往往影响基因的表达和（或）基因产物的活性。但是，目前还没有真正可应用于预测肿瘤发生或临床疗效的生物标志。这在很大程度上与肿瘤的复杂特性有关。目前还不完全了解这种多基因控制的恶性疾病的发生、发展机制，这给肿瘤标志学研究者带来巨大的挑战。鉴于肿瘤的生物学复杂性，就 SNP 生物标志而言，今后的研究要在阐明 SNP 功能的基础上突破单基因的研究思路，采用特定生物学（或药物）通路（pathway）和全基因组的研究策略，以期发现和建立有实用意义的肿瘤标志和标志谱。

（张　珉）

参 考 文 献

Cascorbi I. 2006. Role of pharmacogenetics of ATP-binding cassette transporters in the pharmacokinetics of drugs

[J]. Pharmacol Ther, 112 (2): 457-473.

Enjuanes A, Benavente Y, Bosch F, et al. 2008. Genetic variants in apoptosis and immunoregulation- related genes are associated with risk of chronic lymphocytic leukemia [J]. Cancer Res, 68 (24): 10178-10186.

Kang S, Ma Y, Liu C, et al. 2015. Assoication of *XRCC*1 gene polymorphisms with risk of non- small cell lung cancer [J]. Int J Clin Exp Pathol, 8 (4): 4171-4176.

Ryu JS, Hong YC, Han HS, et al. 2004. Association between polymorphisms of *ERCC*1 and *XPD* and survival in non- small- cell lung cancer patients treated with cisplatin combination chemotherapy [J]. Lung cancer, 44 (3): 311-316.

Su HI, Sammel MD, Velders L, et al. 2010. Association of cyclophosphamide drug- metabolizing enzyme polymorphisms and chemotherapy-related ovarian failure in breast cancer survivors [J]. Fertil Steril, 94 (2): 645-654.

Sweeney C, McClure GY, Fares MY, et al. 2000. Association between survival after treatment for breast cancer and glutathione S-transferase P1 Ile105Val polymorphism [J]. Cancer Res, 60 (20): 5621-5624.

Yoon SM, Hong YC, Park HJ, et al. 2005. The polymorphism and haplotypes of *XRCC*1 and survival of non-small-cell lung cancer after radiotherapy [J]. Int J Radiat Oncol Biol Phys, 63 (3): 885-891.

Zhao R, Chen G. 2015. Role of *GSTP*1 Ile105Val and *XRCC*1 Arg194Trp, Arg280His and Arg399Gln gene polymorphisms in the clinical outcome of advanced non- small cell lung cancer [J]. Int J Clin Exp Pathol, 8 (11): 14909-14916.

第十四章　循环肿瘤细胞检测及临床应用

肿瘤转移是一个多阶段、多步骤的复杂过程。存在于原发瘤和转移瘤之外的肿瘤细胞统称为游离肿瘤细胞（ITCs），其中进入血流的又称循环肿瘤细胞（circulating tumor cells，CTCs）。近年来，随着敏感分子技术的发展，使得分离、计数外周血 CTCs 成为可能。CTCs 检测技术的出现，对早期发现肿瘤微转移、评估预后和疗效以及肿瘤的个体化治疗具有重要意义。目前 CTCs 的临床意义在乳腺癌、结直肠癌、前列腺癌等多种肿瘤中逐渐得到肯定。外周血中 CTCs 数量稀少，且具有异质性和易聚集成团等特点。目前众多的检测技术在灵敏性、特异性和可重复性等方面还存在诸多问题，要使 CTCs 检测技术广泛应用于临床，还需对其进一步发展和完善。

1. 循环肿瘤细胞检测技术

见第十七章第七节。

2. 上皮间质转化及其对循环肿瘤细胞检测的影响

上皮间质转化（epithelial-mesenchymal transition，EMT）是指在某些特殊的生理或病理条件下，上皮细胞失去极性，转变为具有移行能力的间质细胞并获得侵袭和迁移能力的过程。

EMT 在恶性肿瘤转移过程中发挥着重要作用。上皮源性肿瘤细胞经历 EMT 过程，上皮极性丢失或降低，细胞间的黏附作用减弱，运动能力增强，导致部分肿瘤细胞从原发组织脱落，侵入周围基质，进入血管或淋巴管，形成 CTCs，随循环系统播散至远隔部位，穿出脉管后在新的组织环境中生存和繁殖，最终形成转移灶。对原发及转移性肺癌进行研究发现肿瘤细胞上皮成分（E-钙黏蛋白）表达降低，间质成分（包括 N-钙黏蛋白和波形蛋白等）表达增加，证明了大多数肺癌患者中均有 EMT 表达，且 EMT 可以作为肺癌治疗的潜在靶点，对肿瘤治疗具有重要意义。

大多数 CTCs 被机体免疫系统杀死，只有极少数转移倾向极高的 CTCs 存活下来，并可相互聚集形成循环肿瘤微栓（circulating tumor microemboli，CTM），幸存的 CTCs 或 CTM 离开血液循环，进入到继发脏器的局部微环境，进而逃避宿主的局部非特异免疫杀伤作用，在各类生长因子的作用下增殖生长并最终形成转移灶。这一转移过程多发生在肿瘤进展的晚期。肿瘤远处转移很可能在肿瘤发展早期就已经出现，因此 CTCs 检测具有重要的临床意义。

EMT 发生后，肿瘤细胞上皮标志如 E-钙黏素和 CK 等表达下调，使细胞侵袭和转移能力增加，为 CTCs 的形成和肿瘤转移提供了前提。然而，目前临床上最为常用的 CTCs 分离和富集技术——免疫磁性分离法，是基于上皮细胞标志如 Ep-CMA 和 CK 的存在来检测 CTCs 和 EMT 的发生，使这一类检测方法存在不可忽略的假阴性。使用 Adna Test 癌细胞检测系统检测 502 例乳腺癌患者的外周血 CTCs，结果发现有 18% 的间质性 CTCs（EMT-CTCs）未被检测到。Ramodi 等运用 Cellsearch 检测系统对 92 例乳腺癌患者的外周血 CTCs 进行检测，结果发现 34% 的 CTCs 未被检测到，进一步对 CK 的 CTCs 进行分析，发现 38% 的 CTCs 表达 EMT 标记，证实了基于 Ep-CMA 的检测方法不能够检测 EMT-CTCs，解释了目前常用的 EMT-CTCs 检测方法假阴性较高的原因。

3. 循环肿瘤微栓及其对循环肿瘤细胞检测的影响

研究表明，CTCs 不仅可以单独存在，而且具有聚集成团的特性，这种由若干循环肿瘤细胞聚集形成的细胞团块即 CTM。CTM 是肿瘤细胞的"集体迁移"行为，因其能够抵抗细胞凋亡，保持细胞增殖能力，具有更高的转移潜能。在 98% 的前列腺癌患者外周血中检测到了 CTM，而其中 35% 的 CTM 表达与细胞增殖相关的分子标志。Cho 等对 86 例肿瘤患者外周血中的成团细胞进行免疫荧光检测，结果发现 43% 的肿瘤患者检测到了 CTM，证实了乳腺癌、肺癌、胰腺癌和前列腺癌等肿瘤患者外周血中 CTM 现象的广泛存在。

CTM 对 CTCs 检测的影响主要体现在免疫磁性分离法，因免疫磁性分离过程涉及多种细胞标志，这些处理会使细胞团块离散，最终无法检测到 CTM。Krebs 用 Cellsearch 和 ISET 两种方法，检测 40 例非小细胞肺癌患者外周血中的 CTCs，发现 ISET 法有 43% 检测到了 CTM，而 Cellsearch 法未检测到 CTM。

4. 循环肿瘤细胞检测的临床应用

对于乳腺癌、去势治疗失败的前列腺癌和结肠癌而言，CTCs 检测已被认为是一种可靠的预后指标，在治疗过程中随时预测疾病的进展和患者的存活时间，而系列监测结果能够更早地为医生提供更多的信息，从而能够制定更明确的治疗方案。

（1）乳腺癌：Cristofanilli 等研究了一种新的化疗方案治疗乳腺癌，通过检测治疗开始前和完成后外周血 CTCs，发现治疗前 CTCs 数为 5 个/7. 5ml 的阈值可用来预测患者的存活时间，CTCs≥5 个比<5 个具有更短的平均无进展生存时间，前者的总生存时间比后者也显著缩短，而且接受治疗后 4 周内 CTCs 数下降，表明 CTCs 计数可作为转移性乳腺癌患者预后的独立预测指标。回顾性研究证实了 CTCs 对于乳腺癌患者预后的重要意义，38. 4% 患者 CTCs≥5 较 CTCs<5 患者的中位总生存时间短，这一相关性不依赖于激素水平、人类表皮生长因子受体-2 型（human epidermal growth factor receptor 2，HER-2/neu）基因表达水平和转移灶位置。Budd 等比较了 CTCs 计数和影像学检查对疾病进展和总生存时间的预测作用，138 例已确诊的乳腺癌患者在接受首次治疗前、治疗后 4 周和 10 周分别检测 CTCs，在所有影像学诊断为早期乳腺癌患者中，CTCs≥5 患者的生存时间与 CTCs<5 患者有显著差异，而影像学诊断为进展期但 CTCs 数较少的患者比 CTCs 数量多的患者也有更长的生存时间。因此，CTCs 检测可以提供影像学检查以外的诊断信息。虽然现有的数据支持 CTCs 作为乳腺癌的一个预后因子，并且 FDA 已批准 CellSearch™ System 用于预测乳腺癌患者生存时间，但基于 CTCs 检测结果制定的治疗方案是否能改善疗效尚不明确。

（2）前列腺癌：Shaffer 等发现超过 65% 转移性前列腺癌患者 CTCs≥5，CTCs≥5 患者的中位生存时间<1 年；而 CTCs<5 患者的中位生存时间则>4 年。Olmos 等研究了 191 例去势治疗失败的前列腺癌（castration-resistant prostate cancer，CRPC）患者治疗前和治疗后 CTCs 数与总生存时间的关系，较高的 CTCs 数与高碱性磷酸酶、低血红蛋白、高前列腺特异性抗原（prostate specific antigen，PSA）、骨转移等相关，CTCs≥5 患者的总生存时间为 19.5 个月，而 CTCs<5 患者的总生存时间则>30 个月，另外，CTCs≥5 患者在接受两轮化疗后，CTCs 数下降>30% 的患者具有较长的总生存时间，因此认为 CTCs 是一个预后因子，而且在评估疗效方面可能比 PSA 更加敏感。由于 PSA 已被用来评价 CRPC 的发生阶段，以及跟踪肿瘤转移过程，并作为限制性局部治疗后肿瘤复发的指标，临床上联合 CTCs 评估 CRPC 预后则面临着更高的要求。Scher 等比较了 CTCs 计数变化和血清 PSA 含量变化在 CRPC 一线治疗后疗效监测方面的价值，发现治疗后 4、8、12 周 CTCs 计数变化与生存时间之间关系密切，而与 PSA 含量变化之间则无明显相关性。

（3）结直肠癌：Cohen 等应用免疫磁珠分选方法从转移性结直肠癌（metastatic colorectalcancer，MCRC）患者外周血中分离出 CTCs，发现治疗期间 CTCs 数量变化可能预示着临床预后。在此基础上应用 CellSearch™ System 进行了一项包括 430 例患者的前瞻性研究，根据检测结果，患者被分为不良组（CTCs≥3）和良好组（CTCs<3）。与良好组相比，不良组患者有着较短的无进展生存时间和总生存时间，治疗期间从不良组转变到良好组的患者比持续位于不良组的患者有着相对较长的生存期。因此认为，在治疗前和治疗期间 CTCs 计数是 MCRC 患者无进展生存时间和总生存时间的独立预测因子。之后还根据年龄、肿瘤临床分期、治疗方法、是否存在肝转移、不同的治疗方案（奥沙利铂、伊替立康、贝伐单抗）等，将上述患者进一步分组，在所有的次级分组中，不良组都有着相对较差的预后。

5. 循环肿瘤细胞检测临床应用所面临的问题及展望

外周血中 CTCs 的检测及评估有助于肿瘤的早期诊断、判断预后、评估抗肿瘤药物的疗效及制定个体化治疗方案，是一种具有高度可行性和可重复性的非侵入性新型诊断工具。但目前 CTCs 检测的临床应用仍然存在诸多亟待解决的问题。

首先，由于外周血中 CTCs 数量稀少，且具有异质性和易聚集成团等特点，目前的检测方法不能完全解决假阳性或假阴性较高的问题，寻找新的特异性标志或多种检测技术的联合应用是必然的发展趋势。其次，CTCs 临床研究面临标准化问题。由于目前各种 CTCs 检测系统的技术原理和检测方法不尽相同，再加上不同肿瘤类型、疾病分期以及不同治疗方法等因素的影响，造成 CTCs 检测结果呈现不均一性。因此，同一检测方法需对患者准备、标本采集和样本处理等进行标准化，保障检测结果稳定可靠；不同检测方法间应开展比对并及时进行结果分析。57% CRPC、37% MBC、30% 结肠癌患者样本都可以检出≥2 个 CTCs，而健康志愿者和非恶性肿瘤患者样本几乎没有这种现象，基于 CellSearch™ System 的大多数临床试验采用的阈值均是每 7.5ml 血中 3～5 个 CTCs，在进展期 CRPC 患者中，如果 CTCs>4 则具有很高的预测价值。尽管如此，如何选择阈值目前尚存在争议。因此，仍然需要多中心、大规模的临床研究确定阈值和验证临床意义。在疗效监测方面，转移性 CRPC 患者的生存时间与 CTCs 计数变化之间关系密切，而与 PSA 含量变化之间则无明显相关性。对于转移性 MBC 患者，影像学诊断为相同病程进展的患者，CTCs 检测结果不同，预后亦不相同，CTCs 检测可以提供影像学检查以外的诊断信息。对那些影像学诊断无法明确的疾病进展情况（如无法明确的 MBC 或 CRPC 骨转移），该检测可能具有重大意义。总之，CTCs 的临床应用仍处于起步阶段，今后需要通过大规模多中心的临床研究确定更多类型肿瘤的应用范围、适应证和临床意义等。进一步的研究还需明确现有方法的敏感性。也许更先进的技术如 CTCs 芯片将进一步提高 CTCs 检测的敏感性和疾病的检出率。最后，CTCs 检测应用于日常临床，还需要解决费用高昂的问题。总之，随着检测技术的不断改进及肿瘤细胞表面分子标志的不断研究，CTCs 检测将在临床肿瘤诊治过程中得到广泛应用，通用型、自动化、微型化和经济快速的检测方法是未来 CTCs 检测的发展趋势。

（张　珉）

参考文献

Cristofanilli M, Budd GT, Ellis MJ, et al. 2004. Circulating tumor cells, disease progression, and survival in metastatic breast cancer [J]. N Engl J Med, 351 (8): 781-791.

Ghossein RA, Carusone L, Bhattacharya S. 1999. Review: polymerase chain reaction detection of micrometastases and circulating tumor cells: application to melanoma, prostate, and thyroid carcinomas [J]. Diagn Mol Pathol, 8 (4): 165-175.

Hou JM, Krebs M, Ward T, et al. 2011. Circulating tumor cells as a window on metastasis biology in lung cancer [J]. Am J Pathol, 178 (3): 989-996.

Krebs MG, Hou JM, Sloane R, et al. 2012. Analysis of circulating tumor cells in patients with non-small cell lung cancer using epithelial marker- dependent and - independent approaches [J]. J Thorac Oncol, 7 (2): 306-315.

Mostert B, Sleijfer S, Foekens JA, et al. 2009. Circulating tumor cells (CTCs): detection methods and their clinical relevance in breast cancer [J]. Cancer. Treat Rev, 35 (5): 463-474.

Raimondi C, Gradilone A, Naso G, et al. 2011. Epithelial- mesenchymal transition and stemness features in circulating tumor cells from breast cancer patients [J]. Breast Cancer Res Treat, 130 (2): 449-455.

Spencer KR, Wang J, Silk AW, et al. 2016. Biomarkers for immunotherapy: current developments and challenges. [J]. Am Soc Clin Oncol Educ Book, 35: e493-503.

第二篇　胃癌生物学标志物及应用

目前，诊断胃癌的金标准仍然是胃镜加胃黏膜活检，尽管胃镜技术有了迅速的进步，但其检查时产生的痛苦及较昂贵的价格仍不易被广大患者接受，使许多患者被诊断为胃癌时已属于中、晚期阶段，患者丧失了治疗的最佳时机。因此，如何采用创伤小、价格合理且有效的方法筛查出早期的胃癌患者是广大从事胃癌基础研究和临床工作者所面临的问题。随着对生物学标志物广泛和深入的研究，学者们发现以患者的全血或血清为标本，检测一些生物学标志物的变化，可直接或间接地反映胃的功能状态，可为医生们提供很多能早期发现胃癌的参考信息。同时对于已患胃癌的病人，也可以通过追踪这些生物学标志物的变化，推断患者的生存期，筛选合理的药物。本篇着重阐述与胃癌直接和间接相关的生物学标志物的基本特点及其在临床中的应用现状，以与广大从事胃癌基础与临床研究的同仁们共同学习。

第十五章　胃 癌 概 述

胃癌是我国最常见的恶性肿瘤之一，虽然其发病机制还不清楚，但是学者们通过多年来坚持不懈的努力，不间断的、不同规模的流行病学调查，基本掌握了胃癌的流行特点及与胃癌发生密切相关的危险因素；通过不间断的、不同国家的病理学者的潜心归纳和总结，对胃癌及其癌前疾病的病理特点也有了详尽的描述，并达成了一定的共识。本章着重介绍胃癌流行趋势、病因、病理学相关知识，了解这些知识将有助于理解胃癌发生的多因素、多步骤的过程，为深入探讨胃癌生物学标志物在胃癌诊治过程中的作用及胃癌发生、发展的机制奠定了基础。

第一节　胃癌的流行趋势

随着经济的发展、人们生活水平的提高及生活方式的巨大改变，中国乃至世界范围内胃癌的流行趋势也发生着较大的变化，同时在中国胃癌仍然威胁着人们的健康和生命，并给个人、家庭和社会带来了巨大的经济损失和负担，成为一大公共卫生问题。了解胃癌的流行趋势及特点，可以较好地识别胃癌高发群体，进而有针对性地使用相关生物学标志物进行追踪随访，对胃癌的防治具有重要意义。

一、世界范围内胃癌的流行特点

在过去50年，世界范围内胃癌的发病率明显下降，尤其是在工业化国家。以英国为例，1971年大约14 100人死于胃癌，2008年为5200人，降低了62%。尽管如此，胃癌发病率仍然位于世界范围内常见肿瘤的第4位，死因的第2位。据世界卫生组织的国际癌症研究中心（International Agency for Research on Cancer，IARC）报道，2012年世界范围内肿瘤新发病例约1410万人，有820万人死于肿瘤，其中胃癌的新发病例数约为95.16万人，因患胃癌死亡的人数为72.31万人，胃癌仍是不可忽视的恶性肿瘤之一。但胃癌发病率和死亡率存在着明显的地域差别、性别差异、年龄差异和病变部位的差异性。

1. 胃癌的发病率和死亡率的地域差异

整体上，西方国家胃癌发病率低于东亚地区。在大部分西方国家每年每10万人中仅有10～15例胃癌新发病例，胃癌发病率较低的国家有美国、新西兰、丹麦和澳大利亚等。其中美国胃癌的发病率最低，而且文献显示在美国胃癌患者5年生存率不断提高，1970～1977年5年生存率仅为15%，2003～2009年上升为29%。而东亚地区是胃癌高发区，日本、韩国和中国每年每10万人中新发病例数为80，这些地区胃癌总人数约占全球的70%左右，2012年我国胃癌新发病例为40.5万，占全球胃癌发病人数的42.6%。除了发病率存在地域差异外，在世界范围内观察到胃癌的死亡率也存在地域差异，胃癌世界人口构成调整死亡率以日本为最高，为39.29/10万，美国最低，为4.98/10万。尽管总体美国胃癌的死亡率很低，但美国白人胃癌死亡率以西北和北方中部各州最高（>20/10 万），西部各州最低（<16/10 万），主要呈现由北向南的梯度变化，尤其在北半球更为明显。在其他西方国家也呈现这种趋势，如南斯拉夫、英国、冰岛、意大利、西班牙等。这些数据显示胃癌的高危因素随着纬度的增加而增加，胃癌的死亡率和纬度相关，随着纬度的增加，胃癌的死亡率也增加。

2. 胃癌的发病率和死亡率的性别差异

胃癌的发病率及死亡率男性均高于女性，男女比例是 2∶1。2008 年全球男性胃癌标化发病率最高为 42. 4/10 万，最低为 3. 9/10 万；女性胃癌标化发病率最高为 18. 3/10 万，最低为 2. 2/10 万。2012 年统计分析显示，在世界范围内男性胃癌的发病率位于第 2 位，仅次于肺癌，在女性位于第 4 位，位于乳腺癌、宫颈癌和大（结）肠癌之后。

3. 胃癌的发病率和死亡率的年龄差异

胃癌发病率及死亡率均随着年龄增加而升高。大多数的胃癌发病年龄在 60 ~ 80 岁。2007 年澳大利亚报道，胃癌的平均年龄为 69. 5 岁，75 岁的发病风险为 1/30，随着年龄增大，85 岁的发病风险为 1/62。2008 年英国的统计数字显示，55 岁以下胃癌的发病率不足 10%，而 60 岁后发病率明显增高。就死亡率与年龄的差异，我国一项统计显示，5 ~ 14 岁年龄组死亡率最低，以后随着年龄增长死亡率不断升高，30 ~ 39 岁增长速度最快，75 岁以上男性有下降趋势，女性持续上升。

4. 胃癌发病率的病变部位差异

从发生部位来看，近年来在胃远端发生胃癌的比例降低，发生在贲门和胃与食管交界处的比例增加。90% 胃的腺癌具有以下两个特点，第一是高分化和肠型胃癌具有胃体胃炎伴有胃黏膜的萎缩和肠上皮化生；第二是未分化和弥漫型胃癌具有全胃炎，没有萎缩。据文献报道，2012 年全世界贲门癌为 2. 60 万例（3. 3/10 万），而非贲门癌为 6. 91 万例（8. 8/10 万）。贲门癌在爱尔兰、澳大利亚、新西兰、中国、北美洲及北欧地区发病率高，绝大多数患者是黑人或社会地位较低和经济收入较差的人群。比例最高的地区是亚洲东部和东南部（在男性中贲门癌与非贲门癌的比例为 8. 7∶21. 7），在非洲、日本和欧洲南部地区贲门癌发病率较低。贲门癌在男性中的发病率高于女性，而且男女性别比高于非贲门癌，在美国白人贲门癌男女性别比是 5∶1。

发病率和死亡率除了存在上述特点外，还与民族和职业有关。如美国黑人胃癌发病率高于白人，主要与社会和经济状况有关。另外从事粉尘作业、化工行业、橡胶行业的人群，由于经常暴露于致癌因素，导致这部分人群胃癌的发病率和死亡率较高。

二、我国胃癌的流行特点

近 50 年来，我国虽未开展全国范围的胃癌的流行病学调查，但众多的报道显示，我国胃癌的发病率和死亡率也发生着变化。从 20 世纪 80 年代中后期胃癌的发病率开始下降，主要表现在大中城市和大部分农村地区的发病率降低，尤其在原来的胃癌高发区

（具有代表性的胃癌高发区有福建长乐市、甘肃威武市、山东临朐县和辽宁庄河市）。例如，大城市上海市1991年胃癌的发病率男性为45.4/10万、女性为18.9/10万，而1999年为男性35.8/10万、女性17.9/10万，男性发病率下降了21.1%，女性下降了5.3%。福建省长乐市1988年胃癌调整发病率男性为106.63/10万、女性为28.54/10万，而2002年为男性65.33/10万、女性20.88/10万，男性发病率下降了38.73%，女性下降了26.84%。甘肃省武威市1996～2000年胃癌发病率较1991～1995年下降了5.25/10万，下降率为8.58%。我们对辽宁省庄河地区调查的结果显示，胃癌发病率（年龄校正后）2005～2010年下降了7.84/10万，平均每年下降4.82%。

我国胃癌整体发病率有所降低，同时胃癌的死亡率也呈下降趋势，但有小幅波动。资料显示2003～2011年（2014年上报数据）胃癌的标化后死亡率分别是26.6/10万、25.3/10万、24.6/10万、22.8/10万、23.7/10万、23.0/10万、22.1/10万、20.3/10万、19.4/10万，到了2012年胃癌死亡病例为32.5万，死亡率为21.9/10万，又有所升高，可能与上报肿瘤登记处数据的增加、覆盖面积的增加有关，具体因素不详。另外，全国三次死因回顾抽样调查报告指出，1973～1975年和1990～1992年，死亡率最高的恶性肿瘤均为胃癌，死亡率分别为17.40/10万和25.16/10万，而2004～2005年胃癌死亡率为24.71/10万，居恶性肿瘤死因第3位。整体胃癌的死亡率呈现走低趋势，但是城市和农村之间胃癌的死亡率差别很大。国家卫生和计划生育委员会的数据显示，2005～2011年，城市胃癌的发病率高于农村，但农村胃癌死亡率高于城市，2005年城市和农村居民胃癌死亡率分别为18.12/10万和19.05/10万，2006年为19.66/10万和22.09/10万，2007年为22.87/10万和23.35/10万，2008年为18.60/10万和26.33/10万，2009年为18.17/10万和23.10/10万，2010年为20.36/10万和23.45/10万，2011年为18.91/10万和25.42/10万，城市胃癌死亡率都是波动中呈下降趋势，但在农村始终呈现走高趋势。综合以上资料，我国胃癌的发病率、死亡率均有所下降，但下降幅度较小，近几年逐渐趋于平稳。所以针对病因的防治工作仍很重要，特别是加强农村胃癌的早诊早治工作。

虽然我国总体胃癌死亡率呈降低的趋势，但在国内不同地区胃癌死亡率存在着差异，整体来看，在我国胃癌死亡率以东部、西北部为最高，在相同的地区胃癌死亡率变化的趋势也不尽相同，但从各个抽样点的情况看，胃癌死亡率下降主要体现在高发区，低发区则呈上升趋势。马清等分析山东省1970～2005年期间的死因调查资料，观察胃癌的变化趋势，报道在1970～1974年、1985～1988年、1990～1992年和2004～2005年4个时期中，1970～1988年间胃癌标化死亡率逐年增加，到1988年达最高峰，而后逐年下降，到2005年死亡率为26.44/10万，低于1970年的28.62/10万。在近35年中，山东省胃癌死亡率在1988年前呈上升趋势，每年上升速率为1.35%，1989年开始下降，年均下降速率为1.39%。陈崇帼等报道福建省居民20世纪70年代（1973～1975）、80年代（1986～1988）和90年代（1993～1995）胃癌死亡率分别为22.30/10万、31.70/10万和26.78/10万，在70年代和80年代，胃癌均居恶性肿瘤死因顺位第1位，在90年代，胃癌居恶性肿瘤死因顺位第2位。黄少芬等报道福建省2004～2009年胃癌死亡率呈上升趋势。陈铁晖等报道福建省2007～2011年胃癌死亡率分别为19.66/10万、23.31/10万、24.62/10万、23.38/10万和23.38/10万，死亡率呈上升趋势，5年胃癌合计死亡率为22.93/10万，居恶性肿瘤死亡顺位第3位，死亡顺位发生了变化，整体死亡率却走高，但对福建高发区长乐市 1982 ~ 1993 年胃癌死亡率进行时间序列分析，结果显示 10 年间长乐市男女胃癌死亡率都呈现下降趋势，尽管胃癌死亡率仍维持在一个很高水平。在其他一些城市胃癌的死亡率仍高居不下。应倩等报道 1973 ~ 1976 年、1986 ~ 1988 年和 1990 ~ 1996 年浙江省胃癌死亡率分别为 28. 36/10 万、30. 90/10 万和 30. 23/10 万，均居恶性肿瘤死因顺位第 1 位。韩晓军报道 1995 ~ 2001 年浙江省居民胃癌死亡率为 31. 83/10 万，仍居恶性肿瘤死因顺位第 1 位。还有许多其他省市的资料均显示，胃癌仍是危害我国当地居民健康的重要疾病之一。

在我国胃癌发病率和死亡率处于较高水平的原因之一可能是人口老龄化。3 次全国死因调查分析中，胃癌的死亡率均随着年龄增长而升高，第一次调查死亡高峰为 70 ~ 75 岁，第二次调查死亡高峰为 75 ~ 80 岁，第三次调查死亡高峰为 80 ~ 85 岁，高峰年龄延迟。且发病率随着年龄的增长而上升，40 岁后发病率上升明显，达到峰值后下降缓慢。另外一个原因是年轻人患胃癌的概率增加，《2012 年中国肿瘤登记年报》统计显示，30 岁以下者发生胃癌的比例由 20 世纪 70 年代至今翻了一番，达 3. 3%。胃癌的发生总的来说男性多见，尤其是年龄大于 70 岁的老年胃癌中男性占绝大多数，但现在≤40 岁的胃癌中女性比例明显升高，约占 50%，而≤30 岁的胃癌中女性占绝大多数。对于胃癌的发生女性比例随着年龄年轻化而升高的原因尚不明确。

与发展中国家相比，我国胃癌的发病率和死亡率仍很高，但同自己相比，这几十年里我国胃癌的防治取得了长足的进步，主要与社会经济的发展、饮食结构的改善及医疗技术水平的提高等因素密切相关。随着经济发展、生活水平的提高，人们能尽可能多的吃上新鲜水果和蔬菜，同时居民家庭冰箱普及率的上升保证了食物的新鲜度，有利于减少胃内间接致癌物亚硝胺类化合物的形成，增加了抗氧化物的摄入，起到防癌的作用。医疗水平的提高、胃镜的广泛应用提高了对胃癌癌前疾病或病变的诊治，可有效地防止这些疾病发展为胃癌。因此，积极地了解胃癌的危险因素，对胃癌的防治起着重要的作用。

（宫月华）

参 考 文 献

陈铁晖，黄少芬，李晓庆，等 . 2013. 福建省 2007 ~ 2011 年恶性肿瘤死亡流行病学特征及变化趋势分析［J］. 中国预防医学杂志，14（5）：370-374.

陈万青，张思维，曾红梅，等 . 2014. 中国 2010 年恶性肿瘤发病与死亡［J］. 中国肿瘤，23（1）：1-10.

陈万青，郑荣寿，曾红梅，等 . 2015. 2011 年中国恶性肿瘤发病和死亡分析［J］. 中国肿瘤，24（1）：1-10.

黄少芬，陈铁晖，李晓庆，等 . 2011. 2004 ~ 2009 年福建省恶性肿瘤死亡特征及趋势分析［J］. 海峡预防医学杂志，17（2）：28-30.

贾士杰，范慧敏，刘伟，等 . 2014. 2002 ~ 2011 年中国恶性肿瘤死亡率水平变化趋势［J］. 中国肿瘤，23（12）：999-1004.

景晶晶，刘绘园，袁媛，等 . 2012. 2004 ~ 2010 年庄河地区胃癌死亡情况及趋势分析［J］. 中国肿瘤，21（1）：13-17.

马清，李会庆，刁玉涛，等 . 2009. 山东省年胃癌死亡率 1970-2005 变化趋势［J］. 中国肿瘤，18（5）：369-372.

张思维，陈万青，王乐. 2009. 中国肿瘤登记工作30年［J］. 中国肿瘤，18（4）：256-259.

郑朝旭，郑荣寿，张思维，等. 2014. 中国2010年胃癌发病与死亡分析［J］. 中国肿瘤，23（10）：795-800.

邹文斌，李兆申. 2014. 中国胃癌发病率及死亡率研究进展［J］. 中国实用内科杂志，34（4）：408-415.

邹小农，孙喜斌，陈万青，等. 2012. 2003～2007年中国胃癌发病与死亡情况分析［J］. 肿瘤，32（2）：109-114.

Ang TL, Fock KM. 2014. Clinical epidemiology of gastric cancer［J］. Singapore Med J, 55（12）：621-628.

Colquhoun A, Arnold M, Ferlay J, et al. 2015. Global patterns of cardia and non-cardia gastric cancer incidence in 2012［J］. Gut, 64（12）：1881-1888.

Compare D, Rocco A, Nardone G. 2010. Risk factors in gastric cancer［J］. Eur Rev Med Pharmacol Sci, 14（4）：302-308.

DeSantis CE, Lin CC, Mariotto AB, et al. 2014. Cancer treatment and survivorship statistics, 2014［J］. CA Cancer J Clin, 64（4）：252-271.

Ferlay J, Shin HR, Bray F, et al. 2010. Estimates of worldwide burden of cancer in 2008：GLOBOCAN 2008［J］. Int J Cancer, 127（12）：2893-2917.

Krejs GJ. 2010. Gastric cancer：epidemiology and risk factors［J］. Dig Dis, 28（4-5）：600-603.

Mayer RJ, Venook AP, Schilsky RL. 2014. Progress against GI cancer during the American Society of Clinical Oncology's first 50 years［J］. J Clin Oncol, 32（15）：1521-1530.

Sankaranarayanan R, Swaminathan R, Brenner H, et al. 2010. Cancer survival in Africa, Asia, and Central America：a population-based study［J］. Lancet Oncol, 11（2）：165-173.

Sankaranarayanan R, Lucas E, Swaminathan R. 2011. Cancer survival in Africa, Asia, the Caribbean and Central America［J］. IARC Sci Publ, 162：23-31.

Thun MJ, DeLancey JO, Center MM, et al. 2010. The global burden of cancer：priorities for prevention［J］. Carcinogenesis, 31（1）：100-110.

Torre LA, Bray F, Siegel RL, et al. 2015. Global cancer statistics, 2012［J］. CA Cancer J Clin, 65（2）：87-108.

第二节 胃癌的危险因素

胃癌的发生是多因素、多步骤的病理过程，既与外界环境因素［如幽门螺旋杆菌（*Helicobacter pylri*，*H. pylori*）感染］和饮食习惯等有关，又与自身遗传状态密切相关。其中，*H. pylori* 感染是胃癌发生最为重要的危险因素，将独立章节介绍，这里着重介绍饮食习惯、吸烟饮酒等不良生活习惯和人的精神状态及遗传特性等对胃癌发生的影响。

一、饮食习惯与胃癌

饮食习惯伴随着人们的一生，正所谓“病从口入，祸从口出”，许多疾病的发生均与不良的饮食习惯相关，同样，不良的饮食习惯可以促进胃癌的发生，是胃癌发生一个较为重要的危险因素。因此，多年来学者们也始终致力于饮食习惯与胃癌关系的研究。

1. 食用富含 *N*-亚硝基化合物的食物

N-亚硝基化合物（*N*-nitroso compounds，NOC）或其前体广泛存在于如肉、鱼、乳制

品、蔬菜和瓜果、啤酒及海水、河水、井水等食物中。在发酵食物，如酱油、醋、啤酒和酸菜中也能检测到 NOC。NOC 对身体的影响主要取决于食用的方式，在腌制、油煎或油炸这些食物的过程中可产生较多的胺类物质，腌制和熏等加工过程又能产生大量的亚硝酸盐，两者结合极易形成亚硝胺，另外，在腐烂的鱼肉中也可检测到大量的二甲胺、三甲胺、腐胺等胺类物质，这些胺类物质也能与食物中的亚硝酸盐结合形成亚硝胺。大量的动物实验证实亚硝胺可以直接诱发胃的肿瘤形成。这是日本及我国沿海地区胃癌高发的原因之一，如福建长乐地区喜欢食用鱼露，辽宁庄河地区喜欢食用腌制的猪肉。

2. 高盐饮食

大量流行病学研究显示，高盐饮食与胃癌风险增加相关。第一，科学家通过大量的动物实验及人体疾病研究发现，长期过多的摄入盐会造成胃黏膜细胞与外界较高的渗透压，这可导致胃黏膜直接损伤，发生广泛性的弥漫性充血、水肿、糜烂、溃疡、坏死和出血等一系列病理改变，增加胃黏膜细胞发生癌变的危险。第二，过咸的食物中有很大一部分含有硝酸盐，而硝酸盐可在胃内转化为亚硝酸盐，亚硝酸盐是亚硝胺的前体，在特定的酸碱度、温度和微生物感染的情况下可转化为亚硝胺，亚硝胺具有极强的致癌性，是造成胃癌的危险因素之一。第三，摄入过量的盐分还会使胃酸分泌减少，从而抑制前列腺素 E（prostaglandin，PGE）的合成，PGE 具有细胞保护作用，可加强胃黏膜的防卫能力，若合成减少，则胃黏膜容易遭到其他因素的攻击，造成胃部病变，增加发生胃癌的风险。

国内关于胃癌与食盐关系的病例对照研究显示，那些从不吃盐渍食品的患者在病例组仅占 2.22%，而经常食用盐渍食品者则达到 33.06%，且随着食用盐渍食品频率的增加，其发病风险会明显高于对照组。日本的全国营养调查表明，胃癌死亡率与人均盐消耗量呈正相关，每日摄取食物中食盐越多者，其发生胃癌的相对危险性也就明显增加。另有一项流行病学调查显示，同为日本籍的海外移民，如果改变从前高盐饮食习惯，则胃癌发生概率会大幅度下降，若是不加以改变，则胃癌发生概率也并无改变。

Gaddy 等的最新研究显示，高盐饮食与 *H. pylori* 共同使癌变风险大幅增加。在该研究中，一组 *H. pylori* 感染的蒙古沙土鼠接受常规饮食，另一组则接受高盐饮食。实验结束后，高盐饮食组所有动物均发生了癌变，相比常规饮食组只有 58% 的沙鼠发生了癌变。这种变化与细胞毒素相关基因 A（cytotoxin-associated gene A，*cagA*）阳性的菌株关系更为密切，研究者用不产生 *cagA* 突变的 *H. pylori* 菌株感染蒙古沙土鼠且让它们接受高盐饮食，动物则不发生胃癌。在较早的研究中，Loh 和其他人的研究证明，在高盐环境中培养的 *H. pylori* 可促进 *cagA* 的产生。在几个胃癌高发地区，*cagA* 阳性菌株感染率高，且很大比例的人群有高盐饮食习惯，具体机制尚待研究。目前研究认为高盐饮食组感染 *H. pylori* 的沙鼠各种炎症细胞因子（如 TL 1-β）转录比常规饮食组增多，这些因素有可能进一步导致炎症发展，进一步增加胃癌发病风险。我们对此问题也进行了研究，采用不同浓度的氯化钠盐溶液（3%、15%、20%）处理 *H. pylori* 的菌株（L301），结果显示在盐溶液中 *H. pylori* 形态由螺旋状变为球形，CagA 蛋白浓度随着盐溶液的浓度增高而增高，尿素酶（urease）的活性也明显增强，ATP 的含量明显增高，特别是在 30% 氯化钠盐溶液中更显著。同时，用不同浓度的盐溶液处理的 *H. pylori* 与 GES-1 上皮细胞共培养，8-羟化脱氧鸟苷（8-hydroxy-2-deoxyguanosine，8-OHDG）的浓度均显著高于未经盐溶液处理的 *H. pylori* 组，这些都说明高盐饮食（食物和水）和 *H. pylori* 感染在胃癌发生过程中具有协同作用。

二、不良嗜好与胃癌

与胃癌相关的不良嗜好主要指吸烟与饮酒。吸烟不仅与肺癌关系密切，近年来的研究显示 2/3 的肿瘤均与吸烟有关。吸烟可作为独立的危险因素影响胃癌的发生和发展；乙醇可直接造成胃炎、胃溃疡及糜烂等疾病，是胃癌发生的基础。

1. 吸烟

吸烟的初始年龄、年限和日吸烟量决定着吸烟与胃癌的关系。吸烟的初始年龄越早，吸烟的年限越长，日吸烟量越大，对人体的危害也就越大。有研究显示，吸烟史 20 ~ 39 年的患者发生胃癌的风险是不吸烟者的 2. 09 倍，吸烟超过 40 年的胃癌发病风险增加到 3. 13 倍。另一项日吸烟量与胃癌的关系报道，日吸烟量>20 支、饮酒>5 次/14 天发生非贲门部胃癌的风险将增加 5 倍。进一步的研究显示，日吸烟量和胃癌发生的危险存在剂量–效应关系，日吸烟量越大，发生胃癌的风险越高。吸烟与胃癌发生部位和分化程度有关，资料显示男性吸烟者发生贲门癌的相对危险度（relative risks，RR）为 2. 1，高于非贲门癌（RR＝1. 3）。Sasazuki 等开展的病例对照研究，选择了 19 657 例男性年龄 40 ~ 59 岁患者，随访 10 年，其中 293 人患胃癌，吸烟组与从不吸烟组相比，发生胃远端的分化型胃癌比例增高，RR 为 2. 0，吸烟组与戒烟组相比 RR 值为 2. 1。在未分化型胃癌组除了贲门癌外，组间比较没有差别。

吸烟增加胃癌危险性的确切机制尚不清楚，但研究表明，烟草及烟草烟雾中含有多种致癌物质和促癌物质，如苯并芘、二甲基亚硝胺、酚类化合物、放射性元素等。还能产生许多有害物质，包括尼古丁、一氧化碳和烟焦油。动物实验证实这些物质具有致癌性。这些物质可溶于唾液，吃饭时吸烟可将烟草中的有害物质随食物吞下，烟草中还含有自由基，并与胃黏膜接触，长期接触后造成胃黏膜损伤，发生肠上皮化生、慢性萎缩性胃炎、消化性溃疡、胃黏膜异型增生等癌前疾病和病变，同时降低免疫力。还有研究显示，这些间接致癌物可以和 DNA 结合，变成终致癌物，导致 *P53* 基因、*c-myc* 基因等的改变，同时体内毒物代谢酶 *P450*、*GSTM1* 和 *GSTT1* 的异常，两者协同作用增加了胃癌的发病风险。还有文献报道，吸烟能影响胃黏膜微循环和机体免疫功能，可使胃黏膜内前列腺素合成减少，还可以降低幽门括约肌张力。吸烟可引起或促进胆汁反流，容易导致胆汁反流性胃炎、萎缩性胃炎或胃溃疡等，而这些疾病多为胃癌发生前的状态。因此，吸烟已被认为是胃癌发生的重要危险因素之一，它从多个角度参与胃癌的发生和发展，控烟对于降低胃癌的发生有着重要的意义。

2. 饮酒

乙醇的消耗量在世界范围内均很大，尤其在中国其消耗量与日俱增。男性 1999 年、2002 年和 2007 年乙醇的消耗增长百分比分别是 12. 8%、35. 1% 和 39. 6%。女性更显著，从 1999 年的 4. 5% 到 2007 年的 29. 3%，增加了 6. 5 倍。一项 Meta 分析显示与不饮酒人群比较，饮酒人群发生胃癌的 RR 是 1.07，重度饮酒人群的 RR 是 1.20（每日喝 4 次酒），且主要发生非贲门性癌（饮酒者 RR = 1.17）。饮酒与胃癌剂量关系是每日 10 g，RR 值是 0.99；每日 50 g，RR 值为 1.1。另一项中国人群酒精与恶性肿瘤关系的 Meta 分析显示饮酒可增加胃癌的发病风险，比值比（odds ratios，OR）值是 1.40。2008 年一项关于日本人群乙醇与胃癌关系的调查结果显示，饮酒不增加胃癌的发病风险。尽管不同地区的结果可能相悖，但人们认为饮酒，特别是大量饮酒所造成的胃炎、胃溃疡及糜烂等疾病是胃癌发生的基础，大量研究证实乙醇确实可以造成胃黏膜的损伤。

乙醇造成胃黏膜损伤的主要机制包括以下几个方面：①乙醇直接损伤胃黏膜；②乙醇可引起胃黏膜下血管损伤，使血管扩张，血流减慢，黏膜下出血，造成黏膜保护屏障的破坏；③胃黏膜上皮和血管损伤的同时，产生大量的炎症介质，进一步加重黏膜破坏；④在乙醇的作用下，血管扩张，出现一过性胃酸分泌升高的现象，在黏膜被破坏的前提下，H^+逆流加重黏膜损伤。动物实验证实，饮酒可以损伤胃黏膜，且存在剂量效应关系，但连续给动物灌注乙醇，致癌性并不增加，若用乙醇的同时喂食含 NOC 的食物，患胃癌的危险性增加。

吸烟和饮酒对胃癌的发生是否有交互作用尚存在争议，国内学者胡锦富等的研究显示饮酒的 RR 为 3.66，吸烟的 RR 为 1.82，两种因素同时存在胃癌的 RR 为 5.74，认为两者具有交互作用，特别是进餐时吸烟，胃癌的发病危险性增加。国外的研究认为吸烟、饮酒对于胃癌的发生是相对独立的因素。

总之，吸烟、饮酒、高盐饮食等不良生活习惯对胃癌的发生有着重要的影响，我们强调健康饮食，多食用新鲜水果和蔬菜，养成不吸烟、不饮酒的良好生活习惯。

三、精神因素和心理因素与胃癌

积极向上的情绪和乐观的精神状态会减少肿瘤的发生，相反，在生活中经常经历不愉快的事件，包括严峻的生活波折、劳累过度、经济贫困等会增加胃癌的发生概率，这个观点正不断得到人们的认可。

Talley 等对 50 例胃癌患者和对照组发病前一年的生活经历进行了详细的调查，结果表明癌症组不愉快事件的评分高于对照组。另有研究显示罹患癌症，特别是胃癌的患者大多都有压抑自己性格的特点，特别是抑制愤怒，不善于发泄自己的情绪，甚至有的患者表现为孤僻，感情上与世隔绝。全国胃癌综合考察流行病学组指出，胃癌患者具有“性格内向，爱生闷气”的特点。此类性格在胃癌的众多因素中居首位，OR 为 3.0。

同时，性格压抑对肿瘤的生存期也存在着影响。Yu 等对 20 ~ 75 岁胃癌患者进行了随访，共随访 13 643 人，采用 Cox's 回归分析情绪与生存间关系，结果显示情绪抑郁或压抑的患者肿瘤分期高，或患者的病情已不能手术，或患者年龄多大于 60 岁；同时发现年龄大于 60 岁、年收入少于 1 万元人民币、肿瘤的分期较高、淋巴结转移和不能手术这些因素均可增加胃癌生存的危害比（hazard ratio，HR），其中情绪差的人群死亡率可增高（HR = 3.34，95% CI = 1.23 ~ 5.49）。

精神和心理因素导致胃癌发生的机制目前还不十分清楚，其涉及神经、内分泌和免疫三个方面，可能是由于长期的精神压抑，导致患者内分泌紊乱，如肾上腺素、儿茶酚胺、甲状腺素等分泌增加，或者导致免疫功能低下，最终导致胃癌发生。

四、遗传因素与胃癌

胃癌的遗传因素主要表现为家族性聚集倾向，即胃癌患者的一级亲属发病率高于非直系亲属。流行病学调查显示 10% 的胃癌人群表现为明显的家族聚集倾向。

Bernini 等收集了 1988 ~ 2004 年 541 例胃切除术患者的信息，有家族史信息的患者为 383 人（70.8%），其中家族成员中至少有一名胃癌患者的为 71 人（18.5%），尤其是肠型胃癌发生概率高于无家族史的人群。Vecchia 等的研究显示，有胃癌家族史的人发生胃癌的风险增高（RR=2.6）。我国上海地区调查了 108 例胃癌患者一级亲属和二级亲属患胃癌的情况，得出胃癌的遗传度是 40.86% ±12.32%；大连地区报道的遗传度为 37.5% ± 6.0%；来自山东胃癌高发区的研究显示，一级亲属中患胃癌的 OR 值为 1.8，在弥漫型胃癌中更为明显。尽管文献报道胃癌遗传因素与胃癌的分型不同，但均认为遗传因素是胃癌发生不可忽视的危险因素。

胃癌遗传特性除了家族聚集倾向外，还有一部分是家族性胃癌（familial gastric cancer，FGC），通常指同一家族中连续两代出现胃癌患者≥2 例，包括遗传性弥漫型胃癌（hereditary diffuse gastric cancer，HDGC）、家族性弥漫型胃癌和家族性肠型胃癌等类型。HDGC 属于常染色体遗传病，具有很强的侵袭性，多数发病年龄小于 40 岁，预后差。这种癌的特点是细胞间的黏附因子缺失，25% 患者体细胞 CDH1 失活导致 E-cadherin 表达降低，具体机制尚不清楚。

还有研究显示具有遗传肿瘤综合征的家族，子代发生胃癌的概率增加，如 Lynch、Li-Fraumeni、Peutz-Jeghers、遗传性乳腺-卵巢综合征、家族性腺瘤性息肉病（familial adenomatous polyposis，FAP）和青少年息肉病等。

综上，预防胃癌应注意培养良好的生活方式和饮食习惯，做到不吸烟、不饮酒或少许饮酒，饮食定时、定量、细嚼慢咽，使胃保持在良好的状态，要多食新鲜蔬菜、水果、豆制品及经常进行体育锻炼。对有家族遗传史或相关遗传病，或是慢性胃疾病尤其是胃溃疡、慢性胃炎应及时治疗，定期检查。还应注意心理健康，保持乐观情绪，培养良好的心理素质，增强自我调节能力，提高在各种环境下的适应能力。

（张　忠）

参 考 文 献

陈增春，陈建顺. 2000. 胃癌高发现场的病因学研究［J］. 中国肿瘤，9（12）：534-535.

陆建邦. 2001 胃癌发病因素的流行病学研究进展［J］. 肿瘤防治研究，28（2）：157-159.

Bertuccio P，Rosato V，Andreano A，et al. 2013. Dietary patterns and gastric cancer risk：a systematic review and meta-analysis［J］. Ann Oncol，24（6）：1450-1458.

Bryan NS，Alexander DD，Coughlin JR，et al. 2012. Ingested nitrate and nitrite and stomach cancer risk：an updated review［J］. Food Chem Toxicol，50（10）：3646-3665.

Butler A. 2015. Nitrites and nitrates in the human diet：carcinogens or beneficial hypotensive agents?［J］. J Ethnopharmacol，167：105-107.

Chu KM, Cho CH, Shin VY. 2013. Nicotine and gastrointestinal disorders: its role in ulceration and cancer development [J]. Curr Pharm Des, 19 (1): 5-10.

Dikshit RP, Mathur G, Mhatre S, et al. 2011. Epidemiological review of gastric cancer in India [J]. Indian J Med Paediatric Oncol, 32 (1): 3-11.

D'Elia L, Galletti F, Strazzullo P. 2014. Dietary salt intake and risk of gastric cancer [J]. Cancer Treat Res, 159: 83-95.

D'Elia L, Rossi G, Ippolito R, et al. 2012. Habitual salt intake and risk of gastric cancer: a meta-analysis of prospective studies [J]. Clin Nutr, 31 (4): 489-498.

Gaddy JA, Radin JN, Loh JT, et al. 2013. High dietary salt intake exacerbates Helicobacter pylori-induced gastric carcinogenesis [J]. Infect Immun, 81 (6): 2258-2267.

Giordano A, Cito L. 2012. Advances in gastric cancer prevention [J]. World J Clin Oncol, 3 (9): 128-136.

Hu J, La VC, Morrison H, et al. 2011. Canadian cancer registries epidemiology research group. Salt, processed meat and the risk of cancer [J]. Eur J Cancer Prev, 20 (2): 132-139.

Karimi P, Islami F, Anandasabapathy S, et al. 2014. Gastric cancer: descriptive epidemiology, risk factors, screening, and prevention [J]. Cancer Epidemiol Biomarkers Prev, 23 (5): 700-713.

Kim J, Cho YA, Choi WJ, et al. 2014. Gene-diet interactions in gastric cancer risk: a systematic [J]. World J Gastroenterol, 20 (28): 9600-9610.

Lee YY, Derakhshan MH. 2013. Environmental and lifestyle risk factors of gastric cancer [J]. Arch Iran Med, 16 (6): 358-365.

Li Y, Yang H, Cao J. 2011. Association between alcohol consumption and cancers in the Chinese population-a systematic review and meta-analysis [J]. PLoS One, 6 (4): e18776.

Lin SH, Li YH, Leung K, et al. 2014. Salt processed food and gastric cancer in a Chinese population [J]. Asian Pac J Cancer Prev, 15 (13): 5293-5298.

Liu Y, Piao Y, Gong Y, et al. 2013. Mast cell tumors in Mongolian Gerbils infected with Helicobacter pylori that had been pretreated with 30% NaCl [J]. Helicobacter, 18 (3): 246-247.

Loh JT, Friedman DB, Piazuelo MB, et al. 2012. Analysis of Helicobacter pylori cagA promoter elements required for salt-induced upregulation of CagA expression [J]. Infect Immun, 80 (9): 3094-3106.

Lundberg JO, Weitzberg E. 2013. Biology of nitrogen oxides in the gastrointestinal tract [J]. Gut, 62 (4): 616-629.

Oliveira C, Pinheiro H, Figueiredo J, et al. 2015. Familial gastric cancer: genetic susceptibility, pathology, and implications for management [J]. Lancet Oncol, 16 (2): e60-70.

Park B, Shin A, Park SK, et al. 2011. Ecological study for refrigerator use, salt, vegetable, and fruit intakes, and gastric cancer [J]. Cancer Causes Control, 22 (11): 1497-1502.

Peleteiro B, Castro C, Morais S, et al. 2015. World wide burden of gastric cancer attributable to tobacco smoking in 2012 and predictions for 2020 [J]. Dig Dis Sci, 60 (8): 2470-2476.

Salaspuro M. 2012. Interactions of alcohol and tobacco in gastrointestinal cancer [J]. J Gastroenterol Hepatol, 27 (Suppl 2): 135-139.

Shiozaki A, Ichikawa D, Takemoto K, et al. 2014. Efficacy of a hypotonic treatment for peritoneal dissemination from gastric cancer cells: an in vivo evaluation [J]. Biomed Res Int, 2014: 707089.

Shu L, Wang XQ, Wang SF, et al. 2013. Dietary patterns and stomach cancer: a meta- analysis [J]. Nutr Cancer, 65 (8): 1105-1115.

Tramacere I, Negri E, Pelucchi C, et al. 2012. A meta-analysis on alcohol drinking and gastric cancer risk [J]. Ann Oncol, 23 (1): 28-36.

Tramacere I, Pelucchi C, Bagnardi V, et al. 2012. A meta-analysis on alcohol drinking and esophageal and gastric cardia adenocarcinoma risk [J]. Ann Oncol, 23 (2): 287-297.

Xu Y, Jing JJ, Gong YH, et al. 2011. Changes in biological and virulent characteristics of Helicobacter pylori exposed to high salt [J]. Asian Pac J Cancer Prev, 12 (10): 2637-2641.

Yang WG, Chen CB, Wang ZX, et al. 2011. A case-control study on the relationship between salt intake and salty taste and risk of gastric cancer [J]. World J Gastroenterol, 17 (15): 2049-2053.

Yu H, Wang Y, Ge X, et al. 2012. Depression and survival in Chinese patients with gastric cancer: a prospective study [J]. Asian Pac J Cancer Prev, 13 (1): 391-394.

Zhang Z, Zhang X. 2011. Salt taste preference, sodium intake and gastric cancer in China [J]. Asian Pac J Cancer Prev, 12 (5): 1207-1210.

Zhao WT, Wang YT, Huang ZW, et al. 2013. BRCA2 affects the efficiency of DNA double-strand break repair in response to N-nitroso compounds with differingncarcinogenic potentials [J]. Oncol Lett, 5 (6): 1948-1954.

第三节　胃癌的癌前疾病（病变）

某些长期未治愈的慢性胃疾病如慢性萎缩性胃炎、胃息肉、胃溃疡并伴有异型增生、胃黏膜肠上皮化生是胃癌发生的病理基础。对胃癌前疾病与癌前病变进行随诊可以及时发现早期胃癌和早期癌变阶段，对它们给予正确、及时的治疗，也是胃癌一级预防的一个重要途径。

一、胃癌前疾病

胃癌的癌前疾病（precancerous condition）是指这一类疾病与其他疾病相比发生胃癌的可能性较高，如慢性萎缩性胃炎（chronic atrophic gastritis，CAG）、胃溃疡、胃息肉、残胃及 Menetrier 病等，这是一项有关临床的概念。

1. 慢性萎缩性胃炎

CAG 多年来一直是消化领域研究的热点，目前认为 CAG 的发生是一个多病因综合作用的漫长的多阶段、多基因的变异积累过程。CAG 的演变规律为：正常胃黏膜→炎症→萎缩→肠化生→异型增生→胃癌。CAG 已明确被定为癌前疾病。

（1）病因：主要的病因是 *H. pylori* 感染、胆汁反流、胃黏膜微循环障碍、吸烟和饮酒等理化因素和免疫因素等。

（2）临床表现：CAG 主要有胃脘部胀满、疼痛、胃部灼热及消化不良、消瘦、疲乏无力、精神萎靡等临床表现，有的甚至出现缺血性贫血或巨幼红细胞贫血。

（3）胃镜下 CAG 的表现：在胃镜下可观察到，①黏膜色泽改变：胃镜下可呈红白相间，以白为主；②黏膜变薄：黏膜萎缩明显时表现为黏膜下层静脉丛呈蓝色或灰蓝色树枝分布，汇合成较大的静脉而消失于胃壁深层中；③皱襞变细或消失：表现在胃体或胃窦部，皱襞变细为轻度，皱襞消失为重度，介于两者之间为中度；④黏膜粗糙不平：胃镜下往往可见病变部位的黏膜变得粗糙，呈颗粒状甚至结节状，整个病变部位有凹凸不平感。

（4）诊断：CAG 最可靠的诊断方法是在胃镜检查过程中做病变部位的胃黏膜活组织

检查。对于CAG进行胃黏膜活检时应注意以下一些问题：①为较全面了解病变，不宜仅就一块胃黏膜所见下结论，应取3～4块胃黏膜，因肠化生常呈灶状，腺体萎缩时参差不齐；②在取材深度上，需达到黏膜肌层，不可只凭浅表的胃黏膜进行判断萎缩及肠化生程度；③如果各块胃黏膜均取自同一病区，而有程度不典型的CAG及慢性浅表性胃炎时，亦可将其诊断为慢性浅表萎缩性胃炎。2012年《中国慢性胃炎共识意见》认为，只要慢性胃炎的病理活检显示固有腺体萎缩即可诊断为萎缩性胃炎，而不管活检标本的萎缩块数和程度。其对萎缩定义为"胃黏膜萎缩是指胃固有腺体减少"。同时指出，局限于胃小凹区域和表面被覆上皮的肠化生不能算萎缩；胃窦部黏膜层出现少量淋巴滤泡不算萎缩，应观察其周围区域的腺体情况来决定；但在胃体部黏膜层出现淋巴滤泡要考虑萎缩。需要注意任何原因引起黏膜损伤的病理过程都可造成腺体数量减少，如取自溃疡边缘的活检不一定就是萎缩性胃炎。需注意的是，取材于糜烂或溃疡边缘的黏膜常存在腺体破坏，由此导致的腺体数量减少不能视为萎缩性胃炎。

上消化道X线钡餐检查对轻度和部分中度萎缩性胃炎的诊断帮助不大，但中、重度萎缩性胃炎可有下列表现：①黏膜皱襞增粗，宽度>5mm；增粗的黏膜纹不对称，走向迂曲，进而胃窦黏膜呈环形、斜形或蛇形。②微皱襞改变，约70%的胃底部萎缩性胃炎患者在气钡双重对比检查中可发现不规则的胃小区增大。③增生息肉。④幽门肌增厚。⑤胃窦舒缩功能紊乱，X线气钡双对比造影时胃窦不能如囊状扩张，而呈半收缩状态。

（5）分型：依据病因将CAG分为A、B、C三型。A型胃炎，我国罕见，又称自身免疫性胃炎，常伴发恶性贫血，主要累及胃体。B型胃炎，最为常见，又称单纯性胃炎，主要累及胃窦。此型萎缩性胃炎的发病与*H. pylori*感染密切相关，其中大部分患者的胃黏膜中可检出*H. pylori*，血清中可检出该菌的抗体。A、B两型的形态学改变相似，主要区别见表15-1。C型胃炎为化学物质刺激所致，尤其是胆汁反流，又称反流性胃炎，其形态学特点为小凹上皮增生，固有层内平滑肌增生，腺体萎缩、扩张及变形明显，炎细胞浸润较少。

表15-1　A型和B型萎缩性胃炎的区别

	A型	B型
病因与发病机制	自身免疫	*H. pylori*感染（60%～70%）
病变部位	胃体或胃底部弥漫性分布	胃窦部多灶性分布
抗内因子抗体	阳性	阴性
抗壁细胞抗体	阳性	阴性
血清胃泌素水平	高	低
胃内分泌细胞G细胞增生	有	无
血清中自身抗体	阳性	无
胃酸分泌	明显降低	中度降低或正常
血清维生素B_{12}水平	降低	正常
恶性贫血	常有	无
伴发消化性溃疡	无	多

（6）病理变化：CAG的胃镜下病理特点同前。萎缩可进一步分为两个类型：非化生性和化生性萎缩（图15-1）。前者的特点是腺体的丧失伴有黏膜固有层中的纤维化或纤维肌性增生；后者的特点是胃黏膜的正常腺体被化生的腺体所替换。

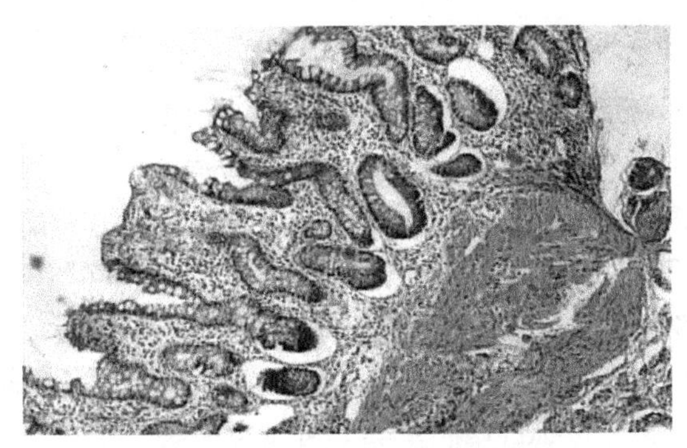

图15-1 CAG（化生性萎缩）

胃黏膜固有腺体萎缩伴肠化生

化生性萎缩：当化生性变化涉及腺体单元的整个长度时，化生的腺体代表着萎缩。化生仅局限于胃腺体小凹区者不应诊断为萎缩，因为并未完全取代正常的胃腺体。在有或无*H. pylori*感染胃炎的胃黏膜，当黏膜表面见有散在的灶性杯状细胞时，应报告为“限于小凹的肠化生”，即部分肠化生。当肠化生范围广泛时，腺体结构呈不规则，常伴有细胞外基质增加，有时肠化生腺体密切聚集，伴有微量的腺体间结缔组织。化生性萎缩的程度分三级：轻度萎缩是腺体有散在肠化生，广泛的肠化生视为重度萎缩，中度肠化生性转换考虑为中度萎缩。

非化生性萎缩：尽管有流行病学和临床相关证据，但对无肠化生的胃窦萎缩是否存在仍有质疑。最近的形态测量仪研究证明，即使无肠化生，萎缩性胃炎的定义和分级仍然适用。此类萎缩在胃窦黏膜可见到由小凹管分支形成的螺旋状腺管数量减少，伴有腺体间结缔组织增多；在胃体黏膜可见泌酸腺小管变短，腺体间空间增宽。非化生性萎缩在程度上分为轻度、中度和重度。在重度萎缩者，胃体黏膜可能失去与原先结构的任何相似处，而呈与正常胃窦相同的表现。在这类病例中，只有内镜医师提供正确的取材部位的信息后才有可能诊断萎缩。

化生性萎缩和非化生性萎缩不是互斥的，可以存在于同一患者中，也可在同一活检标本中存在。这种病例随着肠化生的出现，发生癌的危险性增加，应归于化生性萎缩。

（7）CAG的分级：依据其固有腺体的萎缩程度可分为三级：固有腺萎缩1/3以内为轻度，黏膜层的正常结构基本保存；1/3～2/3为中度，残留腺体分布不规则；2/3以上为重度，黏膜结构明显紊乱。

1996年，胃炎组织病理学国际工作组提出了一个综合性分级方法，称为“悉尼方法”。胃镜取材至少应包括胃体大弯、小弯各一块，胃窦大弯、小弯各一块，胃角一块。可进行分级的黏膜病变参数包括*H. pylori*的密度，黏膜固有层单核细胞、淋巴细胞、中性粒细胞的密度，胃固有腺体萎缩的程度和肠化生的程度；其他一些不能分级的参数包括表面上皮损伤、黏膜缺失和糜烂、淋巴滤泡增生、陷窝增生、假幽门腺化生、胰腺腺泡样化生和内分泌细胞增生等。通过综合分析，提出全面详细的描述和结论。按腺体萎缩程度，病变分为轻度、中度和重度。由于胃窦部黏膜结构的不规则性，轻度 CAG 的诊断有时困难，悉尼分类方案提出的标准是：胃窦部黏膜腺为 3 ~ 4 个腺管的复管腺，当少于 2 个腺管时就应认定为腺体萎缩。

2. 胃的溃疡性病变

溃疡病是一种历史久远的常见疾病，主要表现为胃及十二指肠的慢性溃疡，因其发病与胃酸及胃蛋白酶的消化作用有关，故而又称消化性溃疡（peptic ulcer）。溃疡病在世界各地的发病率均较高，也是我国的常见病、多发病之一。国内的调查资料显示，其发病率约为 11.4%；该病占内科住院患者的 0.8% ~ 3.0%，估计约有 10% 的社会人群在一生中罹患过溃疡病。本病多发于成年人，尤其是青壮年，十二指肠溃疡较胃溃疡多见，前者约占 70%，后者约为 25%，胃及十二指肠复合性溃疡占 5%。此外食管下段、胃空肠吻合口、空肠、回肠及梅克尔（Meckel）憩室等亦可发生溃疡。

（1）病因：百余年来，人们对溃疡病进行了大量的研究，并提出了种种假说，但对其复杂的发病机制至今尚未完全阐明，目前认为可能与胃液中的胃酸和胃蛋白酶自我消化作用、*H. pylori* 感染、神经和内分泌功能失调及遗传因素等有关。

（2）临床表现：溃疡病的临床表现为典型的节律性和周期性上腹部疼痛，是诊断溃疡病的重要依据，如果既往确诊过溃疡病或曾有上消化道出血史者更应高度怀疑溃疡病的可能性。但是，需要强调的是，相当多的溃疡病患者上腹部疼痛常不典型，有一部分患者可无疼痛症状。少数患者无上述典型症状，更有患者以消化性溃疡并发症如溃疡穿孔、上消化道出血、幽门梗阻为首发症状。此外，有些非溃疡性消化不良患者虽有类似溃疡病的上腹疼痛症状而实际上并无溃疡病灶。所以，病史是诊断本病的重要依据，但是最后确诊还需要依靠 X 线钡餐胃肠道造影或胃镜检查，后者尤有诊断价值。

如果溃疡不再发生，渗出物及坏死组织便逐渐溶解脱落，其下方的肉芽组织也不断新生、填充，深部缺损的肌层等组织陆续被纤维化，进而被瘢痕组织所代替。溃疡边缘的黏膜相应地不断再生，并依次覆盖肉芽组织，至此溃疡已完全愈合，整个过程一般需 4 ~ 5 周。常出现幽门梗阻、穿孔、出血和癌变等并发症。

（3）诊断：溃疡病的诊断主要依靠胃镜和 X 线钡餐检查。

胃镜下溃疡多呈圆形或椭圆形，溃疡边缘光整，周围黏膜可见充血、水肿，皱襞向溃疡集中。溃疡的白苔和黏膜瘢痕是区别于糜烂的基本形态。对于胃溃疡，应常规取活体组织做病理检查。由于部分胃溃疡有恶变可能，组织学观察时应了解是否有黏膜腺体萎缩、肠化生、不典型增生及其病变程度，以确定临床治疗或随访方案。对于有慢性溃疡病史，胃镜发现巨大溃疡（直径>2.5cm），特别是溃疡边缘有环堤状隆起或周围基底部高出正常黏膜时，应高度怀疑恶变的可能，此时在溃疡周边多点取材有助于诊断。

X 线钡餐胃肠道造影是常用的一种诊断溃疡病的方法，当前多采用钡剂和空气双重对比造影技术。溃疡病的 X 线征象可分为直接和间接两种。患者吞服钡剂后，钡剂充盈存积于溃疡的凹陷处，X 线检查时呈现一致密影，称为龛影，这是诊断溃疡病的直接征象。由于溃疡周围组织的炎症和水肿，龛影周围可出现透亮带，适当加压时显示更加清楚。此外又因急性炎症而使局部痉挛和有激惹现象。当病程较长时，因溃疡部位纤维组织增生和收缩，出现周围的黏膜皱襞向溃疡集中或十二指肠球部变形的征象。这些均属溃疡病的 X

线间接征象。

（4）胃溃疡的分级：根据胃壁组织损伤的深度，可分为糜烂及溃疡。前者是表层黏膜的缺损，后者则为超过黏膜肌层的深部缺损，这是病理学中常用的标准。日本村上教授根据胃黏膜缺损的深度描述胃的溃疡性病变，将溃疡分成以下 4 级。

1）UL-Ⅰ溃疡：黏膜层缺损（糜烂）。

2）UL-Ⅱ溃疡：缺损达黏膜下层。

3）UL-Ⅲ溃疡：缺损达肌层，肌层有部分缺损。

4）UL-Ⅳ溃疡：肌层完全断裂，缺损累及浆膜下组织，其肌层断端上翘，并与黏膜肌断端在溃疡边缘融合，切面上多呈“八”字形。

（5）胃溃疡的病理变化：胃溃疡好发于胃小弯近幽门处，尤其是胃窦部。在组织学上恰是胃体腺及幽门腺组成的移行带黏膜和幽门腺黏膜，后者可伴随或不伴随肠化生。老年人的溃疡常出现在胃体的前、后壁，并以后壁居多，其原因是随着年龄的增长，移行带逐渐向胃体的前后壁上移，结果使溃疡的发生部位也随之迁移。某些较大的溃疡尚可发生在胃小弯上部至贲门区，胃大弯侧很少发生溃疡。

大体形态：胃溃疡通常为单发，少数可 2～3 个溃疡同时存在。胃溃疡的形状一般为圆形或椭圆形，特殊者呈线性溃疡，并多与小弯长轴垂直，偶尔也平行。多发性溃疡中，一部分可在小弯的前后壁形成两个对称性溃疡。胃溃疡直径多在 2.0cm 以内；溃疡的边缘整齐、状如刀切，其周围黏膜皱襞以放射状向溃疡灶集中（图 15-2）。

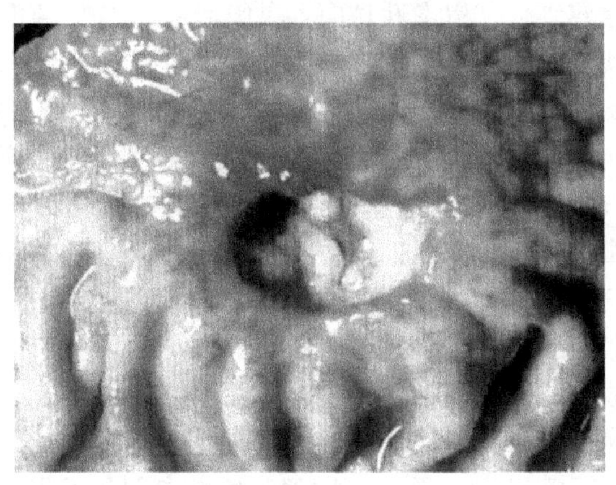

图 15-2　胃溃疡（大体）

胃小弯近幽门处溃疡，边缘整齐，周围黏膜水肿，皱襞向周围放射状排列

溃疡底部常穿过黏膜下层，深达肌层，乃至浆膜层。此时浆膜面可见纤维素渗出，或因机化而增厚，或与附近组织、脏器粘连。在溃疡的幽门侧边缘黏膜下，其黏膜下层、环肌层、纵行肌层等依次呈阶梯状突出，而溃疡的贲门侧边缘却较陡直。如将溃疡沿胃小弯切开，见溃疡略似漏斗型，其轴斜贯胃壁。此系胃蠕动时，溃疡的各层组织均依次由贲门向幽门侧移动，表现出黏膜肌比环肌、环肌又比纵肌移动度大所致。贲门侧因酸性胃内容物潴留，使组织被腐蚀而下陷，状似悬崖。

胃溃疡的组织病理学：胃溃疡底部一般由 4 层组成，表层为少量炎性渗出物，其内可见白细胞及纤维素等。渗出物下层是坏死组织，由大量退变坏死的无结构组织所构成。再下层为含丰富毛细血管及成纤维细胞的肉芽组织，此层向下移行于最深层的瘢痕组织，后者有透明性变，其纤维的走向常与肉芽组织及毛细血管相垂直。在瘢痕组织中尚见管壁增厚、管腔狭窄的增殖性动脉内膜炎，血管的这种改变虽可防止出血，起到保护作用，但因局部血液供应障碍，使溃疡不易愈合，而呈慢性经过。胃壁的神经细胞多有蜕变，胞质呈空泡性，尼氏小体坏死或消失，神经纤维断裂崩解，可导致胃壁营养不良，还可形成小球状增生。

（6）胃溃疡的黏膜活检病理诊断：胃黏膜活检组织标本多无典型的溃疡表现，故难免给病理诊断增加困难。镜下观察组织切片时，常见坏死组织、炎性肉芽组织及再生黏膜，但这些又都不是溃疡的特异性病变，而且上述所见往往又不在同一组织块内。另外，当胃黏膜糜烂和胃小凹上皮增生性息肉时，也可出现类似的现象，所以在诊断胃溃疡时有必要考虑以下几点：①能找到肯定的黏膜肌层缺损，并与其下的纤维化黏膜下层融合。②黏膜片中看到再生的黏膜组织。此时黏膜上皮呈不规则的“房状”或舌状突出，间质疏松或富于毛细血管。有时新生的黏膜较平坦，黏膜内不见固有腺体。③黏膜中或于再生黏膜下，见炎性肉芽组织。④发现明显的、成片的坏死组织，而不是少量炎性渗出物。⑤胃镜或X线检查有溃疡存在。上述5项中，如具备“①”项，即可明确诊断胃溃疡。如“②”或“③”、“④”、“⑤”同时具备者，可诊断“符合胃溃疡”。这些要点需要临床病理医生在胃黏膜活检病理诊断时认真把握。

（7）胃溃疡黏膜活检病理诊断的鉴别诊断：在进行胃溃疡的黏膜活检病理诊断时尚应与下列疾病或病变相鉴别。①胃炎性息肉：黏膜活检标本中，可见增生的胃小凹上皮或增生的腺上皮组织片块，间质毛细血管较丰富，纤维组织有时也较旺盛，部分息肉表层见糜烂或坏死。与胃溃疡的活检病理不同之处在于，息肉的间质中可找到黏膜肌，断续地呈束状伸入增生腺体间。②胃黏膜糜烂：病变的表层可见少许炎性渗出物，其下有黏膜缺损，但仅限于黏膜肌以上。如沿缺损黏膜周边寻找，有可能发现再生黏膜，有时再生黏膜下可见肉芽组织。若糜烂处于修复期，其新生黏膜可能比周围黏膜略凹陷，或胃小凹较少而浅。与溃疡的主要区别为黏膜缺损不超过黏膜层，不见纤维化瘢痕及大片坏死组织。③溃疡型胃癌：在黏膜组织中，尤其是再生黏膜中能发现恶性病变，偶尔于坏死组织内也会查到散在的或三五成簇的癌细胞。当然，有了恶性所见，自然便排除了良性溃疡。某些病例尽管镜下符合溃疡诊断，亦勿轻易放过，因为有可能是胃镜未取到关键性病变，或蜡块包埋方向不对，错过了癌组织。因此，病理医生要参照胃镜及X线检查等资料，慎重地进行鉴别诊断。凡病理疑似恶性而无典型病变可寻者，有必要将原组织蜡块再多切、深切，或建议重取活检或短期内再复查。

有资料显示，胃癌均有形成糜烂和溃疡的倾向，这种恶性溃疡同良性溃疡一样，也会愈合→恶化→溃疡，尤其是在凹陷型早期胃癌，学者们特意将此种变化称为恶性生命周期。部分早期胃癌患者在某些有利因素下经过适当的治疗，癌性溃疡可一度缩小，直至愈合。然而这只是短暂的假象，并不意味肿瘤的真正治愈。此时需要注意的是，尽管溃疡面的外观已“愈合”，但其再生的黏膜里或黏膜下仍有癌组织埋伏。

3. 其他

（1）胃息肉：胃息肉从广义上讲是指任何隆起于胃黏膜表面病变的总称，所以既包括良性的，也有恶性的。现代医学认为，胃息肉仅指胃黏膜局限性良性上皮性隆起病变。胃息肉的发生频率为1%～3%，患病年龄较大，2/3的息肉出现在60岁以上的人群。好发部位主要在胃的中部及下部，而上部则罕见，临床易出现上腹部不适或疼痛。胃息肉的分类繁杂，其性质的判定有赖于病理检查，其中可以癌变及癌变率较高的胃息肉病变有以下几种。

1）腺瘤型息肉：此型息肉属于真性肿瘤，所以又称腺瘤，占胃息肉的10%～25%。腺瘤型息肉好发于胃的中、下部，并以胃小弯居多，多单发，多数无蒂，体积较小，直径多在2cm以下。息肉一般位于黏膜浅层，边界常较清楚，病变与邻近的细胞缺乏移行过程，腺上皮多伴有肠化生。根据组织形态其又可分为两个亚型。①腺管状腺瘤：病变界限清楚，腺管密集增生，间或生芽、分支或囊性扩张，上皮细胞呈柱状单层排列，细胞大小较为均匀，核拉长、深染，排列密集，可见核分裂象。腺瘤的固有腺体萎缩，腺上皮常见显著肠化生，间质减少。有时腺瘤发生不同程度异型增生，甚或癌变。②乳头状腺瘤：腺瘤形成大小不等的乳头状、乳头管状或细绒毛状，被覆单层或多层柱状上皮。细胞排列整齐，核深染，位于基底部，分裂象易见。乳头或绒毛的间质含有脉管及疏松的结缔组织，有时也可见炎细胞浸润。同一个腺瘤内尚可见腺管状及乳头状腺瘤的组织结构的并存。一般认为，绒毛状腺瘤比乳头状腺瘤易恶变，而后者又较腺管状腺瘤恶变率高。

2）增生型息肉：本型息肉在胃内的出现率最高，占息肉总数的75%～90%，可发生在胃的任何部位，尤以胃窦部多见。来自增生的腺窝上皮。体积一般较小，直径1cm左右，常为多发，有蒂或广基，表面光滑，略呈分叶状。多发的增生性息肉常集中于胃体胃窦交界处。光镜下，息肉表面为增生肥大的腺窝上皮构成的大型腺管，中心部为增生的幽门腺或胃体腺，夹杂血管性纤维平滑肌组织，深部腺体常呈囊性扩张。增生的腺体上皮无不典型性。有些增生性息肉中心可见由表面上皮内褶成洋葱皮样结构。

增生型息肉恶变者甚少，为0～4%。总的趋势是，腺瘤型息肉远比增生型息肉恶变潜能大，其恶变率平均为41%，与癌并存率约为30%。因此，有理由将腺瘤视为较重要的癌前病变。增生型息肉需与炎性息肉和胃黏膜上皮异型增生鉴别。炎性息肉：表层常有糜烂或炎性肉芽组织，间质不仅出现水肿及炎细胞浸润，且纤维组织增生往往较为显著。胃黏膜上皮异型增生：此为一非肿瘤性病变，有时累及全层黏膜，边界不清，病变的异型细胞逐渐移行于相邻的正常细胞，除细胞的改变外，腺管的结构亦有一定程度的异型性。

3）黑斑息肉综合征（Peutz-Jeghers综合征）：这是一种少见的遗传性疾病，系常染色体显性遗传，由单一多基因传递，家族中发病率约为30%。国内总结的41例中38%有家族史，均为双亲及子女或同胞间有同时发病。最早是Peutz于1921年在一个荷兰家系中发现了这种疾病，之后Jeghers于1945年首次详细地描述了该病的特征。其三大特点为口周、肢端特异性黑斑，胃肠多发息肉和家族聚集。胃息肉主要生长在胃窦部，其数目通常不多。胃部息肉由正常胃黏膜组织构成，病变与相邻组织有清楚分界，表层被覆增生的黏液细胞，其下为增生的腺体，包括幽门腺或胃体腺。少数腺管亦可扩张成囊，有的尚能形成乳头状结构，间质含平滑肌束和纤维组织。

黑斑息肉综合征恶变率一般认为甚低，但日本有报道其癌变率为3%～25%。1984年我国一文献总结了11例黑斑息肉综合征患者，其中有1例的一个结肠息肉伴发管状腺瘤并有癌变，表现为上皮细胞高度异型增生及侵入肠壁肌层。虽然黑斑息肉综合征癌变率较低，但是息肉术后，部分患者仍能复发，因此需要临床长期随访。

4）其他类型息肉：幼年息肉病和家族性息肉病等。

（2）残胃：行部分胃切除后，在残胃中亦可发生胃癌。有的也可因胃癌术后而发生，平均经过 10 ~ 20 年，于残胃任何部位，或吻合口处发现癌生长。因此，对残胃患者，亦应酌情监控随访，以利于早期诊断。残胃癌的发病率报道不一，我国 1477 例早期胃癌的病例分析中，其发病率为 0.05%。

（3）Menetrier 病：又称肥厚性胃炎。主要病变在胃体及胃底大弯部，其黏膜呈弥漫性或局限性肥厚，皱襞似脑回状。组织学见胃黏膜腺窝延伸、腺体增生加长，可深达黏膜下层，显示黏膜层增厚。在增生的腺体中，尤以黏液细胞为多，固有层常见淋巴细胞及浆细胞浸润。Menetrier 病的病因不清，国内外曾报道本病亦可癌变和并发胃癌。

二、胃癌前病变

癌前病变是一个病理学术名词，是指具有明显癌变危险的病理组织学改变，如不及时治疗极有可能转变为癌。目前被多数学者认可的胃癌的癌前病变主要是胃黏膜上皮不典型增生。胃黏膜的肠化生作为慢性萎缩性胃炎的主要病理改变，是否为胃癌的癌前病变，尚难做出结论，但它与胃癌的发生和发展密切相关，这是人们所广泛认同的。早期发现和治疗胃癌前病变，对于胃癌的防治有着重要的意义。

1. 胃黏膜上皮不典型增生

胃黏膜上皮不典型增生（epithelial dysplasia of the stomach，gastric dysplasia）是胃癌的一个重要的癌前病变，又称为胃黏膜上皮异型增生。

（1）组织病理学特点：胃黏膜上皮不典型增生是组织病理学概念，是指胃固有腺体或肠化生上皮在不断衰亡和增殖过程中出现的不正常分化和增殖。多发生于胃窦部，病变范围较小，多数直径小于 2cm，其细胞在形态结构和功能上与正常胃黏膜细胞均存在差异，主要表现为：①上皮细胞异型性：增生的细胞大小不一、形态多样、细胞核增大且染色较深，具有多形性；核质比例增大，核仁明显，核分裂增多，细胞质嗜碱性增强；细胞排列不整、极向消失。②胃黏膜腺体结构异型性：腺体结构不规则，腺体或变得稀疏，或变得密集，出现腺体扩张、迂曲、分支和融合等现象，腺管基膜基本完整。可看见腺体的"背靠背"或共壁现象，有时也呈乳头状生长。③上皮细胞分化异常：细胞的分泌功能减退或消失，出现肠化生，黏膜细胞、主细胞、壁细胞的区别消失。

（2）分级：目前，国内外对胃黏膜上皮不典型增生的分级并不统一，有人将其分为三级，有人分为四级，还有分为二级者。全国胃癌协作组病理组（1978 年）制订了三级方案，即轻度、中度和重度。

1）轻度不典型增生：指黏膜结构和上皮细胞的异型性很轻微，属于良性范畴。主要特点：腺管结构呈现轻度不规则、迂曲、排列紊乱和疏密不均。或异型性仅限于黏膜浅层，或仅限于黏膜深层，后者主要是在隐窝型，前者主要见于再生型。在胃型，其上皮细胞呈高柱状，细胞质内或残存黏液分泌物，甚至保存着正常的状态。在肠型，则杯状细胞减少。细胞核变长圆形或杆状，体积增大，深染。核排列较紧密，位于细胞的基底侧。轻度不典型增生与单纯性增生的区别在于后者仅为胃小凹及腺颈部上皮的增生，腺管伸长，但排列尚整齐，与黏膜表面大致呈垂直状态，上皮细胞分化成熟，无异型性。单纯性增生见于萎缩伴增生性胃炎。

2）中度不典型增生：此组不典型增生结构和细胞的异型性较明显。主要特点：腺管结构不规则，形状不整、大小不等，腺管迂曲。常呈一定的病灶状并且与周围组织的界限较清楚，深部常见囊状扩张的腺管，或为异型增生的腺管，或为残存的原有胃腺管，腺瘤型不典型增生多属于此型。上皮细胞呈柱状，杯状细胞甚少或仅见痕迹，潘氏细胞也几乎不见。细胞核长圆形或杆状，核大，浓染。核密集，虽然基本上位于细胞的基底侧，但排列稍显紊乱。

3）重度不典型增生：凡是结构和细胞异型性非常明显，或判定良性、恶性困难者都属于此级。主要特点：腺管结构明显紊乱，腺管的形状不整及大小不等，可见“背靠背”现象或共壁现象，也可见分支或“生芽”现象。如果是灶状，表面常呈锯齿状。常达黏膜全层，深部的囊状扩张腺管不一定残存。上皮细胞呈高柱状或立方状，不定型（胃型）。后者分泌功能消失，前者不见杯状细胞及潘氏细胞。核质比例增大，浓染或疏松网状，核仁明显。核呈杆状或类圆形，排列参差不齐，可见核分裂象。

不典型增生程度的判定及与原位癌的区分存在一定的难度，国内外也曾多次召开相关专题会议进行讨论，但对于同一切片，还是很难达成统一意见，所以需要临床不断积累经验，特别强调随访工作，反复验证诊断的正确性，此外还需要深入研究判断不典型增生更客观的指标和生物学标志物。

对于不典型增生发生癌变的时间目前仍不清楚。国内有学者观察125例胃黏膜上皮不典型增生的演变，初诊为不典型增生至发现胃癌的时间平均为5.7个月。也有报道显示，胃癌发生大部分在初诊胃黏膜癌前病变后的3年内，癌变时间平均1.96年/人。有报道指出有些类型的不典型增生，如腺瘤型或“异型上皮巢”发生癌变需要1～3年的时间。但这个时间不准确，并不是真正发生不典型增生的时间，只是从被诊断的时间开始计算。

2. 胃黏膜肠上皮化生

胃黏膜肠上皮化生（intestinal metaplasia，IM），简称肠化生，是另一种常见的病理现象，是正常胃黏膜上皮或腺体被肠上皮所取代的变化，常见于CAG、胃溃疡边缘和胃癌的癌旁组织。好发于老年人和胃癌高发人群，与肠型胃癌关系密切。

（1）组织学特点：好发部位是胃窦部，并逐渐向移行带及胃体部小弯扩展。同时随着年龄的增加，伴有肠化生的幽门腺黏膜区逐渐扩大，不伴肠化生的胃体腺黏膜区逐渐缩小。肠化生时主要出现吸收细胞、杯状细胞和潘氏细胞。

1）吸收细胞：细胞高柱状，胞质粉红或呈嗜酸性，核长圆形或短杆状，位于细胞的基底部，细胞游离面为密集的绒毛构成的刷状缘，主要是吸收功能，不分泌黏液物质。

2）杯状细胞：这种细胞是肠上皮所特有的，细胞顶端胞质内充满大量的黏液，胞质清亮淡染，核位于细胞基底，分泌酸性黏蛋白。

3）潘氏细胞：常见于隐窝处，细胞呈矮柱状，胞质内有很多嗜酸性有折光的颗粒。细胞核位于基底部。

（2）分类及分级：主要有以下几种。

1）有学者根据肠化生组织形态及黏液染色的不同将肠化生分为：肠化生的杯状细胞间的柱状上皮细胞分化成熟者带纹状缘为完全性；而纹状缘发育不完全，且胞质内还可见黏液颗粒者称为不完全性。

Ⅰ型（完全性）：腺管直，结构规整，腺上皮由成熟的吸收细胞和杯状细胞组成，杯状细胞分泌唾液酸黏液且以 *N*-乙酰化唾液酸黏液为主，吸收细胞刷状缘发育良好，不分泌黏液，具有潘氏细胞。

Ⅱ型（不完全性）：腺管伸长，弯曲并可见轻度结构变形，腺上皮以缺乏或极少吸收细胞和出现不同分化阶段的柱状黏液细胞为特征，柱状黏液细胞分泌中性黏液和（或）少量唾液酸黏液，杯状细胞分泌唾液酸黏液，偶尔也分泌硫酸黏液；杯状细胞和柱状细胞均不含 O-乙酰化唾液酸黏液，无潘氏细胞。

Ⅲ型（不完全性）：腺管结构变形，细胞不典型性和细胞去分化程度均较Ⅱ型显著，柱状黏液细胞以分泌硫酸黏液为主，也可分泌中性黏液，潘氏细胞通常缺如，柱状细胞高度Ⅲ型>Ⅱ型>Ⅰ型。

2）国内学者将肠化生分为完全性小肠型、完全性结肠型、不完全性小肠型和不完全性结肠型。完全性小肠型基本上属于Ⅰ型，完全性结肠型和不完全性小肠型属于Ⅱ型，不完全性结肠型属于Ⅲ型。

3）有学者依肠化生的面积将肠化生分为 0～3 级：0 级黏膜中不包含肠化生病变；1 级肠化生占黏膜面积的 30%；2 级肠化生的面积介于 30%～70%；3 级肠化生的面积大于 70%。

4）有学者将肠化生按其所占胃黏膜腺管的多少分为轻、中、重度。轻度：指在一个胃小区内偶见肠化生腺管；重度：指大部分胃固有腺管被肠化生腺管所代替；中度：介于两者之间。

肠化生与胃癌的关系也一直是人们研究的热点问题，究竟何种或什么程度的肠化生可以发展为胃癌，至今仍不清楚。另外，胃黏膜上皮如何发展为肠上皮也不清楚。目前认为是胃干细胞分化异常所致，正常胃干细胞分化形成完整的小肠隐窝和胃腺体，当受到持续的炎性刺激、理化因素或自身免疫的影响时，增殖为肠上皮。Tatematsu 等研究认为胃黏膜肠化生是胃黏膜细胞的同源转化，说明胃癌本身是一种干细胞疾病，是干细胞发生癌变。

（张　忠）

参考文献

江正辉，姚育修，房殿春. 2006. 早期胃癌［M］. 上海：第二军医大学出版社，138-141.

王恩华. 2015. 病理学［M］. 第 3 版. 北京：高等教育出版社，221-223.

张文范，张荫昌，陈峻青. 2001. 胃癌［M］. 第 2 版. 上海：上海科学技术出版社，51-59.

张荫昌. 1979. 胃黏膜上皮不典型增生的病理及其演变的追踪观察［J］. 中华肿瘤杂志，1：23-25.

张荫昌. 2011. 胃癌癌前病变研究的 30 年进展［J］. 中国肿瘤，10（7）：406-407.

Correa P，Piazuelo MB，Wilson KT. 2010. Pathology of gastric intestinal metaplasia：clinical implications［J］. Am J Gastroenterol，105（3）：493-498.

González CA，Sanz-Anquela JM，Gisbert JP，et al. 2013. Utility of subtyping intestinal metaplasia as marker of

gastric cancer risk. A review of the evidence [J]. Int J Cancer, 133 (5): 1023-1032.
Sugano K. 2013. Premalignant conditions of gastric cancer [J]. J Gastroenterol Hepatol, 28 (6): 906-911.
Tatematsu M, Tsukamoto T, Inada K. 2003. Stem cells and gastric cancer: role of gastric and intestinal mixted intestinal metaplasia [J]. Cancer Sci, 94 (2): 135-141.

第四节　胃癌的病理分型

胃癌的病理分型是以组织形态结构和细胞生物学特征为基础，不同类型的胃癌其形态结构和生物学行为各异。根据临床病理分期，胃癌分为早期及进展期。不同分期的胃癌有不同的病理分类。

一、早期胃癌病理分型

20 世纪 60 年代后，随着纤维内镜的逐渐完善、胃黏膜活检的开展、普查工作的改进与大力施行，早期胃癌的发现逐年增加。由于大量早期胃癌病例的积累与研究的深入，对其临床病理特点已取得规律性的认识。近年来，对小胃癌、微小癌甚至“点状癌”及其癌前病变的研究正在不断深入开展。

我国对早期胃癌的研究从 20 世纪 70 年代初开始。1972 年，中国医科大学肿瘤研究所应用加压冲洗法经胃脱落细胞学检查发现 1 例浅表Ⅱc 型早期胃癌，这是我国文献中报道的第 1 例早期胃癌。此后，我国各地先后开展了胃镜检查，有些地区还开展了胃癌普查，早期胃癌病例报道不断增加。1974 年以后，中国医科大学肿瘤研究所应用胃液、血清胃癌 α_2 癌胚糖蛋白（α_2GP）免疫学检测或胃脱落细胞学、X 线气钡双对比造影、胃镜及胃黏膜活检等三轮筛选法开展以胃癌三早（早期发现、早期诊断、早期治疗）为目的的普查工作。1978 年 4 月，在全国胃癌防治协作组第一次会议上，集中讨论了有关早期胃癌的概念、分型、诊断方法、普查及开展胃癌“三早”等研究方向问题，极大地推动了我国早期胃癌研究工作的进展。

1. 早期胃癌的概念

早期胃癌（early gastric cancer）这一术语和概念首先由日本学者于 1962 年提出，并逐渐得到国际公认。这一概念的提出有其必要性，因为这种类型胃癌的预后相当好。研究表明早期胃癌总的 5 年生存率在 90% 左右，其中黏膜内癌的 5 年生存率为 98%，黏膜下癌为 88.7%；而早期胃癌的 10 年生存率为 66% ~85%。早期胃癌在过去有不同的名称，虽然这些名称共同的概念是癌组织在胃壁浸润比较表浅，但具体含义又有较大差别。有的指局限于腺体的原位癌，有的指黏膜内癌，有的包括癌浸润到黏膜下层甚至浅肌层，并且对于伴有淋巴结转移者是否列入早期胃癌，意见也不一致。这些反映了人们对早期胃癌的概念不清或理解不一。1962 年，田坂提出癌浸润达黏膜及黏膜下层，包括有淋巴结转移者均为早期胃癌。1963 年，对早期胃癌的定义又修订为“无淋巴结转移者”。但以后经过讨论又取消了“无转移”的规定，仍按“不论癌的大小，不管有无淋巴结转移，凡癌限于黏膜及黏膜下层者均为早期胃癌”，目前这一概念与定义已为多数学者所接受。2000 年的 WHO 胃肠道肿瘤分类将早期胃癌定义为“一种不论有无淋巴结转移、局限于黏膜层或黏膜层和黏膜下层的癌”。

虽然“早期胃癌”这一概念被广泛沿用，但并非没有问题。将浸润深度作为区别早期胃癌与进展期胃癌的概念，对临床是有意义的。但淋巴结转移也是衡量恶性肿瘤进展程度及预后的重要指标，不管有无淋巴结转移都视为早期胃癌显然是需要商榷的。为此，有学者曾建议对早期胃癌应根据临床病理检查，分为早期胃癌无转移组和有转移组两类。

2. 早期胃癌的大体分型

据国外资料报道，早期胃癌的发生部位以胃窦部最多见，约为47.3%，其次为小弯(26.0%)、胃角（12.4%）、胃体（8.0%），大弯和贲门部很少见。全国胃癌病理协作组收集了55个单位共计1477例早期胃癌资料进行统计，其好发部位为胃窦小弯侧，占43.7%，其次为胃体小弯侧，约占19.5%，贲门占9.0%，胃角占6.5%。

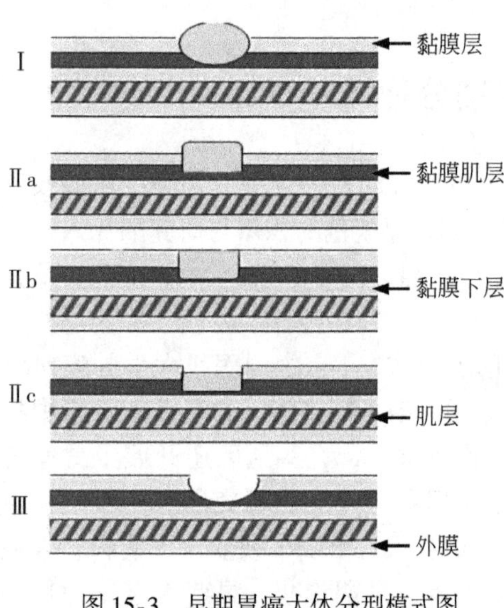

图15-3　早期胃癌大体分型模式图

早期胃癌癌灶的大小与病程长短、就诊时间早晚和检查手段等多种因素有关，也因肿瘤的生物学性质不同而异。其中以直径2.1～4.0cm为最多，约占32.0%；其次为1.1～2.0cm，约占29.7%。

早期胃癌的大体分型是与其概念同时提出来的，目前各国多采用1962年日本内镜学会提出的分型方案，尽管其还存在一些缺点，但已被广泛应用于胃镜、X线诊断、临床外科与病理学领域，也是目前我国应用最多的分型方法(图15-3)。

（1）Ⅰ型（隆起型，protruded type)：癌肿呈息肉状外观，其隆起高度超过正常黏膜厚度的2倍以上（>5mm)。胃镜易于发现，但鉴别良恶性不易，隆起形态分为有蒂、短蒂及广基，在早期胃癌中以短蒂、广基者多见。早期胃癌表现为黏膜不规则，凹凸不平，呈大小不等、排列不整颗粒状，表面颜色发红或苍白，出血或糜烂，隆起高度往往>1cm。

（2）Ⅱ型（浅表型，superficial type)：癌灶比较平坦，不形成明显的隆起或凹陷，此型根据凸凹程度不同又可分为以下3个亚型。

1）Ⅱa型（浅表隆起型，elevated type)：其高度小于黏膜厚度2倍，隆起高度不到5mm，形态呈圆形、椭圆形，表面凸凹不平，有不均匀颗粒，色泽同周围黏膜或发红，苍白，有糜烂。

2）Ⅱb型（浅表平坦型，flat type)：最难发现，隆起或凹陷不明显，有灰白色或深红色的色泽改变，黏膜不光滑，粗糙感，触之出血，与周围黏膜分界不清。

3）Ⅱc型（浅表凹陷型，depressed type)：最常见，黏膜呈现浅凹或糜烂，底部有细小颗粒，或覆盖薄白苔，或岛状黏膜微隆起，边缘不规则，呈齿状、虫蚀状，有出血，周围黏膜皱襞向中心聚集，呈中断、变细、变钝、尖端膨大、融合、虫蚀状。

（3）Ⅲ型（凹陷型，excavated type)：又称溃疡型，癌较周围黏膜明显凹陷，可形成溃疡，但癌组织不得超过黏膜下层。

此外，依病变主次不同，还有一些混合型，如Ⅱc+Ⅲ型或Ⅱa+Ⅱc型等。按这种分型方案各学者统计早期胃癌大体分型结果如表15-2所示。

表15-2　早期胃癌大体分型结果

作者	年份	例数	Ⅰ	Ⅱa	Ⅱb	Ⅱc	Ⅱa+Ⅱc	Ⅱc+Ⅲ	Ⅲ+Ⅱc	Ⅲ
林田	1969	2364	229	215		800		552		
崎田	1970	275	44	15		94	34	43	36	3
长与	1966	322	29	3	6	51				233
营野	1972	269	14	35		83		137		
				（Ⅱa+Ⅱc）		（Ⅱc+Ⅱb）		（Ⅲ）		
广田	1981	1000	（97）	（119）	（20）	（572）	（103）	（109）	（43）	（7）
		（1097灶）				Ⅱc+Ⅱa				
全国胃癌协作组	1981	288	17	22	37	91		41	28	52
中国医科大学肿瘤研究所	1984	66 （75灶）	（2）	（7）	（7）	（37）		（10）	（9）	（3）

3. 我国分型方案的提出

胃癌发生后，当癌变组织继续增殖时，无非是向胃腔隆起，或向胃壁深层浸润形成溃疡凹陷，或是在黏膜层内横向蔓延。根据这种生长特点，并考虑大体形态特点、组织发生和临床意义等，1976年辽宁省部分病理医生汇集了全省80余例早期胃癌标本和资料，在病变范围、界限是否清楚和病理组织学等方面，应用双盲法进行了早期胃癌大体分型的研究，提出如下分型方案，将早期胃癌分为3型。

（1）隆起型：肿瘤呈息肉样隆起，高出胃黏膜5mm以上，有蒂或无蒂，原发或继发于黏膜息肉者。

（2）浅表型：无明显的隆起或凹陷，亦称平坦型或胃炎型。此型又分为两个亚型，浅表局限型（肿瘤直径在4cm以下，比较局限，境界清楚）和浅表广泛型（肿瘤直径超过4cm以上，境界多不清楚）。

（3）凹陷型：指溃疡深度达黏膜下层以下，但癌组织不超过黏膜下层者，包括溃疡恶变及其他型早期胃癌发展而来的。

4. 早期胃癌的组织学分型

早期胃癌的组织学分型与进展期胃癌的组织学分型基本相同。胃癌的组织学分型方法较多，目前最常采用的是WHO（1979）提出的分类方案，日本胃癌研究会提出的分类方法也受到广泛重视。全国胃癌协作组参考WHO与日本胃癌研究会的分类方法，结合我国的情况，将早期胃癌的组织学类型分为乳头状腺癌、管状腺癌（高分化及中等分化）、低分化腺癌、印戒细胞癌、黏液腺癌、硬癌、未分化癌及混合癌等。其中，以管状腺癌最多见，其次为低分化腺癌，未分化癌最少见。全国1389例单发早期胃癌统计，高、中分化的管状腺癌为 49.9%，乳头状腺癌为 8.1%，低分化腺癌为 21.2%，未分化癌仅为 2.7%。

胃癌的组织病理学表现较为复杂，不同的胃癌有不同的特点，胃癌在生长发展过程中形态也发生变化。石黑信吾等把仅见乳头状腺癌、管状腺癌者作为分化型；把仅见低分化腺癌及印戒细胞癌者作为未分化型；呈两者混合形态者作为混合型。对 246 例深达黏膜下的癌灶进行研究，结果观察到从黏膜浅层向黏膜下深层浸润的过程中，有从分化型癌经混合型变为未分化型癌的现象。因此，早期胃癌的组织病理学所见与进展期胃癌的表现也略有差异，即早期胃癌的组织学类型有分化较高的倾向。

5. 早期胃癌的特殊类型

早期胃癌的特殊类型最早由中国医科大学肿瘤研究所于 1985 年提出。这些类型的早期胃癌都各有其自身的生物学特点，不同于一般意义的早期胃癌。主要包括平坦弥漫型、平坦局限型、微小癌、小胃癌、一点癌、多发性早期胃癌和残胃早期癌。

（1）平坦弥漫型：又称浅表广泛型，简称 Super 型。是指癌组织在黏膜内向周围浸润能力强，癌肿区域面积一般大于 $4cm^2$，肿瘤界限不清。因此，手术切除时癌组织易残留。

（2）平坦局限型：又称浅表局限型，简称 Pan 型。是指癌组织范围较小，直径多在 4cm 以内，但向深部浸润能力强，较早出现淋巴结转移。因此，手术时应注意淋巴结的清扫。

上述两种类型早期胃癌的生物学特性有所不同，认识这两种类型的意义在于提示临床医师警惕平坦弥漫型易因肿瘤界限不清、胃壁增厚不明显、病变范围广而造成癌残留；平坦局限型则易深侵及转移而应充分重视淋巴结清扫。

（3）微小癌：又称为微小胃癌（micro-gastric cancer），是指癌灶最大径在 5mm 以下的胃癌。日本北村报道其占早期胃癌的 13.9%，而望月的资料显示在 441 例早期胃癌中仅有微小癌 19 例 22 个癌灶，占 4.3%。国内胃癌协作组在 1477 例早期胃癌中检出微小癌 183 例，共 231 个病灶，占 12.5%。微小癌的大体类型以Ⅱb、Ⅱc、Ⅱa 型多见，国内胃癌协作组的统计资料显示Ⅱb 型占 36.4%、Ⅱc 型占 34.6%、Ⅱa 型约占 11.7%。微小癌的大体分型应有别于一般早期胃癌的分型，因为相当一部分微小癌是“隐匿型”。微小癌的组织学类型比较单纯，绝大多数为管状腺癌，其次为低分化腺癌，其他类型均较少见。

微小癌为胃癌的最早发展阶段，其在病理形态上具有以下特点：①在大体形态上基本为平坦型。其中，2/3 为Ⅱb 型，1/3 为Ⅱc 型。②组织学类型比较简单，主要为管状腺癌，其次是低分化腺癌和印戒细胞癌。③癌细胞的分化一般更为幼稚，除干细胞型的比例较高外，其他组织类型的癌细胞亦在某些分化性特征上表现得不明显；印戒细胞癌中亦常杂有多数缺乏黏液分泌的干细胞型癌细胞。④癌组织内间质稀少，癌周淋巴细胞及其他组织反应轻微。⑤基本上为黏膜内癌，只有极少数可浸润至黏膜下层。

（4）小胃癌（small-gastric cancer）：是指癌灶直径为 6～10mm 的胃癌。日本广田等报道国立癌中心在 23 年间切除的 1536 例早期胃癌中，检出微小癌 77 例 77 个癌灶；检出小胃癌 115 例 118 个癌灶。国内胃癌病理协作组在 1477 例早期胃癌中检出小胃癌 225 例，共 233 个癌灶，检出率为 15.2%。

小胃癌及微小胃癌 Murakami 肉眼分型：隆起型，包括结节型和半球型；平坦型，包括红色微凹型和红色微隆型；凹陷型，包括红色凹陷型、瘢痕凹陷型、边缘充血型和皱襞集中型。小胃癌的大体类型以Ⅱc 型最多见，约占 50%，其次为Ⅲ型和Ⅱb 型，分别占 15% 和 10% 左右，其他类型相对较为少见。小胃癌的组织类型介于微小癌与一般早期胃癌之间，也主要为管状腺癌，其次为低分化腺癌和印戒细胞癌。

（5）一点癌（one-point cancer）：是指胃黏膜活检材料诊断为癌，而在手术切除标本上不仅肉眼找不到癌灶，就是经详细的大量系列连续组织切片，仍然找不到癌组织时，称此活检组织为“一点癌”，也称为超微癌，此虽然属于微小癌，但只指显露于胃黏膜，可能是比微小癌更小的癌灶。

（6）多发性早期胃癌：是指在同一胃内同一时间发生各自独立的两个以上的早期癌病灶。对于判定多发性胃癌的标准，目前一般都按照 Warren 及 Gates 提出的规定，即：①各病灶肯定都是恶性的；②各病灶间有正常的胃壁间隔；③必须严格除外一个癌灶有从另一癌灶发展或转移而来的可能性。上述标准也适用于判定多发性早期胃癌。

多发胃癌在早期胃癌的发生频度较进展期胃癌高，文献报道占全部胃癌的 1% ~5%，占早期胃癌的 6% ~10%。病变部位以胃窦小弯最多（45.5%），其次是胃体小弯（14.1%），并见贲门胃底部单发癌多，胃窦前、后壁以多发癌为多。关于癌灶的大体形态报道不一，北冈的报道为癌灶凹陷型多，顺次为Ⅱc、Ⅱa、Ⅰ型和Ⅲ型，约 80% 的病例主副癌灶形态相同。我国则见多发癌以Ⅰ型、Ⅱa 型与Ⅱb 型等平坦或隆起型多。国内外报道组织学类型主副癌灶相同者多，北冈的资料为 75.8%，春间贤报道为 81.0%。我国的资料为 78.2%，多为管状腺癌。

（7）残胃早期癌：残胃作为一种癌前状态，虽然其癌变率低，占 1.0% ~1.5%，但在大部分胃切除术后，残胃的内环境变化，如胃泌素减少，激素平衡失调，胃肠吻合引起胆汁反流，胃内的碱性环境促进细菌繁殖增长使胃炎加重，若同时有反复致癌因素作用则易发生残胃癌变。如治疗及时可有较长的存活时间。国内早期残胃癌报道极少，最长一例已存活 15 年以上。

二、进展期胃癌病理分型

临床所见到的胃癌中，多半是进展期胃癌。在我国除了少数医院每年能诊治一定数量的早期胃癌之外，绝大多数都是进展期胃癌。因此，进展期胃癌在胃癌防治研究工作中仍占有相当重要的地位。所谓进展期胃癌（advanced gastric cancer）系指胃癌组织侵达肌层或更深者，不论其是否有淋巴结转移，也称为中晚期胃癌。进展期胃癌好发于胃窦部，其次为胃底贲门，胃体少见。

1. 进展期胃癌的大体分型

胃癌的大体形态各异，不同大体形态的胃癌其生物学特性和临床意义差异显著，这是研究胃癌的一个重要课题。

（1）Borrmann 分型：在进展期胃癌大体形态分型中，Borrmann 分型（1926）是国外最广泛采用的一种，其是根据癌组织在胃壁的浸润方式和黏膜面癌肿的形态而分为 4 型（图 15-4）。

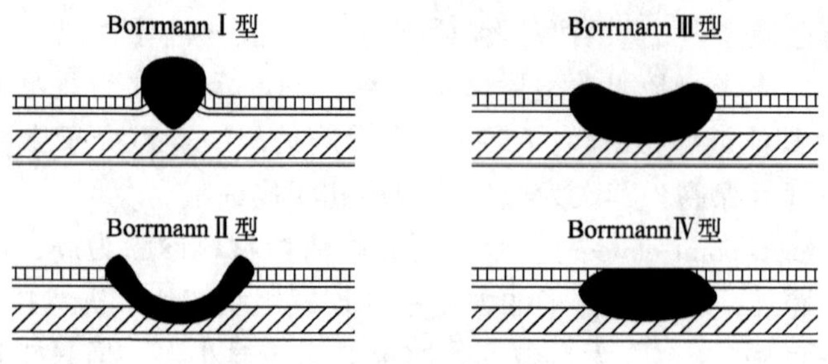

图 15-4 进展期胃癌 Borrmann 分型

1）Borrmann Ⅰ型：癌组织主要向胃腔内隆起，呈息肉状或巨块状，所以也称为息肉状癌或巨块型癌。也有的呈蕈伞状或结节状，肿物的基底较宽，常在表面形成不甚明显的糜烂或溃疡，浸润现象不明显，生长缓慢，转移也较晚。

2）Borrmann Ⅱ型：此型胃癌形成明显的溃疡，溃疡直径较大，常>2cm；溃疡底部不规则，凹凸不平；溃疡的边缘明显隆起，似火山口或呈结节状围堤。浸润现象不明显，因此也称为局限溃疡型。

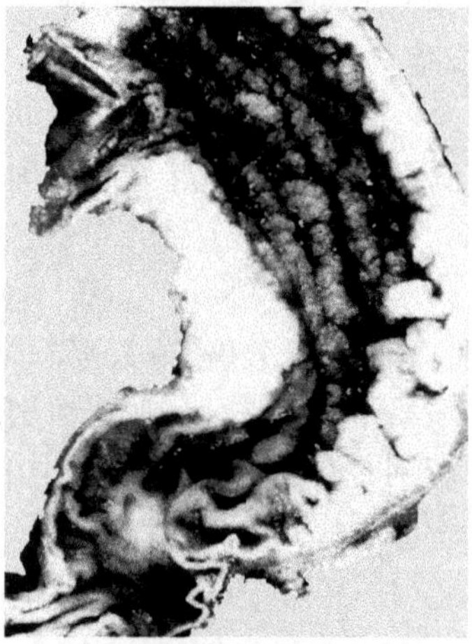

图 15-5 革囊胃

胃壁明显增厚，黏膜皱襞不整或消失，与周围组织无明显界限

3）Borrmann Ⅲ型：此型胃癌亦具有明显的溃疡，但溃疡边缘呈坡状，向周围浸润，亦称浸润溃疡型。

4）Borrmann Ⅳ型：此型胃癌呈弥漫性浸润，有时浸润较广泛，主要是在黏膜下层、肌层及浆膜下浸润，向胃腔内突出不明显，因周边无明显界限，黏膜皱襞多消失或不整，胃壁广泛增厚变硬，胃腔变狭，称“革囊胃”（图 15-5）。癌的中心部表面有时形成不太明显的浅溃疡，因浸润明显而且广泛，所以也称为“弥漫型癌”或“浸润型癌”。

在 Borrmann 的 4 个类型中，以Ⅲ型及Ⅱ型最多见，Ⅰ型最少见。近年来，在 Borrmann 分型原四型的基础上又增添了两型，即将全部早期胃癌叫做 Borrmann 0 型，而把不能归入以上 4 型者，叫作 Borrmann Ⅴ型。

Borrmann 分型与癌的组织学类型有一定的联系。一般分化较高的乳头状、乳头管状或管状腺癌多呈现 Borrmann Ⅰ型或Ⅱ型；而分化较低的腺癌、未分化癌及印戒细胞癌往往呈Ⅳ型或Ⅲ型。

Borrmann 的胃癌大体分型自 1926 年发表至今一直为世界各国沿用，表明 Borrmann 分型有其突出优点，即它基本上能够反映胃癌的生物学行为，既简便又实用，病理医生及临床医生均愿采用。Borrmann 分型与胃癌手术后 5 年生存率的关系如表 15-3 所示。

表 15-3 Borrmann 分型与术后 5 年生存率的关系

作者	病例数	5 年生存率（%）			
		Borrmann Ⅰ	Borrmann Ⅱ	Borrmann Ⅲ	Borrmann Ⅳ
山初（1976）	525	41.7	35.7	13.7	5.4
全国胃癌协作组（1983）	6505	23.4	16.7	18.8	7.2

(2) 全国胃癌协作组分型：全国胃癌协作组病理组制订的《胃癌病理检查及诊断规范》中规定，进展期胃癌的大体形态分为以下几型。

1) 结节蕈伞型：肿物主要向胃腔内生长，呈结节状、息肉状，中央可有溃疡，但溃疡较浅，切面界限清楚。

2) 盘状蕈伞型：肿瘤呈盘状，边缘高起外翻，中央有溃疡，切面界限清楚。

3) 局部溃疡型：似慢性胃溃疡，但溃疡较深，边缘隆起，界限清楚。

4) 浸润溃疡型：溃疡底盘大，浸润范围广泛，切面界限不清。

5) 局部浸润型：即局部革袋胃，肿物向周围扩展呈浸润性生长，表面可有糜烂或浅表溃疡。

6) 弥漫浸润型：即革囊胃，此型特点为癌组织累及大部分胃或全胃，使胃壁僵硬，胃腔变小。

7) 表面扩散型：肿瘤主要在黏膜或黏膜下层浸润，范围较大，有小区浸润肌层或肌层以外。

8) 混合型：有上述几型中的两种或两种以上病变者。

按此分型方案，全国胃癌病理协作组 8523 例进展期胃癌的统计中，以浸润溃疡型最多，占 41.6%，其次依次为局限溃疡型（25.5%）、结节蕈伞型（8.2%）、盘状蕈伞型（8.0%）、局限浸润型（7.8%）、弥漫浸润型（4.9%）和表面扩散型（0.8%）。

(3) 其他分型：梶谷（1950）将进展期胃癌的大体形态分为局限型、中间型及浸润型三型。这是一种为了临床适用而简化的分型，是在 Borrmann 分型的基础上进一步归类，将 Borrmann Ⅰ型、Ⅱ型划为局限型，Borrmann Ⅲ型、Ⅳ型划为浸润型，Borrmann Ⅱ型、Ⅲ型混合或过渡者划为中间型。这种分型在日本较有影响，已纳入日本的《胃癌外科、病理处理规约》。

中国医科大学肿瘤研究所张荫昌等（1964）按胃癌的 3 个主要生长形态将进展期胃癌分为蕈伞型、溃疡型（图 15-6）和弥漫型三型。

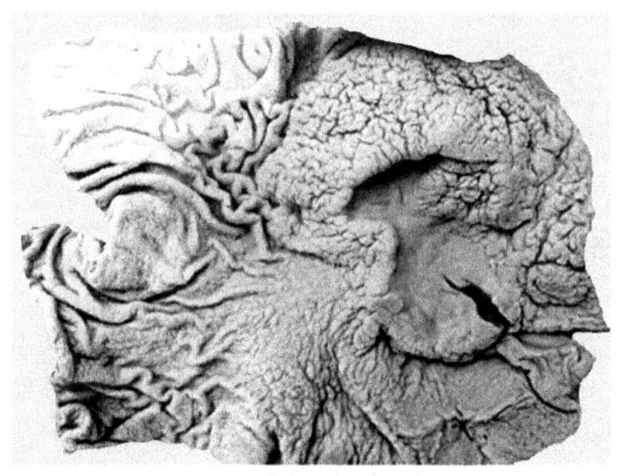

图 15-6　溃疡型胃癌

溃疡边缘隆起，不规则

陈峻青等（1980）又将胃癌大体形态分为局限型和浸润型两型，将 Borrmann Ⅰ型、Ⅱ型这两种倾向于局限性生长的胃癌划为局限型，将有浸润倾向的 Borrmann Ⅲ型、Ⅳ型、

V型划为浸润型。这种分型是根据胃癌的生物学行为在大体形态上的表现而制订的，便于临床医生掌握，特别是外科医生在手术前或术中容易确定胃癌的大体分型，并施以适当的手术方式。

2. 进展期胃癌的组织学分型

进展期胃癌组织结构比较复杂，其分型方案也较多，目前学者们普遍认为，一个较合理的胃癌组织学分类方法应考虑以下几个方面：①分型尽可能简明扼要，便于多数人掌握和应用；②对判定预后和统计有价值；③与 WHO 的分型能够相互对应；④以整个癌灶内占相对优势的组织为准。以下列举几种较常用的分类法，以供参考。

（1）日本胃癌组织学分型：日本胃癌组织学分类最初由日本病理学会的胃癌组织学分类委员会所制订，后经胃癌组织学分类检讨委员会重新修订。具体分类如下。

1）普通型：①乳头状腺癌（papillary adenocarcinoma）；②管状腺癌（tubular adenocarcinoma），高分化型（highly differentiated），中分化型（moderately differentiated）；③低分化腺癌（poorly differentiated adenocarcinoma）；④黏液腺癌（mucinous adenocarcinoma）；⑤印戒细胞癌（signet ring cell carcinoma）。

2）特殊型：①腺鳞癌（adenoacanthoma）；②鳞状细胞癌（squamous cell carcinoma）；③类癌（carcinoid）；④未分化癌（undifferentiated carcinoma）；⑤其他。

同一胃癌灶内可呈现多种组织类型，这时则以其中占优势的组织类型，即某一组织类型最多者定为其组织学类型。如果两种组织型并存或混合出现，而又不易判断何者占优势时，则以深部生长前沿者为标准。癌组织呈显著的变性和发生两次变化时，其分型标准不受影响。

（2）WHO 的胃癌组织学分型：1979 年，经 Oota 及 Sobin 两人提议，WHO 发表了胃癌的国际分型。

1）腺癌（adenocarcinoma）：①乳头状腺癌（papillary adenocarcinoma）；②管状腺癌（tubular adenocarcinoma）；③黏液腺癌（mucinous adenocarcinoma）；④印戒细胞癌（signet ring cell carcinoma）。

2）腺鳞癌（adenoacanthoma）。

3）鳞状细胞癌（squamous cell carcinoma）。

4）类癌（carcinoid）。

5）未分化癌（undifferentiated carcinoma）。

6）未分类癌（unclassified carcinoma）。

对两种组织类型并存的进行分型时，也是以占优势的组织类型为据，并注明次要的组织类型。另外，腺癌按其分化程度（分化程度最低的部分）分为：高分化型腺癌、中分化型腺癌和低分化型腺癌。

（3）全国胃癌协作组分型：乳头状腺癌（papillary adenocarcinoma）；管状腺癌（tubular adenocarcinoma）；低分化腺癌（poorly differentiated adenocarcinoma）；黏液腺癌（mucinous adenocarcinoma）；印戒细胞癌（signet ring cell carcinoma）；未分化癌（undifferentiated carcinoma）；特殊型癌。

上述 3 种进展期胃癌的组织学分型虽略有不同，但所有的术语和含义及形态学标准基本上是一致。现将各型胃癌的组织病理学图像描述如下。

1）乳头状腺癌：癌细胞构成很多乳头状结构（图 15-7），向癌组织表面或向癌组织内扩张的腺腔内呈分支的乳头状突起。乳头的形态不一，可呈细长、粗短、逐级分支状。大多数乳头中心有纤维性轴心，外围被覆的癌细胞呈柱状或立方形，常保持着一定的极性，这是一种分化较好的腺癌。有的乳头仅由癌细胞构成，无纤维性轴心，此即假乳头。也有的呈乳头状和管头混合的腺癌，称为乳头管状腺癌。乳头状腺癌的典型结构常常见于癌组织的浅表部，越向深部浸润其分化越低，在胃切除标本常见表面为乳头状腺癌，越向深层则逐渐移行为管状或低分化腺癌。此型胃癌的生长方式常呈外生性息肉状的肿块向胃腔内突入，当向深部浸润时，呈膨胀性生长，与周围组织界线明显，癌周常伴有较多的淋巴样细胞反应或纤维包裹现象。

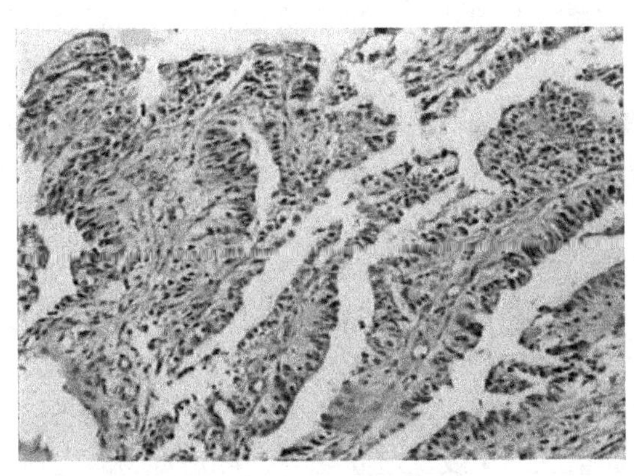

图 15-7　胃乳头状腺癌

癌细胞向腺腔内生长呈乳头状，乳头内有纤维性轴心

2）管状腺癌：癌细胞形成较明显的管腔，即在纤维间质内形成分支的腺管。管腔或大或小，有的呈囊状扩张，有的管腔很小，即所谓腺泡样腺癌，腺管排列疏密不等。癌细胞呈柱状或立方形，有时因管腔内存有分泌物或坏死物而使癌细胞被挤压成扁平状。此型腺癌呈高分化状，腺管形状及排列较规则，癌细胞的分化也较好，排列整齐，仍有极性，有的分化较差，为中等分化腺癌。此类腺癌的大体生长方式是，或向胃腔内突出，或伴有较明显的深部浸润，溃疡型癌中多见这类腺癌。

3）低分化腺癌：仅在局部区域可见腺管形成或黏液分泌。其组织学变异较多，不如管状腺癌单一。癌细胞以立方形为主，细胞核常偏位，核分裂象多见，胞质中可含有黏液空泡。根据组织结构不同大致可分为两类：①实性型，呈实性、片状或管状结构不清楚的腺泡状结构，过去称为单纯癌或髓样癌。伴有淋巴间质的也归于此类；②非实性型，呈腺泡状、梁状，或少数细胞或单个细胞的小癌巢，弥漫浸润，间质丰富。应当注意黏膜层和胃壁深层浸润的癌组织图像可能不同，应根据优势原则划分类型。如在黏膜层为印戒细胞或中分化管状腺癌，但在胃壁深层无腺管形成，应归于低分化腺癌。

4）黏液腺癌：癌细胞形成管腔，能分泌大量的黏液排出胞质外到腺腔内，由于黏液物质堆积，可使许多腺腔扩张或破裂，黏液物质浸润间质，即形成黏液湖。HE 染色的切片中，为一大片淡蓝色物质，见有单个或呈索状、团块状的癌细胞漂浮于黏液湖中。间质相对较少，有时两个癌巢间仅见纤细的纤维间隔。此型胃癌在大体形态上往往呈半透明胶冻样，故也有“胶样癌（colloid carcinoma）”或“黏液癌（mucoid carcinoma）”之称。

5）印戒细胞癌：癌细胞含有不等量的黏液，在不同的病例中，可有部分或多数细胞呈印戒状、核偏位，胞质内充满黏液。有少数的腺管形成倾向。有的病例在黏膜层内为印戒细胞癌，而在深层浸润部分则为低分化腺癌，应根据优势原则划分类型。印戒细胞癌有3种类型：①癌细胞细胞核偏位，胞质内含中性黏液的嗜伊红颗粒；②细胞具有胞质内小囊，其边界为PAS阳性；③癌细胞胞质因酸性黏液分泌颗粒而扩张似杯状细胞。3种癌细胞既可以独立存在，也可混合出现，癌细胞呈弥漫性浸润，伴有大量纤维化。

6）腺鳞癌：是指在同一胃癌组织内既有腺癌组织型，又有鳞癌的部分，并可见两者有移行，这种情况多是腺癌的鳞状化生，也称腺棘癌。如两者没有移行，而同时存在则称为碰撞瘤，此癌较少见。

7）未分化癌：如前述低分化腺癌中，癌细胞完全不形成腺样结构，呈未分化的形态时称未分化癌。但分型方案中的未分化癌是指不形成腺样结构的实体性癌，亦可称单纯癌或髓样癌。

三、胃癌的组织学分型与生物学行为

胃癌细胞的增殖生长代谢过程、浸润生长方式、组织学形态、分化程度、转移扩散规律及癌细胞抗原的转化和宿主的免疫反应状态等，都是胃癌的生物学行为。研究胃癌的生物学行为，对探讨胃癌的病因、了解组织发生（起源）、指导临床治疗和判断预后等都有着重要的意义。

1. 张氏分型

1964年，张荫昌等首次报道了胃癌的生长方式的分型。他们根据病理切片所见按浸润生长方式进行了分类，把胃癌分为团块状生长型（massive growth pattern）、弥漫性生长型（diffuse growth pattern）和巢状生长型（nest growth pattern）3种类型。

（1）团块状生长型：胃癌在胃壁内呈膨胀性生长，腺癌癌巢聚集成较大的团块状，向周围推挤，癌细胞与周围组织间的界限较为明显。癌灶周围有较多的淋巴样细胞反应，组织学上多为高分化乳头状腺癌及管状腺癌，但也有少数中分化腺癌或未分化癌，生长方式也呈团块状，癌周的淋巴细胞反应也很明显。

（2）弥漫性生长型：癌细胞呈散在的或细条索状弥漫地向胃壁浸润生长，与“正常”胃壁组织无明显界限，因此多无纤维包裹，炎性反应也较轻微。此型多见于溃疡型、印戒细胞癌等。

（3）巢状生长型：指癌巢呈小腺管状或条索状分散地向胃壁浸润生长，是介于上述两种类型之间的形态。

上述3种生长方式有时混合，则以生长前沿部的生长方式为准，生长方式不单是组织学图像上的分型，而是表现胃癌的浸润生长倾向及宿主的免疫反应状态，所以它是癌宿主与癌肿之间相对抗的反映，在淋巴结转移和临床预后方面都有所不同。此种分型与临床预后的关系为团块状生长的胃癌预后最好，弥漫性生长的胃癌预后最差。

2. Lauren 分型

1965 年，Lauren 和 Jarvi 根据胃癌手术标本的组织结构和组织学特性的观察，将胃癌分为肠型胃癌和弥漫型胃癌两型。这一分型对胃癌的流行病学和临床研究都有一定的价值。

（1）肠型胃癌：此型胃癌的组织学特点是形成明显的腺体结构，即高分化的乳头状腺癌或管状腺癌，癌细胞呈高柱状，排列整齐，极性清楚，有时还可以看到清楚的刷状缘，所以形态上很像大肠癌，此型占 53%。

（2）弥漫型胃癌：弥漫型胃癌起源于胃固有黏膜，癌细胞分化较差，呈弥漫性生长，缺乏细胞连接，一般不形成腺管，许多低分化腺癌和印戒细胞癌属于此型，占 33%。年轻女性易出现淋巴结转移和远处转移，预后较差。

3. Ming 分型

1977 年，Ming（闵锡钧）根据胃癌的生长方式将胃癌分为膨胀型和浸润型两类。这种分型在反映肿瘤的生物学行为方面优于组织学分型，且与患者预后有一定关系。膨胀型肿瘤呈膨胀性生长，癌细胞集聚成大的团块状，边界清楚。浸润型肿瘤呈浸润性生长，瘤细胞分散成条索状，不形成大的团块，与周围组织无明显界限，多为低分化腺癌或印戒细胞癌，预后较前者差。

4. 中村分型

1967 年，中村恭一根据胃癌的组织发生观点，将胃癌分为分化型胃癌和未分化型胃癌，前者相当于肠型，后者相当于胃型。

（1）分化型胃癌：发生于肠组织转化黏膜，呈局限性生长。大体相当于 Borrmann Ⅰ型、Ⅱ型和Ⅲ型，组织学类型多为乳头状腺癌或管状腺癌。男性较多见，多发于中老年人，临床表现可出现黄疸，少数可发生腹水，不发生腹膜种植，但常可以经门静脉引起肝转移，也可发生肺转移。

（2）未分化型胃癌：发生于胃固有黏膜，呈弥漫性生长，相当于 Borrmann Ⅲ型、Ⅳ型，组织学类型多为印戒细胞癌、硬癌。女性多见，好发于年轻人，易发生种植。临床常表现为癌性腹膜炎、腹水，可转移到肺并引起癌性胸膜炎，肝转移较少见。

5. 日本胃癌研究会分型

在日本《胃癌处理规范》中，将胃癌对其周围组织的浸润生长（infiltrative growth）按周边的优势部分分为 3 型：①膨胀性（INF-α）：癌与周围组织间界限清楚。②浸润增殖性（INF-β）：处于 INF-α 与 INF-γ 之间者。③浸润性（INF-γ）：癌与周围组织间的界限不明显。

6. 连接型胃癌与分离型胃癌

1977 年，Fujita 根据胃黏膜上皮细胞的细胞增殖动力学及胃癌的组织发生学将胃癌细胞分为两类。在正常状态下，胃黏膜的上皮细胞中有一类具有结合的特性，即细胞间有比较紧密的连接，因而在细胞移动中不互相分离；另一类上皮细胞具有倾向分离的特性，细胞间相互连接不紧密，当细胞移动时，常常分散开来。与上述现象相联系的是，胃癌细胞在增殖浸润时也呈现出这两种不同的倾向。

（1）连接型（associated type）胃癌：亦称 A 型胃癌，癌细胞相互间连接紧密。由于癌细胞间的连接而形成了腺管状、腺泡状或乳头状癌巢，因此是高分化腺癌。据称此类癌细胞的生命周期为 2. 5 ~ 13 天，所以它的增殖周期比正常胃黏膜上皮细胞还慢，因此在正常黏膜上皮细胞中间出现一个或数个此类癌细胞，则可能被向黏膜表面移动的正常上皮细胞排挤掉，并在移向胃黏膜表面的过程中（2 ~ 4 天）还未来得及完成一次分裂便结束了生命。

（2）分离型（dissociated type）胃癌：亦称为 D 型胃癌，印戒细胞癌是典型的分离型胃癌，放射自显影研究表明这类癌细胞是非增殖性的，但有时在这类癌细胞中间伴有一些体积较小的癌细胞，在黏液染色时方能证明它在合成黏液物质，后者具有增殖活力。在早期胃癌中，有时可见这类癌细胞出现在胃黏膜的增殖带，在进展期胃癌的生长期前沿的癌细胞也常呈现这种形态。

D 型胃癌的发生与 A 型胃癌一样，在增殖带开始出现癌细胞时，即随着细胞的增殖而向上或向下移动，这种癌细胞一方面本身逐渐丧失了增殖能力，同时随着移动的细胞行列而消失。这种分型表明两类胃癌不同的组织发生学和生物学特点。

（黄　涛）

参考文献

陈峻青 . 1999. 日本胃癌处理规约第 13 版重要修改内容简介 [J]. 中国胃肠外科杂志，2（3）：1-4.

陈磊 . 2007. 分子肿瘤病理学的新进展 [J]. 癌症，26（1）：106-112.

洪骏，毕健威 . 2010. 国际 TNM 分期与日本胃癌分期指导意义的区别 [J]. 中华胃肠外科杂志，13（10）：790-792.

江正辉，姚育修，房殿春 . 2006. 早期胃癌 [M]. 上海：第二军医大学出版社，138-141.

李艳萍，张建军，徐惠绵，等 . 2003. 常见恶性肿瘤分子分期、分子分型研究进展 [J]. 国外医学 · 肿瘤学分册，30（5）：333-336.

李勇 . 2009. 胃癌 [M]. 北京：科学技术文献出版社，82-87.

刘倩，王文奇，毛海婷，等 . 2004. 胃癌 [M]. 北京：人民卫生出版社，200-206.

王恩华 . 2015. 病理学 [M]. 第 3 版 . 北京：高等教育出版社，221-223.

游伟程 . 2006. 胃癌 [M]. 北京：中国医药科技出版社，221-229.

袁媛，吴烨秋，张佩范，等 . 1993. 157 例早期癌临床病理及其 30 年变化趋势分析 [J]. 中国医科大学学报，22（5）：340-343.

袁媛，张荫昌，张佩范 . 1993. 胃黏膜“点状癌”的病理诊断（附胃粘膜“点状癌”的临床病理分析）[J]. 实用肿瘤学杂志，(2)：18-20.

张文范，张荫昌，陈峻青 . 2001. 胃癌 [M]. 第 2 版 . 上海：上海科学技术出版社，51-59.

张延龄 . 2000. 一种新的胃癌 UICC-TNM 分期系统的优点 [J]. 国外医学 · 外科学分册，27（4）：248.

张荫昌 . 1988. 胃病理及胃黏膜活检 [M]. 沈阳：辽宁科学技术出版社，26-35.

Bi J，Lau SH，Lv ZL，et al. 2009. Overexpression of YKL-40 is an independent prognostic marker in gastric cancer [J]. Hum Pathol, 40 (12): 1790-1797.

Correa P. 1992. Human gastric carcinogenesis: a multistep and multifactorial process-first American society award lecture on cancer epidemiology and prevention [J]. Cancer Res, 52 (24): 6735-6740.

Golub TR, Slonim DK, Tamayo P, et al. 1999. Molecular classification of cancer: class discovery and class prediction by gene expression monitoring [J]. Science, 286 (5439): 531-537.

Katai H, Yoshimura K, Maruyama K, et al. 2000. Evaluation of the new international union against cancer TNM staging for gastric carcinoma [J]. Cancer, 88 (8): 1796-1800.

Lee HJ, Nam KT, Park HS, et al. 2010. Gene expression profiling of metaplastic lineages identifies CDH17 as a prognostic marker in early stage gastric cancer [J]. Gastroenterology, 139 (1): 213-225.

Rugge M, Correa P, Dixon MF, et al. 2000. Gastric dysplasia: the Padova international classification [J]. Am J Surg Pathol, 24 (2): 167-176.

Senapati S, Chaturvedi P, Sharma P, et al. 2008. Deregulation of MUC4 in gastric adenocarcinoma: potential pathobiological implication in poorly differentiated non-signet ring cell type gastric cancer [J]. Br J Cancer, 99 (6): 949-956.

Sugano H, Nakamura K, Kato Y. 1982. Pathological studies of human gastric cancer [J]. Acta Pathol Jpn, 32 (suppl 2): 329-347.

WHO CC. 1983. WHO Collaborating Center for Evaluation of Methods of Diagnosis and Trealment of Stomach Cancer [M]. Tokyo, Japan.

Yamao T, Shirao K, Ono H, et al. 1996. Risk factors for lymph node metastasis from intramucosal gastric carcinoma [J]. Cancer, 77 (4): 602-606.

Zhang YJ, Fang JY. 2008. Molecular staging of gastric cancer [J]. J Gastroenterol Hepatol, 23 (6): 856-860.

第五节　胃癌的临床病理分期

肿瘤分期有以下几个目的：①帮助确定临床治疗方案；②促进医师之间的沟通、交流与协作；③为前瞻性研究的分层和分析治疗结果提供基础；④为患者及其亲属提供一些预后资料。简单、准确、易行的分期系统对胃癌的治疗和预后评估有重要意义，对于提高胃癌的疗效及降低病死率有一定作用。由于胃癌是腹腔脏器肿瘤，难以在术前确定肿瘤浸润及转移情况，准确的分期需要紧密结合临床术前检查、手术所见及术后病理检查共同做出判断。

多年来，各国学者对胃癌分期始终存在争议，未取得共识性意见，经过多次讨论及修订，形成了多个分期系统，其中较为权威的机构有国际抗癌联盟（UICC）、美国癌症协会（AJCC）和日本癌症协会（JCC），被广泛接受的分期主要有 UICC 的 TNM 分期系统及日本胃癌研究会在“胃癌规约（GRGCS）”中制订的分期系统。2010 年日本第 14 版《胃癌处理规约》（以下简称《规约》）与第 7 版 UICC/TNM 分类整合形成了国际上统一的临床分期，有利于将各国的临床研究进行横向比较，以便在世界范围内探讨胃癌的规范化治疗。

一、国际抗癌联盟（UICC）胃癌 TNM 分期

UICC 在 1953 年设置了 TNM 委员会，其最初是以乳腺癌、喉癌为对象制订 TNM 分

期，目的是规定临床所见的采集、记载及确立病期，从而推进相互间的比较及预后的预测。1966 年该委员会尝试进行胃癌的 TNM 分期，相继于 1968 年发行第 1 版胃癌的 TNM 分期，以术前所见为基础确定了 TNM 分期。1970 年第 2 版的临床分期采用术前所见的 TNM 和术后 pTNM 的分类方法。1978 年第 3 版由治疗前临床分期和 pTNM 术后病理学分期构成。1987 年第 4 版 UICC 与 AJCC 统一，*N* 仍沿用第 3 版的所属区域淋巴结。1997 年第 5 版的 TNM 分类废弃原来以转移淋巴结的解剖部位与原发病灶边缘间的距离 3 cm 的标准，形成单纯以转移淋巴结数作为淋巴结分级的标准，而不以淋巴结的位置为标准。2002 年第 6 版仍沿用第 5 版的 *N* 的所属区域淋巴结的定义及分期方式，用转移个数判定。2009 年第 7 版刊行，第 7 版 TNM 分期是基于日本和韩国的提案形成的新 TNM 分期，日本（癌研病院）和韩国（国立首尔大学）约 10 000 例的资料分析，按 T（5 段）、N（4 段）的要求，经 20 多种分类测试，以现今的分期法最为精确，从而形成了新的 TNM 分期。

2009 年第 7 版 UICC 胃癌 TNM 分期主要更新如下（表 15-4）。

1. T 原发肿瘤

1）T1 肿瘤侵及黏膜固有层或黏膜下层。
2）T1a 肿瘤侵及黏膜固有层。
3）T1b 肿瘤侵及黏膜下层。
4）T2 肿瘤侵及固有肌层。
5）T3 肿瘤侵及浆膜下层（原为 T2b）。
6）T4 肿瘤浸润达浆膜面或露出，或波及其他脏器。
7）T4a 肿瘤浸透浆膜（原为 T3）。
8）T4b 肿瘤侵及邻近器官。

2. N 区域淋巴结

1）N1 1 ~2 个淋巴结转移。
2）N2 3 ~6 个淋巴结转移。
3）N3 区域淋巴结转移数量 7 个以上。
4）N3a 7 ~15 个淋巴结转移（原为 N2）。
5）N3b ≥16 个淋巴结转移（原为 N3）。

3. M 远处转移

1）Mx 远处转移无法估计。
2）M0 无远处转移。
3）M1 有远处转移。

表 15-4　UICC（第 7 版）胃癌 TNM 分期法

	N0	N1	N2	N3	Any T/N M1
T1a，T1b	Ⅰa	Ⅰb	Ⅱa	Ⅱb	
T2	Ⅰb	Ⅱa	Ⅱb	Ⅲa	
T3	Ⅱa	Ⅱb	Ⅲa	Ⅲb	Ⅳ
T4a	Ⅱb	Ⅲa	Ⅲb	Ⅲc	
T4b	Ⅲb	Ⅲb	Ⅲc	Ⅲc	

注：罗马数字Ⅰ、Ⅱ、Ⅲ、Ⅳ表示胃癌的病理分期

第 13 版至第 14 版《规约》历经了 10 余年。随着早期胃癌的增加、腔镜下手术的日益增多、新的高级别的具有循证医学证据的临床研究成果的出现、新的抗癌药物的登场及日本《规约》需要与国际接轨和与 TNM 整合等因素成为修订第 13 版《规约》的重要原因。同时，第 13 版《规约》存在着许多问题，如内容过于繁杂，淋巴结站组难以记忆，解剖学境界的划分上缺乏客观性，所以极少被用于国际性的比较和共同研究中。综上，第 13 版《规约》的修订迫在眉睫。基于以上背景，第 14 版《规约》颁布了。第 14 版《规约》系按照与《胃癌治疗指南》明确分工，与 TNM 分类整合，确立镜视下手术的评价、药物疗法的判定基准和病理的同步化的修订原则加以缜密地修订。《胃癌处理规约》虽是日本胃癌研究会、胃癌学会的产物，但也是国际胃癌研究领域的宝贵财富，其对世界其他国家的胃癌治疗同样具有重要的指导价值。

二、我国胃癌 TNM 分期

1978 年，我国全国胃癌协作组在 UICC 的 TNM 分期的基础上加以修改，制订了我国的胃癌临床病理分期标准，着重于原发癌的浸润深度、大小、淋巴结转移和有无远处转移而进行分期（表 15-5）。

表 15-5　我国胃癌 TNM 分期

		M0			M1
		N0	N1	N2	N3
M0	T1	Ⅰ	Ⅰ	Ⅲ	Ⅳ
	T2	Ⅱ	Ⅱ	Ⅲ	Ⅳ
	T3	Ⅱ	Ⅱ	Ⅲ	Ⅳ
	T4	Ⅲ	Ⅲ	Ⅲ	Ⅳ
M1		Ⅳ	Ⅳ	Ⅳ	Ⅳ

注：罗马数字Ⅰ、Ⅱ、Ⅲ、Ⅳ表示胃癌的病理分期

1. T 原发肿瘤

胃被划分为上、中、下 3 个区，上 1/3 区包括贲门及胃底，中 1/3 区为胃体的大部，下 1/3 区包括胃窦。

（1）T1 不管肿瘤大小，仅局限于黏膜或黏膜下层。

（2）T2 肿瘤侵及胃壁肌层，但大小不超过一个分区的 1/2。

（3）T3 肿瘤侵及胃壁浆膜层，或虽未侵及浆膜层，但病变大于一个分区的 1/2，但未超出一个分区。

（4）T4a 肿瘤占一个分区以上。

（5）T4b 已累及周围脏器。

2. N 淋巴结转移

（1）N0 无淋巴结转移。

（2）N1 肿瘤临近部位的第 1 站淋巴结转移（如包括胃大小弯、幽门上下、贲门旁及脾门淋巴结）。

（3）N2 第 2 站淋巴结转移（如脾、肝总、胃左动脉旁、肝总动脉干、脾动脉干及胰十二指肠后淋巴结），或远离肿瘤部位的第 1 站淋巴结转移。

（4）N3 第 3 站淋巴结转移（包括腹腔动脉旁、腹主动脉旁、肝十二指肠韧带、肠系膜根部及结肠中动脉淋巴结）。

3. M 远处转移

（1）M0 无远处转移。

（2）M1 有远处转移。

我国的胃癌 TNM 分期方法简便易行，有一定的使用价值，但其胃局部淋巴结分组及各类手术范围的区分与《规约》TNM 之间存在矛盾，不利于国际交流。

总之，上述各类胃癌分期各有特点，国际上应用较广泛的是新的 UICC 胃癌 TNM 分期法，其分期简便科学、重复性强，能较好地判断预后及疗效，实用价值较强。但是为了得到准确的分期，要求每个标本取至少 15 枚以上的淋巴结，一定程度上限制了其分期的准确性。胃癌的分期法在今后还有待进一步研究和完善。

（黄　涛）

参考文献

陈峻青. 1995. 日本胃癌处理规约第十二版重要修改内容简介［J］. 中国实用外科杂志，15（1）：47-49.

胡祥. 2010. 第 14 版日本《胃癌处理规约》的重要变更［J］. 中国实用外科杂志，30（4）：241-245.

日本胃癌學會. 2010. 胃癌取り扱い規約［M］. 第 14 版. 東京：金原出版株式會社，1-55.

Ahn HS，Lee HJ，Hahn S，et al. 2010. Evaluation of the seventh American Joint Committee on Cancer/International Union Against Cancer classification of gastric adenocarcinoma in comparison with sixth classification［J］. Cancer，116（24）：5592-5598.

AJCC（American Joint Committee on Cancer）. 2010. Cancer Staying Manual［M］. 7th ed. NewYork：Springer，117-126.

Deng J，Liang H，Sun D，et al. 2010. Suitability of 7th UICC N stage for predicting the overall survival of gastric cancer patients after curative resection in China［J］. Ann Surg Oncol，17（5）：1259-1266.

Japanese Gastric Cancer Association. 1998. Japanese classification of gastric carcinoma - 2nd English edition［J］. Gastric cancer，1（1）：10-24.

Japanese Gastric Cancer Association. 2011. Japanese gastric treatment guidelines 2010 (ver. 3) [J]. Gastric Cancer, 14 (2): 113-23.

Japanese Gastric Cancer Association. 2011. Japanese classification of gastric carcinoma-3rd English edition [J]. Gastric cancer, 14 (2): 101-102.

第十六章　胃癌直接相关的生物学标志物

胃是人体重要的消化器官，有着特殊的结构和功能，如分泌胃蛋白酶原（pepsinogen，PG）、胃泌素、黏蛋白等，这些物质参与食物消化，胃癌的发生会导致这些物质的水平发生变化，因此我们将其列为直接与胃癌相关的标志物。*H. pylori* 已经被列为Ⅰ类致癌因子，是引起胃癌的重要环境因素，也被列为与胃癌直接相关的标志物。这些标志物已经被广泛应用于辅助胃癌的早期诊断、临床分期和预后的判断，同时对这些标志物深入研究，有助于了解胃癌的发生发展机制。

第一节　幽门螺旋杆菌与胃癌

20 世纪 80 年代的澳大利亚珀斯皇家医院（Royal Perth Hospital）病理科 R. Warren 和消化科 B. Marshall 医生共同分离出了幽门螺旋杆菌（*Helicobacter pylori*，*H. pylori*）。从此，很多学者致力于 *H. pylori* 与胃疾病相关性的研究，结果发现，*H. pylori* 在人的胃内定植，是引起慢性胃炎的主要原因，并与消化性溃疡、B 淋巴细胞相关性淋巴瘤、胃癌等疾病的发生密切相关。1994 年，WHO 下属的国际癌症研究中心（IARC）将 *H. pylori* 列为第Ⅰ类致癌因子，明确其可导致消化不良、慢性胃炎、胃溃疡甚至胃癌。

一、幽门螺旋杆菌的概述

H. pylori 为弯曲、S 形或弧形的螺杆状细菌，长 2.5 ~ 4.0 μm，宽 0.5 ~ 1.0 μm，菌体的一端长有 4 ~ 6 根鞭毛，每根鞭毛长 2 ~ 5μm。*H. pylori* 的染色体中 G+C 的含量为 34.1% ~37.5%。

影响 *H. pylori* 致病力的主要因子之一是 *H. pylori* 的毒力基因，目前已知的几个主要的毒力基因包括：cag 毒力基因岛（cag pathogenity island，*cagPAI*）、细胞毒素相关基因 A（cytotoxin-associated gene A，*cagA*）、空泡毒素基因（vaculating toxin gene A，*vacA*）、与上皮细胞接触而产生的基因（induced by contact with epithelium，*iceA*）、编码细菌素的基因（blood-group antigen binding adnesin gene A，*babA*）等，这些基因又可分为不同亚型，如 *cagPAI*（Ⅰ、Ⅱ、Ⅲ、Ⅳ、Ⅴ）、*cagA*（A、B、C、D）、*vacA*（s1a、s1b、s1c、m1a、m1b、m1c、m2a、m2b、s2）、*iceA*（1、2）、*babA*（1、2）等。

H. pylori 感染主要发生在胃窦部，呈灶性分布。体内实验表明，*H. pylori* 可以在胃内上皮细胞上附着，如果胃中有肠化生，那么肠化生局部的细胞未发现 *H. pylori* 附着。但是如果肠出现胃化生，那么在胃化生的细胞上也可找到 *H. pylori* 的附着。由于 *H. pylori* 具有鞭毛，可以推动其穿过黏稠的环境，从而穿破胃黏液到达胃上皮细胞。同时 *H. pylori* 还可大量分泌尿素酶，尿素酶将胃中的尿素分解形成氨气，而氨气可以同胃中的盐酸发生中和反应，为 *H. pylori* 穿过黏液层到达胃上皮细胞提供充足的时间。有实验表明，在尿素环境中，*H. pylori* 可以在酸性条件下生存 2 小时。在机体被 *H. pylori* 感染后，*H. pylori* 会释放出

大量的分泌因子，如尿素酶、蛋白酶等，从而引发局部炎症和免疫反应。

二、幽门螺旋杆菌的致病因子

很多细菌可以寄居在机体的黏膜表面，但它们并不致病，而且能够同宿主和睦相处。但是当 *H. pylori* 生活在 pH<2.0 的酸性胃环境中，同时胃在不断蠕动时，这些条件都不适合一般细菌生长。*H. pylori* 在它寄生的部位会引起不同程度的病理变化。这些特性引发了人们对其进行深入的研究。

1. 尿素酶

胃环境内的正常 pH 小于 2.0，这是由于胃黏膜的壁细胞能够分泌大量盐酸（即分泌氢离子和氯离子）。在这样严酷的条件下，*H. pylori* 通过自身分泌的一种尿素酶（urease），将胃中的尿素水解为氨，氨可以同胃液中的盐酸中和，从而达到保护自己的目的。

其实，很多细菌可以产生尿素酶，尿素酶广泛地存在于自然界中。同时尿素是哺乳动物的排泄物之一，哺乳动物的细胞不能分解尿素，*H. pylori* 则利用尿素保护自己。因为 *H. pylori* 是人胃内唯一能够产生大量尿素酶的细菌，因此可通过检测尿素酶来诊断 *H. pylori* 感染。

尿素酶的作用是将胃中的尿素水解成氨与氨基甲酸酯，再将氨基甲酸酯催化为氨和碳酸。这样氨可以中和盐酸，同时碳酸也可同盐酸反应生成二氧化碳和水。*H. pylori* 是含有尿素酶最丰富的细菌之一，虽然从 *H. pylori* 中提纯出的尿素酶的活性并不比其他细菌中的活性高，但是 *H. pylori* 的蛋白质中大部分都是尿素酶。尿素酶是三维螺旋对称，像一个圆形的颗粒，中间有一核心，直径约为 13 nm，分子质量约为 60 kDa，等电点为 5.90 ~ 5.99。尿素酶通过 *H. pylori* 上的 9 个基因表达。它们分别是 *ureC*、*ureD*、*ureA*、*ureB*、*ureI*、*ureE*、*ureF*、*ureG* 和 *ureH*。这 9 个基因中，*ureA* 和 *ureB* 为构造基因，*ureC*、*ureD* 为调节部分，是表达尿素酶活性所必需的，其他的基因为辅助基因。尿素酶由 6 个 UreA 和 6 个 UreB 组成，UreB 和 UreA 亚基的分子质量分别为 66.0 kDa 和 29.5 kDa。在 UreB 中含有 2 个镍离子，在水解尿素的过程中起到重要的作用。其中 His-136、His-138、Lys-219、His-248、His-274 和 Asp-362 的残基螯合 2 个镍离子，尿素或水分子可以进入这个活性部位。Zerner 等率先报道了尿素酶催化的详细过程。首先在 His-221 的帮助下其中一个镍离子通过配位结合的方式结合尿素中的氧原子，另一个镍离子则结合一个被 His-322 活化的水分子。镍离子配位的氢氧根攻击尿素中的碳原子，经过一个四面体的中间体结构后，分解为氨和氨基甲酸酯。同样，另一个被活化的水分子攻击氨基甲酸酯的碳原子，最后生成氨和碳酸。

尿素酶的毒性主要来源于分解尿素所产生的氨，氨会同水分子结合生成羟基和铵离子，羟基会改变 pH 水平，对细胞造成伤害。同时尿素酶还会引起白细胞聚集及中性粒细胞的活性氧反应。

2. 空泡毒素

细菌的毒素是其重要的毒力因子，细菌的细胞毒素能够造成细胞损伤，甚至能够导致细胞的死亡。细胞空泡毒素（vacuolating toxin）是 *H. pylori* 所独有的一种细胞毒素，它可以使细胞的胞质内产生空泡样变性，故称为细胞空泡毒素。空泡毒素最早在 1988 年由 Leunk 等发现，随后证明这种毒素与消化性溃疡的发生有着密切的关系。

空泡毒素是一种蛋白，被称为 VacA。空泡毒素的基因共由 4 个部分组成，第一部分为信号序列区，这部分后半段的 50 bp 变异较大（s 区）；第二部分为 *p33* 区，这部分相对保守；第三部分为 *p55* 区，这部分的中间区变异也比较大（m 区）；最后一部分为自动转运子部分。空泡毒素的基因首先转录成一个约 140 kDa 的蛋白前体，在经历过 N 端和 C 端的断裂后，这个蛋白前体最后会成为一个 88 kDa 的空泡毒素成熟体。N 端的信号蛋白序列引导这个蛋白分子到达细胞质，而 C 端的 β 桶状结构则推进余下的结构通过细胞膜。这个成熟体分成两个部分，一个是 *p33* 部分，即分子质量约为 37 kDa 的 A 亚单位；另一个是 *p55* 部分，即分子质量约为 58 kDa 的 B 亚单位，由空泡毒素基因的 *p33* 和 *p55* 两个部分决定其形态。*p33* 部分负责表达第 1 ~ 311 位氨基酸，这部分氨基酸残基（第 6 ~ 7 位）会形成一个孔状结构，而 *p55* 部分负责表达第 312 ~ 821 位氨基酸，这部分包含一个或多个细胞结合区域。空泡毒素的 s 区和 m 区是主要发生变异的区域，s 区主要有两大变异家族即 s1 和 s2，这两种变异家族的差别在于在 N 端的信号蛋白引导蛋白质到达细胞质过程中，s2 基因表达的空泡毒素会比 s1 基因表达的空泡毒素多 12 个亲水氨基酸残基。而含有这 12 个亲水氨基酸残基的 s2 基因表达型的空泡毒素在体外试验中无法诱发细胞空泡。m 区也有两大变异家族即 m1 和 m2，这两种基因表达的 250 个氨基酸残基中约有 65% 是同源性的。通过体外实验证明，m1 和 m2 基因表达的空泡毒素都具有毒性，由于不同细胞的受体不同，所以对不同细胞的毒性表现也不相同。这种 m1 和 m2 的差异主要是由 m 区中 5′远端的短片段所决定，这个短片段表达 21 个氨基酸，虽然这一短片段与空泡毒素作用的特异性列关，但是 m1 型基因表达的空泡毒素中没有这 21 个氨基酸。根据 s 区及 m 区的分型不同，空泡毒素的基因表达可以形成以下四种组合：s1/m1、s1/m2、s2/m1、s2/m2。研究发现，美国的 *H. pylori* 感染患者的空泡毒素基因以 s1/m1、s2/m2 为主，日本的 *H. pylori* 感染患者的空泡毒素基因以 s1/m1 为主，德国有 50% 的 *H. pylori* 感染患者的空泡毒素基因为 s1/m2，而中国有 75% 的 *H. pylori* 感染患者的空泡毒素基因为 s1/m2。当然，s 家族还可以进一步分为 s1a、s1b、s1c 和 *s2* 等亚型，m 家族还可以进一步分为 m1、m1T、m2 等亚型。因此，*H. pylori vacA* 基因可形成 s1a/m1、s1a/m1T、s1a/m2、s1b/m1、s1b/m1T、s1b/m2、s1c/m1、s1c/m1T、s1c/m2、s2/m1、s2/m1T、s2/m2 12 种基因组合。

张忠等采用 PCR 扩增方法检测了 236 例 *H. pylori* 阳性病例［包括浅表性胃炎（SG）81 例，萎缩性胃炎（AG）77 例，胃糜烂（EG）33 例，胃的不典型增生（GD）16 例，胃癌（GC）29 例］*vacA* 基因不同亚型与相关胃疾病的关系，结果发现 *vacA* s1m2 亚型 *H. pylori* 是 CAG 的毒力菌株，提示感染不同 *vacA* s1m2 亚型 *H. pylori* 与不同胃疾病结局的相关性，是具有预警作用的 *H. pylori* 毒力因子标志物。

致病菌能够合成并向宿主的目标细胞释放蛋白毒素。不同的细菌可以通过不同的机制感染真核细胞，但是只有几种机制被详细地描述出来，并通过毒素对细胞膜作用的方式，对这几种机制进行了分类。第一类是通过嵌入细胞膜上的孔洞或通道，第二类是通过酶作用分解细胞膜表面的分子，这两类毒素都是通过改变细胞膜使细胞内部发生一些变化。第三类则是通过同细胞膜上的受体结合，从而影响细胞的信号传递。

毒素在细胞内部作用时，一般都会通过特殊的酶作用机制改变目标分子的结构。在这方面很多毒素都是非常有效的，如一个单一的毒素分子就可以改变正常细胞的功能。另一些毒素则由细菌分泌到细胞的外环境，然后结合细胞表面后进入细胞内部，对细胞进行破坏作用。还有一类是由细菌直接将毒素注入细胞内，破坏细胞。

空泡毒素在同胃上皮细胞膜结合后会进行寡聚反应，在细胞膜上形成一个离子选择通道，而后这个通道会被吞噬进入细胞内部。氯离子可以通过这些通道进入到吞噬泡内，使泡内的氯离子浓度升高，为补偿这一浓度升高，空泡腺苷三磷酸酶（vacuolar ATPase，V-ATPase）的活性会增加，这会将大量的氢离子泵入到吞噬泡内，同时又吸引弱碱性的氨通过细胞膜大量地进入到吞噬泡中。当氨分子进入到吞噬泡后，即同氢离子结合形成铵离子，但由于膜的通透性准许小分子自由通过膜，这些铵离子无法再从吞噬泡中扩散到细胞中，这就使得吞噬泡的渗透压增高，水分子会大量进入吞噬泡以保证内外渗透压的平衡，这就逐渐形成了空泡。

3. 脂多糖

脂多糖（lipopolysaccharide）是革兰阴性杆菌的主要外膜成分。脂多糖属于内毒素的一种，它由三个部分组成：第一部分为脂质 A，是最靠近细胞膜的部分，主要起固定整个脂多糖的作用。脂质 A 的构成随着生物种类的不同而不同，*H. pylori* 的脂质 A 由酰化产物和二磷酸化二糖组成，之后由磷酸酶和脂酶进行修饰，使整个脂多糖成为疏水性。第二部分是 O—抗原多糖区，这部分由多个重复单位组成，每个菌种具有自己特殊的 O—抗原。第三部分是轴心区，*H. pylori* 的轴心区由七聚糖组成。部分 *H. pylori* 的脂多糖中存在同人类胃上皮细胞中 Lewis X 和 Lewis Y 抗原类似的抗原基因序列。这可引发抗壁细胞自身的免疫反应，从而影响壁细胞的离子泵，引起胃的低酸状态，最终导致萎缩性胃炎的发生。

三、幽门螺旋杆菌的传播途径

传染源需要具备以下两个条件：①在体内有适宜病原体生长和繁殖的环境；②病原体可以被排出体外。同时根据 40 岁以上人群的感染率是 50% 这一事实，人类可能是 *H. pylori* 最重要的传染源。在人体内 *H. pylori* 可以生长和繁殖，这一事实已经在 *H. pylori* 发现时被证实。而 Fergusou、Krajden 和 Kelly 等在 *H. pylori* 感染者的唾液、牙斑及粪便中培养出了 *H. pylori*，这证实人类可以将其排出体外。

除人以外还有很多动物携带类似 *H. pylori* 的菌种，如在猪的胃中发现了 *H. suis*，而包括 *H. pylori* 的多种螺旋杆菌，如 *H. felis*、*H. heilmannii*、*H. salomonis* 等都可在猫的胃中生存。在羊的胃中也发现了一种同 *H. pylori* 极其相似的螺旋杆菌，这种螺旋杆菌之前一直被认为是 *H. pylori*。在猴的胃中也有一种类似于 *H. heilmannii* 的细菌。

对于 *H. pylori* 在人类中的传播途径有多种争论，主要有以下几种。

1. 口—口途径传播

在胃中有最适宜 *H. pylori* 生存的环境，在其他环境中发现的 *H. pylori* 大多都以球形存在，这并不是 *H. pylori* 正常的生存状态。有一种理论认为，由于胃液反流到口腔，使得 *H. pylori* 在口腔中的唾液、牙垢斑中生存，让口腔变成了 *H. pylori* 的直接或间接的传播源。虽然有很多学者如 Song、Karjden、Oshowa 等在口腔中发现了同胃中相同类型的 *H. pylori*，但是没有证据表明这些口腔中的 *H. pylori* 是长期生存在口腔中还是在口腔中做短暂的停留。尽管如此，也足以证明通过人类的口—口途径传播 *H. pylori* 是完全有可能的。中国是有公食制传统的国家，这一传统可能是导致 *H. pylori* 在中国大量传播的原因之一。

2. 粪—口途径传播

由于很多疾病是靠粪—口途径传播的，所以通过粪—口途径传播 H. pylori 这一假说也得到很多研究人员的支持。虽然通过 PCR 检测方法可以在粪便中检测出 *H. pylori* 的 DNA，但是无法证明这些 *H. pylori* 仍然活着。因为正常人的十二指肠液可以杀死 *H. pylori*，所以 *H. pylori* 很难通过这一天然的屏障活着到达粪便中。但是有研究表明，在极特殊的条件下，仍然可以在粪便中培养出 *H. pylori* 的菌落。Parsonnet 的研究表明，通过使用磷酸钠溶液使被 *H. pylori* 感染的患者腹泻，在其排泄物中可以培养出 *H. pylori*。Hegarty 等使用抗 *H. pylori* 的单克隆抗体对水中是否有 *H. pylori* 进行了检测，其检测结果表明 *H. pylori* 可以在水环境中生存。这一结果支持了 *H. pylori* 可以通过水途径传播。所以，通过上述等人的研究，为粪便污染水源，通过水源传播给人这一传染路径提供了理论依据。但是也有学者通过水中生存的 *H. pylori* 无法培养出菌落而反对这一观点。

3. 通过其他途径传播

感染 *H. pylori* 患者的呕吐物也是 *H. pylori* 的传播途径。Shmueli 等对 *H. pylori* 感染者的呕吐物进行细菌培养，在所有的 *H. pylori* 中都培养出了 *H. pylori* 的菌落。另一个传播途径是通过医疗器械传播。在对 *H. pylori* 的患者做胃镜及活检取样时，胃镜和活检钳就暴露在 *H. pylori* 的污染风险中。而常用的 75% 的乙醇并不能完全杀死 *H. pylori*，需用戊二醛浸泡才可以杀灭全部细菌。为了保护患者和医生的安全，必须严格消毒胃镜和活检钳。

四、诊断原理和临床应用

对于诊断是否被 *H. pylori* 感染的方法有很多，根据是否使用内镜分为两类：侵入性检验和非侵入性检验。主要有尿素酶活性检验、病理组织学检验、细菌培养、血清学检验、尿素呼气试验、PCR 检验等。

1. 尿素酶活性检验

尿素酶活性检验具有很高的准确率，同其他的方法相比具有费用低和诊断速度快的优点。尿素酶活性检验主要有以下三种方法，同时仅需要一块活检标本。

（1）凝胶检验：将含有尿素标量的缓冲琼脂和含有抑菌物质的 pH 指示剂混合可以制成 CLO 凝胶检测试剂。在活检取材时，活检标本由于唾液或胃中含有少量胆汁等碱性液体而影响结果，所以使用含有缓冲液的琼脂，而抑菌物质则可以抑制 *H. pylori* 或其他可以产生尿素酶的细菌的生长，保证了结果的准确性。

（2）试纸检测：试纸检测是将常用的检测试剂干燥后放置于试纸上，然后将活检标本放在试纸上，如果颜色改变即可证明感染。但是该方法在测试后 1 小时内准确性较高，如果超过 1 小时可能出现假阳性的结果。

（3）片剂测试：片剂测试即将检测使用的试剂混合制作成片剂的形式，检测时将片剂放入试管中加水溶解后，放入活检样本。但是该检测方法没有在国内大面积推广。这种检测方法一般在活检样本的 *H. pylori* 量大于 10^6 CFU 时，阳性反应会在很短的时间内出现（一般在 30 分钟内）；而当细菌量为 10^3 ~ 10^6 CFU 时，需要相对较长的时间（可能为几小时）；当细菌量小于 10^3 CFU 时，可能会出现假阴性结果。

2. 病理组织学检测

病理组织学检测是检测是否有 *H. pylori* 感染的金标准。不仅可诊断是否有 *H. pylori* 感染，同时对于炎症程度、萎缩、肠化生、癌变等表现都可以进行评估。一般活检标本可取 2 块、3 块或 5 块。取 2 块时，一块为胃体与胃窦连接处，另一块为胃体大弯侧。取 3 块时，一块为胃体与胃窦连接处，另一块为胃体大弯侧，最后一块为胃窦大弯侧。取 5 块时，两块为胃体，两块为胃窦，一块为胃体与胃窦连接处。对于一般的 HE 染色结合一些特殊染色如 Giemsa 染色、Warthin-Starry 染色等的结果并不是十分理想，现在较好的染色方法是免疫组化染色法。在检测时，一般用高倍镜观察胃黏膜的凹陷处，*H. pylori* 形状为 S 形或弯曲形，且不会出现在细胞内。

3. 细菌培养

H. pylori 定植密度的研究方法很多，如常规 HE 染色、Grams 染色、WS 特异染色。上述染色方法均需在组织学切片中进行，但在组织切片的制作过程中，胃黏膜表面黏液的损失较多。而定植于胃黏膜的 *H. pylori* 大多数游离于黏液层内，只有少数可以通过黏附素结合于胃上皮细胞。当胃黏膜 *H. pylori* 感染较重时，这些染色方法都可以用于 *H. pylori* 定植密度的半定量检测。但当仅有少量 *H. pylori* 感染时，单纯组织学检查尚不够，应结合其他方法检查，如细菌培养等。国外学者也研究了各种评价 *H. pylori* 定植方法的敏感性，结果表明，细菌培养的敏感性高于尿素酶实验和组织病理学检测。

由于该方法费时费力，所以很少用于大规模的临床检测。该方法主要用于实验室对于 *H. pylori* 的分离。在做细菌培养取样前，患者需停止服用抗 *H. pylori* 的药物 28 天以上，这样才能保证结果的准确性。在运输样本时，由于 *H. pylori* 需要在微需氧条件下存活，所以一般将活检标本放置在生理盐水、营养肉汤或 20% 的葡萄糖水溶液中，并在 4 小时内转运到细胞培养室中，如果超过 4 小时就应放在 4℃ 环境中保存，并且保存时间不宜超过 24 小时。培养时，非选择性培养基为脑心浸液琼脂、血琼脂 2 号、Wilkins-Chalgren 琼脂或哥伦比亚琼脂。培养基中需添加 5% 的羊血、马血或人血。如果使用选择性培养基，一般使用 Skirrow 配方或 Dent 配方。一般的培养环境是 37℃ 的孵育温度，5% 氧气、10% 二氧化碳和 85% 的氮气，一般需要将培养皿放置 10 天，培养时间取决于培养基的选择。当治疗失败时，细菌的耐药性是非常重要的原因，所以通过细菌培养可以在治疗失败时找到消灭病菌的有效药物。Wang 等采用琼脂稀释法对 *H. pylori* 分离株进行大蒜素（Allicin）及甲硝唑体外药敏试验，结果显示不同 *cagA/vacA* 基因亚型的 *H. pylori* 菌株对大蒜素的敏感性不同：vacAm1b+基因亚型的 *H. pylori* 菌株较 vacAm1b-基因亚型的 *H. pylori* 菌株对大蒜素敏感；vacAm2+基因亚型的 *H. pylori* 菌株较 vacAm2-基因亚型的 *H. pylori* 菌株对大蒜素敏感；cagA+/vacAs1+m1b+基因亚型组合的 *H. pylori* 菌株较 cagA+/vacAs1-m1b- *H. pylori* 菌株对大蒜素敏感。

4. 血清学检测

血清学检测是一种非侵入性检测方法，对于 *H. pylori* 感染的患者伤害较小。主要的检测方法有以下几种：固相分析（ELISA 法）、Western 印记等。ELISA 法由于其方法简单被广泛应用。ELISA 法在应用时，交叉反应是一个必须要解决的问题，例如，空肠弯曲菌等一些抗原属性和 *H. pylori* 相近的细菌均可能影响到检测结果。同时，由于人种不同和 *H. pylori* 本身基因的多样性，很多商品化的 ELISA 试剂盒的检测效果并没有达到其宣传的敏感性和特异性。被 *H. pylori* 感染后，与其他的感染性疾病一样，首先是在感染 14 天后开始出现 IgM，21 天后出现 IgG，随后 IgM 逐渐减少，而 IgG 没有改变，所以判断治疗效果时血清学检测主要检测 IgG 抗体。有研究结果显示，在 *H. pylori* 被治愈后第 3 个月 IgG 抗体才会下降26%，12 个月下降55%。

同内镜检测取活检样本的方法相比，ELISA 检测对人体伤害较小，但是由于其抗原制备等限制，造成对不同人群的敏感性和特异性差异，而达不到预期的效果。而在判断治疗效果时，由于 IgG 在治愈后几个月才会下降到足以预测治疗成功的程度，所以在实际应用时并不是首推的检测方法。

5. 尿素呼气试验

尿素呼气试验方法是利用尿素酶分解尿素时产生二氧化碳这一原理进行检测。这种方法分为碳-13 标记尿素呼吸检测法和碳-14 标记尿素呼吸检测法。碳的同位素碳-13 和碳-14 在自然界中存在量基本恒定，同时人体中不含有分解尿素的酶类，所以如果能够检测出同位素标定的二氧化碳，即说明体内含有能够分解尿素的尿素酶。而含有大量的尿素酶是 *H. pylori* 的典型特征，所以通过给予测试者同位素标定过的尿素这一方法可以检测是否有 *H. pylori* 感染。

1987 年，Graham 最先报道了碳-13 标记尿素呼吸检测法。最初的检测方法是检测前患者需要禁食一夜，然后测量患者呼吸中二氧化碳的浓度并以此作为基础浓度。然后让测试者摄取高营养食物，延缓胃排空。之后饮用含有碳-13 标记的尿素（5 mg/kg）的糖水。每隔 10 分钟收集一次测试者的呼吸样本，共收集 180 分钟。如果患者被 *H. pylori* 感染，一般在第 20 分钟时会收集到有碳-13 标记的二氧化碳，并且会持续到 100 分钟左右。经过多年的改进，Logan 等推荐的一种碳-13 标记尿素呼吸检测法被广泛应用。这种方法是在患者摄取高营养食物前收集两份呼吸样本，然后在摄入高营养食物后 10 分钟饮用 100 mg 碳-13 标记的尿素水溶液。这时要求患者侧卧，使尿素水溶液充分接触胃的各个部位。可以使用两种方法对呼出的气体样本进行收集。一种是服用碳-13 标记的尿素水溶液后 10 ~ 50 分钟每隔 5 分钟连续收集 2 L 气体。另一种方法是在服用碳-13 标记的尿素水溶液后 30 分钟一次性收集两份气体样本。样本收集后比较样本中碳-13 和碳-12 的比率，如果每毫升的比率大于 5，则认定为阳性。

同样在 1987 年，Bell 等在著名的医学杂志《柳叶刀》上发表了关于使用碳-14 同位素标记的尿素检测 *H. pylori* 感染的方法。首先，被测试患者在禁食一夜后摄入 350 ml 的液体食物，之后饮用 20 ml 含有 0.4MBq 碳-14 标记的尿素水溶液。随后收集气体样本，结果表明，在第 20 分钟时判定收集到的样本 *H. pylori* 是否感染的结果最佳。随后很多研究人员对碳-14 标记的尿素检测法进行了改良，现在有三种方法可供选择：①营养餐碳-14 尿素检测法；②液体碳-14 尿素检测法；③胶囊碳-14 尿素检测法。有人认为，在进行检测之前，服用高营养食物可以延缓胃的排空，能得到较好的检测结果；而另一部分人认为，空腹服用碳-14 标记的尿素溶液一样可以得到准确的结果，所以出现了营养餐法和胶囊法。人的口腔和咽喉部位生长的菌群中有很多含有尿素酶，所以在服用碳-14 标记的尿素时会分解一部分尿素，从而影响结果。在这三种方法中营养餐法和液体法都会发生此类问题，而胶囊法可以避免此类问题的发生，从而得到比较准确的结果。

碳-13 标记尿素检测法需要使用气相色谱质谱仪检测，检测设备的价格比较昂贵，碳-14 标记尿素检测法需要闪烁计数仪进行测量，检测设备价格比较低廉。同时，碳-14 的价格要比碳-13 的价格相对便宜，所以碳-14 标记尿素检测法应用更为广泛。由于碳-14 为放射性同位素，所以碳-14 标记尿素检测法被认为具有更高的危险性。

6. 聚合酶链反应检验

聚合酶链反应（PCR）检验一般对 *H. pylori* 的 *16S rRNA* 基因、*ureA* 基因、*ureB* 基因、特异性抗原基因、染色体 DNA 的多态性随机序列、*ureC* 基因、*cagA* 基因、*HpaA* 基因进行检测，在这之中 *ureA* 和 *16S rRNA* 基因的 PCR 检测应用最为广泛。PCR 检测同传统方法相比有很多优点：①同传统的组织学检查和细菌培养等方法相比，PCR 检测的时间短。②运输条件简单，因为 DNA 结构十分稳定，所以没有严格的运输和保存要求，即使活检标本已经进行了石蜡包埋，也可从石蜡包埋的组织中提取出 DNA 进行 PCR 检测。③需要的样本量极少，一般一块活检样本上有 10 ~ 100 个 *H. pylori* 即可被检测出来。④可以对 *H. pylori* 的基因进行筛查，由于 PCR 检测是针对 DNA 的测序，所以进行的目标人群活检标本的 DNA 检测可以用于研究 *cagA* 基因、*vacA* 基因等 *H. pylori* 的致病基因，有助于确定溃疡、恶性肿瘤等疾病的高危患者。虽然使用 PCR 方法检测 *H. pylori* 有诸多优点，但是 PCR 方法仍然不是最好的常规检测方法。如果用于检测 *H. pylori* 是否根治，由于在 *H. pylori* 被杀死后还会有 *H. pylori* 的 DNA 残留在患者的胃中，所以需要足够长的时间将这部分 DNA 清除后才能够使用 PCR 方法进行检测，否则容易出现假阳性结果。

PCR 检测还可应用于在唾液和牙垢斑中检测 *H. pylori*。但是，口腔中的 *H. pylori* 是由于口腔是 *H. pylori* 的适宜生长环境所以可以被检测出，还是由于胃液反流入口腔造成口腔中出现 *H. pylori*，仍然是一个争议性的课题。

五、幽门螺旋杆菌基因亚型与胃疾病及药物敏感性的关系

H. pylori 致病相关基因包括 *cagA*、*vacA*，*vacA* 基因又包括中间区（m 区）和信号区（s 区），据此可将 *H. pylori* 分为 cagA+、cagA-；vacA m1a+、vacA m1a-；vacA m1b+、vacAm1b-；vacAm1c+、vacAm1c-；vacAm2+、vacAm2-；vacAs1a+、vacAs1a-；vacAs1b

+、vacAs1b-；vacAs2+、vacAs2-等不同基因亚型。*vacA* 等位基因各种组合的产毒能力不同：slml 及 s1m2 型 *vacA* 基因菌株有较强产毒活性，而 s2m2 型菌株不产生有活性的毒素。Atherton 等研究有毒株（60190）与无毒株（Tx30a）之间的基因差异时认为两者间有不同的 *vacA* 基因型。他们认为，特殊的 *vacA* 基因型与体外毒素活性水平及感染的临床结局密切相关。Miehlke 等研究发现在 34 例胃癌患者中，感染 *vacA slml* 亚型菌株的患者有 24 例，占 70.6%，所以认为感染这一亚型菌株的患者是胃癌的高危人群。新近研究发现，在体外将 *H. pylori* 与 AGS 胃上皮细胞共同培养时，表达 *vacA slml* 基因型毒素的菌株与 *vacA* 基因缺失突变的菌株相比能明显诱导胃上皮细胞产生高水平的凋亡活性。其诱导凋亡的确切机制目前尚不清楚。Galmiche 等研究发现，在转染的 Hela 细胞中表达的 vacA 片段可以插入线粒体膜中诱导细胞色素 c 的释放，激活依赖 caspase-3 的细胞凋亡信号途径。研究发现 *H. pylori vacA slml* 基因型毒素引起的细胞凋亡一方面可以导致胃黏膜萎缩和肠化生的发生，而多部位的胃萎缩与正常胃黏膜相比其胃癌危险性提高了 90 倍；另一方面细胞凋亡还会引起代偿性高增殖，持续的高增殖会导致细胞调控机制的改变（如 *p53* 突变等），导致细胞的失控性过度生长，凋亡与增殖之间失衡，最终导致肿瘤发生。因此推测感染 *vacA slml* 亚型菌株的患者发生胃癌的风险增大。*H. pylori* 是一种在全世界范围内具有广泛变异的细菌。Wang 等利用目前广泛用于 *H. pylori* 菌株基因型研究，且具有一定通用性和特异性的引物，分别扩增 *cagA*、*vacA* s、*vacA* m 基因高度保守区域。然后研究不同 *cagA/vacA* 基因亚型 *H. pylori* 菌株对大蒜素的敏感性是否存在差异。结果发现，不同 *cagA/vacA* 基因亚型 *H. pylori* 菌株对大蒜素的敏感性不同：cagA+/cagA-、vacAs1+/vacAs1-基因亚型的 *H. pylori* 菌株对大蒜素的敏感性无显著差异；vacAm1b+/vacAm1b-及 vacAm2+/vacAm2-*H. pylori* 菌株对大蒜素的敏感性组间差异有统计学意义：vacAm1b+基因亚型的 *H. pylori* 菌株较 vacAm1b-基因亚型的 *H. pylori* 菌株对大蒜素敏感；vacAm2+基因亚型的 *H. pylori* 菌株较 vacAm2-基因亚型的 *H. pylori* 菌株对大蒜素敏感；不同 cagA/vacA 基因亚型组合的 *H. pylori* 菌株对大蒜素敏感性不同：cagA+vacAs1+m1b+/cagA+vacAs1+m2+基因亚型组合的两组 *H. pylori* 菌株对大蒜素的敏感性无显著差异；cagA+vacAs1+m1b+/cagA+vacAs1-m1b-基因亚型组合的两组 *H. pylori* 菌株对大蒜素的敏感性有显著差异，cagA+/vacAs1+m1b+基因亚型组合的 *H. pylori* 菌株较 cagA+/vacAs1-m1b-*H. pylori* 菌株对大蒜素敏感。此结果是否适用于其他抗 *H. pylori* 药物还需在进一步的实验中得到验证。荷兰学者 Doorn 等曾报道，兰索拉唑、胶体铋、四环素、大蒜素联合用药治疗不同 cagA/vacA 基因亚型 *H. pylori* 菌株感染患者，发现不同基因型的 *H. pylori* 菌株对抗生素治疗具有不同的反应，s1/m1 和 s1/m2 型产毒素菌株（大多为 cagA+）较 s2/m2 型非产毒素菌株（大多为 cagA-）对治疗更为敏感。可能因为毒力不同的 *H. pylori* 菌株能引起胃内不同的病理变化，毒力强的菌株引起的炎症较重，而抗生素在炎症黏膜可达到更高的浓度，使之较易被根除。Wang 等的实验结果与 Doorn 等的体内试验结果不尽相同。考虑可能为 Wang 等研究所用的为体外大蒜素单独药敏实验，而 Doorn 则采用体内兰索拉唑、胶体铋、四环素、甲硝唑联合用药，并且 Wang 的研究中实验对象不包含 s2/m2 型菌株。因此影响 *H. pylori* 对药物敏感性的因素不完全相同，实验中 vacAm1b+基因亚型的 *H. pylori* 菌株较 vacAm1b-基因亚型的 *H. pylori* 菌株对大蒜素敏感；vacAm2+基因亚型的 *H. pylori* 菌株较 vacAm2-基因亚型的 *H. pylori* 菌株对大蒜素敏感；cagA+/vacA s1+/m1b+ *H. pylori* 菌株较 cagA+/vacAs1-m1b-

H. pylori 菌株对大蒜素敏感，可能因为这些亚型及组合的菌株毒力较强，增殖迅速，因而对干扰细菌细胞的分裂、生长和代谢的大蒜素活性更为敏感。如果此型毒力强的 *H. pylori* 菌株在宿主胃黏膜内定殖而未及时根治清除，则有可能产生较严重的胃黏膜损伤，进一步引起较严重的胃疾病，甚至导致胃癌的发生。但有效抑菌药物的应用可能会终止这一过程。

六、动物模型在幽门螺旋杆菌感染研究中的应用

自从 1982 年澳大利亚学者 Warren 和 Marshall 首先从人胃黏膜活检组织中培养出 *H. pylori*，并将其与多种胃疾病，如急性胃炎、慢性萎缩性胃炎、肠化生、消化性溃疡、黏膜相关性淋巴组织淋巴瘤及胃癌的发病相联系以来，至今已有 30 余年。大量流行病学研究表明 *H. pylori* 感染与胃癌发生密切相关，因此，1994 年世界卫生组织国际癌症研究机构（IARC）以其中 1991 年报道的 3 项前瞻性病例-对照研究为基础将 *H. pylori* 定义为Ⅰ类致癌物。但是，*H. pylori* 致胃癌的确切机制不清。因此，建立合适的 *H. pylori* 感染动物模型对于揭示其可能的致癌机制十分必要。已成功感染 *H. pylori* 的动物有乳猪、比格犬、小鼠、猴、蒙古沙土鼠（Mongolian gerbil）等。总的来说，动物模型维持长期感染较难，组织学变化和人胃炎不完全相似。几项研究证明慢性 *H. pylori* 感染的蒙古沙土鼠模型中发生胃癌，并且其病理组织学改变与人类相似。这些结果对于揭示 *H. pylori* 感染所致胃癌的机制很有帮助。

在 Yokota 等建立的 *H. pylori* 感染蒙古沙土鼠模型中，观察两个月，仅见胃黏膜轻度炎细胞浸润。Hirayama 等报道，接种 *H. pylori* 6 个月后，蒙古沙土鼠出现溃疡和肠化生。Honda S 等和 Ikeno T 等用 *H. pylori* ATCC-43504 株（cagA+，vacA+）感染 5 周龄雄性蒙古沙土鼠。接种 1 个月后镜下见固有层严重的多核白细胞及单核细胞浸润，黏膜下层淋巴滤泡增生，单核细胞浸润。接种后很快出现胃黏膜糜烂，3～6 个月后出现胃溃疡、深在性囊性胃炎、萎缩性胃炎并伴有杯状细胞化生。接种 1 年后，肉眼观察见蒙古沙土鼠出现不规则的胃壁增厚，点状出血和糜烂。而且 Suzuki 等报道接种 *H. pylori* 可诱导中性粒细胞增加，脂质过氧化反应和活化的谷胱甘肽（抗氧化剂）水平倒转。这些胃黏膜组织学的相应改变与在人类中观察到的十分相似。因而，蒙古沙土鼠模型对于研究人类 *H. pylori* 感染与包括恶性肿瘤在内的胃损伤的关系十分有益。

两项用 *H. pylori* 感染蒙古沙土鼠的实验性研究试图证实以前的流行病学研究揭示的人类中 *H. pylori* 感染与胃癌的关系。两项研究均证实单独 *H. pylori* 感染可导致胃癌，它们是关于 *H. pylori* 感染与胃癌满足 Koch 原理的最早的论文报道。Watanabe 等与 Honda 等分别用分离自胃溃疡患者的 TN2GF4 菌株与 ATCC43504 菌株接种 5 周龄大的无特定病原体（specific pathogen free，SPF）级蒙古沙土鼠，结果表明前者接种后 62 周有 37%（10/27）的动物发生高分化腺癌，后者接种后 72 周有 40%（2/5）的动物发生高分化腺癌。两菌株均为 cagA+和 vacA+。两项研究的病理组织学改变相同，并与 *H. pylori* 感染导致的人类胃癌病理组织学改变十分相似。Hirayama 等报道用 ATCC43504 菌株单独感染蒙古沙土鼠可发生低分化腺癌和类癌。Zheng 等用 ATCC43504 菌株和分离自中国胃腺癌患者的 161 菌株感染蒙古沙土鼠可发生高分化腺癌。Ogura 等报道用野生型 TN2 菌株和 *vacA* 等位基因突

变的 TN2ΔvacA 菌株感染蒙古沙土鼠可发生高分化胃癌。Ogura 等讨论了蒙古沙土鼠中 *H. pylori* 毒力因子的致病性。用野生型菌株和 *vacA* 突变的菌株感染蒙古沙土鼠发生胃癌，然而 cagE 突变株感染仅发生轻度胃炎，表明在 *H. pylori* 感染所致的胃疾病中，cag PAI 起重要作用。Shimizu 等报道根除 *H. pylori* 感染前后，蒙古沙土鼠中腺癌的发病率由 65. 22%（15/23）下降到 20. 83%（5/24），提示根除 *H. pylori* 可能预防胃癌发生，蒙古沙土鼠模型是人类胃癌预防研究的有用工具。

尽管蒙古沙土鼠模型显示与人胃感染 *H. pylori* 后相似的改变，但两者也存在差异。在蒙古沙土鼠模型中出现的严重胃炎、黏膜下层淋巴滤泡增生及深在性囊性胃炎等在人类却观察不到。在人类，感染 *H. pylori* 后有 P53 免疫组化染色阳性和点突变。在蒙古沙土鼠模型中，P53 免疫组化染色阳性仅见于胃癌，不见于萎缩性胃炎，而且感染的胃黏膜没有 *P53* 内含子 5 ~ 8 的突变。种属差异提示胃疾病的病因不仅与 *H. pylori* 相关，还与宿主因素相关。Sonic hedgehog（Shh）是脊椎动物消化道发育过程中重要的内膜形态形成的信号。Shh 控制全部胃肠发育模式和部分胃腺体生成。Suzuki 等报道 *H. pylori* 长期定植会导致 Shh 表达下降。Shh 表达下降与壁细胞减少有关，这阻碍了黏液颈细胞-酶原细胞家族发育成熟。Brink 等报道人类 shh 表达下降不仅见于胃黏膜肠化生时，还见于 *H. pylori* 诱导的胃底腺体萎缩，这对于研究癌前损伤形成的可能原因非常重要。

2004 年，Houghton 等用感染猫螺杆菌的小鼠模型提出了关于胃癌起源的新观念。过去认为癌症起源于组织干细胞，但他们的研究表明骨髓分化细胞（BMDC）可能也是恶性肿瘤的潜在来源。将给予致死剂量的辐射照射的雌性 C57BL/6 鼠，移植标记 X-半乳糖苷酶或绿色荧光蛋白的雄性 C57BL/6JGtrosa26（ROSA26）鼠骨髓。该模型接种 *H. felis* 6 ~ 8 周后，胃黏膜凋亡增加，52 周后，β-半乳糖苷酶和 trefoil factor2（TFF2）阳性细胞逐渐增加，90% 胃黏膜鳞部茎突连接处的细胞被供体骨髓分化来的细胞取代。感染 1 年后，这些小鼠中可见黏膜内癌或高分化胃肠上皮肿瘤。在未感染 *H. felis* 的小鼠中未见到 BMDC 移植的证据。表明在 BMDC 引起癌症的过程中螺杆菌感染的必要性。

应用蒙古沙土鼠模型的大量实验表明，*H. pylori* 感染与胃癌有明显的相关性。由于蒙古沙土鼠模型为 *H. pylori* 感染致胃癌的机制研究提供了重要指征，因此将该模型的相关组织病理学改变用于推断人类胃黏膜损伤将非常重要。

为了更好地利用蒙古沙土鼠模型，需要对以下问题进行深入研究。首先是蒙古沙土鼠模型正常胃黏膜功能状态指标的参数值范围；其次是明确其独特的遗传学特征。这些将为我们正确解释蒙古沙土鼠作为 *H. pylori* 感染的宿主的各项研究十分有益。

七、幽门螺旋杆菌感染致胃癌发生的机制

流行病学的研究表明，全世界约有 50% 的人口感染 *H. pylori*，在不同的国家、同一国家的不同地区其感染率也不同。其感染率与当地的经济发展水平、公共卫生条件等密切相关，“人—人”、“粪—口”是主要的传播方式和途径。

关于 *H. pylori* 致胃癌发生的机制，目前大多数学者认同的观点是：胃癌的发生是多阶段多因素共同作用的结果，*H. pylori* 感染可能是一个重要的启动因素，但它并不是唯一的决定因素。首先，在 *H. pylori* 的众多毒力因子中，cagA 和 vacA 可能是胃癌发生的始动因

素，可造成正常胃黏膜的损伤，并抑制受损的胃黏膜上皮细胞修复，使胃黏膜发生萎缩、肠化生或异型增生等改变，从而导致胃癌发生。其他毒力因子也对上皮细胞有毒性作用，并诱导炎症，进一步加剧损伤。其次，*H. pylori* 感染能使 *P53*、*P16*、*COX2* 等基因突变或结构改变，使上皮细胞增殖与凋亡失衡，促进胃黏膜上皮细胞增殖，抑制其凋亡。张忠等利用 DNA 缺口末端标记技术和免疫组化染色技术，研究了 *H. pylori* 感染对胃黏膜上皮细胞凋亡和 P53 蛋白表达的影响，结果显示从正常胃黏膜到胃癌发生的过程中，*H. pylori* 可在肠化生阶段诱导胃黏膜上皮细胞凋亡，而在异型增生阶段呈抑制细胞凋亡的倾向；*H. pylori* 感染可促进突变型 *p53* 基因表达增强。再次，*H. pylori* 感染可使胃内的微环境发生改变，由于胃黏膜上皮细胞的基因及表达异常，促进亚硝酸类致癌代谢物形成，胃内抗坏血酸减少，不能清除自由基，导致胃黏膜向癌前病变和胃癌演变。最后，有研究显示 *H. pylori* 感染影响端粒酶及相关基因表达异常，一方面通过激活端粒酶，使胃黏膜出现永生化细胞；另一方面通过诱导细胞凋亡方式淘汰非永生化细胞，使肿瘤生长表现出恶性行为。综上所述，*H. pylori* 是重要的胃癌生物标志物之一，根治 *H. pylori* 感染是重要的胃癌一级预防手段。

（王 莹）

参考文献

关劼，周天红，徐梅，等. 2001. 幽门螺旋杆菌感染对胃黏膜端粒酶活性的影响及胃癌相关性分析［J］. 中华消化杂志，21（9）：562-563.

王莹，孙丽萍，袁媛. 2004. 不同基因亚型幽门螺旋杆菌对大蒜素的敏感性［J］. 世界华人消化杂志，12（10）：2325-2328.

张忠，高华，董明，等. 1999. 幽门螺旋杆菌对胃粘膜上皮细胞凋亡和 P53 蛋白表达的影响［J］. 中华预防医学，33（Suppl）：21-23.

张忠，王旭光，吴鹏，等. 2015. 幽门螺旋杆菌 vacA 不同亚型与相关胃疾病关系的研究［J］. 实用医学杂志，31（22）：3729-3731.

Akhter Y, Ahmed I, Devi SM, et al. 2007. The co- evolved Helicobacter pylori and gastric cancer: trinity of bacterial virulence, host susceptibility and lifestyle [J]. Infect Agent Cancer, 2: 2.

Bai XL, Sun LP, Liu J, et al. 2008. Correlation of interleukin-10-1082g/a single nucleotide polymorphism to the risk of gastric cancer in north China: a case-control study [J]. Ai Zheng, 27 (1): 35-40.

Das JC, Paul N. 2007. Epidemiology and pathophysiology of Helicobacter pylori infection in children [J]. Indian J Pediatr, 74 (3): 287-290.

Ferguson DA Jr, Li C, Patel NR, et al. 1993. Isolation of Helicobacter pylori from saliva [J]. J Clin Microbio, 31 (10): 2802-2804.

Fujioka T, Kodama R, Honda S, et al. 1997. Long- term sequelae of experimental gastritis with Helicobacter pylori: a 5-year follow-up study [J]. J Clin Gastroenterol, 25 (Suppl 1): S8- 12.

Ghose C, Perez-Perez GI, Torres VJ, et al. 2007. Serological assays for identification of human gastric colonization by Helicobacter pylori strains expressing VacA m1 or m2 [J]. Clin Vaccine Immuno, 14 (4): 442-450.

Giannakis M, Chen SL, Karam SM, et al. 2008. Helicobacter pylori evolution during progression from chronic atrophic gastritis to gastric cancer and its impact on gastric stem cells [J]. Proc Natl Acad Sci USA, 105 (11): 4358-4363.

Hirayama F, Takagi S, Iwao E, et al. 1999. Development of poorly differentiated adenocarcinoma and carcinoid due to long- term Helicobacter pylori colonization in Mongolian gerbils [J]. J Gastroenterol, 34 (4): 450-454.

Hirayama F, Takagi S, Kusuhara H, et al. 1996. Induction of gastric ulcer and intestinal metaplasia in the gastric mucosa of Mongolian gerbils infected with Helicobacter pylori [J]. J Gastroenterol, 31 (5): 755-757.

Honda S, Fujioka T, Tokieda M, et al. 1998. Development of Helicobacter pylori induced gastric carcinoma in Mongolian gerbils [J]. Cancer Res, 58 (19): 4255-4259.

Honda S, Fujioka T, Tokieda T, et al. 1998. Gastric ulcer, atrophic gastritis, and intestinal metaplasia caused by Helicobacter pylori infection in Mongolian gerbils [J]. Scand J Gastroenterol, 33 (5): 454-460.

Houghton J, Stoicov C, Nomura S, et al. 2004. Gastric cancer originating from bone marrow- derived cells [J]. Science, 306 (5701): 1568-1571.

Ikeno T, Ota H, Sugiyama A, et al. 1999. Helicobacter pylori- induced chronic active gastritis, intestinal metaplasia, and gastric ulcer in Mongolian gerbils [J]. Am J Pathol, 154 (3): 951-960.

Jabri E, Carr MB, Hausinger RP, et al. 1995. The crystal structure of urease from Klebsiella aerogenes [J]. Science, 268 (5213): 998-1004.

Karita M, Kouchiyama T, Okita K, et al. 1991. New small animal model for human gastric Helicobacter pylori infection: success in both nude and euthymic mice [J]. Am J Gastroenterol, 86: 1596-1603.

Labigne A, Cussac V, Courcoux P. 1991. Shuttle cloning and nucleotide sequences of Helicobacter. pylori genes responsible for urease activity [J]. J. Bacteriol, 173 (6): 1920-1931.

Marshall BJ, Warren JR. 1984. Unidentified curved bacillus in the stomach of patients with gastritis and peptic ulceration [J]. Lancet, 1 (8390): 1311-5131.

Murakami K, Fujioka T, Kodama M, et al. 2002. Analysis of p53 mutations and Helicobacter pylori infection in human and animal models [J]. J Gastroenterol, 37 (Suppl 13): 1-5.

Nakajima K, Inatsu S, Mizote T, et al. 2008. Possible involvement of put A gene in Helicobacter pylori colonization in the stomach and motility [J]. Biomed Res, 29 (1): 9-18.

Nomura A, Stemmermann GN, Chyou PH, et al. 1991. Helicobacter pylori infection and gastric carcinoma among Japanese Americans in Hawaii [J]. N Engl J Med, 325 (16): 1132-1136.

Ogura K, Maeda S, Nakao M, et al. 2000. Virulence factors of Helicobacter pylori responsible for gastric diseases in Mongolian gerbil [J]. J Exp Med, 192 (11): 1601-1610.

Park IS, Hausinger RP. 1995. Requirement of carbon dioxide for in vitro assembly of the urease nickel metallocenter [J]. Science, 267 (5201): 1156-1158.

Parsonnet J, Friedman GD, Vandersteen DP, et al. 1991. Helicobacter pylori infection and the risk of gastric carcinoma [J]. N Engl J Med, 325: 1127-1131.

Salama NR, Gonzalez- Valencia G, Deatherage B, et al. 2007. Genetic analysis of Helicobacter pylori strain populations colonizing the stomach at different times postinfection [J]. J Bacteriol, 189 (10): 3834-3845.

Shimizu N, Ikehara Y, Inada K, et al. 2000. Eradication diminishes enhancing effects of Helicobacter pylori infection on glandular stomach carcinogenesis in Mongolian gerbils [J]. Cancer Res, 60 (6): 1512-1514.

Shimizu N, Inada K, Nakanishi H, et al. 1999. Helicobacter pylori infection enhances glandular stomach carcinogenesis in Mongolian gerbils treated with chemical carcinogens [J]. Carcinogenesis, 20 (4): 669-676.

Sugiyama A, Maruta F, Ikeno T, et al. 1998. Helicobacter pylori infection enhances N- methyl- N- nitrosourea-induced stomach carcinogenesis in the Mongolian gerbil [J]. Cancer Res, 58 (10): 2067-2069.

Sun X, Ge R, Chiu JF, et al. 2008. Identification of proteins related to nickel homeostasis in Helicobater pylori by immobilized metal affinity chromatography and two-dimensional gel electrophoresis [J]. Met Based Drugs, 2008: 289490.

Suzuki H, Minegishi Y, Nomoto Y, et al. 2005. Down-regulation of a morphogen (sonic hedgehog) gradient in the gastric epithelium of Helicobacter pylori-infected Mongolian gerbils [J]. J Pathol, 206 (2): 186-197.

van den Brink GR, Hardwick JC, Nielsen C, et al. 2002. Sonic hedgehog expression correlates with fundic gland differentiation in the adult gastrointestinal tract [J]. Gut, 51 (5): 628-633.

Wang Ying, Liu Bo, Gong Yue-hua, et al. 2008. Susceptibility to allitridi of Helicobacter pylori with different genotypes in gastric diseases [J]. Chin J Cancer Res, 20 (4): 268-273.

Watanabe T, Tada M, Nagai H, et al. 1998. Helicobacter pylori infection induces gastric cancer in mongolian gerbils [J]. Gastroenterology, 115 (3): 642-648.

Yakoob J, Rasool S, Abbas Z, et al. 2008. Gastric juice for the diagnosis of H pylori infection in patients on proton pump inhibitors [J]. World J Gastroenterol, 14 (10): 1539-1543.

Yang Kim H, Hahm KB, Choi MG, et al. 2007. Prospective multi-center trial for the efficacy of ecabet sodium on the relief of dyspepsia in korean patients with chronic gastritis [J]. J Clin Biochem Nutr, 41 (3): 160-168.

Zhang Z, Yuan Y, Gao H, et al. 2001. Apoptosis, proliferation and *p53* gene expression of H. pylori associated gastric epithelial lesions [J]. World J Gastroenterology, 7 (6): 779-782.

Zheng Q, Chen XY, Shi Y, et al. 2004. Development of gastric adenocarcinoma in Mongolian gerbils after long-term infection with Helicobacter pylori [J]. J Gastroenterol Hepatol, 19 (10): 1192-1198.

第二节 胃蛋白酶原与胃癌

胃蛋白酶原（pepsinogen，PG）主要由胃的主细胞（chief cell）分泌，它是胃蛋白酶的前体，在胃腔中的酸性条件下转化为胃蛋白酶，后者是一种重要的蛋白质消化酶。早在19世纪，胃蛋白酶研究的先驱者Spallanzani、Schwann及Langley等就对胃蛋白酶的消化作用进行过描述。在近代，Taylor和Samloff等对PG和胃蛋白酶的生物化学、病理生理学性质做了详细的研究。人类胃蛋白酶原C最初出现于胚胎后期（胚胎的第32～36周），是消化功能逐渐成熟的一种标志。人体胃黏膜产生的PG 99%分泌至胃腔，1%进入血液，血清PG的浓度可以反映胃的功能状态，这在一定程度上对判定慢性萎缩性胃炎、胃癌等胃疾病具有指导意义。

一、概　　述

已知的PG共有5类：胃蛋白酶原A（pepsinogen A，PGA，EC 3.4.23.1）、胃蛋白酶原B（pepsinogen B，PGB，EC 3.4.23.2）、胃蛋白酶原F（pepsinogen F，PGF）、胃亚蛋白酶原或胃蛋白酶原C（pepsinogen C，PGC，EC 3.4.23.3）和凝乳酶原（prochymosin，EC 3.4.23.4）。人类的胃黏膜可以分泌PGA和PGC，这些PG通过凝胶电泳的方法可以分离出7种不同的同工酶。根据其免疫原性（immunogenicity）的不同分为两个亚群，即Pg1～5有共同的免疫原性，合称为PGⅠ（或PGA），而Pg6和Pg7迁移率较慢，合称为PGⅡ（或PGC）。

二、分 子 基 础

根据国际纯粹与应用化学联合会（IUPAC）及国际生化学会（IUB）生物化学命名委员会（CBN）对于酶的数字命名原则，第一位是根据酶促反应的性质分为 1 ~ 6 类；第二位表示亚类，是根据底物中被作用的基团或键分类；之后是亚亚类和这个酶的序号。根据酶的特异性分类标准，蛋白酶可以被定义为两种，一种是肽链外切酶，专门作用于肽链末端的肽键，即作用在肽链的 C 末端或者 N 末端；一种是肽链内切酶，作用于肽链内部特定区域。PG 属于蛋白酶一族并作用于肽键。

PG 分子质量约为 42 kDa，含有 3 个二硫键，等电点为 3. 2。最早由 Tang 等在 1973 年报道了猪的 PGA 的氨基酸序列，随后 Foltmann 等报道了牛的凝乳酶原的氨基酸序列，Kageyama 等报道了猴的胃亚蛋白酶原的氨基酸序列。人类的胃蛋白酶和 PG 的三维结构在 1998 年被 James 等首先报道，通过蛋白结晶的 X 线解析，发现胃蛋白酶含有大量的 β 折叠，并通过氢键保持胃蛋白酶的结构稳定。一般将 1 ~ 175 号残基定义为 N 端叶，而将 176 ~ 326 号残基定义为 C 端叶。在两叶中间有一个与底物结合的裂口，其中包含了 32 号和 215 号的天冬氨酰残基。这个裂口足够长，足以容纳 7 个残基，并且会优先选择带有疏水的或芳香族残基的氨基酸。通过 cDNA 的核苷酸序列或 DNA 的基因组推断出了 PGA 的 3 个区域氨基酸序列：信号肽（前肽）由 15 个氨基酸构成、活化部分（肽原）由 44 个氨基酸构成和活性酶部分（胃蛋白酶部分）由 326 个氨基酸构成。其中前肽部分具有较高的疏水性，在 PG 合成过程中作为分泌蛋白被切除，所以天然的 PG 只含有活化部分和活性酶部分；活化部分则含有大量的碱性残基（相对于自身的酸性残基），使活化部分呈碱性；相反，活性酶部分则含有大量的酸性残基，使其呈酸性。在中性条件下（pH = 7），活性酶部分的羧基带负电荷，主要通过结合活化部分的赖氨酸和精氨酸的正电荷来保持分子的稳定性。胃蛋白酶的活性中心主要是在 32 号和 215 号的天冬氨酰残基，而其周围的残基是相对保守的，在很多物种中都是相同的。

在酸性条件下（pH 低于 5 时），脱去活性酶部分的过程是从活性酶部分的羧基结合氢离子开始。结合氢离子后，活化部分和活性酶部分的静电平衡被破坏，活化部分和活性酶部分的前 13 个残基发生构象改变，在此之前，静电力、氢键、疏水部分，以及包括活化部分的 37 号位酪氨酸残基、36 号位赖氨酸残基和活性酶部分的 9 号位酪氨酸残基的联合反应是维持活化部分和活性酶部分稳定的关键。当 pH 低于 2. 5 时，32 号位和 215 号位的天冬氨酰残基反应，进行限制性蛋白水解，切除的活性部分从活性酶中脱离出来。然而当 pH 高于 2. 5 时，胃蛋白酶的催化机制占主体作用。现代广谱研究表明，结构改变发生在 5 ~ 100 ms 之内。在 PG 发生相变之后便将活性部位暴露出来，同时这些 PG 的裂口也可将自身的活化部分切除进行自我催化。主要有两个裂口参与蛋白的水解，一个裂口是连接底物与胃蛋白酶之间的肽键，而另一个则是底物中间的键。

Takahashi 等分别在 1983 年和 1988 年报道了人的 *PGA* 和 *PGC* 的基因序列。*PGA* 和 PGC 分别有 9 个外显子。人类的 PGA 具有多基因，12. 0 ~ 16. 6 kb 的 4 个 *PGA* 基因分布在 11 号染色体的着丝点附近。这 4 个基因中的 3 个被认为编码 PGA 亚群中的 PG3、PG4 和

PG5。但是*PGC*并未发现具有多基因，它位于6号染色体上。电泳实验表明，PGC可以分离出两种蛋白，可能是因为在单一的基因座上的不同的等位基因所致。由于消化需要大量的*PG*，所以有必要阐明PG的转录表达过程。一般在PG基因的5′侧翼区可以找到几个结合转录因子的特异序列和1个TATA盒。而DNA的甲基化范围可能与PGA的基因表达有关，因为它们很少在胃以外的组织中被甲基化。胃主细胞被认为是由位于胃腺体中部的未分化的颈黏液细胞分化而来，而PG在胃主细胞丰富的粗面内质网中被合成。同时，在主细胞的分化过程中，激素（如糖皮质激素）、生长因子（如HGF）、主细胞与细胞间质之间的相互作用起了重要的作用。糖皮质激素对于PG的表达也具有诱导作用，所以糖皮质激素同时具有诱导主细胞分化和调节*PG*基因表达的双重作用。虽然还不清楚激素的直接作用，但是，细胞间质在酶诱导中的重要性间接地证明了糖皮质激素通过其他因子可以作用于*PG*基因。

三、分泌过程

PG主要由主细胞分泌，主细胞也称为胃酶细胞（zymogenic cell），具有典型的蛋白质分泌细胞的超微结构特点，分布于胃体和胃底的胃底腺（fundic gland）中。但是PGⅡ的情况比较特殊，它由以下细胞分泌：①泌酸腺区域的主细胞；②胃底的颈黏液细胞；③贲门腺细胞；④胃窦部位的幽门腺细胞，⑤临近十二指肠的Brunner腺细胞。PG在胃液的酸性环境中被激活，脱去44个氨基酸组成的多肽，成为具有活性的胃蛋白酶。

最基础的分泌模型由Langley在1881年提出，而对于这个模型的改进和修正Hirschowitz用了将近30年的时间，这其中包括在粗面内质网上核糖体合成PG，PG在分泌颗粒中储藏，在泌酸腺分泌的盐酸环境下，PG转化为具有活性的胃蛋白酶。Langley所提出的模型被称为基础模型，这个模型关注于PG在正负反馈时的合成与分泌的情况。在静止状态储存在分泌颗粒中PG的合成受到抑制。一个合适的生理刺激或刺激剂可以通过在基膜上的受体开启细胞内的正相反馈机制，从而增加分泌颗粒分泌PG。动物实验过程中，通过毛果芸香碱给药或进食刺激，对PG的分泌过程做了详细的病理学镜下观察。在动物禁食后，细胞中充满了分泌颗粒，它们在管腔中仍然可以被辨识。而在喂食之后，可被Nissl染色的分泌颗粒大量消失。研究显示，阿托品、组胺、极端体温和脑神经压迫症都会打破这一静止状态，这也为使用化学试剂检测PG成为可能。在给予刺激后，分泌颗粒的分泌增加，导致可以合成蛋白质的核糖体得以增加。分泌颗粒在高尔基体中被合成，然后移动到细胞边缘分泌。分泌后的分泌颗粒变得小而紧密，并出现空泡。分泌颗粒在分泌后总的数量并没有减少，只是形态上发生了变化。刺激后，在细胞核、高尔基体、核糖体、线粒体中会有不同程度的形态改变。同时，研究表明，随着分泌颗粒内容物的减少，刺激着新合成的开始（正向反馈）。在自然刺激过程中，细胞一般会有以下两种反应：如果刺激非常短暂，那么主细胞会迅速开始合成PG以补充储备，同时细胞在之后的几个小时内会进入一种恢复营养的状态。如果是一个长时间的刺激，那么PG的合成将会在45～60分钟后达到顶峰，直到合成速度和分泌速度相同。这个过程可能会持续数小时，但是不会形成新的、成熟的可被染色的分泌颗粒。当刺激结束时，细胞进入补充期，PG合成的速度会超过分泌的速度，同时成熟的分泌颗粒将变得更大、更致密。如果在分泌时增加刺激，之前所储藏的 PG 可以被分泌以对应这部分刺激。虽然已经合成的 PG 会造成短暂的分泌增加，但是通过测量 PG 合成的最高速率可以知道连续分泌 PG 的最高速度。PG 的合成速度也会受部分负反馈的控制，因此在分泌被抑制时，细胞中的 PG 会快速增加，虽然合成速度会减慢，但是会经历一个高浓度的溢出分泌。研究人员在研究 PG 的体外模型时发现，在细胞层面，胃酶细胞的活性独立于泌酸细胞，与泌酸细胞相比，胃酶细胞拥有更多的受体。同时还发现，胃酶细胞的刺激—分泌偶联作用中还包含细胞内钙离子和环磷酸腺苷（cAMP）通路。在 PG 合成方面，药物或生理刺激通过 cAMP 通路的效果好于通过钙离子通路的效果。

PG 在正常胃中的分泌情况是首先通过独立和连续的过程被合成，进入胃酶细胞的分泌颗粒中，最后被分泌，同时也刺激新的 PG 合成。而在其他一些情况，例如，缺乏胃酶细胞、肾上腺或脑垂体功能不全时，PG 的合成被抑制。

对于 PG 的合成来说，溢出分泌是唯一的基础的内源性分泌，其他任何刺激如激素或神经刺激的结果都是外源性的。而基础的内源性刺激包括电解质和 PG 的分泌都和饮食习惯有关。

在适当地刺激之后，PG 由分泌颗粒释放到细胞外包含两种过程：①分泌颗粒同细胞膜融合后释放；②分泌颗粒—分泌颗粒之间融合。包含 PG 的分泌颗粒显示出的电子传递通路同主要的分泌是一致的。研究发现，这些分泌颗粒可以维持一个 pH 梯度，还拥有一个用来维持 PG 在被分泌之前凝结状态的质子运输机制。最近通过活化的类花生酸、酪氨酸激酶、钙离子、一氧化氮和环鸟苷酸证明了上皮生长因子（epidermal growth factor，EGF）可以刺激 PG 的分泌。

大量针对 PG 的研究显示，它可以通过电传导的方式被交感神经刺激分泌，或通过间接的方式如注射胰岛素引发的低血糖、2-脱氧葡萄糖、乙醇、假饲、过度换气、胃扩张所引起的迷走神经反射、物理刺激和脑神经压迫症等刺激而分泌。而通过服用适当剂量的阿托品可以阻断迷走神经，从而使这些刺激无效。

对胃腺中的主细胞进行单细胞层培养的研究证明了乙酰胆碱和类乙酰胆碱试剂可以增加 PG 的分泌。这个类乙酰胆碱的刺激可以被类乙酰胆碱拮抗剂如阿托品、哌仑西平所阻断，还包括一些作用于毒蕈碱受体 M1 和 M2 或者那些对于毒蕈碱受体 M1 有强作用的试剂。哌仑西平是一种具有选择性的抗胆碱能药物，能够通过毒蕈碱受体 M1 对 PG 的分泌产生强烈的抑制。而与之相对的是毒蕈碱受体 M2 只能在独立的壁细胞和胃黏膜中被选择性地刺激。有报道称，使用卡巴胆碱刺激诱导兔的被分离出的胃腺细胞分泌胃酸和 PG 时，阿托品和哌仑西平对这种诱导的分泌有不同程度的抑制作用。

在体内实验中发现，组胺可以诱导或抑制（高剂量）PG 的分泌。这证明这些应答是通过氢离子受体介导的。胃腔的酸化可以刺激组胺的分泌，而这些组胺又可刺激 PG 的分泌。另一方面，通过使用被分离的胃腺进行的体外研究表明，虽然在体内胃酸和 PG 的分泌过程看似对同样的刺激物进行应答，但胃酸和 PG 的分泌是独立调节的。依照目前的这些研究结果，组胺对于胃主细胞不是一个直接的生理调节剂。

有些体外实验的结果看似和体内实验的结果相反，但事实上，在被分离的胃腺中，β肾上腺素受体激动剂——异丙肾上腺素可以刺激 PG 分泌。这种刺激看似是直接的，因为它是被普萘洛尔而不是阿托品或西咪替丁阻断的。由于异丙肾上腺素不能刺激壁细胞分泌酸，所以由异丙肾上腺素浸润诱发的 PG 分泌可能是一个特例。这也说明，肾上腺素刺激的 PG 分泌应该是由 β-1 型受体活化引起的。最近的实验发现，胃腺上的 β-2 选择拮抗剂 ICI-118551 的能力是 β-1 选择拮抗剂倍他洛尔的 100 多倍。所以，类乙酰胆碱剂可以刺激 PG 和胃酸的分泌；组胺可以刺激胃酸的分泌，而不能刺激 PG 的分泌；异丙肾上腺素可以刺激 PG 的分泌，而不能刺激胃酸的分泌。

在一些正常动物体内，胃泌素和五肽胃泌素可以刺激 PG 的分泌，但是这种刺激不是直接刺激胃主细胞，而且迄今为止也没有证据表明这是一种直接的生理分泌。八肽缩胆囊素（octapeptide cholecystokinin，CCK-8）和相关的多肽被发现可以诱发胃腺中 PG 的分泌。八肽缩胆囊素可以直接作用于胃主细胞。这种刺激可以被环磷酸鸟苷（cGMP）类似物所阻碍，这种阻碍能力取决于阻碍剂分子中硫酸化酪氨酸残基。由多肽刺激的 PG 的分泌和胃酸的分泌是不同的，其差异主要表现在以下两个方面：①硫酸化多肽与胃酸分泌的刺激无关；②由于八肽缩胆囊素刺激造成的胃酸分泌，联丁酰化 cGMP 不能阻断。胃细胞拥有多种类缩胆囊素多肽的受体，胃主细胞的受体同胰腺的缩胆囊素受体相似。使用八肽缩胆囊素刺激分泌 PG 是通过活化的外周的 CCK_a受体和 CCK_b受体。这一过程一般很迅速地消失，八肽缩胆囊素的刺激主要靠 CCK_a受体亚型诱导。这个结果只在体内实验中出现过，并没有在体外实验中做出同样的结果。血管活性肠肽（vasoactive intestinal peptide，VIP）可以通过同样的受体机制刺激分泌 PG。铃蟾肽可以直接刺激胃腺细胞分泌 PG，并调节胃泌素的分泌；另一方面，高血糖素和促生长抑制素都可以抑制 PG 的分泌。促生长抑制素抑制 PG 的分泌是通过活化 G 蛋白从而关闭腺苷酸环化酶。

胃主细胞中的刺激累积分泌主要通过两个途径诱导发生，一个涉及细胞内的 cAMP 增多；另一个则涉及细胞内的钙离子增多。所有的体外实验都显示，cAMP 和其全部的诱导体都会刺激 PG 的分泌。这也说明环化核苷酸的有效序列和 cAMP 依赖蛋白激酶（cAMP-dependent protein kinase）的序列很相似。cAMP 的相似物通过提高胃腺的通透性而刺激 PG 的分泌。在体内实验中，福斯高林（Forskolin，血小板凝集抑制剂）、霍乱毒素（cholera toxin）、前列腺素（prostaglandin，PG）、组胺（histamine）、促胰腺素（secretin）、血管活性肠肽（vasoactive intestinal peptide，VIP）和 β-肾上腺素促效剂（β-adrenergic agonist）通过增加环腺苷酸的浓度刺激 PG 的分泌。

胃腺和分离的主细胞实验表明，类乙酰胆碱促效剂、类缩胆囊素多肽和 P 物质可以通过增加细胞内钙离子浓度的方式刺激 PG 的分泌。通过与其他系统对比，这一过程可能是通过以下机制实现的。最初的钙离子释放激活了磷脂酶 C，磷脂酶 C 可以释放肌醇三磷酸和生成二酰甘油（DAG），这是蛋白激酶 C（protein kinase C）的活化物。蛋白激酶 C 亦与 PG 分泌有关。在胃腺中，钙离子载体 A23187 可以刺激分泌 PG。在通过钙离子刺激胃主细胞分泌 PG 的过程中，钙调素依赖性蛋白激酶Ⅱ（calmodulin-dependent protein kinase Ⅱ）和其自身磷酸化产物起到了至关重要的作用。其他一些实验也表明，胃主细胞能够释放钙调素依赖蛋白氧化合酶（calmodulin-dependent proteic oxide synthase），而胃主细胞释放 PG 是通过一氧化氮调节的钙离子诱导促效剂实现的。前列腺素可以抑制 PG 的分泌，这是因为前列腺素活化了 G 蛋白，从而降低了 cAMP 的浓度。在胃受损伤时，非甾体类消炎药可以诱导白三烯分泌。在被分离的胃主细胞中，白三烯是一种非常有效的 PG 分泌刺激剂。它可以通过活化胃主细胞上的特殊受体达到提高三磷酸肌醇水解、钙离子活化、一氧化氮生成、环鸟苷酸聚集等多种效果，从而刺激 PG 的分泌。

PG 的分泌首先由中枢神经释放的乙酰胆碱或副交感神经释放的胃泌素释放肽激活 D 细胞（D Cell）和 G 细胞（G Cell，胃泌素细胞）上的相应的 G 蛋白受体，激活 IP_3信号通路。对于 G 细胞，中枢神经释放的乙酰胆碱和副交感神经释放的胃泌素释放肽都会增强胃泌素的分泌。而对于 D 细胞，中枢神经释放的乙酰胆碱会抑制 D 细胞分泌促生长抑制素（somatostatin），而副交感神经释放的胃泌素释放肽则会增强促生长抑制素的分泌。促生长抑制素通过壁细胞［parietal cell，也称泌酸细胞（oxyntic cell）］相应的 G 蛋白受体抑制 cAMP，从而抑制氢离子分泌达到抑制 PG 的作用。而胃泌素则会通过壁细胞上相应的 G 蛋白受体激活 IP_3信号通路，促进氢离子分泌。同时，胃泌素还会通过主细胞的 G 蛋白受体激活主细胞的 IP_3信号通路，促进 PG 的基因表达，从而促进 PG 的合成和分泌。另外，中枢神经释放的乙酰胆碱也可以起到和胃泌素同样的作用，即通过主细胞上相应的 G 蛋白受体激活 IP_3信号通路，促进 PG 的分泌。

四、胃蛋白酶原与胃癌的关系

胃癌是全世界最常见的恶性肿瘤之一，我国是胃癌高发国家。PG 是胃黏膜特异性功能酶——胃蛋白酶的无活性前体，可分为 PGⅠ（PGA）和 PGⅡ（PGC）两种生化和免疫活性不同的亚群。PG 可以被分泌到胃腔和血液中，所以检测血清中 PG 的浓度是一种简便的检测人类消化酶分泌的方法。PGC 完全在肾中被吸收和代谢，而只有 2/3 的 PGA 在肾中代谢，肠黏膜自身也可以吸收 PG，所以在血液中可以检测到 PGA 和 PGC，而在尿液中可以检测到 PGA。有证据表明，人类个体血清中的 PG 含量比较稳定，但个体和个体之间存在较大的差异。从年龄变化来看，PGA 值基本不随年龄改变，PGC 值随年龄增大而升高，至 50 ~ 60 岁基本保持稳定，PGA/PGC 比值随年龄增大而降低，60 岁后逐渐保持稳定。当然这种变化并非单纯由年龄因素所致，同时也是胃黏膜萎缩进展的一种反映。血清 PG 水平是反映胃黏膜功能和状态的良好指标，起到“血清学活检”的作用，且血清 PG 检测方法具有无创、简便、快速等优点。近年来，血清 PG 含量变化与胃癌及癌前疾病的关系及其作为初筛手段在胃癌筛查中的应用已引起越来越多研究者的关注。日本学者曾以血清 PGA 和 PGA/PGC 比值的下降作为胃癌大规模人群筛查的标志进行研究，认为其价值与 X 线筛查方法相当。

人体胃黏膜产生的 PG 99% 分泌至胃腔，1% 进入血液，血液中 PGA 和 PGC 值几乎不随时间和季节变动，个体的 PG 值是一定的。血清 PGA 值与胃泌酸能力相关，可以反映胃壁细胞的数量。PGA 值升高提示胃的攻击因子增多，即高 PGA 血症是消化性溃疡，特别是十二指肠溃疡的危险因子。与 PGA 值相比，PGC 值仅有微小变化。血清 PG 值反映了胃黏膜的形态和分泌功能的动态变化，在一定程度上对判定慢性萎缩性胃炎、胃癌等胃疾病有指导意义。在健康的个体中，PGA 的浓度一般高于 PGC 的浓度，PGA 和 PGC 的比值在诊断中更为重要。以进展期慢性萎缩性胃炎为背景黏膜，进而发生的胃癌病例中血清 PG 显示低值。说明 PG 水平变化能反映胃黏膜的功能状态，与胃癌及癌前病变密切相关。

1. 血清 PG 含量与胃癌的关系

血清中 PG 浓度在胃切除手术后会消失，在急性肾衰竭时会增加，在恶性贫血时会降低或消失。当胃黏膜出现炎症如在胃酸分泌过多、浅表性胃炎和 *H. pylori* 感染时，血清中的 PGA 和 PGC 浓度会增加，其中 *H. pylori* 感染的患者显示其血清中 PGA 和 PGC 都为较高浓度，但是其比例却低于正常值。在慢性和严重萎缩性胃炎、肠化生和胃癌时，血清中 PGA 的浓度会降低。而 PGA 在血清中的浓度升高也被认为是十二指肠溃疡及其并发症的风险信号。

为探究血清 PG 的应用价值，必须充分考虑其偏态分布特征和不同人群的差异，而对其在不同性别、不同年龄组的分布状态的分层分析亦非常重要。孙丽萍等检测了辽宁庄河地区 1997～2002 年接受胃癌普查的 6990 例自然人群，结果发现，如果胃黏膜由基本正常向非萎缩性病变（慢性浅表性胃炎）、胃糜烂溃疡进展，血清 PGA、PGC 则呈升高趋势，PGA/PGC 呈降低趋势；如果由非萎缩向萎缩性病变（CAG）、胃癌进展，则 PGA、PGC 呈降低趋势，PGA/PGC 降低更明显。因此，较之 PGA 和 PGC 单一指标，PGA/PGC 可以更好地反映胃黏膜萎缩性病变的进展。此外，一些重要胃癌前病变（如慢性胃炎伴肠化生、胃息肉和异型增生），血清 PGA/PGC 也显著低于基本正常组和非萎缩性病变组，但与萎缩性病变相比无明显差异，进一步提示 PGA/PGC 可作为筛选胃癌高危人群的有效指标。利用血清 PG 进行胃癌普查已在日本、欧洲等国家和地区施行，因所用方法不同，筛查效果不甚一致。通过绘制 ROC 曲线，初步得到 PGA/PGC 筛查胃癌及其癌前病变的最适临界值，并进行了诊断效果评价，灵敏度为 53.2%，特异度为 67.5%。并以 PGA/PGC 为指标进行了多因素 logistic 回归分析，结果表明，男性、年龄≥61 岁、胃黏膜萎缩性病变及 *H. pylori* 感染均是显著影响 PGA/PGC 水平的因素。这提示利用血清 PG 进行胃癌筛查时，有必要全面考虑上述影响因素，以制订合理、合适的筛查方案。

现在公认的胃癌诊断标准为 1999 年由日本学者 Kitahara 等提出。阳性：血清中 PGA 水平<70ng/ml，并且 PGA 与 PGC 的比值<3.0。强阳性：血清中 PGA 水平<30ng/ml，并且 PGA 与 PGC 的比值<2.0。也就是说，血清 PGA≤70ng/ml 并且 PGA 与 PGC 的比值≤3.0 是胃癌诊断的最适临界值（灵敏度为 64%，特异度为 87%）。这是利用流行病学方法间接证明血清 PG 值可用于胃癌检诊初筛的理论依据之一。自 1991 年 PG 检测试剂盒上市以来，不同地区和工厂已进行了多次筛查，检出多例胃癌尤其是早期胃癌患者，因此其有效性得到广泛认可。日本的研究学者通常将血清 PGA/PGC 比值 3∶1 作为判断萎缩性胃炎的 cut-off 值，用于胃癌普查。在胃癌筛查时，PG 法所发现的胃癌大体分型多为隆起型，组织学分型多为分化型，而间接 X 线法则多为凹陷型和未分化型，两者明显不同。在采用 PG 法进行胃癌筛查时，需对受检者说明 PG 法阴性胃癌的存在。PG 值不受饮食及采血时间的影响，只需少量血即可进行测定，血清 PGA、PGC 值单位均为 ng/ml 或 μg/ml。RIA、EIA、ELISA、CLIA 及 LIA 等方法均可用于 PG 检测，各方法所需检测量及结果判定时间不完全相同，应依据检测法的不同进行选择。PG 法是诊断胃黏膜萎缩状态的方法，如果每年都进行 X 线检诊，则 PG 法可以每隔 5 年施行 1 次。应特别强调的是，血清 PG 法并不是胃癌的确诊方法，而只是筛查胃癌高危人群——进展期萎缩性胃炎的一种方法。另外，某些胃癌在单独应用 PG 法和间接 X 线法时均不易被发现，因此最好两种检查

法联合应用，综合两项阳性结果能提高检出率。

2. 胃蛋白酶原基因多态性与胃癌的关系

胃癌的发生是多因素、多阶段的过程，是环境因素与遗传易感因素共同作用的结果，人群中存在易感个体是由于一些与肿瘤发生相关的基因存在多态性。人类致癌过程多为低剂量长期累积性作用，对胃癌的易感可能是多基因遗传的一组基因，每个基因在其中的作用是微效的，只有通过系统地研究，才能真正认识胃癌的发病机制，通过检测与胃癌相关的一组基因多态性，并结合一定的环境因素共同分析，才能确定高危个体。

与胃癌相关的易感基因多态性包括：代谢酶基因多态性，如细胞色素 P450 2E1（CYP2E1）、谷胱甘肽转硫酶（GST）、*N*-乙酰转化酶（NAT）；免疫因子基因多态性，如 IL-1、IL-8、IL-10、编码人类白细胞抗原（HLA）；胃黏膜相关基因多态性，如核黏蛋白基因（*MUC1*、*MUC2*、*MUC3*、*MUC4*、*MUC5AC* 和 *MUC6* 等）、三叶肽家族（TFF1、TFF2 和 TFF3）、PG。

在基因水平上，*PGC* 基因定位于6p21. 12ptre，共有 9 个外显子，在其第 7 ~ 8 外显子间存在 100 bp 的插入/缺失片段长度多态性，并且这种多态片段可以用 Southern 杂交和 PCR 等方法方便地检出。日本学者 Azuma 等发现，携有短片段者患胃体溃疡的概率是携有同源长片段者的 7. 12 倍，说明 *PGC* 基因的多态性是胃体溃疡遗传易感性的一个有用指标。Ohtaki 等的研究也证实 *PGC* 基因多态性与胃体溃疡有关。目前不仅在日本人和高加索人的基因中发现 *PGC* 基因 7 ~ 8 外显子间的 100 bp 插入/缺失多态片段，而且在中国人的基因中也发现 *PGC* 基因的多态片段。我国曾有针对 *PGC* 基因 *Eco*R Ⅰ 酶切位点的研究证明，胃癌患者中 3. 5 kb 多态片段出现频率明显高于正常人，利用随机引物 PCR 分析也发现，携有纯合短片段（3. 5 kb）基因型者（310 bp/310 bp）患胃癌的概率高于携有其他基因型者，提示 *PGC* 基因多态性与胃癌的遗传易感性相关。

胃癌是由环境因素和遗传因素共同作用引起的恶性肿瘤。*H. pylori* 作为胃癌的主要环境致病因素于 1994 年被定为 Ⅰ 类致癌因子，在胃癌的发生、发展过程中起启动和促进作用。患者感染 *H. pylori* 后结局不尽相同，不仅与 *H. pylori* 不同菌株的特异性，如细胞相关毒素基因（*cagA*）和空泡毒素基因（*vacA*）有关，同时宿主的遗传因素在疾病的演变过程中也有着不可忽视的重要作用，因此判断基因多态性所决定的遗传易感性与环境危险因素的交互作用亦为重要。已有大量事实表明，宿主 *HLA* 基因多态性在决定其对 *H. pylori* 感染所致疾病的敏感性方面起重要作用；*IL*-1 基因多态与 *H. pylori* 诱发的胃酸过少症及胃癌风险增高相关。

Sun 等研究了 *PGC* 基因多态与 *H. pylori* 感染及不同基因亚型 *H. pylori* 感染之间是否存在交互作用，比较了胃癌高低发区人群 *PGC* 等位基因分布频率的差异。结果显示，两地人群 *PGC* 等位基因 1 和等位基因 1 纯合型携带频率均有显著性差异，庄河地区（高发区）均显著高于沈阳地区（低发区）（$P = 0.017$，$P = 0.033$）。因此，上述结果提示，就此基因位点而言，庄河人群和沈阳人群为具有相异遗传背景的不同人群，*PGC* 基因多态可以作为区分庄河人群和沈阳人群的遗传标志，与这两个地区胃癌发病率的显著不同具有相关性。同时以基本正常人群为对照，分别比较 *PGC* 等位基因 1 纯合型在胃糜烂溃疡、萎缩性胃炎和胃癌组的分布差异。结果发现，萎缩性胃炎和胃癌组 *PGC* 等位基因 1 纯合型频率显著高于正常对照组（$P=0.003$，$P=0.004$），携带此基因型者罹患萎缩性胃炎和胃癌的风险分别增加到3.103倍（95% CI：1.440～6.686）和2.962倍（95% CI：1.370～6.404），而糜烂溃疡组无此阳性结果。肠化生是一种重要的胃癌前病变，对*PGC*基因多态性与肠化生关系的分析发现，肠化生组等位基因1纯合型携带频率（19.16%）显著高于非肠化生组（11.26%，$P=0.022$），携带此基因型者发生肠化生的风险增加到1.868倍（95% CI：1.807～3.211）。提示*PGC*基因多态性与胃黏膜肠化生的发生也密切相关。与非萎缩性胃疾病相比，胃萎缩性疾病的黏膜分泌状态更接近于胃癌，因此*PGC*基因多态性与胃黏膜萎缩性病变的风险更为相关。表明*PGC*基因100 bp插入/缺失多态性与胃癌及癌前疾病风险增高相关。

五、诊断原理

PG主要通过阴离子交换比色柱和分离凝胶从胃黏膜中被分离出来。PG的同工酶则是通过使用阴离子交换树脂比色柱的高效液相色谱（HPLC）进行分离。对于PG活化后生成胃蛋白酶的活性检验则是通过传统的血红蛋白消化法进行检测。但是PGB和凝乳酶原对这种底物的活性较低，所以一般使用牛奶凝结检验法检测。

PGA主要由胃主细胞分泌，而PGC可以由胃中多种腺体（如贲门腺、Brunner腺等）分泌。由于这种差别使得这两种蛋白同工酶原可以作为早期筛查胃癌的标志物之一。胃癌的主要成因考虑有以下几种。①营养学：食用腌制、熏制的食物导致大量的硝酸盐摄入，这些硝酸盐通过细菌被分解成亚硝酸盐和亚硝胺，产生致癌性。②*H. pylori*引起的胃炎，同时出现胃萎缩和肠化生。③自身免疫性胃炎，同时出现胃萎缩和肠化生。④慢性胃疾病（如术后的胃）。⑤遗传因素。其中，萎缩和肠化生是构成胃癌发病的环节，而肠化生形成癌变的可能更大。因为在发病机制上，肠化生中的不典型增生浸润到黏膜间质形成胃癌。而在发生胃萎缩、肠化生和不典型增生时，PGA和PGA与PGC的比值会出现不同程度的下降。1990年Miki等首次将PG的检测应用到胃癌的筛查中。95%的胃炎可以归为以下三类：A型胃炎即自身免疫性胃炎，发病机制不详；B型胃炎即细菌性胃炎，主要是*H. pylori*相关性胃炎；C型胃炎即化学-毒性胃炎，损伤因子可能是外源性的（乙醇、药物等），也可能是内源性的（十二指肠反流到胃的胆汁和胰液）。在一般胃炎中，PGA在血清中的浓度保持一个较高的水平，但发生萎缩性胃炎（主要为A型胃炎和B型胃炎）时，PGA在血清中的水平会下降，即胃主细胞分泌PGA减少；由于有多种细胞可以分泌PGC，所以这两种情况发生时PGC在血清中的浓度不受影响。因此，PGA、PGC和PGA与PGC的比值成为胃癌前病变筛查的重要指标之一。

（张　量）

参考文献

孙丽萍，宫月华，王兰，等．2006 辽宁庄河地区居民血清PG含量检测分析［J］．中华消化杂志，26（10）：649-652.

Andreeva NS，James MN. 1991. Why does pepsin have a negative charge at very low pH：an analysis of conserved charged residues in aspartic proteinases [J]. Adv Exp Med Biol, 306: 39-45.

Axelsson CK. 1985. Determination of pepsinogens I in serum by radioimmunoassay [J]. Prog Clin Biol Res, 173: 43-53.

Banfi G, Marinelli M, Bonini P, et al. 1996. Pepsinogens and gastrointestinal symptoms in mountain marathon runners [J]. Int J Sports Med, 17 (8): 554-558.

Bateman KS, Chernaia MM, Tarasova NI, et al. 1998. Crystal structure of human pepsinogen A [J]. Adv Exp Med Biol, 436: 259-263.

Biemond I, Jansen JB, Crobach LF, et al. 1989. Radioimmunoassay of human pepsinogen A and pepsinogen C [J]. J Clin Chem Clin Biochem, 27 (1): 19-25.

Broutet N, Plebani M, Sakarovitch C, et al. 2003. Pepsinogen A, pepsinogen C, and gastrin as markers of atrophic chronic gastritis in European dyspeptics [J]. Br J Cancer, 88 (8): 1239-1247.

Cooke CL, Torres J, Solnick JV. 2013. Biomarkers of Helicobacter pylori- associated gastric cancer [J]. Gut Microbes, 4 (6): 532-540.

Fiorucci S, Distrutti E, Chiorean M, et al. 1995. Nitric oxide modulates pepsinogen secretion induced by calcium-mediated agonist in guinea pig gastric chief cells [J]. Gastroenterology, 109 (4): 1214-1223.

Gore RM, Reznek RH, Husband JE. 2009. Gastric Cancer [M]. New York: Cambridge University Press, 1-21.

Gritti I, Banfi G, Roi GS. 2000. Pepsinogens: physiology, pharmacology pathophysiology and exercise [J]. Pharmacol Res, 41 (3): 265-281.

Guillou H, Miranda G, Pelissier JP. 1991. Hydrolysis of beta- casein by gastric proteases. I. Comparison of proteolytic action of bovine chymosin and pepsin A [J]. Int J Pept Protein Res, 37 (6): 494-501.

Hayakawa Y, Fox JG, Gonda T, et al. 2013. Mouse models of gastric cancer [J]. Cancers (Basel), 5 (1): 92-130.

He CY, Sun LP, Xu Q, et al. 2014. *PGC* TagSNP and its interaction with H. pylori and relation with gene expression in susceptibility to gastric carcinogenesis [J]. Plos One, 9 (12): e115955.

Hengels KJ, Strohmeyer G. 1989. Pepsinogen A and C: purification from human gastric mucosa and determination in serum by optimized radioimmunoassays [J]. Z Gastroenterology, 27 (8): 406-411.

Huang SC, Miki K, Hirano K, et al. 1987. Enzyme-linked immunoadsorbent assay of serum pepsinogen I [J]. Clin Chim Acta, 162 (1): 85-96.

Ichinose M, Miki K, Furihata C, et al. 1981. Radioimmunoassay of group Ⅱ pepsinogen in Human serum [J]. Clin Chim Acta, 122 (1): 61-69.

Ichinose M, Miki K, Furihata C, et al. 1982. Radioimmunoassay of serum group Ⅰ and group Ⅱ pepsino-gens in normal controls and patients with various disorders [J]. Clin Chim Acta, 126 (2): 183-191.

Kageyama T, Ichinose M, Tsukada S, et al. 1992. Gastric procathepsin E and progastric-sin from guinea pig: purification, molecular cloning of cDNAs, and characterization of enzymatic properties, with special reference to procathepsin E [J]. J Biol Chem, 267 (23): 16450-16459.

Kageyama T. 1995. Procathepsin E and cathepsin E [J]. Methods Enzymol, 248: 120-136.

Kageyama T. 1998. Molecular cloning, expression and char- acterization of an Ascaris inhibitor for pepsin and cathepsin E [J]. Eur J Biochem, 253 (3): 804-809.

Langley JN, Edkins JS. 1886. Pepsinogen and pepsin [J]. J Physiol London, 7 (5-6): 371-415.

Langley JN. 1881. On the histology and physiology of pepsin-forming glands [J]. Phil Trans R Soc Lond Ser B, 172: 664-711.

Li P, He C Y, Sun L P, et al. 2013. Pepsinogen Ⅰ and Ⅱ expressions in situ and their correlations with serum pesignogen levels in gastric cancer and its precancerous disease [J]. BMC Clin Pathol, 13 (1): 1-10.

Lin X. L, Lin YZ, Koelsch G, et al. 1992. Enzymic activities of two-chain pepsino gen, two-chain pepsin, and the amino-terminal lobe of pepsinogen [J]. J Biol Chem, 267 (24): 17257-17263.

Liu WJ, Xu Q, Sun LP, et al. 2015. Expression of serum let-7c, let-7i, and let-7f microRNA with its target gene, pepsinogen C, in gastric cancer and precancerous disease [J]. Tumour Biol, 36 (5): 3337-3343.

Matsusako K, Itoh M, Yokochi K, et al. 1987. An enzyme immunoassay for pepsinogen Ⅱ (PGⅡ) chronological changes in serum PGⅡ concentrations [J]. Clin Chim Acta, 169 (2-3): 239-247.

Matzku S, Zoller M, Rapp W. 1978. Radioimmunological quantitation of human group Ⅱ pepsinogens [J]. Digestion, 18 (1-2): 16-26.

Narita Y, Oda S, Takenaka O, et al. 2001. Phylogenetic position of Insectivora inferred from the cDNA se-quences of pepsinogen A and C [J]. Mol Phylogenetics Evol, 21 (1): 32-42.

Nishi N, Ichikawa H, Nakajima T, et al. 1993. Gastric Cancer [M]. Tokyo: Springer Japan KK, 184-230.

Ohata H, Oka M, Yanaoka K, et al. 2005. Gastric cancer screening of a high-risk population in Japan using serum pepsinogen and barium digital radiography [J]. Cancer Sci, 96 (10): 713-720.

Okayama N, Itoh M, Joh T, et al. 1995. Mediation of pepsinogen secretion from guinea pig chief cells by Ca^{2+} calmodulin-dependent protein kinase Ⅱ [J]. Biochim Biophys Acta, 1268 (2): 123-129.

Pagani F, Schiavone A, Monferini E, et al. 1984. Distinct muscarinic receptor subtypes (M1 and M2) controlling acid secretion in rodents [J]. Trends Pharmacol Sci, 5: 66.

Pearl LH, Taylor WR. 1987. A structural model for the retroviral proteases [J]. Nature, 329 (6137): 351-354.

Plebani M, Maisiero M, Di Mario F, et al. 1999. Radioimmunoassay for pepsinogen C [J]. Clin Chem, 36 (9): 1690.

Sakamoto C, Matozaki T, Nagao M, et al. 1985. Combined effect of phorbol ester and A23187 or dibutyril cyclic AMP on pepsinogen secretion from isolated gastricglands [J]. Biochem Biophys Res Com, 131 (1): 314-319.

Samloff IM, Stermmermann GN, Heilbrun LK, et al. 1986. Elevated serum pepsinogen Ⅰ and Ⅱ levels differ as risk factors for duodenal ulcer and gastric ulcer [J]. Gastroenterology, 90 (3): 570-576.

Samloff IM. 1969. Slow moving protease and the seven pepsinogens: electrophoretic demonstration of the existence of eight proteolytic fractions in human gastric mucosa [J]. Gastroenterology, 57 (6): 659-669.

Schwann TL. 1836. Ueber das wesen des verdauungs prozessen [J]. Poggendorf Ann Phys Chem, 38: 358.

Sun LP, Gong YH, Dong NN, et al. 2009. Correlation of pepsinogen C (PGC) gene insertion/deletion polymorphism to PGC protein expression in gastric mucosa and serum [J]. Ai Zheng, 28 (5): 487-492.

Sun LP, Gong YH, Wang L, et al. 2007. Serum pepsinogen levels and their influencing factors: a population-based study in 6990 Chinese from North China [J]. World J Gastroenterol, 13 (48): 6562-6567.

Taylor WH. 1970. Pepsins of patients with peptic ulcer [J]. Nature, 227 (5253): 76-77.

Wang TC, Fox JG, Giraud AS. 2008. The Biology of Gastric Cancers s [M]. New York: Springer, 389-420.

Xu Q, Dong QG, Sun LP, et al. 2013. Expression of serum miR-20a-5p, let-7a, and miR-320a and their correlations with pepsinogen in atrophic gastritis and gastric cancer: a case-control study [J]. BMC Clin Pathol, 13 (1): 1-7.

Xu Q, Liu JW, He CY, et al. 2014. The interaction effects of pri-let-7a-1 rs10739971 with PGC and *ERCC6* gene polymorphisms in gastric cancer and atrophic gastritis [J]. Plos One, 9 (2): 240-245.

Yuan Y. 2013. A survey and evaluation of population-based screening for gastric cancer [J]. Cancer Biol Med, 10 (2): 72-80.

Zhang XM, Li JX, Zhang GY, et al. 2014. The value of serum pepsinogen levels for the diagnosis of gastric diseases in Chinese Han people in midsouth China [J]. BMC Gastroenterology, 14 (1): 1-6.

第三节　胃癌相关抗原 MG7-Ag 与胃癌

MG-7 是国人研制的胃癌单克隆抗体，大量研究显示其对应的抗原 MG7-Ag 在胃癌组织中具有特异性表达，血清学 MG7-Ag 变化对胃癌诊断具有重要的指示作用，与其他胃癌标志物的联合应用更有利于胃癌的诊断，而且对胃癌预后判断、耐药判定也发挥着不可忽视的作用。

一、胃癌相关抗原 MG7-Ag 的概述

MG-7 是 1988 年由第四军医大学消化内科樊代明院士等应用单克隆抗体技术研制的胃癌单克隆抗体，采用的方法是以胃癌细胞株 MKN-46-9 为免疫原直接免疫小鼠制成，它所识别的抗原 MG7-Ag 对胃癌组织具有较高的特异性，被命名为胃癌相关抗原。

1. 胃癌相关抗原 MG7-Ag 的性质

将 MG-7 制备成功后，人们对其性质进行了深入的研究。首先人们将纯化的 MG7-Ag 经乙酰苏丹黑预染 30 分钟，电泳后无阳性条带出现，而对照组人血清则显示出脂蛋白条带，结果证实 MG7-Ag 不是脂蛋白。然后将纯化的 MG7-Ag 进行 100℃ 加热处理 30 分钟，免疫检测的结果证实其仍能被 MG7-Ab 所识别，但高碘酸氧化后抗原活性丧失，证实 MG7-Ag 是糠类抗原，抗原决定簇存在于糖链上。接着免疫交叉实验结果也提示 MG7-Ag 与常见的肿瘤相应抗原，如 CEA、AFP、Tn、Le^x、Le^y、涎化酸 Le^x、CA50 和 P51 蛋白等均无交叉反应。抗原的 LTC 固相放射免疫自显影分析说明 MG7-Ag 具有中性糖脂成分。最后，经高效薄层色谱分析也证实 MG7-Ag 是一种长糖链的中性糖脂和糖蛋白抗原。

2. 胃癌相关抗原 MG7-Ag 的分布

依据电镜下观察总结分析，MG7-Ag 在细胞中的分布形式大致分为 4 种：胞质型、胞膜型、胞外型及混合型。抗原主要分布在癌细胞的胞质内或胞膜上即为胞质型和胞膜型；癌腺腔内或癌细胞周围的黏液物质中有阳性抗原存在，但癌细胞本身阴性，即为胞外型；混合型是上述两种形式同时存在。在不同的胃癌组织类型中，MG7-Ag 的分布形式也不同，高分化腺癌以胞膜型为主；低分化腺癌抗原分布广泛，以混合型为主；未分化癌以胞质型为主；黏液腺癌，MG7-Ag 阳性产物位于黏液较多的部位，分布较均匀；在黏液细胞癌中，抗原物质除见于黏液及胞质外，细胞膜上也有阳性产物，但分布不均匀。

二、胃癌相关抗原 MG7-Ag 与胃癌诊断

自 20 世纪 80 年代 MG-7 抗体问世以来，人们逐步开始认识到 MG7-Ag 在胃癌诊断中的意义，相关研究纷纷发表，以国内文献为主，主要的研究手段是检测胃癌组织 MG7-Ag 的表达和患者血清中 MG7-Ag 的变化。

1. 组织学的研究

有文献报道，MG7-Ag在正常胃黏膜中不表达，在其他恶性肿瘤细胞系中低表达，在胃癌细胞系中优势表达。郭冬丽等对406例胃黏膜组织进行免疫组化染色，结果显示胃癌组织MG7-Ag的阳性率为91.2%。从组织学角度观察，正常胃黏膜→肠化生及异型增生→胃癌，Ⅰ、Ⅱ型肠化生→Ⅲ型肠化生，MG7-Ag阳性表达率均依次上升（$P<0.01$）；在胃黏膜癌变的进程中，MG7-Ag阳性表达率递增；MG7-Ag与胃癌的发生发展有良好的相关性，对胃癌具有较高的特异性。认为对萎缩性胃炎、Ⅲ型肠化生与异型增生进行严密监测有可能提高早期胃癌的检出率，其中MG7-Ag在胃癌前疾病（病变）动态随访中具有重要应用价值。

有学者用免疫组织化学的方法检测了胃癌前病变组织中MG7-Ag的表达情况，采用自动图像分析系统对结果进行分析，胃癌前病变组织MG7-Ag的阳性率显著高于非癌前病变组织，阳性率分别为70.6%和18.4%（$P<0.01$）。而后进一步扩大样本量至1090例，胃黏膜异常的MG7-Ag阳性率为41.8%。对72例不典型增生的患者进行追踪随访6～74个月（平均28个月），发现34例癌变组MG7-Ag表达阳性为24例，38例非癌变组仅8例MG7-Ag阳性且不典型增生的程度加重。黄睿等研究发现MG7-Ag阳性表达在胃癌（143例）、慢性萎缩性胃炎（30例）和慢性浅表性胃炎（30例）中分别为91.3%、4.9%和30.0%。Zha等对藏族、汉族人胃黏膜组织MG7-Ag表达状况进行了研究，发现在汉族、藏族从正常胃黏膜、慢性萎缩性胃炎、胃黏膜不典型增生到胃癌，MG7-Ag阳性率呈递增趋势，在藏、汉两民族相同疾病组间MG7-Ag表达差异无显著性（$P>0.05$）。

MG7-Ag与胃癌生物学行为的研究结果不一，研究显示在藏族或汉族同一民族间胃癌的MG7-Ag阳性表达与胃癌有无淋巴结转移及胃癌的分化程度有相关性（$P<0.01$），其差异主要表现在中分化腺癌与低分化腺癌之间，而在藏族和汉族两个民族之间比较分析MG7-Ag表达与分化程度无关。黄睿等认为胃癌MG7-Ag阳性表达与有无淋巴结转移无相关性（$P>0.05$），与胃癌分化程度亦无相关性（$P>0.05$）。

2. 血清学的研究

血清学相对于其他方法更具简便、标本容易获得、创伤小等优点。李新华等利用免疫放射技术对83例良性胃疾病（包括慢性浅表性胃炎、慢性萎缩性胃炎、胃溃疡、胃息肉和残胃炎）和86例胃癌患者的血清MG7-Ag含量进行了检测，结果显示，胃癌的血清MG7-Ag水平显著高于良性胃疾病；胃癌的分化程度和组织类型与血清MG7-Ag水平无关。许桦林等研究发现，胃癌患者的血清MG7-Ag含量显著高于慢性胃炎伴肠化生者和慢性胃炎伴异型增生者。李小平等采用ELISA法定量检测54例胃癌患者、51例胃癌前病变患者、94例胃炎患者的血清MG7-Ag水平，结果显示胃癌患者血清中MG7-Ag的阳性率为83.33%，显著高于胃癌前病变组和胃炎组（$P<0.01$）。54例胃癌患者中46人进行了手术，胃癌术后患者MG7-Ag血清含量显著降低。

Chen等利用定量免疫PCR法检测发现，胃癌患者血清中MG7-Ag的阳性率为91.0%，高于胃癌前病变组，此方法的敏感性显著高于ELISA法。Zhang采用同样的方法检测胃癌高发区2710例胃癌患者血清MG7-Ag的水平，并以胃镜活检组织病理学诊断为标准评价该指标，结果显示胃癌组敏感度为 77.50%，特异度为 95.62%，准确度为 73.12%。在 24 例早期胃癌中 MG7-Ag 阳性率为 70.8%，认为 MG7-Ag 作为一种生物学标志物在胃癌预警及早期诊断方面具有重要的潜能。Jin 等通过 ELISA 方法对术前及术后胃癌患者、癌前病变患者、健康献血者及其他癌症患者血清 MG7-Ag 的状况进行了分析，同时应用免疫组织化学技术对胃癌患者及上述癌前病变人群 MG7-Ag 的表达进行了检测。结果显示，术前胃癌患者的血清 MG7-Ag 水平最高，两种方法敏感性相似，且血清 MG7-Ag 在胃癌中的水平与肿瘤分化和病理分期有关。提示 MG7-Ag ELISA 检测可能是一种非侵入性大规模筛查胃癌高危人群的方法。

综上，我们总结发现在胃癌组织中 MG7-Ag 阳性率为 70% ~94%，在血清中为 60% ~80%，在胃癌中 MG7-Ag 阳性率明显高于各种胃癌前疾病（病变），且具有良好的组织特异性和敏感性。

三、胃癌相关抗原 MG7-Ag 与其他肿瘤标志物联合检测在胃癌诊断中的作用

尽管 MG7-Ag 在胃癌诊断中具有一定的特异性，但是其在其他肿瘤和癌前疾病（病变）的低表达限制了其在胃癌中的诊断作用。为了提高其诊断胃癌的敏感性和特异性，学者们不断选择与胃癌相关的标志物，并探讨这些标志物与 MG7-Ag 联合检测在胃癌诊断中的作用。

1. 胃蛋白酶原

胃蛋白酶原（PG）包括 PGC 和 PGA，PGC 是胃黏膜细胞分化的终末产物，是消化功能逐渐成熟的一种标志。近年来的研究表明，PGC 的变化可以反映胃黏膜病变及分化程度，在胃癌前病变和胃癌细胞中 PGC 表达减少，同时患者血清中 PGA 和 PGC 的比值下降，但是 PGC 仍不能单独作为判定胃癌或胃癌前疾病（病变）的有效阴性标志物。国内许多学者选择 PG 与 MG7-Ag 联合检测，探讨其在胃癌诊断中的作用。

刘丹采用免疫组织化学染色方法检测了 125 例胃黏膜标本中 MG7-Ag 和 PGC 的表达情况。按照染色强度不同将其分为 2 ~4 分，依据 MG7-Ag 和 PGC 联合串联试验不同评分构建 ROC 曲线，以 3 分为 cut-off 值，其灵敏度为 85.71%，特异度为 71.81%，准确度为 75.00%；以 4 分为 cut-off 值，其灵敏度为 67.53%，特异度为 85.71%，准确度为 81.55%。认为 MG7-Ag 和 PGC 联合检测可以提高胃癌诊断的特异性，可以用于胃癌的诊断和胃癌前疾病的筛查。吴瑾等采用 ELISA 方法检测血清中 MG7-Ag、PGA 和 PGC 的含量，结果显示胃癌患者血清 MG7-Ag、PGA、PGC 的阳性率分别为 51.61%、32.26%、64.52%；联合检测阳性率：MG7-Ag+PGA 为 70.97%，MG7-Ag+PGC 为 87.10%，PGA+PGC 为 70.97%，MG7-Ag+PGA+PGC 为 93.55%（$P<0.05$）。认为血清 MG7-Ag、PGA、PGC 对胃癌诊断有特异性，可作为胃癌早期诊断的有效指标，也可作为监测病情、判定疗效之用。

王云峰用增强免疫比浊法测定 PG 和 MG7-Ag 含量，在胃癌术后的患者中其含量明显降低，但在胃癌复发患者中两者含量明显升高，认为联合检测两者有助于判断胃癌的

复发。

2. 环氧化酶-2

环氧化酶（cyclooxygenase，COX）又称前列腺素过氧化合成酶（prostaglandin hyperoxide synthase，PGHS），是花生四烯酸（arachidonic acid，AA）转化为前列腺素和二十烷类的限速酶。目前发现两种环氧化酶，即 COX-1 和 COX-2，两者具有不同的结构和生理功能。COX-2 是近年发现并克隆的环氧化酶的一个亚型，不同于 COX-1，COX-2 在正常组织中表达很少，但在炎症、肿瘤或受体外生长因子、有丝分裂原、细胞因子等刺激后，细胞可被诱导表达。大量研究表明，COX-2 在胃癌及癌前病变组织表达上调，显著高于正常胃黏膜组织，在胃癌的发生过程中也起着重要的作用。

扎西措姆等的研究显示，胃癌中 COX-2 和 MG7-Ag 的阳性检出率分别为 88.0% 和 92.0%；在非癌组织中 COX-2 和 MG7-Ag 的阳性检出率从慢性浅表性胃炎、慢性萎缩性胃炎、肠化生到不典型增生均呈递增趋势；COX-2 和 MG7-Ag 在胃癌中的表达呈正相关（$r=0.48$，$P<0.01$）。刘霖等采用 ABC 免疫组化染色法联合检测 334 例胃癌前病变患者的胃黏膜中 MG7-Ag 和 COX-2 的表达，也得出相似的结果。同时在随访 1 年的 107 例癌前病变患者中发生癌变组 MG7-Ag 和 COX-2 的阳性表达率均分别高于未发生癌变组对应抗原的阳性表达率。对进展组和非进展组的 MG7-Ag 和 COX-2 联合检测结果比较，两者均阳性与两者均阴性组 OR 值为 22.7，认为 MG7-Ag 和 COX-2 同时阳性胃癌前病变患者组织学出现进展的危险度增加 22 倍。因此，联合检测 MG7-Ag 和 COX-2 对于预测胃癌高危个体有重要价值。

3. 骨桥蛋白

骨桥蛋白（OPN）是细胞外基质（ECM）中一种重要的功能性蛋白，近年来的研究证实，OPN 在肿瘤的发生、发展及转移过程中起到十分重要的作用，主要表现在：诱导细胞的转化和增殖，削弱免疫细胞肿瘤杀伤作用，促进肿瘤血管生成和局部膜结构的破坏，介导细胞的趋化、黏附和迁移。我们采用 ELISA 方法检测了 38 例正常对照者、135 例胃癌前期疾病（病变）患者和 94 例胃癌患者的血清 OPN 和血清 MG7-Ag 水平。结果显示，联合检测血清 OPN 和 MG7-Ag 水平，不典型增生（19.15%）、萎缩性胃炎（16.67%）和浅表性胃炎（6.52%）患者及正常对照者（55.26%）的阳性率显著低于胃癌患者（88.30%）；血清 OPN、血清 MG7-Ag 诊断胃癌的 AUC（曲线下面积）分别为 0.824 和 0.779；对于胃癌诊断的灵敏性，血清 OPN 或 MG7-Ag 单独检测均显著低于血清 OPN 和 MG7-Ag 联合检测（灵敏度分别为 68.09%、60.64% 和 88.30%）；对于胃癌诊断的特异性，血清 OPN 或 OPN 与 MG7-Ag 联合检测显著低于 MG7-Ag（特异度分别为 82.66%、76.88% 和 91.91%）。我们认为，血清 OPN 是一种较为理想的胃癌诊断的标志物，血清 MG7-Ag 为具有较高特异性的胃癌诊断的标志物，联合检测血清 OPN、血清 MG7-Ag 对于胃癌的早期诊断具有重要的临床意义和价值。

4. 其他

国内大量文献报道，应用 MG7-Ag 联合 CA19-9、IAP、TAG-72、AgNOR 等胃癌标志物可提高胃癌的诊断率。

刘军等利用放射免疫方法（RAI）对胃癌患者血清 MG7-Ag、CA72-4 进行联合检测，两者诊断胃癌的敏感度分别为 52.8% 和 69.4%，特异度分别为 86.2% 和 84.5%，而两者联合检测可提高胃癌的阳性检出率，阳性率达到 86.1%。

杜同信等报道 MG7-Ag 和 TAG-72 两者的联合检测阳性率为 85.5%；特异性也较高，为 93.3%。CA72-4 与 CA19-9 联合检测阳性率低于 MG7-Ag 与 TAG-72 联合检测的阳性率。

董雪伟等采用 ELISA 方法联合检测了 TSCF、CA19-9 和 MG7-Ag 在 62 例胃癌中的水平，3 项指标其中之一高于临界值时，敏感度和特异度分别是 85.5% 和 82.0%，阳性预测值为 59.6%；以三者同时高于临界值为阳性时，敏感度为 43.5%，特异度和阳性预测值为 100%。

有学者利用免疫放射法进行胃癌患者 CEA、CA19-9、CA72-4、MG7-Ag 单项及联合检测，检测结果表明：单项检测阳性率均大于 70%，但以 MG7-Ag 阳性率最高（90.4%），其次为 CA72-4（84.2%）。两两组合进行双项联合检测，按双阳性分析，结果显示 MG7-Ag 与 CA72-4 组合阳性率最高（70.6%）。因此认为单项筛选检测首选 MG7-Ag；双项组合检测首选 MG7-Ag 和 CA72-4。同时 MG7-Ag 与 CA72-4 在Ⅲ、Ⅳ期胃癌的敏感性高于Ⅰ、Ⅱ期。

四、胃癌相关抗原 MG7-Ag 在判断预后及耐药等方面的作用

李小平等检测了 46 例胃癌患者术后血清 MG7-Ag 含量，其显著低于术前，认为血清 MG7-Ag 测定对手术效果评价也有一定的作用。Zhang 等使用半定量 RT-PCR 的方法对胃癌患者的 T 细胞进行检测，发现 MG7-Ag 阳性的胃癌患者比 MG7-Ag 阴性的患者 T 淋巴细胞反应要弱，有更多的炎性细胞因子分泌，这可能预示 MG7-Ag 阳性的胃癌患者预后更差。

韩英等采用免疫细胞化学（immunocyto-chemistry，ICC）方法及流式细胞术（flow cytometry，FCM）观察 MG7-Ag 在胃癌药敏细胞及其耐药细胞系（SGC7901/VCR0.3、SGC7901/VCR0.7、SGC7901/VCR1.0）的表达，用 MTT 法检测单克隆抗体 MG7 对药物敏感性的影响，以多柔比星作为荧光标记用流式细胞仪观察 MG7-Ag 对细胞内药物浓度的影响。结果表明，MG7-Ag 在耐药细胞系的表达较药敏细胞明显增加，且随耐药指数的增加呈逐渐增加的趋势；胃癌药敏细胞及其耐药细胞与单克隆抗体 MG7 共同孵育后，对长春新碱的药物敏感性减低；MG7 与耐药细胞共同孵育后，细胞内多柔比星的浓度减低。认为 MG7-Ag 可能作为一种新的与胃癌耐药相关的分子，在维持胃癌耐药细胞系 SGC 7901/VCR 的耐药表型中起重要作用。

五、胃癌相关抗原 MG7-Ag 与幽门螺旋杆菌

H. pylori 是胃癌发生的重要诱因，但关于 MG7-Ag 与 *H. pylori* 的研究却很少。郭冬丽等采用免疫组化技术、PCR 方法及 ELISA 方法，对 291 例胃黏膜的 MG7-Ag 表达情况及

H. pylori 感染情况进行了检测，并对 34 例 *H. pylori* 相关性胃疾病患者进行随访。结果显示，在肠化生、异型增生与萎缩性胃炎中，*H. pylori* 阳性组和阴性组的 MG7-Ag 阳性表达率接近。在浅表性胃炎中 *H. pylori* 阳性组 MG7-Ag 阳性表达率显著高于阴性组（$P<0.05$）。随访发现在 3 例 *H. pylori* 阴性的病例中 1 例变为 *H. pylori* 阳性，并且 MG7-Ag 表达亦相应变强；在 31 例 *H. pylori* 阳性的病例中 3 例 MG7-Ag 阳性者转变为早期胃癌，其中 1 例 MG7-Ag 表达为强阳性者，经手术及化疗后 *H. pylori* 转阴，MG7-Ag 表达亦转为弱阳性。认为 *H. pylori* 感染与 MG7-Ag 阳性表达有一定的相关性。*H. pylori* 阳性的 MG7-Ag 阳性表达病例具有较高恶变倾向。Yang 等检测了 MG7-Ag、P53 及核仁组成区相关蛋白与 *H. pylori* 的关系，结果显示 *H. pylori* 及 *H. pylori cagA* 阳性菌株与 MG7-Ag 表达无关。关于这方面的研究还有待深入。

从上述研究可以看出，胃癌相关抗原 MG7-Ag 在胃癌诊断方面具有良好的特异性，可作为胃癌早期诊断、病情监测、疗效判定的有效指标。一项关于 MG7-Ag 的 Meta 分析显示，MG7-Ag 已成为胃癌高危人群的一项重要的监测指标，与其他胃癌标志物的联合应用将提高其敏感性和特异性。但是，究竟与哪个指标联合更好，尚需要统一诊断标准、统一判断标准进行更系统地研究。

（王旭光）

参考文献

董雪伟，蒋敬庭，吴昌平，等 . 2002. 血清肿瘤标志物联合检测对胃癌的诊断评价［J］. 江苏大学学报，12（6）：612-613.

杜同信，王自正，陈崇华，等 . 1998. 糖类抗原 CA72-4，MG7-Ag 检测对胃癌的诊断价值分析［J］. 标记免疫分析与临床，5（1）：54-55.

韩英，时永全，聂永战，等 . 2001. MG7-Ag 在胃癌细胞系 SGC7901 及其耐药亚系中的表达及功能［J］. 解放军医学杂志，26（6）：396-398.

黄睿，白飞虎 . 2007. 胃癌相关抗原 MG7Ag 在胃癌中的表达及其临床意义［J］. 宁夏医学杂志，29（4）：313-314.

李小平，岑志恒 . 2007. 血清 MG7-Ag 对胃癌诊断的应用价值［J］. 现代检验医学杂志，22（2）：37-38.

李新华，胡家露，陈铭声，等 . 1996. 血清肿瘤标志物 MG7Ag，TAG72，CA19-9 诊断胃癌的前瞻性对照研究［J］. 解放军医学杂志，21（5）：326-329.

刘丹，吴瑾，吴华星，等 . 2009. MG7 和 PGC 在胃癌及癌前疾病中的表达及意义［J］. 中国肿瘤，18（1）：78-81.

刘军，左国庆 . 1999. 血清 MG7-Ag 和 TAG-72 在胃癌诊断中的应用［J］. 实用医学杂志，15（11）：895-896.

刘霖 . 2009. 人胃癌相关抗原 MG7 与 COX-2 在胃癌前病变组织中的表达及应用价值的研究［D］. 陕西：第四军医大学 .

孙丽萍，宫月华，王兰，等 . 2006. 辽宁庄河地区居民血清胃蛋白酶原含量检测分析［J］. 中华消化杂志，26（10）：649-652.

孙丽萍，宫月华，王兰，等 . 2006. 辽宁庄河胃癌高危人群血清胃蛋白酶原含量动态检测及其意义［J］. 中华医学杂志，86（40）：2826-2830.

谈凯，谢敏 . 2011. 血清胃癌相关抗原 MG7-Ag 联合 PG 的检测对胃癌早期诊断的意义［J］. 现代预防医学，38（20）：4292-4294.

王云峰，高美华.2011. 血清 PG 和 MG7-Ag 联合检测在胃癌诊断中的应用研究［J］. 免疫学杂志，27（12）：1074-1077.

许桦林，熊毅敏，王一鸣，等.1998. 血清肿瘤相关抗原（MG7-Ag）与胃癌关系的研究［J］. 临床消化杂志，10（1）：1-5.

扎西措姆，吴开春，韩霜，等.2004. 胃癌及非癌组织中环氧合酶-2 和人胃癌相关 MG7 抗原表达及意义［J］. 中华消化杂志，24（11）：643-646.

张忠，王旭光，李敏，等.2013. 联合检测血清骨桥蛋白和 MG7 抗原在胃癌诊断中的作用［J］. 中国老年学杂志，33（2）：254-256.

Chen Z, Hong L, Liu L, et al. 2010. Monoclonal antibody MG7 as a screening tool for gastric cancer [J]. Hybridoma, 29 (1): 27-30.

Gong YH, Sun Li-ping, Wang Lan, et al. 2007. Serum pepsinogen and osteopontin for gastric cancer screening [J]. Chinese Journal of Cancer Research, 19 (3): 153-158.

Hou L, Grillo P, Zhu ZZ, et al. 2007. *COX*1 and *COX*2 polymorphisms and gastric cancer risk in a Polish population [J]. Anticancer Res, 27 (6C): 4243-4247.

Jin B, Wang X, Jin Y, et al. 2009. Detection of serum gastric cancer-associated MG7-Ag from gastric cancer patients using a sensitive and convenient ELISA method [J]. Cancer Invest, 27 (2): 227-233.

Kusaka M, Kuroyanagi Y, Mori T, et al. 2006. Up-regulation of osteopontin, chemokines, adhesion molecule, and heat shock proteins in 1-hour biopsy from cardiac death donor kidneys [J]. Transplant Proc, 38 (10): 3347-3350.

Lee CH, Lum JH, Cheung BP, et al. 2005. Identification of the heterogeneous nuclear ribonucleoprotein A2/B1 as the antigen for the gastrointestinal cancer specific monoclonal antibody MG7 [J]. Proteomics, 5 (4): 1160-1166.

Li P, He C, Sun L, et al. 2013. Pepsinogen Ⅰ and Ⅱ expressions in situ and their correlations with serum pesignogen levels in gastric cancer and its precancerous disease [J]. BMC Clin Pathol, 13 (1): 22.

Lin T, Liang S, Meng F, et al. 2006. Enhanced immunogenicity and antitumour effects with heterologous prime-boost regime using vaccines based on MG7-Ag mimotope of gastric cancer [J]. Clin Exp Immunol, 144 (2): 319-325.

Nuñez F, Bravo S, Cruzat F, et al. 2011. Wnt/β-catenin signaling enhances cyclooxygenase-2 (*COX*2) transcriptional activity in gastric cancer cells [J]. Plos One, 6 (4): e18562.

Ren J, Chen Z, Juan SJ, et al. 2000. Detection of circulating gastric carcinoma-associated antigen MG7-Ag in human sera using an established single determinant immune-polymerase chain reaction technique [J]. Cancer, 88 (2): 280-285.

Sun LP, Gong YH, Wang L, et al. 2007. Serum pepsinogen levels and their infl uencing factors: a population-based study in 6990 Chinese from North China [J]. World J Gastroenterol, 13 (48): 6562-6567.

Sun LP, Gong YH, Wang L, et al. 2008. Follow-up study on a high risk population of gastric cancer in North China by serum pepsinogen assay [J]. J Dig Dis, 9 (1): 20-26.

Zeng Z, Fu S, Hu P, et al. 2014. The diagnostic value of monoclonal gastric cancer 7 antigen: a systematic review with meta-analysis [J]. Clin Exp Med, 14 (3): 337-343.

Zhang L, Ren J, Pan K, et al. 2010. Detection of gastric carcinoma-associated MG7-Ag by serum immuno-PCR assay in a high-risk Chinese population, with implication for screening [J]. Int J Cancer, 126 (2): 469-473.

Zhang X, Hong L, Chan WY, et al. 2006. Expression of MG7-Ag in patients with gastric cancer correlates with

weaker T cell immune response and more proinflammatory cytokine secretion [J]. Biochem Cell Biol, 84 (2): 135-141.
Zhaxi CM, Wu KC, Qiao TD. 2004. Expression pattern of tumor-associated antigen MG7-Ag in gastric cancer: difference between Tibetans and Hans [J]. Zhonghua Nei Ke Za Zhi, 43 (4): 265-268.

第四节　胃泌素及其受体与胃癌

胃泌素作为胃自身分泌的激素，其水平能够反映胃的功能状态，可用于胃萎缩和非萎缩状态的判定，因而胃泌素及其受体已经成为胃癌筛查和诊断的重要标志物。同时观察其在胃部疾病的变化规律及与其他分子标志物的相互作用关系，也可为研究胃癌发生和发展机制提供基础。

一、胃泌素及其受体的概述

胃泌素是一种多肽类激素，1905 年英国学者 Edkins JS 等最早发现并且命名为胃泌素。1964 年 Dockray GJ 等成功分离出胃泌素，并确定其基因定位于 17 号染色体的长臂，全长为 4. 1kb，能够编码 101 个氨基酸多肽即胃泌素原。胃泌素原经过一系列的加工和修饰从而形成了具有生物活性的成熟多肽即胃泌素。胃泌素的合成经历了胃泌素原、甘氨酸延伸型胃泌素和成熟胃泌素 3 个阶段，前两种胃泌素作为胃泌素合成及加工的中间产物，是未酰胺化的胃泌素，而成熟的胃泌素是酰胺化的胃泌素，羧基端的酰胺化是胃泌素家族成员发挥其生物活性所必需的。

胃泌素由胃窦 G 细胞合成及分泌，被释放后主要通过血液循环作用于胃壁细胞，刺激盐酸的分泌。胃泌素在调节消化道的功能和维持消化道结构的完整性中发挥着重要作用。胃泌素的释放受到多种因素的调节：①进食后胃体积膨胀而使胃内压增高，产生物理刺激。②乙醇或食物中蛋白质、多肽类和氨基酸引起化学刺激。③由迷走神经及胃肠黏膜丛介导的神经刺激。迷走神经兴奋，胃泌素分泌增加；黏膜神经纤维释放的促胃泌素释放肽促进胃泌素的释放，一些炎症细胞及炎症因子也促进了胃泌素的释放。④血钙浓度升高通过刺激位于胃窦 G 细胞表面的钙表面受体进而激活磷脂酶 C，促进胃泌素分泌。⑤胃酸浓度过高则可通过负反馈机制引起生长激素及降钙素释放，从而抑制胃泌素的产生。胃泌素包括胃泌素-34、胃泌素-71、胃泌素-52、胃泌素-14、胃泌素-17 等多种亚型，其中胃泌素-17在人体中含量最多（约 90%），作用也最为重要，下面提到的胃泌素均为胃泌素-17。

1989 年，日本学者首次证实在大鼠胃黏膜存在胃泌素受体。胃泌素受体主要有 CCK-A（胆囊收缩素 A）和 CCK-B（胆囊收缩素 B）两种。CCK-A 对胃泌素的亲和力低于 CCK-B，而对其拮抗剂 L-364718 具有高亲和力。CCK-B 在胃中能调节胃酸分泌及肠嗜铬细胞（enterochromaffin-like cell，ECL）增殖，对其拮抗剂 L-365260 具有高亲和力。胃泌素可调控 ECL 的内分泌功能，从而促进细胞生长。

二、胃泌素及其受体在胃癌诊断中的作用

研究显示，胃泌素与胃癌的发生相关，胃泌素受体亦参与其中。故而，胃泌素及其受

体的检测，尤其是血清胃泌素的检测，对于胃癌的诊断具有较为重要的临床价值。

1. 胃癌细胞中胃泌素及其受体的检测

胃癌的动物模型实验显示，高水平的胃泌素能够促进胃癌的发生。Tahara 等研究大鼠胃癌模型，早期皮下注射五肽胃泌素后，胃腺癌的发生较未注射五肽胃泌素更早；狗胃癌模型加用胃泌素，会出现类似人类 Borrmann Ⅳ胃癌。Wang 等观察到，高胃泌素转基因小鼠 12 周后壁细胞数量逐渐减少，胃黏膜萎缩，出现肠化生；20 个月以后，大多数转基因小鼠发生胃癌。

在胃癌细胞株人们检测到胃泌素及其受体的表达，Baldwin 等发现两种胃癌和其中大肠癌细胞株均表达胃泌素 mRNA 和 TGF-α（transform growth factor alpha）mRNA。Okada 等报道，应用 RT-PCR 技术在人胃癌标本中检测出 CCK-B、CCK-A 受体 mRNA 的表达率分别为 7% 和 36%；而 Clerc 等采用定量 RT-PCR 技术，检测到 5/8 胃癌组织中存在 CCK-A 受体 mRNA 表达，7/8 胃癌组织中存在 CCK-B 受体 mRNA 表达。另外，有实验显示仅在细胞形态较小的胃癌细胞株中存在胃泌素受体基因表达，在腺癌细胞系中无表达。同时也发现胃泌素能促进胃癌细胞株的生长。Ishizuka 等观察胃泌素对胃癌细胞株 AGS-9 和 AGS-10 的作用，结果发现胃泌素可促进上述细胞株的生长，胃癌细胞在加有胃泌素的培养基中增殖加快，DNA 和蛋白质合成旺盛；胃泌素抗体拮抗剂 JMV520 能够抑制这两种细胞株对胃泌素的反应。

在人的胃黏膜标本中也同样检测到高表达的胃泌素，刘益清等报道在 28%（7/25）的胃癌组织中有 G 细胞的存在，其胞核呈典型的癌细胞核特征，并不是正常 G 细胞在黏膜发生癌变时的残留部分，认为可能系由肿瘤多能干细胞分化而来。Szabo 等发现，胃癌细胞能够表达胃泌素，且主要释放到胃液中，胃癌细胞具有胃泌素受体，所以它们具有以自分泌的形式表现促进自身生长的属性。国内学者报道胃泌素及其受体表达水平在胃癌Ⅰ~Ⅱ期与Ⅲ~Ⅳ期存在差异，胃癌晚期胃泌素表达水平增高，随着胃癌的进展，胃泌素的表达呈递增趋势。

我们的研究结果显示，胃泌素在“正常胃黏膜→浅表性胃炎→胃糜烂溃疡→萎缩性胃炎→胃黏膜不典型增生→胃癌”这一发展进程中，由正常胃黏膜至浅表性胃炎，胃泌素阳性细胞数升高；由浅表性胃炎经胃糜烂溃疡至萎缩性胃炎，胃泌素阳性细胞数降低；由萎缩性胃炎经胃黏膜不典型增生至胃癌，胃泌素阳性细胞数升高。其中，浅表性胃炎的胃泌素阳性细胞数显著高于正常胃黏膜（$P<0.005$），胃糜烂溃疡的胃泌素阳性细胞数显著高于萎缩性胃炎（$P<0.005$）。我们认为胃泌素对于萎缩性胃炎的组织学诊断具有一定的实用价值，对于监测胃癌的发生有着一定的辅助作用。

2. 血清和胃液中胃泌素的检测

国内外关于胃癌及癌前疾病（病变）患者血清和胃液中胃泌素水平变化的报道很多，大多数结果认为在胃癌患者血清、胃液中胃泌素水平高于健康对照组和胃良性病变者。Kupeinskas 等的研究表明，胃泌素浓度<5 pmol/L 反映胃窦萎缩的灵敏度及特异度分别为 36.8% 和 86.5%，在胃癌组织中胃泌素的表达明显高于胃的癌前病变。胃泌素在胃癌高水平存在，被认为是胃癌细胞可通过自分泌形式分泌胃泌素的结果。但也有不同的研究结

果，张忠等的3906例大样本血清学研究显示，由正常者经浅表性胃炎至胃糜烂或溃疡，血清胃泌素水平进行性升高，由胃糜烂或溃疡至萎缩性胃炎有所下降；由萎缩性胃炎至不典型增生，血清胃泌素水平明显升高；由不典型增生至胃癌，血清胃泌素水平明显降低。胃癌患者的血清胃泌素水平显著低于其他胃疾病组。同时，患有胃窦疾病患者的血清胃泌素水平显著高于患有胃体疾病的患者，年龄也是影响胃泌素水平的因素之一，≥60岁组的血清胃泌素水平显著高于其他年龄组。认为60岁以后老年人的血清胃泌素水平已开始倾向于升高。综合以上的分析，张忠等认为胃部疾病的发生部位是影响血清胃泌素水平的一个重要因素；在胃癌前期，血清胃泌素水平可随疾病的发展而呈波动性递增，至胃癌形成时明显降低。众多研究中胃泌素的具体水平并不完全一致，主要源于胃泌素基础状态和本身性质的不稳定性及测定方法的不一致性。另外，胃泌素血清浓度极易受到进食和疾病的影响，同时自身也有生理性波动。但是公认的观点是血清胃泌素是鉴别胃良、恶性疾病的一个较好的标志物，特别是用来区分萎缩与非萎缩性胃炎。

在检测胃泌素的同时，人们发现 *H. pylori* 感染对胃泌素水平也有影响，认为 *H. pylori* 感染与胃泌素水平呈正相关。张忠等检测 *H. pylori* 阳性组的血清胃泌素水平显著高于 *H. pylori* 阴性组（$P<0.01$）。Wang 等的研究表明 *H. pylori* 与胃泌素在胃癌的发生发展过程中具有协同作用，同正常组相比，胃癌患者的 *H. pylori* 感染率、胃泌素水平及血清 *H. pylori* 毒素相关蛋白（CagA）水平显著提高。因此，在应用胃泌素进行胃癌诊断时要考虑到年龄、性别、发生部位、*H. pylori* 感染等因素。国内来自胃癌高发区的一项4064大样本的研究，综合分析以上因素对胃泌素水平的影响，同时排除这些因素对应用胃泌素诊断胃疾病的影响，提出中国东北地区的临界值3.0 pmol/L可区分健康和有胃疾病人群（敏感度为59.3%、特异度为67.3%），以10.7 pmol/L作为胃癌和非癌的临界值（敏感度为37.0%、特异度为83.7%）。另外，许多研究也结合本地人群给出本国人胃泌素的临界值，同时认为血清胃泌素结合PGA、PGA/PGC的比值及 *H. pylori* 血清浓度可以较好地判断萎缩性胃炎和胃癌。

三、胃泌素与胃癌发生机制的研究

除了表达水平的改变与胃癌密切相关外，胃泌素的功能异常在胃癌的发生和发展中也发挥着重要的作用。

1. 促进肿瘤细胞增殖

（1）胃泌素与受体结合促进细胞增殖。目前认为胃泌素作为始动因子，通过与细胞表面特异性受体结合，导致细胞内一系列信号被激活，促进细胞增殖。胃泌素受体属于G蛋白偶联受体超家族，当胃泌素与其受体结合后，首先激活G蛋白，G蛋白被配体受体耦合物活化后，可激活细胞膜上的多种酶系统，典型的如磷脂酶系统活性增强，导致下游三磷酸肌醇和二酰甘油增加，从而激活钙调蛋白依赖激酶，导致细胞增殖。

胃泌素与受体结合后还可刺激细胞膜上的磷脂酶C，进一步激活蛋白激酶C，使细胞内钙离子释放，钙离子浓度瞬间增高，随即激活细胞内腺苷酸环化酶，使环磷酸腺苷（cAMP）依赖性蛋白激酶被激活，从而鸟氨酸脱羧酶（ODC）被激活，产生的信号被传入细胞内，最终导致 *c-fos*、*c-jun* 等细胞分化早期基因的表达和丝裂原激活的蛋白激酶（mitogen-activated protein kinase，MAPK）的活化，促进 DNA 合成和细胞分裂，细胞迅速增长。

（2）胃泌素刺激靶细胞释放生长因子促进细胞增殖。研究表明，胃泌素对胃基底部黏膜有强力的营养作用，当血清胃泌素浓度增高时，对腺体颈部的主细胞和腺体底部的 ECL 细胞都有营养作用。现已证实 ECL 细胞和壁细胞强烈表达胃泌素受体基因，在胃泌素刺激下它们释放一些生长因子，如 Reg 蛋白、肝素结合的表皮生长因子样生长因子（HB-EGF）和双向调节因子（AR）。Reg 蛋白由 ECL 细胞产生，HB-EGF 和 AR 由壁细胞产生。胃泌素刺激这些生长因子的生成，后者是腺体颈部主细胞强有力的营养因子。因此，胃泌素除了对细胞有直接的营养作用外，还通过生长因子间接刺激胃黏膜细胞的增殖，为胃泌素在胃癌发生中的作用提供了一种新的机制。

2. 抑制肿瘤细胞凋亡

（1）调节 *Bcl-2* 和 *Bax* 的表达抑制肿瘤细胞凋亡。*Bcl-2* 和 *Bax* 是控制细胞凋亡的一对基因，Bax 可能是 P53 诱导凋亡途径中的一个下游分子，其基因的灭活导致肿瘤的快速生长。动物实验表明，内源性高胃泌素血症导致细胞增生/凋亡比例明显高于对照组和停药组，腺体中 *Bcl-2* 表达增高而 *Bax* 表达下降，表明高胃泌素血症不仅与细胞增殖有关，亦与细胞凋亡密切相关。Sun 等利用人胃癌细胞株 MKN-45 证实在使用胃泌素受体拮抗剂后，胃癌细胞更易于发生凋亡。

（2）诱导肿瘤抑制基因 *P53* 突变。*P53* 作用于细胞周期 G_1/S 阶段的检查点以指导机体的突变细胞趋向凋亡、远离有效分裂。P53 促进细胞凋亡的机制是，DNA 损伤后毛细血管扩张失调，癌突变激酶（ATM）和 ATM 相关激酶（ATR）被激活，ATM 和 ATR 磷酸化 P53，破坏 P53-MDM2 的相互作用，取消了 MDM2 癌蛋白对 P53 的抑制作用，导致 P53 稳定性和活性增强，P53 能诱导 *Bax* 的表达并抑制 *Bcl*-2 的表达，促进线粒体释放细胞色素 c，激活 caspase 级联反应，从而促进细胞凋亡。已经证实 *P53* 基因在人类肿瘤中经常突变，尽管调节这种突变的分子机制尚不明了。研究表明，由高胃泌素血症诱导的嗜铬细胞瘤中，过度产生的野生型 *p53* 在 C-末端发生了突变，从而转变了 P53 诱导细胞凋亡的作用。

3. 刺激肿瘤细胞浸润

恶性肿瘤的浸润和转移是肿瘤细胞内在的基因调控产物与细胞外基质（ECM）各种成分相互作用的结果。研究发现，胃泌素刺激胃癌上皮细胞的浸润可能与基质金属蛋白酶（MMPs）的表达有关。Chambers 等的研究表明，MMPs（主要是 MMP-2、MMP-9）可降解细胞外基质、调节细胞间的黏附，从而影响细胞的浸润与转移。李燕等的实验结果显示，下调胃泌素的表达后，在胃癌细胞中 MMP-9 蛋白表达水平将明显下降，提示胃泌素可能通过上调 MMP-9 蛋白的表达促进胃癌细胞的迁移，进而促进胃癌细胞的浸润与转移。

4. 胃泌素和环氧化酶-2 的协同作用

众多研究表明，COX-2 与胃癌等肿瘤的发生、发展有密切关系。石国庆等利用免疫组化方法证明在胃癌前病变中，胃泌素与 COX-2 的表达呈现相关性，胃泌素可以使 COX-2 表达增加，从而诱导肿瘤的发生。刘翠霞等的实验结果与之相近，同时发现胃泌素受体拮抗剂丙谷胺能有效地抑制 COX-2 的表达。胃泌素能引起转染体细胞 *COX-2* 启动子活性增加两倍，诱导 COX-2 蛋白的表达，增加 PGE_2的合成。这些研究表明，COX-2 是胃泌素的下游目标之一，特异性 COX-2 抑制剂能逆转胃泌素的增殖特性，动物实验已进一步证实选择性 COX-2 抑制剂具有强大的抗癌作用，这些研究为预防由高胃泌素血症诱导的胃癌的生长提供了依据。

四、胃泌素及其受体拮抗剂对胃癌的抑制作用

探讨胃泌素致癌机制为胃癌的治疗提供了新思路，胃泌素及其受体的拮抗剂即抗胃泌素的治疗也许是治疗胃癌的一项有效手段。目前，最新研究发现三类药物能抑制胃泌素及其受体对胃癌细胞的营养作用。第一类是胃泌素受体拮抗剂，国外已发现的胃泌素受体拮抗剂主要有氨基酸衍生物（如 Benzotript D134308、CI-988）、胃泌素类似物（如 BOCβ-Alt-Trp-leu-Asp-phenylethylster）、苯二氮卓衍生物（如 L-365260）、丙谷胺类衍生物（如 LorglumidePCR1409、LoxiglumidePCR1505）、Quinazolinone 衍生物（如 Compound22）、Diphenylpyrzo-lidinone 衍生物（如 LY262691 吡唑啉啶）等，最新发展的高效和高选择性 CCK-B 受体拮抗剂有 YM022 和 YF476 等。第二类是前列腺素，前列腺素 E_2能降低血清胃泌素水平和抑制胃癌细胞释放胃泌素，从而抑制胃癌的生长。第三类是生长抑素及其类似物，生长抑素是胃肠道释放的、激素的旁分泌抑制剂。在胃窦部，胃酸分泌刺激生长抑素的释放，生长抑素作用于 G 细胞，发挥抑制胃酸分泌的作用。生长抑素还能与 GTP 结合，抑制胃泌素基因的转录，从而抑制 G 细胞释放胃泌素，进而抑制胃癌的生长。

这些抑制物中研究较为深入的是丙谷胺（PGM），丙谷胺可阻断胃泌素受体介导的细胞内信号转导，从而抑制细胞增殖和 DNA 合成。有学者用丙谷胺抑制胃癌细胞株的增殖，并证明这种抑制作用是通过激活蛋白依赖性激酶（CDK）抑制因子——P16 的表达来实现的。丙谷胺能抑制裸鼠胃癌细胞株 MKN45 移植瘤的生长，短期应用生长抑素能增强丙谷胺的作用，为临床治疗胃癌提供了理论依据。丙谷胺已经应用于临床，适用于有胃泌素受体表达的患者，有报道指出可以使胃癌患者的生存期延长。

另有研究发现，胃泌素免疫抗原（G17DT）作为胃泌素-17 末端的氨基酸与白喉类毒素相结合的一种融合蛋白，能产生特异性的抗胃泌素抗体，可减少 G17 对胃酸分泌的刺激，抑制胃泌素与 CCK-B 受体的相互作用，从而抑制肿瘤细胞的增殖和浸润，Ajani 等研究证明，利用 G17DT 并与顺铂和 5-FU 联合治疗，能够明显地改善患者的生存时间。目前对于 G17DT 的研究已经进入三期临床试验阶段。

新近研究发现，胃泌素受体拮抗剂 AG-041R 与已知胃泌素受体拮抗剂 L36520 一样，不仅抑制胃泌素诱导的组胺释放而且也抑制组胺酸脱羧酶（HDC）的表达。在对嗜铬细胞样肿瘤细胞的研究中发现，AG-041R 也抑制胃泌素诱导的 DNA 合成及 *c-fos* 基因的表达。由此推测，AG-041R 对胃的嗜铬细胞瘤有潜在的抗肿瘤性。

此外，生长抑素及其类似物可通过本身的抑癌作用、降低血清胃泌素、抑制促胃癌生长的激素或细胞因子、抑制血管生成及诱导肿瘤细胞凋亡等途径来抑制胃癌的生长。

综上，研究提示通过免疫方法使胃泌素减少，用特异性的封闭剂拮抗胃泌素受体，以及应用 COX-2 抑制剂等方法对抑制胃癌的生长和浸润有重要的临床意义。

（刘爱华）

参考文献

方兴国，赵逵，朱蓉，等 . 2015. 胃泌素受体拮抗剂丙谷胺和选择性 COX2 抑制剂塞来昔布对人胃癌细胞株 BGC-823 增殖和 PGE_2分泌的影响［J］. 世界华人消化杂志，23（5）：719-727.

刘翠霞，訚耘，李剑萍，等 . 2010. 胃泌素对胃癌细胞增殖和 COX-2 表达的影响［J］. 江苏医药，36（4）：442-445.

刘燕，耿排力，吕有勇 . 2010. shRNA 干扰胃泌素基因表达对人胃癌细胞 BGC823 增殖和迁移能力的抑制作用［J］. 青海医学院学报，31（1）：1-5，23.

刘燕 . 2010. 干扰胃泌素基因可以通过抑制 MMP9 的表达降低人胃癌细胞的迁移能力［J］. 中国保健营养（临床医学学刊），8：25-28.

刘益清，李德兴，崔广林，等 . 1995. 胃良、恶性活检组织中胃泌素细胞的免疫组化研究［J］. 新消化病学杂志，3（2）：72-73.

石国庆，王红 . 2008. 胃泌素、环氧合酶 2 在不同胃黏膜病变中的表达及意义［J］. 中国综合临床，24（12）：1191-1194.

张忠，孙丽萍，宫月华，等 . 2006. 胃黏膜癌变过程中血清胃泌素水平的变化及其影响因素的研究［J］. 中国实用内科杂志，26（23）：1878-1880.

张忠 . 2009. 胃黏膜癌变过程中胃泌素蛋白表达的变化及其影响因素的研究［D］. 辽宁：中国医科大学 .

Ajani JA, Hecht JR, Ho L, et al. 2006. An open-label, multinational, multicenter study of G17DT vaccination combined with cisplatin and 5-fluorouracil in patients with untreated, advanced gastric or gastroesophageal cancer: the GC4 study［J］. Cancer, 106（9）: 1908-1916.

Copps J, Murphy RF, Lovas S. 2009. The production and role of gastrin-17 and gastrin-17-gly in gastrointestinal cancers［J］. Protein Pept Lett, 16（12）: 1504-1518.

Hosseini M, Amoueian S, Attaranzadeh A, et al. 2013. Serum gastrin 17, pepsinogen I and pepsinogen II in atrophic gastritis patients living in North-East of Iran［J］. J Res Med Sci, 18（3）: 225-229.

Kikuchi R, Abe Y, Iijima K, et al. 2011. Low serum levels of pepsinogen and gastrin 17 are predictive of extensive gastric atrophy with high-risk of early gastric cancer［J］. Tohoku J ExpMed, 223（1）: 35-44.

Leja M, Kupcinskas L, Funka K, et al. 2009. The validity of a biomarker method for indirect detection of gastirc mucosal atrophy venus standard histopathology［J］. Dig Dis Sci, 54（11）: 2377-2384.

Leja M, Kupcinskas L, Funka K, et al. 2011. Value of gastrin-17 in detecting antral atrophy［J］. Adv Med Sci, 56（2）: 145-150.

Mansour-Ghanaei F, Joukar F, Rajpout Y, et al. 2014. Screening of precancerous gastric lesions by serum pepsinogen, gastrin-17, anti-helicobacter pylori and anti-CagA antibodies in dyspeptic patients over 50 years old in Guilan Province, north of Iran［J］. Asian Pac J Cancer Prev, 15（18）: 7635-7638.

Myllyluoma E, Kajander K, Mikkola H, et al. 2007. Probiotic intervention decreases serum gastrin-17 in Helicobacter pylori infection［J］. Dig Liver Dis, 39（6）: 516-523.

Nejadi-Kelarijani F, Roshandel G, Semnani S, et al. 2014. Diagnostic values of serum levels of pepsinogens and gastrin-17 for screening gastritis and gastric cancer in a high risk area in northern Iran［J］. Asian Pac J Cancer

Prev, 15 (17): 7433-7436.

Pradeep A, Sharma C, Sathyanarayana P, et al. 2004. Gastrin- mediated activation of cyclin D1 transcription involves beta-catenin and CREB pathways in gastric cancer cells [J]. Oncogene, 23 (20): 3689-3699.

Shafaghi A, Mansour-Ghanaei F, Joukar F, et al. 2013. Serum gastrin and the pepsinogen I/II ratio as markers for diagnosis of premalignant gastric lesions [J]. Asian Pac J Cancer Prev, 14 (6): 3931-3936.

Sun L, Tu H, Liu J, et al. 2014. A comprehensive evaluation of fasting serum gastrin-17 as a predictor of diseased stomach in Chinese population [J]. Scand J Gastroenterol, 49 (10): 1164-1172.

Sun WH, Zhu F, Chen GS, et al. 2008. Blockade of cholecystokinin- 2 receptor and cyclooxygenase- 2 synergistically induces cell apoptosis, and inhibits the proliferation of human gastric cancer cells in vitro [J]. Cancer Lett, 263 (2): 302-311.

Takaishi S, Cui G, Frederick DM, et al. 2005. Synergistic inhibitory effects of gastrin and histamine receptor antagonists on Helicobacter-induced gastric cancer [J]. Gastroenterology, 128 (7): 1965-1983.

Tu H, Sun L, Dong X, et al. 2015. Temporal changes in serum biomarkers and risk for progression of gastric precancerous lesions: a longitudinal study [J]. Int J Cancer, 136 (2): 425-434.

Zhang Z, Sun LP, Gong YH, et al. 2007. Factors affecting the serum gain 17 level: an evidence-based analysis of 3906 serum samples among Chinese [J]. J Dig Dis, 8 (2): 72-76.

Zheng H, Takahashi H, Murai Y, et al. 2006. Expressions of MMP-2, MMP9 and VEGF are closely linked to growth, invasion, metastasis and angiogenesis of gastric carcinoma [J]. Anticancer Res, 26 (5A): 3579-3583.

第五节　黏蛋白与胃癌

黏蛋白不仅是构成胃黏液的成分之一，其不同亚型在正常胃黏膜和胃癌的分布特点对胃癌的诊断和分型也具有特殊的意义，是直接与胃癌相关的一种重要的生物学标志物。

一、黏蛋白的概述

黏蛋白种类繁多，分布广泛，功能和特点也不尽相同，其表达的缺失或异位表达与肿瘤种类密切相关。

1. 黏蛋白的功能

黏蛋白是由胃肠道、呼吸道、生殖道等上皮的特殊细胞合成和分泌的相对高分子质量的糖基化蛋白质。分泌黏蛋白的细胞有胃肠道的杯状细胞和肝、胰腺、胆囊、肾、泪腺等器官的上皮细胞。黏蛋白分布广泛，众多脏器的黏液层都是由水、无机盐、免疫球蛋白、分泌型蛋白和黏蛋白构成，黏蛋白是构成上皮表面黏液凝胶的主要组成成分，其覆盖在上皮细胞表面，使其成为黏膜防御体系的一道屏障，保护黏膜不受外来物质及微生物致病原的侵袭，对正常的黏膜起润滑和保护的作用。黏蛋白的主要结构是多肽骨架和 O-糖苷键糖链，多肽骨架也称为黏液核心肽，黏液核心肽的典型结构为串联重复区（variable number of tandem repeats，VNTR），富含丝氨酸、苏氨酸、脯氨酸，这些都是糖基化位点，这使黏蛋白具有更多的功能。近年来的研究表明，它在上皮更新与分化、细胞黏附、免疫反应、细胞信号传导、维持上皮完整性和癌的发生与转移等方面都起到重要作用。

2. 黏蛋白的分类及特点

迄今为止，已经有 20 种黏蛋白基因被确定，分别被命名为 MUC1 ~ 2、MUC3A/B、MUC4、MUC5AC、MUC5B、MUC6 ~ 20，分别定位于不同的染色体上。根据黏蛋白在上皮细胞的表达模式不同，将其分为分泌型和跨膜型。分泌型黏蛋白包括 MUC2、MUC5AC、MUC5B、MUC6 ~ 9、MUC18 和 MUC19，有的文献将 MUC7、MUC8 和 MUC9 划分为溶解性黏蛋白，因为它们不分泌凝胶型黏液。跨膜型黏蛋白包括 MUC1、MUC3A、MUC3B、MUC4、MUC10 ~ 17 和 MUC20。

（1）分泌型黏蛋白：凝胶形式的黏蛋白包括 9 种，MUC2、MUC5AC、MUC5B、MUC6、MUC7 ~ 9、MUC18 和 MUC19。编码前四种黏蛋白的基因定位于染色体 11q15. 5 上，大约 400kb，富含 CpG 岛，位于 *HRAS* 和 *IGF2* 基因之间，与人类血友病因子（human von Willebrand factor gene，vWF）有着相似的起源基因。*MUC19* 基因位于染色体 12q12。这些家族成员通过低聚反应形成黏液支架的三维网络。这些黏蛋白有其各自的特点，如存在重复序列，*MUC5A* 存在 24nt 串联重复序列，MUC6 存在 507nt 串联重复序列，这些串联重复序列组成很多富含半胱氨酸的亚单位，导致黏蛋白二聚体形成。

MUC2 基因是 1989 年由美国学者 Gum 等从小肠 cDNA 文库中克隆出来的，其编码的分泌型黏蛋白 MUC2 为正常杯状细胞所特有，在溶解状态下呈高黏性。MUC2 中心由两个高度重复序列组成，一个是由 23 个氨基酸为主的重复；另一个是由 347 个氨基酸不规律的重复。这两个重复序列都富含氨基酸残基 Ser-Thr-Pro。

MUC5 基因是从人气管和支气管杯状细胞分离出来的，后来在人胃的 cDNA 文库中被克隆。正常人体中 *MUC5AC* 基因主要在呼吸道、胃、生殖道、结膜和泪腺中表达，而在角膜中不表达。

MUC5B 是第二大的凝胶蛋白，由 5000 个氨基酸构成。主要分布于人的唾液腺、支气管、食管、胰腺和子宫颈上皮。MUC5B 和 MUC5AC 黏蛋白共同分布在呼吸道上。

MUC6 基因在正常胃幽门窦腺体的细胞质和胃体的黏液颈细胞中表达。在正常十二指肠黏膜腺体、胰腺和子宫颈上皮细胞中也有表达。

MUC7 基因全长 10 kb，位于染色体 4q13. 3，MUC7 蛋白分子质量为 150 ~ 200 kDa，由颌下腺和舌下腺分泌。MUC7 的主要作用是杀灭口腔中的细菌，还能凝聚 AIDS 病毒 HIV-1 从而抑制 HIV 的作用，主要是因为 N’ 末端具有半胱氨酸残基，而且通过组氨酸相似的区域抗念球菌。在口腔、唾液腺、呼吸道、正常人的结膜、胰腺和支气管黏膜下腺有表达。

MUC8 基因位于染色体 12q24. 3，*MUC8* 基因 mRNA 及蛋白主要在鼻黏膜上皮、中耳上皮和中耳渗出物中。

MUC18 基因表达于各种正常组织，如血管内皮细胞、平滑肌细胞和细胞之间的连接处，与细胞的迁移和血管的生成相关。

MUC19 基因编码最大的凝胶蛋白，长度 180 kb，包含 7000 多个氨基酸，位于染色体 12q12，是构成人中耳的主要凝胶蛋白。在舌下腺、颌下腺、角膜、结膜和支气管上皮也有表达，但不存在于唾液腺中。

（2）跨膜型黏蛋白：跨膜型黏蛋白的特点是都有一个跨膜区域与细胞连接，黏蛋白的胞质尾部区域能促进细胞骨架蛋白和细胞质接头蛋白联系，因此具有信号传导作用。跨膜型黏蛋白存在于上皮细胞的表层，其家族中任一成员都在胃肠道高表达，特别是在大肠中，它们都具有特殊的蛋白裂解位点，具有 2 ~ 3 个上皮生长因子区域、近膜结构域、串联重复序列和胞质尾区。

MUC1 是最早被克隆的跨膜黏蛋白基因，定位于 1q21—q24，长 4 ~ 7 kb，含 7 个外显子，外显子 2 是中心区，外显子 6 ~ 7 编码转膜序列和细胞质尾部。在正常人的胃肠道、呼吸道和乳腺等腺上皮呈阳性表达。细胞恶变时 *MUC1* 基因的表达与肿瘤细胞的黏附力、免疫识别、转移和预后密切相关。

MUC3A 和 *MUC3B* 主要表达于胃肠道，*MUC3* 位于染色体 7q22。

MUC4 基因位于染色体 3q29，与 *MUC20* 很近，由 26 个外显子组成，第一个外显子位于 5′非翻译区，编码第一个多肽，其他外显子编码胞外、跨膜和羧基尾部。MUC4 在呼吸道、肺内、唾液腺和胃肠道等处表达。

MUC11 基因位于染色体 7q22，与 *MUC12*、*MUC3* 很相近，目前只有部分序列被分离，与 *MUC12* 有 71% 相似区域，在结肠高表达，在胃和胰腺弱表达。

MUC12 位于染色体 7q22，长 28 kb，含 13 个外显子。结构与 *MUC3* 相似，具有 EGF 相似区域，一个跨膜序列，一个细胞质尾。MUC2 主要在正常的结肠和胃黏膜表达。

MUC13 位于染色体 3q13. 3，主要在胃肠道、呼吸道和肾等表达。

MUC15 位于染色体 11p14. 3，包含 5 个外显子和 4 个内含子。由单个多肽构成，外显子 3 编码细胞外部分，外显子 4 编码跨膜部分，细胞质区域由外显子 4 和 5 编码。MUC15 在胎盘、唾液腺、食管和肾等处表达。

MUC16 编码的跨膜蛋白即 CA125，该基因从卵巢癌细胞系克隆出来的 *OVCAR-3* 位于染色体 19p13. 2。起初认为 *MUC16* cDNA 克隆是两个独立的部分，*MUC16* 基因翻译成一个大的多肽，由 22 152 个氨基酸构成，分子质量是 2. 5 MDa。它强大的细胞外区可延伸到细胞表面的多糖-蛋白质复合物、跨膜区域和小的胞质尾区。MUC16 主要分布在呼吸道和女性生殖细胞上皮等部位。

MUC17 基因位于染色体 7q22，紧邻 *MUC3A/B*、*MUC11* 和 *MUC12* 基因，有 13 个外显子，外显子 3 是最大的一个，编码 Ser/Thr/Pro 区域，这个区域紧邻 EGF 分子两侧的 SEA 区域。MUC17 表达于胃肠管道，在十二指肠和横结肠高表达。

MUC20 基因位于染色体 3q29，含 5 个外显子，编码的蛋白分子质量为 76 ~ 78 kDa。在肾中可以检测到大量 *MUC20* mRNA，小量位于胎盘、肺、前列腺、结肠、食管和回肠。

表皮糖蛋白 *MUC21* 基因位于 6 号染色体，邻近 Ⅰ 类 MHC，与弥漫性细支气管炎的易感性有关。主要分布于肺，胸腺，结肠，正常的气管、细支气管和大肠。

3. 与不同肿瘤的关系

与乳腺癌相关的是 MUC1、MUC3 和 MUC5B；与肠癌相关的是 MUC1、MUC2、MUC3、MUC6、MUC12 和 MUC13；与肺癌相关的是 MUC1 和 MUC4；与卵巢癌相关的是 MUC1、MUC4 和 MUC16；与胰腺癌相关的是 MUC1、MUC2、MUC4 和 MUC5AC；与胃癌相关的黏蛋白主要有 MUC1、MUC2、MUC3、MUC5AC、MUC6 和 MUC13。这里着重探讨黏蛋白与胃癌的关系。

二、黏蛋白在胃癌诊断中的应用

胃癌相关的黏蛋白在正常胃黏膜和胃癌组织中特异性表达及血清学的变化对胃癌的诊断有着重要的意义，同时对胃癌的分型、预后具有指导意义，为人们从不同角度了解胃癌提供了依据。

1. 不同黏蛋白在胃癌组织中的表达

黏蛋白广泛分布于胃内，世界范围内对其进行了广泛的研究，研究了其在胃癌诊断和免疫治疗中的作用。在正常胃黏膜有 MUC1、MUC5AC 和 MUC6 的表达，MUC1 在胃窦部表层黏膜上皮呈广泛阳性表达，而在胃窦幽门腺和胃体腺中呈灶状阳性表达。MUC5AC 在胃体和胃窦的胃小凹上皮高表达。MUC6 局限在胃体颈黏液细胞和胃窦的深层腺体上表达。MUC2 在正常胃底腺中不表达，主要在十二指肠和结肠的杯状细胞核周及核上表达。

从正常胃黏膜→肠化生→胃癌，MUC1、MUC5AC 和 MUC6 的表达降低，特别是在胃癌患者中降低更明显，胃黏膜发生肠化生时 MUC2 和 MUC3 的表达阳性。Taylor 等检测了 54 例患者 MUC1-7 的表达情况，结果显示早期肠型腺癌没有黏蛋白的表达，进展期的肠型腺癌有 MUC1、MUC5、MUC6 和 MUC2 的表达；在弥漫型腺癌 MUC2 和 MUC6 强阳性，认为 MUC 的表达与胃癌的组织类型有关。还有研究认为 MUC1 在乳头状癌肿表达高于管状腺癌，但与 Lauren 分型无关。

黏蛋白与胃癌预后相关，但研究结果尚不一致。Utsunomiya 等认为，MUC1 表达的患者相对于未表达者的生存情况差。Wang 等检测 46 例胃癌患者中的 MUC 蛋白，具有抗 MUC1 抗体的生存情况良好，具有抗 MUC3 抗体的患者预后差，MUC2、MUC5AC、MUC6 与预后无关。一项 133 例黏液型胃癌的研究显示，以非黏液型胃癌为对照，MUC2 表达增高，高达 95.5%，而且黏液型胃癌浸润更深，通常伴有淋巴结转移，病理分期更高，黏蛋白的表达有利于癌细胞发生侵袭和转移，提示 MUC2 与胃癌的分型有关，但不是判断预后的唯一指标。

MUC5AC 与 MUC1 相似，从正常胃黏膜到肠化生和胃癌的过程中表达降低。MUC5AC 在胃窦部胃癌表达阳性率明显高于胃体或贲门部的胃癌，在早期胃癌中表达阳性率可达 100%，显著高于进展期胃癌（58.6%），MUC5AC 表达与良好的预后有关，表达降低，生存时间缩短，MUC5AC 还与胃癌的分型有关。

MUC6 在胃癌呈不均匀、弥漫的表达。有研究表明，MUC6 是胃黏蛋白酶细胞分化的良好标记，但是胃黏蛋白酶细胞的分化与胃癌任何的组织学类型无关。胃黏蛋白酶细胞只出现在少部分的胃癌中，MUC6 单独作为其分化标记则与胃癌的临床病理学特性无关。

MUC2 主要在小肠和结肠杯状细胞表达，在正常胃黏膜不表达，在胃黏膜肠化生和胃癌表达。正因为杯状细胞多出现于黏液性肿瘤，所以 MUC2 在黏液性肿瘤中呈强阳性表达。还有研究显示 MUC2 与胃癌的侵袭性有关，在无侵袭性肿瘤患者中呈阳性表达，阳性率高于有淋巴结转移的人群。MUC2 黏蛋白中的富含半胱氨酸区可能会抑制细胞增生，故 MUC2 黏蛋白表达阳性者胃癌恶性度低。结合过去报道的 MUC1 过表达与不良预后的关系，Utsunomiya 等联合评价了 MUC1 和 MUC2 黏蛋白染色对胃癌患者预后的意义，结果为

$MUC1^+/MUC2^-$的患者预后不良，$MUC1^-/MUC2^+$的患者预后良好。

在胃癌患者中 MUC13 蛋白水平和 mRNA 水平均升高，而且在胃黏膜肠化生中也高表达，与肠型胃癌相关。Lee 等报道 MUC13 mRNA 在胃癌组织中呈 115 倍的增高，在胃癌中蛋白表达阳性率为 50%，在肠型胃癌中 100% 与浸润和淋巴结转移无关。MUC13 的表达与其他类型黏蛋白无关，提示其表达调控不同于其他黏蛋白。

2. 不同黏蛋白在胃癌患者血清中的变化

黄晓辉等利用黏蛋白 MUC1、MUC2 及 MUC5AC 的单抗和多抗制备黏蛋白芯片，用免疫荧光原理进行检测，并用 CEA 作为胃癌的指示指标，对 30 例胃癌患者和 30 例健康人进行黏蛋白血清水平的检测。结果胃癌组与对照组相比，3 种黏蛋白血清水平均增高，两组间差异显著。MUC1 的阳性表达与胃癌 TNM 分期相关（$P=0.0047$），MUC2 和 MUC5AC 的阳性表达与 TNM 分期无关（$P=0.136$，$P=0.201$）。3 种黏蛋白的表达均随胃癌分化程度降低而增高。各单一黏蛋白及黏蛋白两两之间联合用于胃癌诊断的敏感度和特异度均较高，其中在单一黏蛋白中，MUC1 的敏感度和特异度最好，分别达到 81.5% 和 75.8%，联合诊断（3 种黏蛋白中至少两种阳性）的敏感度和特异度达到 96.0% 和 82.9%，认为检测血清黏蛋白 MUC1、MUC2 和 MUC5AC 水平可以提高胃癌诊断的敏感性和特异性，为胃癌早期诊断提供了新的思路，并对判断分期及预后提供了帮助。

3. 黏蛋白与胃癌分型的关系

通常采用标准的 HE 染色对胃癌进行组织学分型。临床上常用的还有 Lauren 分型，即将胃癌分为肠型和弥漫型，认为肠型胃癌可以起源于未分化的肠化生的胃黏膜，弥漫型胃癌直接起源于胃黏膜的颈细胞，但对此种划分仍有质疑的观点。为了更客观地解释这些疑问，最近许多研究开始采用黏蛋白对胃癌进行分类。

现已确定了几个黏蛋白标记及相应的核心蛋白的抗体：①标记胃黏膜上皮表面（胃小凹细胞）的黏蛋白——人类胃黏蛋白（human gastric mucin，HGM）和 MUC5AC；②标记颈黏液腺细胞、幽门腺细胞和 Brunner 腺细胞的黏蛋白——HIK1083 和 MUC6；③标记肠杯状细胞的黏蛋白 MUC2 及标记小肠吸收细胞的刷状缘的 CD10。因而根据黏蛋白标记的差异，胃癌组织被分为以下 4 型：①胃型（gastric phenotype，G）：胃型黏蛋白标记的胃癌细胞>10%；②胃肠型（gastro-intestinal phenotype，GI）：胃型黏蛋白标记的胃癌细胞>10%，且肠型黏蛋白标记的胃癌细胞>10%；③肠型（intestinal phenotype，I）：肠型黏蛋白标记的胃癌细胞>10%；④未分类型（unclassified phenotype，UC）：胃肠黏蛋白标记的胃癌细胞<10%。这种通过黏蛋白标记进行的胃癌分型可以结合 Lauren 分型对胃癌的发生、发展及生物学行为进行进一步的分析和评价。另外，这种分型可以作为独立因素，或结合浸润深度、淋巴结转移、腹膜转移和肝转移情况综合判断胃癌的预后。

但是，这种分型目前仍不够精确，肠型胃癌包括 MUC2 阳性，也包括 CD10 阳性的类型，即杯状细胞型（主要以大肠为主）和肠内皮细胞型（限制在小肠）。另外，胃黏膜的肠化生可分为不完全化生和完全化生，它们在细胞的组成成分和胃癌发生机制方面所起的作用不同。所以 Hidefumi 等利用 HGM 和 MUC5AC、异刀豆球蛋白 A Ⅲ型（paradoxical concanavalin A type Ⅲ mucin，Con A）、M-GGMC-1（mucin characteristic of gastric gland mucosa cell or HIK1083）和 MUC6、MUC2 及 CD10 重新对胃癌进行分型，即胃型（HGM^+或 $MUC5AC^+$或 $MUC6^+$，涉及 Con A、M-GGM C-1）、胃肠型（伴有杯状细胞的 G 型，即 $MUC2^+/CD10^-$）、肠型（杯状细胞型 $MUC2^+$）、小肠型（$CD10^+$）和未分类型。这样，原来的肠型就被分为肠型（$MUC2^+$）和小肠型（$CD10^+$）。有研究发现，小肠型（$CD10^+$）和肠型（$MUC2^+/CD10^-$）的结肠癌有不同的组织学预后因素，前者主要发生低淋巴结侵袭、广泛血道转移，而后者则刚好相反。因此，分开研究胃癌的肠型和小肠型也将有一定意义。

同时，Hidepumi 还发现，胃小凹型黏蛋白 MUC5AC 检出的频率比 HGM 高，幽门腺型的黏蛋白中 MUC6 比其他两种 Con A、M-GGM C-1 的表达更丰富。所以，临床上至少应该监测 MUC5AC（或 HGM）和 MUC6 作为诊断鉴别胃型胃癌的依据。

三、黏蛋白与幽门螺旋杆菌

黏附是 *H. pylori* 定植于胃黏膜上皮细胞的必备条件。人们对 *H. pylori* 感染对不同黏蛋白表达的影响，以及 *H. pylori* 黏附胃黏膜的机制进行了深入细致的研究，发现覆盖在胃上皮细胞表面的黏蛋白因其特有的结构而具有抗 *H. pylori* 的作用，尤其在抗 *H. pylori* 黏附中发挥重要作用，目前研究主要集中于 MUC5AC、MUC6 和 MUC1 3 种黏蛋白。

1. 幽门螺旋杆菌感染对胃黏蛋白表达的影响

有关 *H. pylori* 感染导致的胃黏蛋白表达改变的研究主要集中于对 MUC5AC 和 MUC6 表达的影响。目前的研究结果尚不一致，有的研究认为胃黏膜 *H. pylori* 感染导致了 MUC5AC 的表达下调、MUC5AC 合成的抑制，而 Marques 等和 Kang 等研究发现，MUC5AC 的表达与 *H. pylori* 感染无关。还有研究认为 *H. pylori* 感染可导致 MUC6 的过表达及上皮细胞的 MUC6 的异常表达，Kang 和 Morgenstern 的研究都认为 *H. pylori* 感染的胃黏膜上 MUC6 的表达下调。

2. 黏蛋白抗幽门螺旋杆菌感染的机制

胃的黏蛋白均能与 *H. pylori* 高度特异性地结合，从而清除上皮细胞表面的 *H. pylori*，发挥保护胃黏膜的作用。在猕猴模型中，不分泌黏蛋白的猕猴则具有较弱的 *H. pylori* 结合能力，从而具有更高的 *H. pylori* 感染密度并发展为胃炎。

2004 年 Kawakubo 等研究发现，胃黏蛋白 MUC6 的 O-聚糖侧链的 α1，4-GlcNAc 残端有强大的抗 *H. pylori* 作用。主要机制为 *H. pylori* 细胞壁包含有特征性的 α-胆固醇葡萄糖苷类，黏蛋白 MUC6 具有的 α1，4-GlcNAc 结构则是胆固醇-α-葡萄糖基转移酶的有效抑制剂，且这种酶只存在于 *H. pylori* 上，这就意味着由胃腺颈黏液细胞和胃窦幽门腺产生的 MUC6 可能在宿主抵抗 *H. pylori* 感染中发挥重要的作用。已经有实验研究发现，*H. pylori* 的生长可被含 α1，4-GlcNAc 残端的有效浓度为 0. 5 mmol/L 的黏蛋白型 O-聚糖明显抑制。因此，胆固醇-α-葡萄糖基转移酶抑制剂的发现对于研发含有 α1，4-GlcNAc 残端结构的黏蛋白型 O-聚糖药物作为 *H. pylori* 的抗菌剂，从而有效防治 *H. pylori* 感染十分重要。

在对抗 *H. pylori* 的过程中除了黏蛋白 MUC6 发挥重要作用外，研究较为深入的还有

MUC1 基因。在厚厚的黏液层下，细胞表面的黏蛋白 MUC1 广泛分布于所有黏膜上皮细胞的顶端。黏蛋白 MUC1 本身具有很长的丝状结构，所以有可能是宿主和穿透黏液层的微生物之间相互作用的第一站。但是黏蛋白 MUC1 限制 *H. pylori* 感染的机制仍不十分清楚。Lindén 等认为，当 *H. pylori* 还未与 MUC1 结合时，MUC1 的长达 200～400 nm 的胞外区域就能够在空间上阻挡 *H. pylori* 黏附到宿主细胞表面，因此立体地阻碍了 *H. pylori* 黏附到细胞表面的其他配体上；当 *H. pylori* 结合到 MUC1 上时，MUC1 的胞外区域就会从上皮细胞的表面释放出来，因此 MUC1 的作用就类似于一个诱饵覆盖了 *H. pylori* 表面的 BabA 和 SabA 黏附素，进而阻止 *H. pylori* 的进一步黏附。这与 Tanaka S 等的研究结果 *H. pylori* 可以导致 MUC1 的表达降低相一致，目前认为通过限制 *H. pylori* 与上皮细胞的黏附就可以减少其致病性。

MUC1 胞外区的长短在立体空间上对 *H. pylori* 黏附到细胞表面配体的阻碍作用也不完全相同，研究认为具有编码短的胞外糖基化区域的短 VNTR 等位基因的 MUC1 与疾病密切相关。有学者认为，具有短的胞外区域的 MUC1 在空间上阻碍附着或在作为可释放的诱饵方面都是很难奏效的，因此不能阻止 *H. pylori* 与上皮细胞表面的结合，从而不能阻止 *H. pylori* 所致的病理学改变。另有 Costa 等进行体外转染实验，将编码不同 VNTR 长度的 MUC1 VNTR 等位基因转染细胞，结果显示长的等位基因在与 *H. pylori* 结合方面更有效，这可能是因为长的 VNTR 区域提供了更多的细菌结合位点。

四、黏蛋白基因多态性与胃癌易感性

众多黏蛋白基因具有数目不同的可变串联重复序列（VNTR），具有高度多态性。过去的研究对 *MUC1* 基因的短序列多态性与胃癌的易感性已有了较为一致的认识。

1. *MUC1* 基因多态性与胃癌

MUC1 基因有 7 个外显子，其中第 2 外显子包含由 60 个碱基组成的 20 个氨基酸的 VNTR，在蛋白质水平这 20 个重复单位可占其整个分子摩尔数的 50%～80%，这个 VNTR 是一个遗传性的多态，它包含 20～120 次重复单位，在欧洲北部人群中，40～80 次重复是常见的频率。另外，*MUC1* 的第 2、5、6 外显子有 A/G 多态，第 8 外显子有 T/C 多态，其中第 5、6 外显子可分别造成 Asn/Ser 多态、Met/Val 多态，而第 2、8 外显子的多态未造成氨基酸的改变。

关于 *MUC1* 基因多态性的研究集中在 rs4072037（A/G）和 rs2070803（G/A）这两个位点上，特别是前者，研究更广泛。Ligtenberg 等报道，第 2 外显子 568 位点 A/G 多态改变转录过程中有两个剪切位点，在第二个剪切位点的下游 8 bp 处的 A/G 多态是转录过程中重要的剪切识别位点，关于其 A/G 多态改变剪切位点后是否直接影响第 2 外显子的可变数目重复序列（VNTR），目前认为 A/G 多态影响 VNTR 的重复数目是一个随机的事件。

MUC1 的可变数目重复序列（VNTR）多态和 SNP 与胃癌的发生发展有一定关系。一项关于 *MUC1* 基因多态与胃癌发病风险的病例对照研究表明，在葡萄牙 9 例胃癌患者中，携带 *MUC1* 短片段重复序列多态的频率明显高于正常对照组，据此发现有人提出，可能是该基因型产生短的糖蛋白产物，导致对胃黏膜的保护作用减弱。但是另一项研究表明，在

丹麦人群中 *MUC1* 短重复序列基因型的频率明显高于葡萄牙人，而丹麦是欧洲胃癌发生率最低的国家之一。因此，*MUC1* 短重复序列基因型与胃癌发病风险的关系值得进一步研究。另外，Silva 等对 119 例肠上皮组织转化患者和正常人的血清进行分析，通过 Southern 印迹法评估 *MUC1* 基因多态性，发现两组差异显著，胃黏膜肠上皮组织转化者 *MUC1* 短等位基因纯合子型比例明显高于正常人，因而推断可能 *MUC1* 基因多态性与肠型胃癌关系更加密切，提示 *MUC1* 基因多态性可能与胃癌前病变的发病风险相关。

来自辽宁地区的研究显示，*MUC1* 基因 568 位点 A/G 多态（rs4072037）与胃癌的遗传易感性相关，携带 AA 基因型的个体发病风险增高到 1.92 倍，*MUC1*A/G 基因多态性和 *H. pylori* 感染在胃癌发生发展过程中未见交互作用。

Duan 等选择了 10 个病例对照研究，包括 4220 个病例和 6384 个对照。结果显示，*MUC1*（rs4072037）多态性中携带 G 等位基因能减少亚洲人群胃癌的发病风险，Liu 等的一项 Meta 分析也得出相似的结果。

2. 其他类型黏蛋白多态性与胃癌

关于其他黏蛋白多态性的研究较少，Jia 等收集了华沙和波兰地区 273 例胃癌患者和 377 例对照者的标本，进行 *MUC1*、*MUC5AC*、*MUC6* 多态的直接标记检测。结果显示，*MUC1* 和 *MUC5AC* 多态性增加胃癌风险。来自葡萄牙的研究显示，*MUC6* 第 10 和第 4 等位基因阳性率高于对照组，认为 *MUC6* 多态性与胃癌相关。Kwon 研究 *MUC6* 基因的 VNTR（微卫星 MS1-MS5）与胃癌的关系，共计收集 1103 例对照和 470 例胃癌患者，结果表明 *MUC6-MS5* 缺失可调控周期蛋白表达，与胃癌发病风险相关。

（张　忠）

参 考 文 献

陈亚男，姜懿凌，罗阳 . 2008. 胃癌组织 MUC 黏蛋白表达及其与胃癌分型关系的研究进展［J］. 中华肿瘤防治杂志，15（13）：1032-1035.

邓敏，靖大道 . 2010. 胃黏蛋白在抗幽门螺旋杆菌感染中的作用［J］. 世界华人消化杂志，18（8）：798-802.

黄晓辉，徐迎新，李荣，等 . 2008. 血清 MUC1、MUC2 及 MUC5AC 表达与胃癌的关系［J］. 世界华人消化杂志，16（12）：1299-1303.

Boltin D，Niv Y. 2014. Pharmacological and alimentary alteration of the gastric barrier［J］. Best Pract Res Clin Gastroenterol，28（6）：981-994.

Byrd JC，Yan P，Sternberg L，et al. 1997. Aberrant expression of gland- type gastric mucin in the surface epithelium of Helicobacter pylori-infected patients［J］. Gastroenterology，113（2）：455-464.

Chen Y，Zhao YH，Kalaslavadi TB，et al. 2004. Genome-wide search and identification of a novel gel-forming mucin*MUC*19/*Muc*19 in glandular tissues［J］. Am J Respir Cell Mol Biol，30（2）：155-165.

Choi JS，Lee KMA，Lee HE，et al. 2009. Mucinous gastric carcinomas［J］. Cancer，115（15）：3581-3590.

Corfield AP. 2015. Mucins：a biologically relevant glycan barrier in mucosal protection［J］. Biochim Biophys Acta，1850（1）：236-252.

Duan F，Song C，Dai L，et al. 2014. The effect of *MUC*1 rs4072037 functional polymorphism on cancer susceptibility: evidence from published studies [J]. Plos One, 9 (4): e95651.

Endoh Y, Tamura G, Watanabe H, et al. 1999. The common 18-base pair deletion at codons 418-423 of the E-cad herin gene in differentiated-type adenocarcinomas and intramu cosal precancerous lesions of the stomach with the features of gastric foveolar epithelium [J]. J Pathol, 189 (2): 201-206.

Fukuda M. 1996. Possible roles of tumor- associated carbohydrate antigens [J]. Cancer Res, 56 (10): 2237-2244.

Gum JR, Byrd JC, Hicks JW, et al. 1989. Molecular cloning of human intestinal mucin cDNAs. Sequence analysis and evidence for genetic polymorphism [J]. J Biol Chem, 64 (11): 6480-6487.

Guyonnet Duperat V, Audie JP, Debailleul V, et al. 1995. Characterization of the human mucin gene *MUC5AC*: a consensus cysteine-rich domain for 11p15 mucin genes? [J]. Biochem J, 305 (pt1): 211-219.

Hanisch FG, Müller S. 2000. *MUC1*: the polymorphic appearance of a human mucin [J]. Glycobiology, 10 (5): 439-449.

Hanisch FG. 2001. O-glycosylation of the mucin type [J]. Biol Chem, 382 (2): 143-149.

Hattrup CL, Gendler SJ. 2008. Structure and function of the cell surface (tethered) mucins [J]. Annu Rev Physiol, 70: 431-457.

Higuchi T, Orita T, Nakanishi S, et al. 2004. Molecular cloning, genomic structure, and expression analysis of *MUC20*, a novel mucin protein, up-regulated in injured kidney [J]. J Biol Chem, 279 (3): 1968-1979.

Hollingsworth MA, Swanson BJ. 2004. Mucins in cancer: protection and control of the cell surface [J]. Nat Rev Cancer, 4 (1): 45-60.

Jia Y, Persson C, Hou L, et al. 2010. A comprehensive analysis of common genetic variation in *MUC1*, *MUC5AC*, *MUC6* genes and risk of stomach cancer [J]. Cancer Causes Control, 21 (2): 313-321.

Kang HM, Kim N, Park YS, et al. 2008. Effects of Helicobacter pylori infection on gastric mucin expression [J]. J Clin Gastroenterol, 42 (1): 29-35.

Kawakubo M, Ito Y, Okimura Y, et al. 2004. Natural antibiotic function of a human gastric mucin against Helicobacter pylori infection [J]. Science, 305 (5686): 1003-1006.

Kobayashi M, Lee H, Nakayama J, et al. 2009. Roles of gastric mucin-type O-glycans in the pathogenesis of Helicobacter pylori infection [J]. Glycobiology, 19 (5): 453-461.

Kwon JA, Lee SY, Ahn EK, et al. 2010. Short rare *MUC6* minisatellites-5 alleles influence susceptibility to gastric carcinoma by regulating gene [J]. Hum Mutat, 31 (8): 942-949.

Liu X, Wang Z, Zhang X, et al. 2014. *MUC1* gene polymorphism rs4072037 and susceptibility to gastric cancer: a meta-analysis [J]. Springer plus, 3: 599.

Maher DM, Gupta BK, Nagata S, et al. 2011. Mucin 13: structure, function, and potential roles in cancer pathogenesis [J]. Mol Cancer Res, 9 (5): 531-537.

Nagashunmugam T, Malamud D, Davis C, et al. 1998. Human submandibular saliva inhibits human immunodeficiency virus type 1 infection by displacing envelope glycoprotein gp120 from the virus [J]. J Infect Dis, 178 (6): 1635-1641.

Pallesen LT, Pedersen LR, Petersen TE, et al. 2008. Characterization of human mucin (MUC15) and identification of ovine and caprine orthologs [J]. J Dairy Sci, 91 (12): 4477-4483.

Pinto-de-Sousa J, David L , Reis CA , et al. 2002. Mucins M UC1, MUC2, MUC5AC and MUC6 expression in the evaluation of differentiation and clinico-biological behaviour of gastric carcinoma [J]. Virchows Arch, 440 (3): 304-310.

Rachagani S, Torres MP, Moniaux N, et al. 2009. Current status of mucins in the diagnosis and therapy of cancer [J]. Biofactors, 35 (6): 509-527.

Radziejewska I, Borzym-Kluczyk M, Kisiel DG, et al. 2008. The effect of Helicobacter pylori eradication treatment on the MUC 1 and Lewis antigens level in human gastric juice: a preliminary study [J]. Dig Dis Sci, 53 (10): 2641-2645.

Radziejewska I, Leszczyńska K, Borzym- Kluczyk M, et al. 2010. Assessment of interactions between mucins of gastric juice and Helicobacter pylori-preliminarystudy [J]. Hepatogastroenterology, 57 (98): 367-371.

Rousseau K, Kirkham S, Johnson L, et al. 2008. Proteomic analysis of polymeric salivary mucins: no evidence for MUC19 inhuman saliva [J]. Biochem J, 413 (3): 545-552.

Saeki N, Sakamoto H, Yoshida T. 2014. Mucin 1 gene (*MUC1*) and gastric-cancer susceptibility [J]. Int J Mol Sci, 15 (5): 7958-7973.

Van de Bovenkamp JH, Mahdavi J, Korteland- Van Male AM, et al. 2003. The MUC5AC glycoprotein is the primary receptor for Helicobacter pylori in the human stomach [J]. Helicobacter, 8 (5): 521-532.

Vandenhaute B, Buisine MP, Debailleul V, et al. 1997. Mucin gene expression in biliary epithelial cells [J]. J Hepatol, 27 (6): 1057-1066.

Walsh MD, Young JP, Leggett BA, et al. 2007. The MUC13 cell surface mucin is highly expressed by human colorectal carcinomas [J]. Hum Pathol, 38 (6): 883-892.

Wang YC, Huang KM. 2013. In vitro anti-inflammatory effect of apigenin in the Helicobacter pylori-infected gastric adenocarcinoma cells [J]. Food Chem Toxicol, 53: 376-383.

Xu Q, Sun LP, Gong YH, et al. 2008. The relationship between the polymorphism of *MUC*1 and susceptibility to gastric cancer in Liaoning region [J]. Yi Chuan, 30 (9): 1163-1168.

Xu Q, Yuan Y, Sun LP, et al. 2009. Risk of gastric cancer is associated with the *MUC*1 568 A/G polymorphism [J]. Int J Oncol, 35 (6): 1313-1320.

Zheng L, Zhu C, Gu J, et al. 2013. Functional polymorphism rs4072037 in *MUC*1 gene contributes to the susceptibility to gastric cancer: evidence from pooled 6, 580 cases and 10, 324 controls [J]. Mol Biol Rep, 40 (10): 5791-5796.

第十七章　胃癌间接相关的生物学标志物

在众多的肿瘤标志物中，有些标志物缺乏胃组织器官的特异性，但是在胃癌的发生、发展中却具有重要的指示作用，如尾型同源盒基因、癌胚抗原和甲胎蛋白等；并且许多标志物联合应用可提高胃癌诊断的敏感性和特异性，如癌胚抗原和糖蛋白抗原系列。在这里选择了我们工作中研究较深入的指标（如尾型同源盒基因、代谢酶基因多态性、骨桥蛋白等），或者在临床中应用较广泛且得到共识的标志物（如癌胚抗原、甲胎蛋白）进行详尽的阐述。

第一节　尾型同源盒基因与胃癌

尾型同源盒（框）基因（caudal homeobox gene 2，*Cdx2*）是肠上皮特异性转录因子。近年来随着研究的不断深入，发现该基因及相关蛋白 CDX2 不仅在肠上皮发生过程中起重要作用，而且在胃癌的发生和发展过程中也发挥不可替代的作用，是胃癌的重要标志物之一。CDX2 可异位表达于肠型胃癌和肠化生，与肠化生和肠型胃癌关系更为密切。CDX2 的编码基因 *Cdx2* 控制胃上皮细胞的增殖、分化和凋亡，被认为是一种抑癌基因，广泛参与胃癌发生的调控机制。

一、尾型同源盒基因及相关蛋白的概述

Cdx2 隶属于同源盒基因（homeobox gene，*Hox*）家族。同源盒基因及相关蛋白可分为两大家族：HOX 和 PRAHOX 家族。前者包括 HOX-A、HOX-B、HOX-C 和 HOX-D 4 类，后者包括 GSH、PNX 和 CDX（CDX1、CDX2、CDX4）。同源盒基因是 DNA 结合蛋白大家族，Mlodzik 第一次描述 CDX2 于黑腹果蝇体内，6 年后 James 和 Kazenwadel 报道了成年鼠中 CDX2 在肠上皮的表达。Suh 和 Traber 进一步描述了肠上皮转录因子 CDX2 控制肠上皮增殖和分化的过程，指出对于维持肠上皮的形态和结构特征，特别是对小肠和结肠的发育和成熟发挥着重要作用。

Cdx2 全长 22 ~ 23 kb，位于染色体 13q12—q13，由 3 个外显子和 2 个内含子组成，与之对应的 CDX2 蛋白包含 311 个单氨基酸，通过螺旋-环-螺旋的方式结合于 DNA 的相应区域，以转录因子的形式调节 DNA 的表达。在人体内也存在着同源序列，主要调控人体从口腔到肛门的发育。在发育成熟的肠上皮 CDX2 呈高表达，将 *Cdx2* 敲除，肠上皮发生腺瘤样变，甚至发生恶性肿瘤。从此，人们开始关注 *Cdx2* 及其蛋白与肿瘤的关系。

二、尾型同源盒基因相关蛋白与胃癌及肠化生

目前的研究认为，CDX2 与胃癌的发生和发展均密切相关。胃癌按照 Lauren 分型可以分为肠型、弥漫型和混合型。国内外学者用免疫组织化学法对胃癌患者进行研究时发现，

CDX2 在正常胃黏膜不表达，在肠化生及胃癌组织中高表达，且其表达与胃癌 Lauren 分型密切相关，肠型胃癌高于弥漫型，因此认为 CDX2 是判断肠型胃癌必不可少的指标。人们研究发现，CDX2 的表达还与胃癌的分期和分化程度密切相关。有的学者根据是否观察到幽门腺或杯状细胞，将胃癌分为胃型、肠型、胃-肠型和未分化型，前三者统称为分化型。研究显示，大多数胃癌的早期都有 CDX2 的表达，在分化型与未分化型胃癌中 CDX2 表达不同，分化型常常有 CDX2 的表达，且倾向于肠型分化，而未分化型则更倾向于胃型细胞癌，两者之间存在明显差异，因此认为 CDX2 阳性表达是胃癌发生的早期事件。但是 Kim 等应用免疫组化方法对 160 例胃进展期癌患者分析发现，在低分化与高分化无浸润型之间，CDX2 的表达是有差异的，认为 CDX2 依然可能是胃癌进展的一个标志，且可能是持续到胃癌晚期的事件。另外，CDX2 的表达与胃癌患者的预后和生存状态有关。在未分化型胃癌中，CDX2 阳性者生存率为 64.5%，明显高于 CDX2 阴性的患者（$P=0.0009$），在分化型胃癌中差别不明显，而胃-肠混合型比未分化型有更长的生存率（$P=0.0052$）。一项对 177 例进展期胃癌手术后的研究也表明 CDX2 有良好的预后意义，CDX2 阳性的比率为 61.8%（$P=0.0013$）。从大量的研究可以看出，CDX2 是胃癌特别是肠型胃癌的重要标志物之一。

CDX2 不仅与肠型胃癌关系密切，而且与胃癌癌前肠化生的关系更为密切。Silberg 等的研究显示，转基因鼠中 *Cdx*2 可以诱导胃黏膜发生肠化生。Mizoshita 等应用 Northern 杂交方法在 70 例胃疾病中检测出在慢性萎缩性胃炎伴肠化生中有高度表达的 *Cdx*2 和 *Cdx*1 mRNA，而肠型胃癌中 *Cdx*2 和 *Cdx*1 的 mRNA 的表达显著高于弥漫型胃癌，差异有统计学意义（$P=0.042$ 和 $P=0.0082$），这些研究认为 CDX2 可以作为肠化生的敏感标志物。我们的研究显示在不同类型的肠化生中 CDX2 的表达也不尽相同，在分化较好的Ⅰ型和Ⅱ型肠化生，CDX2 的表达高于Ⅲ型肠化生，认为 CDX2 不仅可以作为肠型胃癌的标志物，还可协助肠化生分化程度及分型的判定。

从上述的研究结果可以得出，在正常胃黏膜中 CDX2 不表达，在肠化生中高表达，在肠型胃癌中表达低于肠化生，高于其他类型胃癌，很难解释 CDX2 究竟是促进肿瘤还是抑制肿瘤的发生，所以不能从单一的角度分析 CDX2 的作用。在胚胎发育过程中，CDX2 表达与胚胎的分化密切相关，在成人体内主要是控制肠上皮的分化。推测某种情况下可能是 CDX2 启动了肠化生过程，CDX2 高表达；而肠化生组织恶变后，随着肿瘤组织恶性度增加，组织去分化程度增高，CDX2 低表达。目前认为，作为一种重要的转录调节因子，CDX2 转录调控失常可导致肠型胃癌的发生。

三、尾型同源盒基因的活化

从正常胃黏膜到肠化生，再到胃癌（肠型），CDX2 的表达从无到有，又由高到低，究竟是何种物质促使其表达，是何种因素激活 *Cdx*2 基因，目前并不十分清楚，相关的研究主要集中在以下几方面。

1. 幽门螺旋杆菌与 *Cdx2* 的活化

究竟是什么因素促使 *Cdx*2 启动肠化生过程，目前仍不十分清楚。但比较公认的原因

之一是 *H. pylori*，其在肠化生和胃癌的发生中起着重要的始动作用，并与 CDX2 的表达密切相关。AGS 细胞系和 *H. pylori* 共同培养的研究显示 *Cdx*2 表达水平升高，且 *CagA* 阳性菌株组 CDX2 蛋白水平、mRNA 水平均高于 *CagA* 阴性组，说明 *H. pylori* 特别是 *CagA* 阳性菌株是引起胃黏膜肠化生的原因之一，可能是启动 *Cdx*2 的异常表达。组织学研究显示，萎缩性胃炎中 CDX2 蛋白阳性表达主要集中于 *H. pylori* 阳性者；肠化生中 CDX2 蛋白在 *H. pylori* 阳性者的表达显著高于 *H. pylori* 阴性者（$P<0.001$），提示 CDX2 蛋白表达可能与 *H. pylori* 感染有关。但我们的研究显示在 *H. pylori* 阳性组 CDX2 表达高于阴性组，但差异无统计学意义。另外，对于根除 *H. pylori* 后，CDX2 的表达是否能够逆转，研究结果也不尽相同。Satoh 等的研究表明，根除 *H. pylori* 后，CDX2 的表达没有变化。认为根除 *H. pylori* 不能使肠化生胃黏膜组织中的 CDX2 消失。Vauhkonen 等的研究表明，根除 *H. pylori* 后，胃窦内的 CDX2 表达是可逆的。Shiotani 等的研究表明，根除 *H. pylori* 可以使 *H. pylori* 相关性萎缩性胃炎中 Shh（soniohedgehog）的缺失和 CDX2 的异位表达逆转，但是这种可逆性取决于 *H. pylori* 根除前胃炎的严重程度。严重的萎缩性胃炎和不完全性肠化生在 *H. pylori* 根除后表现为更严重的炎症和持续的肠化生，可能会发生为胃癌。在发展为不完全性肠化生之前根除 *H. pylori* 可以改善胃体的炎症，并可以阻止肠型胃癌的发生。

关于 *H. pylori* 诱发 CDX2 表达的机制，除了和 *H. pylori* 的不同菌株有关外，研究显示还与许多炎症介质有关。*H. pylori* 感染后可加速炎细胞的浸润，使促炎因子 IL-6 增加，IL-6α 亚单位可以与细胞膜上糖蛋白 130 二聚体结合，激活 SHP-2/ERK/MAPK 和 JAK/STAT 两个通路。前者终止由转录因子 AP-1 调控（由 *c-jun* 和 *c-fos* 组成）。Cobler 等对胃癌细胞系 MKN45 进行 IL-6 处理，上述两条途径均被激活，CDX2 的水平也升高。在胃癌细胞系 NUGC-4 中，SHP-2/ERK/MAPK 抑制 *Cdx*2 的表达，增加 IL-6 的水平，激活 JAK/STAT 途径，c-jun 释放 *Cdx*2 启动子结合部位，使 SATA3 磷酸化，增加 *Cdx*2 的表达。关于 *H. pylori* 感染引起 CDX2 在胃黏膜表达的具体途径还需要深入研究。

2. 胃内微环境变化与 *Cdx2* 基因的活化

（1）胆汁反流：除了 *H. pylori* 可能引起胃的微环境改变，从而发生 CDX2 的异位表达外，近年来人们还发现长期胆汁反流改变了胃黏膜的局部微环境，形成了类似于肠道的微环境，可能通过启动无颗粒细胞中 CDX2 的异位表达，诱导胃黏膜肠化生。在胆汁反流性胃炎组，肠化生腺体周围的非肠化生腺体也有 CDX2 的阳性表达，这一部分腺体是否会进一步分化成肠化生腺体还有待进一步追踪随访。胆汁反流对未手术的胃黏膜肠化生的发生起着重要的作用，但具体机制不清楚。体外实验也证实在利用酸、胆汁或两者联合刺激食管上皮细胞时可以导致 *Cdx*2 启动子去甲基化和 CDX2 激活。

（2）酸性环境：Marehetti 等发现小鼠正常食管黏膜角质细胞株（P3E6）在慢性酸暴露的影响下（pH=3.5），*Cdx*2 启动子被激活，从而 *Cdx*2 被激活，细胞层数减少，出现肠上皮细胞的特点，CDX2 蛋白表达阳性。

对于 *Cdx*2 活化的机制虽不十分清楚，但一旦其被激活即可作为转录因子广泛参与细胞的增殖、凋亡和分化。

四、尾型同源盒基因调控机制与胃癌的发生发展

虽然 *Cdx2* 导致胃癌发生和发展的机制还不十分清楚，但大量的研究显示其作为转录因子广泛参与细胞增殖、凋亡和分化的许多经典途径，控制着细胞生物学行为，在胃癌发生发展过程中起着重要的作用。

1. 抑制增殖和促进凋亡

在许多人类结肠癌细胞系中，CDX2 水平增加使细胞的增殖降低，至少部分是由于基因编码的细胞周期-依赖性激酶抑制剂 *p21* 启动子转录活性降低。人们观察发现鼠 CDX2 半合子的减少使肠上皮细胞增殖增加，使 $Apc^{+/716}$突变增加肠癌的易感性。近来的研究提出了 CDX2 抑制增殖的新机制，认为 CDX2 是细胞周期直接抑制剂，且不依赖其转录活性。野生型 CDX2 蛋白具有细胞周期抑制作用，突变后不能结合 DNA，而且突变缺少转录活性区域，对增殖的抑制作用弱于野生型蛋白，但也能减少细胞增殖。抑制作用的机制还没有完全阐明。但是，有证据证明是由于 *Cdx2* mRNA 能单独提高细胞依赖性激酶抑制剂 $P27^{Kip}$的水平，与泛素化被阻断、稳定性改变和蛋白酶的降解有关。

在胃癌细胞系也有相关的研究。对 *Cdx2* 重组慢病毒颗粒（LV-CDX2 GFP）感染 SGC-7901 细胞进行增殖和凋亡特性的研究，经 CCK-8 与 FCM 检测发现，慢病毒介导的 *Cdx2* 过表达抑制人胃癌 SGC-7901 细胞增殖，阻滞细胞周期从 G_1 期向 S 期过度。*Cdx2* 过表达使胃癌细胞 Bcl-2、survivin 和 cyclin D1 表达下调，Bax 表达上调。推测 *Cdx2* 过表达极可能通过调控 P53，从而间接调控 IL-6/STAT3 通路，进而对细胞凋亡周期相关蛋白 Bax、Bcl-2、cyclin D1 和 survivin 产生影响，从而发挥对胃癌细胞的抑制作用。在 MGC-803 也有相似的研究，将 *Cdx2* 重组于慢病毒颗粒，感染胃癌细胞系，结果显示 CDX2 过表达抑制胃癌的发生发展，其机制极可能是通过 CDX2 抑制 Bcl-2 和 survivin 的表达，解除它们对细胞凋亡通路的阻止作用，降低 Skp2（细胞 S 期激酶相关蛋白 2）的表达使细胞周期发生阻滞，从而促进细胞的凋亡，对胃癌细胞及其移植瘤增殖起抑制作用。将 *Cdx2* 重组于真核表达载体，并转染到胃癌细胞系 BGC-823 内，BGC-823/CDX2 细胞中 *Cdx2* mRNA 和蛋白的表达明显上调；转染 72 小时后出现了明显的生长抑制；划痕实验显示细胞的迁移能力降低；电镜观察显示转染细胞死亡较多，部分细胞可见核膜皱缩，染色质边集等早期凋亡现象，但是细胞凋亡率无明显增加，提示 *Cdx2* 在胃癌中可能发挥抑癌基因的作用。

2. CDX2 与 Wnt 通路

Wnt 通路是一条经典的控制人类生长发育、组织器官形态的信号传导通路，经典 Wnt 通路又叫 Wnt/β-catenin-TCF/LEF 通路。此通路激活后可募集细胞内游离的 β-catenin，β-catenin 活化后转入细胞核，与转录因子 TCF/LEF 等共同作用，激活其他特异基因的转录。调控下游的靶分子如 *cyclin D* 和 *c-myc* 的启动子，和 β-catenin 与 TCF4 共同转成转录复合物。Wnt 途径和 CDX2 功能的关系是多种多样的，还没有被完全解释清楚。Guo 等报道 CDX2 在结肠癌细胞中可以参与这条途径，导致肿瘤细胞增殖活性降低。CDX2 蛋白可以

作用于 β-catenin，机械性地阻止 β-catenin 结合 TCF4，抑制通路的激活。这条通路在胃癌的发生和发展中也起着重要的作用。我们原位检测 60 例浅表性胃炎、57 例萎缩性胃炎、102 例肠型胃癌和 100 例弥漫型胃癌中 E-cadherin、β-catenin、TCF4 和 CDX2 的表达，结果显示浅表性胃炎→萎缩性胃炎→胃癌，E-cadherin、β-catenin 逐渐降低，TCF4 逐渐增加，CDX2 在萎缩性胃炎和肠型胃癌中均高于弥漫型胃癌，认为肠型胃癌可通过这条途径发生。推测 CDX2 通过抑制 β-catenin/TCF 翻译活性从而下调 COX-2 的转录，降低细胞增殖，与胃癌的关系密切。

3. CDX2 与 SOX2

CDX2 和 SOX2 的关系目前倍受关注。SOX2 是 SOX 家族即 Y 染色体性别决定区（sex determination region of y chromosome，SRY）成员之一，位于 3 号染色体 q26. 3—q27，通过 HMG（high mobility group）结构域识别靶基因，与 DNA 特异序列结合，在调控组织的发育、调控细胞分化方向和维持干细胞的全能性、保持不分化状态方面具有重要作用，是一个调控正常胃上皮细胞分化的转录因子。CDX2 是一种在肠上皮细胞分化过程中起重要作用的转录因子。在胃癌的发生和发展中两者起着相反的作用，从正常胃黏膜至肠化生到胃癌，SOX2 的表达逐渐降低，CDX2 的表达却逐渐增高，且 SOX2 蛋白和弥漫型胃癌关系密切，CDX2 蛋白异位表达与肠型胃癌发生相关。多项研究显示，CDX2 和 SOX2 呈负相关；但有研究表明 CDX2 并不能直接抑制 SOX2，因为即使 CDX2 完全被抑制，SOX2 的表达仍然很稳定，从而维持胃癌细胞的胃型表达。也有研究显示，*H. pylori* 的感染和 SOX2 的低表达密切相关，特别是在肠化生阶段，推测 *H. pylori* 感染宿主之后，宿主产生的免疫反应通过 NF-κB、OCT、IL-4/STAT6 途径抑制 SOX2 的表达，从而使胃细胞转向肠化生。更深入地研究这两个基因对于胃癌的诊断、鉴别诊断、治疗及预后等均具有积极的临床意义，同时对制订有效的基因治疗方案也有很大帮助。

4. CDX2 与 PETN

10 号染色体缺失的张力蛋白同源的磷酸酶基因（phosphatase and tensin homolog deleted on chromosome ten，*PTEN*）是近年来发现的抑癌基因。有研究显示，228 例胃癌组织中 PTEN 阳性率为 36. 4%，CDX2 表达阳性率为 43. 4%，两者表达呈正相关，且与胃癌的预后密切相关；同时在胃癌细胞系中的研究显示 CDX2 可以通过 PI3K/AKt 途径使 PTEN 表达增加。分子测序及蛋白电泳实验表明，PTEN 可以使 CDX2 启动子序列的表达活性显著提高。在人为降低 CDX2 的细胞系中 PTEN 表达也随之明显下降。因此，提示在肠化生至肠型胃癌的转变中 PTEN 对 CDX2 的表达可能有调节作用，可能成为抑制胃癌的新途径。但在不同类型肠化生中Ⅱ型肠化生 CDX2 水平明显高于Ⅰ型肠化生，但是 PETN 的表达没有显著性差异，表明 CDX2 的表达存在着复杂的调节机制，PTEN 只是影响因素之一。

5. CDX2 与 COX2、NF-κB

CDX2 表达的降低导致肿瘤的发生还可能通过 COX-2 和核因子-κB（nuclear factor-kappa B，NF-κB）途径。已有研究证实，在肝癌和胃癌发生中 COX-2 表达受 NF-κB 的调控，主要是因为 COX-2 启动子部位（−459 ~ +9）包含有 2 个 NF-κB 的结合位点。Mutoh

等研究发现，在结肠癌细胞系中，NF-κB 经刺激后进入细胞核内，并与 *COX-2* 基因的启动子 DNA 的特异性结合位点结合，从而引起细胞的增殖表达；CDX2 在细胞核中与 P50 和 P65 直接或者间接形成蛋白-蛋白复合物，从而影响 NF-κB 与 DNA 复合物的形成及 COX-2 的表达，最终影响肿瘤的生长。有学者检测了 20 例正常胃黏膜、38 例胃癌前病变和 48 例胃癌 CDX2、COX-2 和 NF-κB 的表达情况，结果发现 NF-κB 与 COX-2 在胃癌组织中的表达呈正相关；CDX2 与 COX-2、NF-κB 的表达呈负相关，推测位于上游的 CDX2 调节下游的 NF-κB 和 COX-2，最终引起恶性肿瘤的发生。

6. CDX2 与 AID

胞嘧啶核苷脱氨酶（activation-induced cytidine deaminase，AID）是载脂蛋白 B mRNA 编辑催化多肽家族（mRNA-editing catalytic polypeptide family，APOBEC）中的一员，主要与免疫球蛋白基因的多样化有关，可以引起体细胞的超变异和类别转换重组（class-switch recombination）（CSR），而且有报道显示 AID 的异位表达能引起成纤维细胞的突变，诱发恶性淋巴瘤和其他恶性肿瘤。尽管对其作用于 RNA 还是 DNA 尚有争议，但更多的假设是 RNA 编辑理论，AID 能改变胞嘧啶为尿嘧啶，改变 mRNA 的编码核酸内切酶，该核酸内切酶负责 DNA 的分裂。由 AID 诱导的核苷酸的改变跨越野生型 *p53* 基因的转录区，一些变化暴露于野生型 *p53* 的编码区，改变氨基酸的结构，可能导致功能的变化。AID 持续的异常的在炎症中变化被认为是一种遗传毒，有研究显示 CagA 阳性的 *H. pylori* 感染能引起 AID 的异常，导致 *p53*、*K-ras* 和 *β-catenin* 基因的异常。

Goto 等检测 138 例黏膜内胃癌 AID 与 *H. pylori* 感染状态及 P53、β-catenin 和 CDX2 的表达，结果显示 AID 的高表达与 CDX2 和 β-catenin 有关，认为 AID 可以反映 *H. pylori* 感染的炎症状态，经过胃炎和肠化生阶段导致胃癌的发生。

7. CDX2 与其他基因

CDX2 作为重要的转录因子能调控许多基因的启动子的活性，除了前面提到的基因外，还包括肠道各种消化水解酶和转运酶（乳糖分解酵素、蛋白辅助蛋白、ASBT）、MUC2、MUC4、细胞黏附因子（claudin-2、cadherin-17、Mucdhl）、受体和信号分子、调控蛋白（高血糖素原）及其他因子。因此 CDX2 广泛参与胃癌的发生和发展，甚至在胃癌的耐药方面也发挥着重要的作用。深入研究 CDX2 的调控机制，对于了解胃癌的发病机制有着重要的作用。同时联合相关分子标志物进行检测，对于胃癌的诊断有着十分重要的意义。

（马　锐）

参 考 文 献

苏帅，陈鑫，姜葵，等. 2013. CDX2，COX-2 和 NF-κB 在胃癌和癌前病变中的表达和意义［J］. 中国肿瘤临床，40（22）：1387-1390.

王伟，王旭光. 2007. 尾型同源框转录因子 2 基因与消化道病变的关系［J］. 医学综述，13（24）：1923-1925.

王旭光，张忠，孙丽萍，等. 2009. 同源异形盒基因 CDX2 的表达与胃黏膜肠上皮化生类型的关系［J］. 世界华人消化杂志，17（1）：86-89.

王旭光，张忠，张晔，等. 2008. 不同类型胃黏膜肠上皮化生 CDX2 蛋白的表达及幽门螺杆菌感染对其表达的影响［J］. 中国医科大学学报，37（6）：755-757.

Bai YQ, Miyake S, Iwai T, et al. 2003. CDX2, a homeobox transcription factor, upregulates transcription of the *p21/WAF1/CIP1* gene [J]. Oncogene, 22 (39): 7942-7949.

Bai ZG, Ye YJ, Shen DH, et al. 2013. PTEN expression and suppression of proliferation are associated with Cdx2 overexpression in gastric cancer cells [J]. Int J Oncol, 42 (5): 1682-1691.

Barros R, da Costa LT, Pinto-de-Sousa J, et al. 2011. CDX2 autoregulation in human intestinal metaplasia of the stomach: impact on the stability of the phenotype [J]. Gut, 60 (3): 290-298.

Barros R, Marcos N, Reis CA, et al. 2009. CDX2 expression is induced by *Helicobacter pylori* in AGS cells [J]. Scand J Gastroenterol, 44 (1): 124-125.

Beck F, Chawengsaksophak K, Waring P, et al. 1999. Reprogramming of intestinal differentiation and intercalary regeneration in Cdx2 mutant mice [J]. Proc Natl Acad Sci U S A, 96 (13): 7318-7323.

Burnat G, Rau T, Elshimi E, et al. 2007. Bile acids induce overexpression of homeobox gene *Cdx2* and vascular endothelial growth factor (VEGF) in human Barrett's esophageal mucosa and adenocarcinoma cell line [J]. Scand J Gastroenterol, 42 (12): 1460-1465.

Camilo V, Garrido M, Valente P, et al. 2015. Differentiation reprogramming in gastric intestinal metaplasia and dysplasia: role of SOX2 and CDX2 [J]. Histopathology, 66 (3): 343-350.

Cassaro M, Rugge M, Tieppo C, et al. 2007. Indefinite for non-invasive neoplasia lesions in gastric intestinal metaplasia: the immunophenotype [J]. J Clin Pathol, 60 (6): 615-621.

Cobler L, Pera M, Garrido M, et al. 2014. *Cdx2* can be regulated through the signalling pathways activated by IL-6 in gastric cells [J]. Biochim Biophys Acta, 1839 (9): 785-792.

Endo Y, Marusawa H, Kou T, et al. 2008. Activation induced cytidine-deaminase between inflammation and the development of colitis-associated colorectal cancers [J]. Gastroenterology, 135 (3): 889-898.

Fan Z, Li J, Dong B, et al. 2005. Expression of *Cdx2* and hepatocyte antigen in gastric carcinoma: correlation with histologic type and implications for prognosis [J]. Clin Cancer Res, 11 (17): 6162-6170.

Freund JN, Duluc I, Reimund JM, et al. 2015. Extending the functions of the homeotic transcription factor *Cdx2* in the digestive system through nontranscriptional activities [J]. World J Gastroenterol, 21 (5): 1436-1443.

Goto A, Hirahashi M, Osada M, et al. 2011. Aberrant activation- induced cytidine deaminase expression is associated with mucosal intestinalization in the early stage of gastric cancer [J]. Virchows Arch, 458 (6): 717-724.

James R, Kazenwadel J. 1991. Homeobox gene expression in the intestinal epithelium of adult mice [J]. J Biol Chem, 266 (5): 3246-3251.

KimS, Domon-Dell C, Wang Q, et al. 2002. PTEN and TNF-α regulation of the intestinal speeific *Cdx2* homeobox gene through a PI3K, PKB/Akt, and NFκB dependent pathway [J]. Gastroenterology, 123 (4): 1163-1178.

Kinoshita K, Nonaka T. 2006. The dark side of activation-induced cytidine deaminase: relationship with leukemia and beyond [J]. Int J Hematol, 83 (3): 201-207.

Li YS, Wu LP, Li KH, et al. 2011. Involvement of nuclear factor κB (NF-κB) in the downregulation of cyclooxygenase-2 (COX-2) by genistein in gastric cancercells [J]. J Int Med Res, 39 (6): 2141-2150.

Liu GS, Gong J, Cheng P, et al. 2006. Expression of intestine- specific transcription factor CDX2 in different subtypes of intestinal metaplasia and gastric carcinoma [J]. Ai Zheng, 25 (2): 185-189.

Mutoh H, Sashikawa M, Sugano K. 2011. SOX2 expression is maintained while gastric phenotype is completely lost in CDX2-induced intestinal metaplastic mucosa [J]. Differentiation, 81 (2): 92-98.

Semba S, Satake S, Matsushita M, et al. 2009. Phosphatase activity of nuclear PTEN is required for CDX2-mediated intestinal differentiation of gastric carcinoma [J]. Cancer Lett, 274 (1): 143-150.

Shiotani A, Uedo N, Iishi H, et al. 2007. Re- expression of sonic hedgehog and reduction of CDX2 after Helicobacter pylori eradication prior to incomplete intestinal metaplasia [J]. Int J Cancer, 121 (6): 1182-1189.

Silberg DG, Sullivan J, Kang E, et al. 2002. CDX2 ectopic expression induces gastric intestinal metaplasia in transgenic mice [J]. Gastroenterology, 122 (3): 689-696.

Song X, Chen HX, Wang XY, et al. 2013. *H. pylori*- encoded *CagA* disrupts tight junctions and induces invasiveness of AGS gastric carcinoma cells via *Cdx2*-dependent targeting of Claudin-2 [J]. Cell Immunol, 286 (1-2): 22-30.

Suh E, Traber PG. 1996. An intestine-specific homeobox gene regulates proliferation and differentiation [J]. Mol Cell Biol, 16 (2): 619-625.

Vauhkonen M, Vauhkonen H, Sipponen P. 2008. Helicobacter pylori infection induces a reversible expression of the CDX2 transcription factor protein in human gastric epithelium [J]. Scand J Gastroenterol, 43 (8): 915-921.

Xie Y, Li L, Wang X, et al. 2010. Overexpression of CDX2 inhibits progression of gastric cancer in vitro [J]. Int J Oncol, 36 (2): 509-516.

Xu HY, Chen ZW, Pan YM, et al. 2012. Transfection of PDCD5 effect on the biological behavior of tumor cells and sensitized gastric cancer cells to cisplatin-induced apoptosis [J]. Dig Dis Sci, 57 (7): 1847-1856.

Yang HQ, Zhou ZH, Zhang YL, et al. 2013. Morphological observation of human gastric cancer cell SGC-7901 clones and identification of gastric cancer stem cells [J]. Zhonghua Zhong Liu Za Zhi, 35 (3): 164-169.

Yu Xiuwen, Xu Qian, Gong Yuehua, et al. 2009. Detection in situ of E-cadherin, CDX2, TCF4 various Gastric diseases [J]. Chin J cancer Res, 21 (3): 185-193.

第二节　癌胚抗原及糖蛋白类抗原系列与胃癌

癌胚抗原和糖蛋白类抗原系列是研究较深、应用较广的肿瘤标志物，两者单独应用对胃癌诊断的价值不高，但联合应用后敏感性和特异性均有提高，可用于胃癌的辅助诊断，并可辅助判断预后。

一、概　述

大量研究资料显示，癌胚抗原（carcinoma embryonic antigen，CEA）和糖蛋白类抗原（carbohydrate antigen，CA）的家族成员或种类很多，功能较为复杂，与许多恶性肿瘤和良性疾病有关。

1. 癌胚抗原

CEA 是一种富含多糖的蛋白复合物，于 1965 年首先被 Gold 等在大肠癌中发现，其分子质量为 180 kDa。胎儿早期的小肠、肝和胰腺细胞都具有合成 CEA 的能力，胎龄 6 个月后其分泌量逐渐减少，出生后即与成人一样血清含量极低（<5 μg/L）。成人吸烟者血清含量为15～20 μg/L，6.5%的吸烟者可达20～40 μg/L。

CEA属于非器官特异性肿瘤相关抗原，分泌CEA的肿瘤大多为空腔脏器，如胃肠道、呼吸道和泌尿道等。正常情况下，CEA经胃肠道代谢，而处于肿瘤状态时CEA则进入血液和淋巴循环，引起血清CEA异常增高。某些恶性肿瘤如大肠癌、胃癌、肺癌、乳腺癌和胰腺癌等患者血清CEA可升高，但对于一些良性疾病如结肠炎、胃肠道息肉、胰腺炎、肝疾病及肺气肿、支气管哮喘等疾病，血清中CEA含量也可增高，但恶性肿瘤患者血清CEA升高水平及阳性率显著高于良性疾病患者。

CEA家族包含5个成员，分别是经典CEA（classical CEA）、非特异性交叉反应抗原（nonspecific cross reacting antigen，NCA）、胆汁糖蛋白（biliary glycoprotein，BGP）、妊娠特异性糖蛋白（pregnancy-specific glycoprotein，PSG）和癌胚抗原基因家族成员（carcinoma embryonic antigen gene family member），随后又克隆出其他的cDNA。为了便于交流，1998年在德国的CEA/PSG工作平台会议上，将CEA基因家族分为两大类：一类是CEA相关细胞黏附分子CEACAM，包括CEACAM1（以前称为BGP、C-CAM、CD66a）、CEACAM3（以前称为CGM1、CD66d）、CEACAM4（以前称为CGM7）、CEACAM5（以前称为CEA、CD66e）、CEACAM6（以前称为NCA-50/90、CD66e）、CEACAM7（以前称为CGM2）、CEACAM8（以前称为CGM6、CD66b）；另一类是妊娠特异性糖蛋白PSG，包括PSG1～11家族成员。与肿瘤发生有关且研究较多的有CEACAM1、CEACAM5、CEACAM6、CEACAM7四种糖蛋白。CEACAM1和CEACAM7被认为是肿瘤抑制基因，在许多肿瘤中下调或缺失。CEACAM5和CEACAM6在50%的肿瘤中升高，被认为具有癌基因的功能。

2. 糖蛋白类抗原

糖蛋白类抗原是肿瘤细胞表面的抗原或者由肿瘤细胞分泌的糖蛋白。一般的细胞膜表面都有丰富的糖蛋白，当正常细胞转化为恶性细胞时，细胞表面的糖蛋白发生变异，形成一种和正常细胞不同的特殊抗原，人们采用单克隆技术检测这些抗原，因而称为糖蛋白类抗原。糖蛋白类抗原的诞生促进了肿瘤标志物在临床中的应用，同时也促进了肿瘤标志学的发展。

（1）CA19-9：是唾液酸化的乳-*N*-岩藻戊糖Ⅱ，是一种单涎酸神经节苷脂。癌细胞产生的肿瘤相关抗原可经胸导管引流到血液循环，从而引起血清中CA19-9增高。CA19-9作为一种糖蛋白肿瘤抗原，可在多种腺癌如胰腺癌、结直肠癌、胃癌及肝胆系癌等中升高，正常参考值为37 U/ml。

（2）CA72-4：是第二代TAG-72抗体所证实的抗原，其分子质量为220～400 kDa，属糖蛋白类癌胚抗原，具有双抗原决定簇，第一种是由乳腺癌转移癌细胞免疫所制备的McAbB72-3；第二种是McAbCC49，是将人类肿瘤组织细胞提取物经B72-3纯化收集，针对抗原进行动物免疫、制备获得。以B72-3和CC49所针对的抗原作为肿瘤标志，即为CA72-4。CA72-4在正常分化组织中含量很少，而在人胚胎组织和一些癌组织主要是腺癌中含量增高，通常认为是胃肠癌和卵巢癌的标志物。经免疫组化染色检测CA72-4在多种腺癌中表达，如直肠癌、NSCLC及胃癌等。在成人的正常组织中几乎不表达，在健康人和良性疾病患者血液中很少出现。CA72-4 虽无对单一组织的特异性，但对恶性肿瘤的特异性较高，因而对于恶性肿瘤的正确判定具有一定应用价值。

（3）CA125：是一组高分子糖蛋白，主要含半乳糖、*N*-乙酰氨基葡萄糖和 *N*-乙酰氨基半乳糖链。血浆和体液中的 CA125 的分子质量分别为 500 kD 和 300 kD，而具有 CA125 免疫活性的最小亚基为 50 kD。CA125 存在于胚胎发育中的体腔上皮细胞中，出生后即消失。免疫组化染色提示，CA125 存在于胎儿消化道上皮细胞、羊膜、成人胸膜、腹腔间皮细胞、输卵管内皮、子宫及子宫颈内膜中，但成人及胎儿的卵巢上皮细胞并未发现 CA125 的存在。在良性疾病如结核性腹膜炎、肝硬化、肺炎、腹水等有一定程度的升高，但卵巢癌细胞升高显著，是卵巢癌的首选标志。在胃癌、乳腺癌、肝癌、大肠癌、胰腺癌等恶性肿瘤中也有升高，可作为辅助诊断的指标。

（4）CA242：是一种唾液酸化鞘脂抗原，以消化道肿瘤多见，健康人和良性疾病时含量很低，在消化道恶性肿瘤时含量升高，升高幅度与恶性肿瘤的恶性程度（癌肿体积和病情）相关。

（5）CA50：是一种单唾液酸神经节苷脂抗原。1983 年，瑞典学者 Lindholm 等首先发现和报道，用人类结肠癌细胞株（Colo-205）免疫小鼠，得到免疫的脾细胞再与小鼠的骨髓瘤细胞杂交，得到的单克隆抗体，即 CA50。CA50 分布于结肠、胃肠道、肺、胰腺、胆囊、膀胱和子宫等腺器官，在肝癌和结肠癌等腺癌中表达，用于辅助腺癌的诊断。

二、癌胚抗原及糖蛋白类抗原系列在胃癌诊断中的应用

CEA 较低的敏感性和特异性限制了其在胃癌筛查和早期诊断中的应用，但是联合其他糖蛋白抗原将是胃癌有力的辅助诊断方法，对评估胃癌的预后、复发和转移等具有很好的应用价值。

1. 癌胚抗原与胃癌

CEA 在原发性胃癌中的阳性率为 25% 左右，而正常胃黏膜中含量很低。当患者血清 CEA 水平升高，特别是连续检测 5 次以上均高于临界值时，应高度怀疑恶性肿瘤的发生。Lim 等检测 217 例无胃肠道症状者 CEA 水平（<5ng/ml 为正常值），CEA 水平升高的 173 人中，经内镜诊断发现 20 例原发性肿瘤（包括 2 例胃癌、11 例结肠癌、5 例肺癌、1 例壶腹癌和 1 例卵巢畸胎瘤）。之后继续对其余患者进行随访，平均随访 13 个月后（6～97 个月），又发现 16 例原发恶性肿瘤。认为对 CEA 水平升高的无症状的患者应该定期随访，并进行相应的临床检查。由于在胃癌的诊断中，CEA 敏感性和组织器官特异性远不如结（直）肠癌，限制了血清 CEA 在胃癌早期诊断中的作用，但对血清 CEA 水平进行动态观察是临床判断疗效、有无复发及预后的重要指标。

大多数研究认为，术前或治疗前高水平 CEA 患者预后较低水平者差，生存期短。Bao 等选择 108 例胃癌术后并转移的病例，分析 CEA 与胃癌转移的 TNM 分期及生存期的关系，发现已经发生转移的患者中 CEA 阴性者生存期长于 CEA 阳性患者。Yonemura 等研究报道，胃癌患者腹膜腔中 *CEA* mRNA 的检测对预测腹膜腔转移是一个重要的预测因子，其灵敏度是 31%，特异度是 95%，准确度是 73%。Ma 对 385 例单个淋巴结转移患者进行

研究，认为以CEA检测判断淋巴结的转移好于CT检查。Chen对228例进行D2胃癌手术和化疗的患者的CEA水平进行了检测，发现CEA正常的患者生存时间长，同时发现对于CEA正常的患者给予围手术期的化疗能够提高生存率。Zhou等用免疫组化方法检测了145例胃癌和200例非胃癌患者CEA和CEACAM7的表达，两者共同表达于胃癌细胞膜，CEA的表达与淋巴结转移有关；从癌前疾病到胃癌两者的表达逐渐升高，多变量的分析显示在胃癌的发生过程中两者具有协同作用。Deng等的一项涉及14 651人、41篇文献的Meta分析显示，CEA阳性患者预后比CEA阴性患者差（OS：HR 1.716，95% CI：1.594～1.848，$P<0.001$），提示血清CEA可以作为判断胃癌预后的独立标志物。

CEA除了可判断胃癌的预后外，在判断胃癌发生转移方面也发挥着作用。如术后血清CEA水平明显降低，在以后的检测中连续升高，提示肿瘤复发和转移，特别是发生肝转移时，CEA血清水平显著升高。

2. CA19-9、CA72-4、CA125、CA50与胃癌

在判断胃癌患者临床分期方面，CA19-9比CEA更为敏感。CA19-9与肿瘤大小、淋巴结转移及浸润深度相关，是判断胃癌患者预后的标志，血清中高水平的CA19-9提示胃癌患者生存期短。

CA125在消化道肿瘤中也有较高的敏感性。胃癌发生远处转移，尤其当发生腹腔转移时，常伴有CA125的升高。在临床上，CA125检测结合腹腔镜检查是判断胃癌腹腔转移的良好指标。

CA72-4是监测胃癌进程和疗效的一个有用的标志物。其在血清中的水平与肿瘤大小有关。可用于检测术后残留肿瘤细胞，且与淋巴结受累有关。CA72-4还与胃癌患者肿瘤分期、浆膜受累、肝转移、腹膜侵犯和术后生存期相关。

CA50在肿瘤中的阳性率是24%～41%，很少单独应用，主要是与其他肿瘤标志物联合检测辅助胃癌诊断。

3. 两类标志物的不同联合方式与胃癌

在胃癌中，常对CA19-9与CEA进行联合检测，还有的加上CA72-4，可明显提高对胃癌诊断的敏感性。单纯CA72-4对胃癌的敏感性为40%～50%，但与CEA联合或与CA19-9进行联合检测，敏感性可增加10%～20%。CA72-4同胃癌的分期有关，随着胃癌分期升高，其阳性率也显著提高，故高水平的CA72-4同胃癌的预后有关。单纯检测CA72-4不能作为胃癌复发的指标。

Sisik等定量分析49例胃癌和116例大肠癌CEA（<5ng/ml为正常值）和CA19-9（<35U/ml为正常值）的水平与TNM分期、组织类型之间的关系，并且按照不同浓度分为3组，结果显示CA19-9（>100U/ml时）和TNM分期有关，CEA和CA19-9均阳性与胃癌和大肠癌进展有关。

Lee等回顾性分析154例胃癌根治术后两年内复发患者的CEA和CA19-9的水平，单独CEA的敏感度是40.6%，特异度是89.5%；CA19-9的敏感度是34.2%，特异度是93.6%。调整两者的cut-off值，将CEA由5.0 ng/ml调整为5.3 ng/ml，敏感性未增加，但术前CEA高的患者敏感性高于CEA正常者；将CA19-9由37 U/ml调整到30 U/ml，

CA19-9 的敏感性增加为 40.2%，且高于术前 CA19-9 正常的患者，认为这两个标志物按调整后的 cut-off 值计算能够预测胃癌的复发。

Han 等检测 1733 例胃癌患者术前 CEA 和 CA19-9 的水平，并将胃癌的不同侵袭分为未穿破浆膜组（serosa-unexposed，SU）、穿破浆膜组（serosa-exposed，SE）、直接侵袭组（direct invasion，DI）、局部种植组（localized seeding P1）和广泛种植组（extensive seeding P2），不同组别的 CEA 和 CA19-9 水平不同，在 DI 组 CA19-9 显著增高，在 P2 组两者均显著增高，认为 CA19-9 可以用于直接浸润状况的评价，两者可以共同用于广泛种植的评价。

He 等对 189 例进展期胃癌术后化疗进行了评价，检测 CEA（<5 ng/ml 为正常值）和 CA19-9 的水平（<27 U/ml 为正常值）。结果显示，经一线化疗药物化疗后，CEA 和 CA19-9 的水平降低，两者能够准确地评价化疗的效果。

Zhou 等分析 1075 例术前胃癌患者 CEA 和 CA19-9 的水平与肿瘤 TNM 分期、肿瘤大小及预后的关系，认为 CA19-9 在判断肿瘤大小方面优于 CEA，两者联合检测可用于判断预后和分期。

Huang 检测 363 例胃癌患者术前 CEA（<5 ng/ml 为正常值）、CA19-9（<27 U/ml 为正常值）和 CA50（<20 U/ml 为正常值）的水平，并就其与胃癌的临床资料的关系进行分析，CEA 与患者性别、年龄、肿瘤的大小和浸润深度有关，CA19-9 与肿瘤的大小和淋巴结转移有关，CA50 与淋巴结转移有关，CA19-9 降低与新辅助化疗有关，认为术前检测 CEA、CA50 和 CA19-9 均可判断胃癌的预后，CA19-9 可以判断新辅助化疗的疗效。

Yang 等检测了 106 例胃癌、149 例胃良性病变和 171 例健康人 CA72-4、CA125、CA19-9 和 CEA 的水平，这 4 个标志物在胃癌中的分布高于良性疾病组和健康人群，选择不同的 cut-off 值可以提高这 4 个标志物诊断胃癌的敏感性，尤其是 CEA。

Sun 等检测 184 例胃癌患者入院和术后接受新辅助化疗的血清 CEA、CA19-9、CA72-4 和 CA125 的水平，并对患者进行随访。CA19-9 和 CA72-4 阳性的患者生存时间显著短于阴性患者，认为 CA19-9 和 CA72-4 是预测患者生存时间的独立因素。同时发现，经新辅助治疗后 CEA>50 ng/ml 的患者病情明显进展，70% 的患者 CA72-4 降低，认为 CEA 和 CA72-4 是判断新辅助治疗方法疗效的指标。

Tian 等检测 181 例胃癌患者血清中 CEA、CA19-9、CA242 和 CA50，阳性率分别为 17.7%、17.1%、20.4% 和 13.8%，4 个指标联合检测的阳性率为 36.6%。这 4 个指标阳性的患者肿瘤分期高、生存时间短，CEA、CA19-9、CA242 和 CA50 的 5 年生存率分别是 28.1%、25.8%、27.0% 和 24.1%。认为联合检测 4 个指标可以提高诊断率。CA242 血清水平与胃癌的分期密切相关，可作为判断胃癌预后的独立指标。

Yin 等对 45 例胃癌患者、40 例胃良性病变患者和 30 例健康人进行血清 CEA、CA19-9、CA72-4 和 TSGF 的化学免疫分析，在胃癌组中各指标的水平均高于良性病变组和健康对照组，联合检测 4 个指标对胃癌诊断的敏感度为 88.9%、精确度为 90.4%，高于其他组合（4 个指标的任意组合），认为这四者可用于早期诊断。

Jing 等检测 CEA、CA19-9、CA242、CA72-4、AFP、SCC（squamous cellcarcinoma antigen）、TPA（tissue polypeptide antigen）和 cytokeratin 18（TPS）8 种肿瘤标志物与上消化道肿瘤转移和复发的关系，认为 CEA+CA19-9+SCC+CA72-4 联合检测的敏感性和特异

性最高；CEA+CA19-9+CA242+SCC 组合可以用于判断肿瘤病理分型与 TNM 分期，转移后 3 个月内它们的水平均升高。CEA+CA19-9+SCC+CA242 组合可用于判断食管癌的转移和复发，CEA+CA19-9+CA242+CA72-4 可用于判断胃癌转移和复发，AFP、TPA 和 TPS 与上消化道转移和复发无关。综上认为，CEA 和不同类型糖蛋白联合应用更具有临床指导意义。

三、癌胚抗原与幽门螺旋杆菌

伍华东等用电化学发光法（ECL）检测 56 例胃癌患者和 71 例胃良性疾病患者血清 CEA、CA19-9 和 *H. pylori* 抗体，并对其指标进行比较。结果显示，胃癌患者血清 CEA 和 CA19-9 水平、*H. pylori* 抗体阳性率均明显高于正常人（$P<0.01\sim0.05$）；分化较差组、浆膜浸润组及有淋巴转移组 CEA 水平均明显高于分化较好组、无浆膜浸润组及无淋巴转移组（$P<0.01$），且联合检测血清 CEA、CA19-9 和 *H. pylori* 抗体可以将阳性率提高到 92.8%。认为联合检测血清 CEA、CA19-9 和 *H. pylori* 抗体对于胃癌早期诊断有较大的临床意义。

（张　忠）

参考文献

伍华东，楼亚玲，王伟群. 2006. 胃癌患者血清 CEA、CA19-9 与幽门螺旋杆菌抗体联检的临床意义 [J]. 江西医学检验，24（3）：209-210.

朱良如，侯晓华. 2002. 消化系统肿瘤标志物的检测及临床应用 [J]. 中国实用内科杂志，22（9）：574-576.

Beauchemin N，Arabzadeh A. 2013. Carcinoembryonic antigen-related cell adhesion molecules（CEACAMs）in cancer progression and metastasis [J]. Cancer Metastasis Rev，32（3-4）：643-671.

Bouanene H，Miled A. 2010. Conflicting views on the molecular structure of the cancer antigen CA125/MUC16 [J]. Dis Markers，28（6）：385-394.

Deng K，Yang L，Hu B，et al. 2015. The prognostic significance of pretreatment serum CEA levels in gastric cancer：a meta-analysis including 14 651 patients [J]. Plos One，10（4）：e0124151.

Duffy MJ. 1998. CA19-9 as a marker for gastrointestinal cancers：a review [J]. Ann Clin Biochem，35（Pt3）：364-370.

Gaspar MJ，Arribas I，Coca MC，et al. 2001. Prognostic value of carcinoembryonic antigen，CA19-9 and CA72-4 in gastric carcinoma [J]. Tumour Biol，22（5）：318-322.

Goonetilleke KS，Siriwardena AK. 2007. Systematic review of carbohydrate antigen（CA19-9）as a biochemical marker in the diagnosis of pancreatic cancer [J]. Eur J Surg Oncol，33（3）：266-270.

Guadagni F，Roselli M，Amato T，et al. 1992. CA72-4 measurement of tumor-associated glycoprotein 72（TAG-72）as a serum marker in the management of gastric carcinoma [J]. Cancer Res，52（5）：1222-1227.

Hammarström S. 1999. The carcinoembryonic antigen（CEA）family：structures，suggested functions and expression in normal and malignant tissues [J]. Semin Cancer Biol，9（2）：67-81.

He B，Zhang HQ，Xiong SP，et al. 2015. Changing patterns of serum CEA and CA19-9 for evaluating the response to first-line chemotherapy in patients with advanced gastric adenocarcinoma [J]. Asian Pac J Cancer Prev，16

(8): 3111-3116.

Ikeguchi M, Katano K, Saitou H, et al. 1997. Pre-operative serum levels of CA72-4 in patients with gastric adenocarcinoma [J]. Hepatogastroenterology, 44 (15): 866-871.

Kawa S, Tokoo M, Hasebe O, et al. 1994. Comparative study of CA242 and CA19-9 for the diagnosis of pancreatic cancer [J]. Br J Cancer, 70 (3): 481-486.

Lee EC, Yang JY, Lee KG, et al 2014. The value of postoperative serum carcinoembryonic antigen and carbohydrate antigen 19-9 levels for the early detection of gastric cancer recurrence after curative resection [J]. J Gastric Cancer, 14 (4): 221-228.

Mandorwski S, Lourenco L G, Forones N M. 2002. CA72-4 and CEA in serum and peritoneal washing in gastric cancer [J]. Arq Gastroenterol, 39 (1): 17-21.

Marrelli D, Roviello F, De Stefano A, et al. 1999. Prognostic significance of CEA, CA19-9 and CA72-4 preoperative serum levels in gastric carcinoma [J]. Oncology, 57 (1): 55-62.

Nazato DM, Matos LL, Waisberg DR, et al. 2009. Prognostic value of carcinoembryonic antigen distribution in tumor tissue of colorectal carcinoma [J]. Arq Gastroenterol, 46 (1): 26-31.

Shukla VK, Gurubachan, Sharma D, et al. 2006. Diagnostic value of serum CA242, CA19-9, CA15-3 and CA125 in patients with carcinoma of the gallbladder [J]. Trop Gastroenterol, 27 (4): 160-165.

Spila A, Roselli M, Cosimelli M, et al. 1996. Clinical utility of CA72-4 serum marker in the staging and immediate post-surgical management of gastric cancer patients [J]. Anticancer Res, 16 (4B): 2241-2247.

Stanners CP, DeMarte L, Rojas M, et al. 1995. Opposite functions for two classes of genes of the human carcinoembryonic antigen family [J]. Tumour Biol, 16 (1): 23-31.

Steinberg W. 1990. The clinical utility of the CA19-9 tumor-associated antigen [J]. Am J Gastroenterol, 85 (4): 350-355.

Sun Z, Zhang N. 2014. Clinical evaluation of CEA, CA19-9, CA72-4 and CA125 in gastric cancer patients with neoadjuvant chemotherapy [J]. World J Surg Oncol, 12: 397.

Thompson JA, Grunert F, Zimmermann W. 1991. Carcinoembryonic antigen gene family: molecular biology and clinical perspectives [J]. J Clin Lab Anal, 5 (5): 344-366.

Yang AP, Liu J, Lei HY, et al. 2014. CA72-4 combined with CEA, CA125 and CAl9-9 improves the sensitivity for the early diagnosis of gastric cancer [J]. Clin Chim Acta, 437: 183-186.

Yang XQ, Chen C, Peng CW, et al. 2012. Carbohydrate antigen 242 highly consists with carbohydrate antigen 19-9 in diagnosis and prognosis of colorectal cancer: study on 185 cases [J]. Med Oncol, 29 (2): 1030-1036.

Zhou J, Zhang L, Gu Y, et al. 2011. Dynamic expression of CEACAM7 in precursor lesions of gastric carcinoma and its prognostic value in combination with CEA [J]. World J Surg Oncol, 9: 172.

第三节 甲胎蛋白与胃癌

甲胎蛋白是经得起考验的一个生物学指标，在临床上应用很广，对肝疾病包括肝癌具有较强的特异性和敏感性。然而，近年来的研究发现其在胃癌中也具有标志物的作用，可提示胃癌的肝转移，甚至早于影像学诊断，而且发现甲胎蛋白阳性的胃癌患者具有很多不同的特点，治疗手段和预后也不同，这里我们逐一加以介绍。

一、甲胎蛋白的概述

甲胎蛋白是一种胚胎型蛋白，随着分子生物学和生物化学的深入研究，人们对其结构特点、生物学特点及功能已经有了较为全面的了解。

1. 结构特点

甲胎蛋白（alpha-fetoprotein，AFP）是胎儿时期肝合成的一种胚胎蛋白，由胚胎卵黄囊、胚胎干细胞及其他内胚层分化的胃肠组织合成。妊娠时可一过性升高，在妊娠第12周，胎儿血清或血浆峰值水平可达3×10^6 μg/L，出生时降至1×10^6 μg/L左右，6个月时<16 μg/L，1周岁时维持在正常水平（<10μg/L）。

1970年，Nirhi通过纯化证实了AFP是由590个氨基酸残基组成的一种单链蛋白，分子质量为70 kDa。分子形状像英文字母“V”，有3个明显的结构域，V上端两点之间的距离大约是8.0 nm，两臂的宽度是2.0～2.5 nm。其编码基因位于4号染色体的q臂11～22区，由15个外显子和14个内含子相隔形成3个区，从5′端到3′端依次为5′端非编码区、信号肽编码区、3′端非编码区，具有真核生物基因的典型结构。

AFP的构象具有高度稳定性，因为其结构中含有大量的二硫键。AFP的结构特征：①AFP的电荷异质性。不同来源和方法获得AFP的异质体不同，利用两性电解质差异层析技术显示人羊水或脐带血的AFP有7种异质体；利用等电聚集法发现在pH4.5～5.2范围内有9种异质体。从肝细胞癌来源的AFP具有更多的电荷异质性。②AFP的免疫化学异质性。目前已用51种单克隆抗体确定了人AFP的表位图，在AFP分子上已能区分出16个表位，并依据其交叉反应性而分成5组（A～E）和7个单一的表位。免疫亲和电泳层析确定的AFP分子的D组表位有两种形式，即暴露的和隐藏的。106和108表位也表现出隐藏的和在部分变性状态下与相应的单克隆抗体有较高的亲和活性。③AFP的变性中间体。活细胞中的AFP分子结构不像其在循环血液和体液中的构象，细胞内的微环境使得AFP处于温和的变性状态，从而呈现出一个可溶性球样构象（MGF）。MGF分子不稳定，保持着天然折叠方式的主要特征，却有较强的内部移动性，包括许多内部侧链旋转的异构化。④不可逆变性的AFP。现在认为随着生理状态的变化，AFP构象也会有所不同。AFP有4种存在状态：天然状态、短暂的去折叠状态、MGF状态和变性状态。前三种状态是可逆的，最后一种状态是不可逆的，这种不可逆性的变性主要是因为释放的配体不可恢复。

2. 甲胎蛋白的功能

AFP有很多重要的生理功能，最基本的就是运输功能。AFP能够结合雌激素、脂肪酸、胆红素、Cu^{2+}及Ni^{2+}，其中最主要的功能之一就是运输脂肪酸，不管是肝来源还是胚胎来源的AFP，都可以结合2～3个脂肪酸分子，大部分是不饱和脂肪酸。此外，AFP还参与细胞的增殖、代谢的调控及巨噬细胞和T淋巴细胞之间的相互作用。AFP在免疫应答中的作用是免疫抑制，主要表现为抑制母体对胚胎发育的免疫应答及肿瘤患者对肿瘤的免疫应答。

二、甲胎蛋白与胃癌

AFP 在胃癌诊疗中的单独应用较少，更多的是与其他生物学指标联合应用，用于判断胃癌患者的肝转移、预后及疗效等。但在临床上人们也发现 AFP 表达的胃癌具有其独特的生物学特点，在这里一并阐述。

1. 甲胎蛋白与其他标志物联合应用

AFP 作为肿瘤标志物常与其他标志物联合应用于胃癌的生物学特性研究和对治疗效果及预后的判断。

Liu 选择 273 例进行了 D2 胃切除术、病理分期属于 T4a 期胃癌患者为研究对象，分析 AFP、CEA、CA50 和 CA19-9 与胃癌患者年龄、性别及肿瘤生物学特性的关系，单因素分析结果显示 AFP 仅与胃癌 Borrmann 分型有关。Liu 等的另一项 391 例 D2 胃癌手术患者的 AFP、CEA、CA19-9、CA50 和 CA72-4 与胃癌生物学特性的关系研究显示 AFP 仅与肿瘤大小有关。

He 等联合检测 AFP、CEA、CA125 和 CA19-9 肿瘤标志物的血清水平在 149 例胃癌患者、111 例胃良性疾病和 124 例健康对照者中的变化规律，认为联合检测这 4 个指标可以提高胃癌诊断的敏感度达 40. 3% 。

Tatli 等回顾性分析其所在医院 2011 ~2014 年的病例，其中术前 AFP 和 CEA 均升高的进展期胃癌患者 17 例（有慢性肝炎、肝硬化和肝癌者均除外），8 例发生部位为胃体、7 例在贲门部、2 例在胃窦部，术后均进行化疗和放疗。比较化疗前后 AFP 和 CEA 的变化，AFP 升高的 13 例均为肝转移患者，化疗后两者水平下降，AFP 下降的 16 例（94. 1%），CEA 下降的 12 例（70. 6%），认为 AFP 是判断胃癌放疗疗效的指标，且对于肝转移的患者，价值优于 CEA。Choi 等的研究也得出相似结论，认为血清 AFP 对胃癌发生肝转移的患者具有预测价值。Ucar 等的 95 例胃癌术后回顾性分析显示，CA19-9、CA72-4、CEA 和 AFP 的阳性率分别为 41. 0% 、32. 6% 、24. 2% 和 8. 4% ；单因素分析发现，CA19-9 与淋巴结、腹膜和浆膜转移有关；CA72-4 与淋巴结、腹膜和肝转移有关；CEA 和肝转移有关。联合 4 个指标分析，如果 CA19-9、CA72-4、CEA 和 AFP 均阳性，则患者的生存率小于 3 年。Jie 等的研究结果显示 CEA、CA19-9、CA24-2、CA72-4 和 AFP 均与肿瘤 TNM 分期、性别、远端转移、腹水形成有关，在预测胃癌复发和转移中可发挥作用。Inoue 回顾性分析胃癌患者术前和术后 AFP 的变化，认为术后 AFP 升高可预测胃癌的复发，但 AFP 阴性并不意味着不复发，AFP 阳性的胃癌患者联合多种治疗手段，疗效优于以前。

2. 特殊型胃癌——产 AFP 胃癌

AFP 除了可以作为胃癌通用型标志物外，随着研究的深入，人们发现产生 AFP 的胃癌与不产生 AFP 的胃癌在很多方面不同，遂把血清和癌组织中含有大量 AFP 的胃癌称为产 AFP 胃癌（alpha fetoprotein producing gastric carcinoma）。国内外关于产 AFP 胃癌的文献很多，尤以日本居多。关于产 AFP 胃癌的发病率报道不一，有报道为 1. 3% ~15% ，有的认为 2. 7% ~8. 0% ，有的报道称为 1% ~6% 。总体上认为发病率较低，但恶性度高，是一类不可忽视的胃癌类型。

起初学者们认为产 AFP 胃癌是由原发胃癌发生肝转移所致，后来发现在无肝转移的患者 AFP 很高，且胃癌术后 AFP 迅速下降，逐渐对此类胃癌有了深入的研究和认识。大多数学者用退化论来解释，由于胃和肝组织均是由胚胎期的原始前肠演化而来，在起源上有密切的关系，临床上一些原发性胃癌的发生过程中细胞分化发生差错，某些基因被抑制，导致部分出现肝样分化，在细胞癌变时被激活，其产生 AFP 的潜在能力得到充分表达，导致大量 AFP 产生，而并非来自肝转移灶周围的再生肝细胞。

目前认为其组织学类型有以下几种：①肝样型：癌细胞胞质丰富而嗜酸性，核大不规则，染色质颗粒粗细不均，1 或 2 个大核仁，核分裂象易见；分化好的癌细胞呈梁索状和巢状，被纤维血窦分隔，与高分化肝细胞癌难以区分；分化差的癌细胞异型明显，可见大核、双核和奇异型核，核分裂象多见，常由纤维分隔血窦的实性或片块的癌巢构成，坏死易见。②胎儿胃肠型：病理组织学形态类似于 3 个月妊娠时胚胎胃肠组织学改变，癌细胞呈柱状或高柱状，胞质透明，胞核较小且圆，常位于底部呈管状和乳头状排列，有一定异型性和可见核分裂象。③卵黄囊瘤样型：癌组织内形态多种多样，有类似于肝样和（或）腺样分化区，并可见不典型的内胚窦样小体和网状或微囊结构及伊红染玻璃小球。④胃肝样腺癌（hepatoid adenocarcinoma of the stomach，HAS）：即肝样型伴有腺癌的混合型，这种亚型具有肝样型和胎儿胃肠型的病理组织形态改变，两者比例各异。这类腺癌 α1-抗胰蛋白酶（alpha-1-antichymotrypsin-ACT）、α1-抗胰糜蛋白酶（ACT）染色呈灶性阳性反应，杯状细胞 PAS 染色阳性，大部分刀豆球蛋白（concanavalin A，ConA）阳性。

产 AFP 胃癌的临床表现与其他胃癌的特点相似，例如，面色差、食欲下降，腹部胀满、上腹部疼痛和饱胀感，体检时可有结膜贫血，或由于血红蛋白和白蛋白的缺失造成轻度浮肿，发生肝转移时可有肝大变硬。但是还有其自身的特点，如好发于中老年男性，多位于胃窦部，多数属于进展期胃癌，恶性度高，浸润深度深，镜下能看到静脉和淋巴的侵袭，肝转移和淋巴结转移早，预后差，特别是发生肝转移的患者，术后易复发，生存时间短。Chang 等对 24 例 AFP 阳性的患者进行 10 年的随访，患者平均年龄 62.5 岁，男女比例为 3∶1，83.8% 为 Borrmann Ⅱ期和Ⅲ期，2 年内多数死于肝转移，1 年、2 年和 6 年的生存率分别为 72%、25% 和 25%。尽管有的进行了肝切除术和化疗，但疗效并不显著，并发现 AFP 阳性的胃癌尽管有 1 例是早期胃癌，但预后也很差。Hirajima 回顾性分析了 1299 例胃癌患者，其中 AFP 阳性 23 例（1.8%），23 例中 11 例复发，具有 AFP 样胃癌的特点，所以 AFP 样胃癌伴肝转移的患者预后差。Kono 等在 974 例胃癌患者中发现 27 例为 AFP 阳性。其中 17 例发生肝转移，3 例给予肝手术治疗（1 人生存超过 3 年，另 2 人因肝多发转移死亡），5 人采用姑息治疗肝转移，1 年内均死亡。国内学者选择非肝性疾病 AFP 升高的胃癌患者 104 例，同时选择 AFP 阴性的胃癌患者为对照组，两者的 5 年生存率分别为 28% 和 38%；与病理分期相同的 AFP 阴性组比较，AFP 阳性组预后差。

产 AFP 胃癌的分子机制研究显示，*p21*、*p53*、*c-myc* 和 *c-met* 等调控细胞增殖和浸润的基因与其相关。Liu 应用免疫组化方法检测 104 例产 AFP 胃癌 CD24、P21、P53 和 c-myc，其阳性率分别为 31.7%、77.9%、75.0% 和 66.3%。单因素分析显示 CD24 与胃癌分级、Lauren 分型有关；P21 和 c-myc 均与 Borrmann 分型有关，P21 表达者生存期短。多因素分析显示 P21 表达、血管浸润、肿瘤分期是影响患者预后的独立因素。Ishigami 回顾分析了日本556例胃癌患者，其中AFP阳性者25例，且复发患者均有肝转移；同时检测了P53的变化，在AFP阳性者均有P53的表达。Ki-67是反映细胞增殖状态的指标，Koide等的研究显示，AFP阳性胃癌组的Ki-67标记指数显著高于AFP阴性胃癌组，同时研究还发现凋亡指数显著下降，微血管密度（MVD）显著增加；在4例AFP阳性胃癌患者中有VEGF表达，无一例出现腺苷磷酸化酶表达。这种高增殖活性、低凋亡和丰富的血管再生提示其具有高度恶性，易发生侵袭而不易诊断。VEGF及其异构体VEGF-C在产AFP胃癌中表达亦显著增强，且与AFP水平呈正相关，这可能也是产AFP胃癌恶性程度高的原因之一。SALL4是上皮干细胞和生殖干细胞新的标志物，人们发现其在产AFP胃癌呈强表达，可以用来区分产AFP胃癌和肝癌。

产AFP胃癌虽然预后较差，但若早期发现并积极治疗，效果显著的案例也屡见不鲜，日本相关的报道较多。有关早期胃癌的报道，日本男性67岁，1995年3月诊断为$T_1N_0M_0$ SIA早期胃癌，进行了胃远端切除，术后随访发现AFP升高达98.8 ng/ml，经检查确定肝转移。1996年12月进行左肝切除术，术后胃组织AFP阳性表达，血清AFP正常后很快又升高为22.4 ng/ml，内镜检查提示残胃内有占位病变。2005年2月进行残胃切除，属于$T_1N_0M_0$SIA早期胃癌，AFP阳性，距第一次诊断为胃癌后11年内，患者一直生活良好，不再复发，这是AFP阳性患者生存时间较长的案例。术后化疗对产AFP胃癌患者是非常必要的，日本一男性64岁，患产AFP胃癌伴肝转移，免疫组化检测AFP强表达，病理诊断为低分化腺癌，Ⅳ期，进行胃全切和胰腺切除术，术后给予紫杉醇化疗。开始AFP水平降低，5个月后有升高，CT显示肝多发转移，后改用5-FU和紫杉醇合并化疗，AFP下降并未升高，CT显示转移灶消失，出院后生活质量很高，此为手术加化疗成功治疗AFP阳性并有肝转移的胃癌患者。日本案例报道，66岁女性经胃镜检查发现在胃大弯处5 cm的溃疡型进展期胃癌，经病理诊断为中分化管状腺癌，Ⅳ期，$T_4N_2M_0$，镜下可见淋巴和静脉的侵袭，在脾门处可见静脉栓子。给予胃全切除术，术前术后进行S-1化疗（口服化疗药物爱斯万），进行随访未发现转移，预后良好。Eom报道了1例胃的原发性绒毛膜癌，此为很少见的胃癌，发病率小于1%，1905年由Davidsoha首次报道。这例患者为70岁男性，肿块直径5 cm，在胃大弯胃窦处，有溃疡并四周突起，无肝、肺和纵隔转移，AFP升高达32.3 ng/ml（正常值为0～15 ng/ml），HCG升高，CEA、CA19-9均正常。术后2周AFP和HCG均下降，术后进行了6个循环的新辅助化疗，术后4年无复发，无远处转移。

综上，AFP阳性的胃癌侵袭性高于AFP阴性的胃癌，AFP阳性不仅可以标志胃癌的肝转移，同时也是一类特殊类型的胃癌，具有与其他胃癌不同的特点，应进行动态的血清AFP跟踪，给予积极的治疗。

（张　忠）

参考文献

Amemiya H, Kono K, Mori Y, et al. 2000. High frequency of c-Met expression in gastric cancers producing alpha-fetoprotein [J]. Oncology, 59 (2): 145-151.

Chang YC, Nagasue N, Abe S, et al. 1992. Comparison between the clinicopathologic features of AFP-positive and AFP-negative gastric cancers [J]. Am J Gastroenterol, 87 (3): 321-325.

Chang YC, Nagasue N, Kohno H, et al. 1990. Clinicopathologic features and long-term results of alpha-fetoprotein-producing gastric cancer [J]. Am J Gastroenterol, 85 (11): 1480-1485.

Choi SR, Jang JS, Lee JH, et al. 2006. Role of serum tumor markers in monitoring for recurrence of gastric cancer following radical gastrectomy [J]. Dig Dis Sci, 51 (11): 2081-2086.

Dudich I, Tokhtamysheva N, Semenkova L, et al. 1999. Isolation and structural and functional characterization of two stable peptic fragments of human alpha-fetoprotein [J]. Biochemistry, 38 (32): 10406-10414.

Hirajima S, Komatsu S, Ichikawa D, et al. 2013. Liver metastasis is the only independent prognostic factor in AFP-producing gastric cancer [J]. World J Gastroenterol, 19 (36): 6055-6061.

Ishigami S, Natsugoe S, Nakashima H, et al. 2006. Biological aggressiveness of alpha-fetoprotein (AFP) -positive gastric cancer [J]. Hepatogastroenterology, 53 (69): 338-341.

Ishikura H, Fukasawa Y, Ogasawara K, et al. 1985. An AFP-producing gastric carcinoma with features of hepatic differentiation. A case report [J]. Cancer, 56 (4): 840-848.

Jiexian J, Xiaoqin X, Lili D, et al. 2013. Clinical assessment and prognostic evaluation of tumor markers in patients with gastric cancer [J]. Int J Biol Markers, 28 (2): 192-200.

Kamei S, Kono K, Amemiya H, et al. 2003. Evaluation of VEGF and VEGF-C expression in gastric cancer cells producing alpha-fetoprotein [J]. J Gastroenterol, 38 (6): 540-547.

Koide N, Nishio A, Igarashi J, et al. 1999. Alpha-fetoprotein-producing gastric cancer: histochemical analysis of cellproliferation, apoptosis, and angiogenesis [J]. Am J Gastroenterol, 94 (6): 1658-1663.

Kono K, Amemiya H, Sekikawa T, et al. 2002. Clinicopathologic features of gastric cancers producing alpha-fetoprotein [J]. Dig Surg, 19 (5): 359-365.

Liu X, Cai H, Wang Y. 2012. Prognostic significance of tumor markers in T4a gastric cancer [J]. World J Surg Oncol, 10: 68.

Liu X, Cai H, Wang Y. 2014. Prognostic significance of tumour markers in Chinese patients with gastric cancer [J]. ANZ J Surg, 84 (6): 448-453.

Liu X, Yu H, Cai H, et al. 2014. Expression of CD24, p21, p53, and c-myc in alpha-fetoprotein-producing gastric cancer: Correlation with clinicopathologic characteristics and survival [J]. J Surg Oncol, 109 (8): 859-864.

Motoyama T, Aizawa K, Watanabe H, et al. 1993. Alpha-fetoprotein producing gastric carcinomas: a comparative study of three different subtypes [J]. Acta Pathol Jpn, 43 (11): 654-661.

Nagai E, Ueyama T, Yao T, et al. 1993. Hepatoid adenocarcinoma of the stomach. A clinicopathologic and immunohistochemical analysis [J]. Cancer, 72 (6): 1827-1835.

Sano T, Usuki H, Takebayashi R, et al. 2010. A case of Stage IV AFP producing gastric cancer with long-term survival treated by adjuvant chemotherapy with S-1 [J]. Gan To Kagaku Ryoho, 37 (3): 521-526.

Shibata Y, Sato K, Kodama M, et al. 2007. Alpha-fetoprotein-producing early gastric cancer of the remnant stomach: report of a case [J]. Surg Today, 37 (11): 995-999.

Sun W, Liu Y, Shou D, et al. 2015. AFP (alpha fetoprotein): who are you in gastrology? [J]. Cancer Lett, 357 (1): 43-46.

Takeyama H, Sawai H, Wakasugi T, et al. 2007. Successful paclitaxel-based chemotherapy for an alpha-fetoprotein-producing gastric cancer patient with multiple liver metastases [J]. World J Surg Oncol, 5: 79.

Tatli AM, Urakci Z, Kalender ME, et al. 2015. Alpha-fetoprotein (AFP) elevation gastric adenocarcinoma and importance of AFP change in tumor response evaluation [J]. Asian Pac J Cancer Prev, 16 (5): 2003-2007.

Ucar E, Semerci E, Ustun H, et al. 2008. Prognostic value of preoperative CEA, CA19-9, CA72-4, and AFP levels in gastric cancer [J]. Adv Ther, 25 (10): 1075-1084.

第四节 代谢酶基因多态性与胃癌

胃癌的发生与患者的易感性密切相关，即不同个体对环境致癌物代谢能力的差异决定了个体对胃癌的易感性。化学致癌物大多为间接致癌物，需经代谢活化后与细胞生物大分子作用而致癌，经解毒作用而失活。毒物在体内的代谢过程包括Ⅰ相代谢酶来介导氧化，主要是细胞色素 P450（cytochrome P450，CYP450）家族；Ⅱ相代谢酶具有解毒作用，包括 GST 家族和 *N*-乙酰转移酶（*N*-acetyltransferase，NAT）家族。这些代谢酶基因结构上存在遗传多态性，使酶的功能在人与人之间有了轻微的差异，对某些环境致癌物质的反应也就随之有了差异，进而造成对胃癌易感性的差异。代谢酶基因多态性决定了致癌物在体内的代谢过程，以及个体对环境致癌物的易感性，识别这类危险修饰基因对于确定高危个体具有重要的意义。因此，代谢酶基因多态性也可作为确定胃癌高危个体重要的标志物。

一、细胞色素 P450

CYP450 是一个多基因大家族，包括 *CYP1*、*CYP2* 和 *CYP3* 3 个亚家族。*CYP1* 又分为 *CYP1A*、*CYP1B*、*CYP1C* 和 *CYP1D*；*CYP2* 又分为 *CYP2A*、*CYP2B*、*CYP2C*、*CYP2D* 和 *CYP2E*；目前 *CYP3* 只有 *CYP3A* 一个成员。每个亚家族成员又细分为很多亚型，其中与胃癌有关的是 *CYP1A1*、*CYP1A2*、*CYP2C19*、*CYP2D6* 和 *CYP2E1* 等。

1. *CYP1A1* 与胃癌

CYP1A1 属于 CYP1A 亚家族，常分布于肺、肾、胃肠道、皮肤、咽喉、胎盘和淋巴等组织。*CYP1A1* 基因位于人类染色体 15q22—q24，编码芳烃羟化酶（AHH），是一种肝外酶，主要参与催化多环芳烃等多种致癌物氧化，生成具有强致癌活性的亲电子环氧化物。人群中呈现多种基因型。目前已知的 *CYP1A1* 基因多态性主要有 5 种，即 *Msp* Ⅰ 多态（*CYP1A1 * 2A*）、Exon 7 多态（*CYP1A1 * 2B*）、*CYP1A1 * 2C*（A2455G）、*CYP1A1 * 3* 和 *CYP1A1 * 4* 多态。*Msp* Ⅰ 多态性是在 3′端非翻译区的多聚 A 位点下游第 264 个碱基被置换，即 3801 处 T 变为 C，能被限制性内切酶 *Msp* Ⅰ 识别的位点，即 *Msp* Ⅰ 多态。*Msp* Ⅰ 多态具有三种基因型：野生型纯合子（T/T）、突变型杂合子（T/C）和突变型纯合子（C/C）。有的文献分为 A 基因型即没有 *Msp* Ⅰ 切割位点的等位基因 m1 的纯合子（m1/m1），C 基因型为有 *Msp* Ⅰ 切割位点的等位基因 m2 纯合子（m2/m2），B 基因型为 m1 和 m2 的杂合型（m1/m2）。Exon 7 的 SNP 位于 5′端 4889 位点上 A→G 突变，致使血红蛋白结合区第 462 位编码异亮氨酸密码子被缬氨酸密码子取代，形成被 *HinC* Ⅱ 识别的 Ⅰ le/Val 酶切位点，是影响Ⅰ相代谢酶功能的重要形式。该多态位点在我国和日本等亚洲人群中的突变率达 20% 以上，明显高于西方白种人（1% 左右），且与吸烟、乙醇、苯并芘代谢及相关肿瘤的易感性有关。Exon 7 多态性的基因型分为野生型纯合子（A/A）、突变型杂合子（A/G）和突变型纯合子（G/G）。*CYP1A1 * 3* 是非洲人和美籍非洲人中常见的一种新的特殊的 *Msp* Ⅰ 多态，*CYP1A1 * 4* 主要出现在高加索人群中，与肿瘤关系密切的主要是 *Msp*

Ⅰ多态性和 Exon 7 多态性。

关于 *CYP1A1* 与胃癌的研究结果不完全一致，一部分学者的研究认为 *CYP1*A1 多态性可降低胃癌的发病风险。Roth 等采用实时定量 PCR 检测河南临县 90 例胃癌患者和 642 例健康对照者不同代谢酶基因多态性的分布及其与胃癌的关系，结果显示 *CYP1A1 * 2A*（T3801C）可减少胃癌的发生（RR=0.47）。González 等的研究显示，在哥斯达黎加地区人群中 *CYP1A1* 多态性可降低胃癌的发生（OR=0.09）。还有的研究提示 *CYP1A1* 基因多态性可增加胃癌风险，Liu 等的一项中国人 *CYP1A1 Msp* Ⅰ和 Exon 7 多态性分布与消化道肿瘤（包括胃癌）关系的 Meta 分析显示，*CYP1A1* Exon7 Ile/Val 可增加消化道肿瘤（包括胃癌）发病风险，而 *Msp* Ⅰ与消化道肿瘤发病无关。

吸烟不仅与肺癌关系密切，也是胃癌发生的重要的环境因素，关于 *CYP1A1*、吸烟与胃癌的关系的研究也很多，但结果也不完全一致。Lee 等分析 73 例胃癌患者和 263 例对照者 *CYP1A1* 与胃癌的关系，结果显示 *CYP1A1* m2 的变异与胃癌无关，但能增加乙醇和香烟对胃癌的危险性，香烟对胃癌的危险性由 2.54 增加到 13.65，饮酒对胃癌的危险性由 3.36 增加到 8.37。Agudo 选取了 10 个欧洲国家 243 例胃癌患者和 946 健康对照人群研究代谢酶基因多态性与胃癌的关系，结果显示吸烟者中携带 *CYP1A1* Exon 7 T 等位基因者发生胃癌的风险增高。Han 等选取 14 项研究，包括胃癌患者 2032 人、对照人群 5099 人，分析 *CYP1A1* 多态性与胃癌及吸烟关系，结果显示曾经吸烟、携带杂合或纯合 m1 基因型者可降低胃癌的发病风险。另外，在烧烤食物中杂环胺与胃癌相关，是否由于代谢酶基因多态性导致杂环胺代谢障碍所致仍不清楚，日本学者的研究显示，杂环胺的水平与 *CYP1A1* 等代谢酶的多态性无关，分析主要是研究人群中所接触杂环胺水平较低所致，需要进一步的深入研究。

H. pylori 也是胃癌发生的重要环境因素，它与内在基因多态性的相互作用也是研究的热点之一。山东省的研究提示，在胃癌的发生过程中 *CYP1A1* G/G 基因型与 *H. pylori* 感染存在交互作用。Ghoshal 等的研究显示，*H. pylori* 感染同时携带 *CYP1A1*（CC+TT）基因型在胃癌的比率显著高于溃疡组（$P=0.045$），该位点的多态性与胃癌相关。

同时也有很多报道认为 *CYP1A1* 与胃癌不相关。如来自中国大连地区的报道和来自哥伦比亚关于肠型胃癌与 *CYP1A1* 关系的研究，认为 *CYP1A1* 与胃癌无关。国内学者两篇关于 *CYP1A1* 与胃癌关系的 Meta 分析认为 *CYP1A1* Exon 7Ile/Val 与胃癌无关，*CYP1*A1 *Msp* Ⅰ与胃癌可能有关，但缺乏统计学意义。Guo 等的 Meta 分析也认为 *CYP1A1* 多态性与胃癌无关，而且与吸烟也无关。这种不一致的结果可能是由于民族、地域不同所造成的。

2. *CYP1A2* 与胃癌

*CYP1*A2 基因位于 15 号染色体，全长 7.8 kb，包括 7 个外显子和 6 个内含子。迄今为止，已经发现了 *CYP1A2* 至少 14 个单核苷酸多态，其中研究最多的为 *CYP1A2 * 1C*（-3860G/A）、*CYP1*A2 * 1F（rs762551）和 *CYP1A2*（164A/C）。其中 *CYP1A2*（164A/C）突变可导致 *CYP1A2* 的活性增加。

CYP1A2 与胃癌关系的研究较少。Agudo 等对欧洲 10 个不同国家和地区吸烟与代谢酶多态性的研究认为，不吸烟者携带 *CYP1A2* 多态性及 *GSTT1* 基因缺失的患者发生胃癌的危险性增加。Sachse 研究发现，在吸烟人群中 *CYP1A2 * 1F* 突变纯合子的酶活性为其他基因

型组的 1.6 倍；而 *CYP1A2 * 1F* 等位基因在健康非吸烟者中并不影响 CYP1A2 的酶活性。Ghoshal 等检测了 88 例胃癌患者、76 例功能性消化不良患者、53 例消化性溃疡患者和 170 例健康对照者代谢酶基因多态性的分布，结果显示 *CYP1A2*（164A/C）在胃癌组携带 C 等位基因的比率低于健康组，在未感染 *H. pylori* 人群中携带 C 等位基因可降低胃癌的发生风险。Kobayashi 等研究认为 *CYP1A2* 基因多态性与胃癌的发生无关。2013 年 Tian 收集了 46 项关于 *CYP1A2 * 1F*（rs762551）与肿瘤的研究，分析显示该基因多态性能降低肿瘤的发病风险，但主要与乳腺癌和卵巢癌相关，与胃癌、肺癌和膀胱癌等无关。可能是受种族因素的影响，在高加索地区携带 *CYP1A2 * 1F*（rs762551）A 等位基因者肿瘤发生风险降低（OR=0.91，95% CI：0.84～0.98，P=0.014），而在亚洲人群却无此关系。

3. *CYP2C19* 与胃癌

CYP2C19 又称 S-美芬妥英羟化酶，羟化速度快者为快代谢者（extensive metabolism，EM），羟化速度慢者为慢代谢者（poor metabolism，PM）。基因定位于染色体 10q24.1—924.3，参与一些药物和外源性物质的代谢。1994 年，De Morais 等在日本美芬妥英慢代谢人群中发现了 *CYP2C19* m1 和 *CYP2C19* m2 两个等位基因的突变位点。*CYP2C19* m1 是第 5 个外显子上 681 位碱基 G→A 发生单碱基突变引起，使得转录产物 mRNA 成熟时的剪接位点发生改变，因而在外显子 5 前存在 40 个碱基对的缺乏，此缺乏包含 1 个 *Sma* Ⅰ 限制性酶切位点。这一变化导致 215～227 位氨基酸缺乏，并使始于 215 位氨基酸的阅读框架发生移位。因此，在 215 位氨基酸下游第 20 个氨基酸处提前产生一个终止密码子，结果使这一截短的含 234 个氨基酸的蛋白质缺乏血红素的结合区，丧失催化活性。*CYP2C19* m2 是第 4 个外显子上 636 位碱基 G→A 单碱基突变引起，使本来为色氨酸的密码子变为终止密码子，导致蛋白合成提前终止，该蛋白因缺乏血红素及底物结合区而无活性。这两个位点的突变直接影响酶的活性，进而影响毒物在体内的代谢，与肿瘤的发生直接相关。

Shi 等在对健康对照、食管癌、胃癌和肺癌患者进行 *CYP2C19* 等位基因分析时发现，食管癌组 S-美芬妥英慢代谢者的发生率为 34.1%、胃癌组为 31.8%、肺癌组为 34.4%，较正常对照组的 14.0% 增加了一倍多，患癌组与对照组间具有极显著差异，说明 CYP2C19 与食管癌、胃癌和肺癌的发生具有相关性，从而推测 CYP2C19 参与了食管癌、胃癌和肺癌致癌物的灭活，其作用机制可能是当 CYP2C19 酶活性降低时，这些致癌物在体内代谢减慢，从而导致其在体内堆积，增加了致癌物在体内的作用时间和数量，以及患癌的易感性。赵筱萍等用 PCR-RFLP 方法对 *CYP2C19* 基因进行分析，发现携带 *CYP2C19* m1 或 m2 基因型者美芬妥英的羟化速度慢，胃癌发生率高。Wang 等对 30 个病例对照研究进行 Meta 分析，涉及病例 11 554 人、对照组 16 529 人，结果显示 *CYP2C19* 与胃癌间的 OR=1.53，分层分析显示该基因与胃癌、肺癌和肝癌等多种恶性肿瘤发病相关，而且主要在亚洲人群。也有不同的观点，如 Tamer 研究认为 *CYP2C19* 多态性与胃肠癌无关。

关于 *CYP2C19* 与 *H. pylori* 的关系的研究很少，Sugimoto 检测 111 例 *H. pylori* 阳性的胃癌患者和 315 例 *H. pylori* 对照组（胃炎或消化性溃疡）*CYP2C19* 的分布情况，探讨两者间关系，结果显示 PM 型 *CYP2C19* 可增加胃癌的发病风险，经性别和年龄校正后 OR=1.975，尤其是弥漫型胃癌 OR=3.385，认为对该基因多态性应加强随访，有利于发现胃癌的高危个体。

4. *CYP2D6* 与胃癌

CYP2D6 是异哇胍羟化酶，在肝、肺、胃肠道、肾和大脑中都有表达，主要参与亚硝胺的代谢，其基因位于人类染色体 22q13.1。CYP2D6 酶活性在人群中有两种表型：快代谢型和慢代谢型。*CYP2D6* 基因的主要突变方式是单个或数个碱基的缺失或替换引起读码框架的移位，以及大片段的基因丢失，主要有 A、B、C、D 和 E 突变5 种类型。A 突变是指第 5 外显子 2637 位点的 1 个碱基 G 丢失；B 突变是指第 3 外显子的最后 1 个碱基 G 被 A 替换；C 突变是指第 5 号外显子上相连的 A2701 ~ G2703 的 3 个碱基缺失；D 突变是指整个 *CYP2D6* 基因缺失；E 突变是指与 *Xba* Ⅰ 内切酶限制性长度 13 kb 片段相连锁，最常见的为 *CYP2D6A*、*CYP2D6B* 和 *CYP2D6D*。不同的等位基因在人群中分布不同，在高加索人和美国白人中 *CYP2D6 *3*、*CYP2D6 *4* 和 *CYP2D6 *5* 较常见，而在中国人和日本人中则以 *CYP2D6 *10A*、*CYP2D6 *10B* 和 *CYP2D6 *10C* 较常见。

关于 *CYP2D6* 基因型、表型与胃癌易感性的研究结论很不一致。引起结论混乱的原因可能与种族、地区及个体暴露环境的不同等有关。但 *CYP2D6* 在胃癌术后患者对止痛药的反应的研究结果一致，Wang 等认为 CYP2D6 *10 与曲马多止痛效果有关，Wu 等的研究显示芬太尼止痛药 6 小时、12 小时和 24 小时的浓度在 *CYP2D6* 突变型高于野生型，该研究可为遗传药理学提供依据。

5. *CYP2E1* 与胃癌

CYP2E1 是二甲基亚硝胺 D-脱甲基酶，该酶主要在肝表达，参与亚硝胺代谢，将前致癌物 *N*-亚硝基二甲胺和 *N*-硝基四吡咯烷等活化为终致癌物，具有诱发癌变的作用。*CYP2E1* 基因定位于人类染色体 10q24.3-ter，包括 9 个外显子和 8 个内含子。*CYP2E1* 基因存在多个限制性内切酶片段长度多态性，例如，位于内含子 2 和 6 中的 *Dra* Ⅰ 酶切位点可能与蛋白的表达和接触反应有关；内含子 3 中的 *Rsa* Ⅰ 位点、内含子 6 中的 *Msp* Ⅰ 位点、内含子 7 中的 *Taq* Ⅰ 位点及位于基因 5′侧远端与转录调节有关的 *Pst* Ⅰ 和 *Rsa* Ⅰ 酶切位点。

CYP2E1 遗传多态性最常见的是 5′区的 *Pst* Ⅰ/*Rsa* Ⅰ 多态和内含子 6 的 *Dra* Ⅰ 多态。*Rsa* Ⅰ 多态具有三种基因型，分别为 A（c1/c1）、B（c1/c2）和 C（c2/c2）基因型。*Dra* Ⅰ 多态也具有三种基因型，分别为 DD、CD 和 CC 基因型。Uematsu 等在对 *CYP2E1* 内含子 6 测序时发现 *Dra* Ⅰ 多态性是由于该位点酶切（-TTTAAA-，allele D）产生了 T→A 的突变（-TTAAAA-，allele C）。

中国台湾的报道，*CYP2E1* c2/c2 在胃癌组的分布高于对照组，经年龄、性别、组织类型、部位和肿瘤分期等因素校正后，仍显著高于对照组（OR=2.9）。Feng 等认为在中国地区 *CTP2E1 Pst* Ⅰ/*Rsa* Ⅰ 多态性与胃癌进展和预后均相关。Kato 等的研究显示 *CYP2E1* 的多态性影响着其蛋白的表达，导致功能丧失，在残胃癌中 c1/c2 和 c2/c2 明显高于对照组（OR=2.8，95%CI：1.3 ~5.8）。

关于吸烟和 CYP2E1 与胃癌关系的研究显示，在胃癌的发生过程中两者具有协同作用。2005 年 Cai 的一项研究显示胃贲门癌患者 c1/c1 基因型的分布高于对照组，特别是吸烟的贲门癌患者 c1/c1 基因型分布显著高于不吸烟的 c1/c2 和 c2/c2 基因型患者，OR 值为 4.68，95%CI 为 2.19 ~10.04。Gao 等的研究显示，曾经或目前吸烟个体如携带 C2 等位基因，则发生胃癌的风险高于从未吸烟的个体。Zhuo 选取 24 个符合要求的病例进行对照研究，对 *CTP2E1 Pst* Ⅰ/*Rsa* Ⅰ多态性与胃癌的关系进行 Meta 分析，总的 C2 等位基因与 C1 等位基因比较，OR 为 1. 06，95% CI 为 0. 88 ~ 1. 28，认为携带 *CTP2E1 Pst* Ⅰ/*Rsa* Ⅰ c2 等位基因个体特别是有长期吸烟史的个体发生胃癌的风险增高。Suzuki 的一项关于日本人代谢酶基因多态性与胃癌的病例对照研究显示，*CYPE1* 基因多态性与肠型胃癌且吸烟的患者相关，同时这类患者具有显著的 *p53* 基因突变，为肠型胃癌的发病机制研究提供了新思路。

食用鱼露是福建地区人群胃癌高发的原因之一，Cai 等采用 PCR-RFLP 法检测胃癌高发区福建长乐地区 94 例健康对照者和 91 例胃癌患者 *CYP2E1* 多态性分布，探讨鱼露这个环境暴露因素和 *CYP2E1* 基因多态性与胃癌的关系，结果显示携带 C2 等位基因者为胃癌的高风险个体；并且 *CYP2E1* 基因多态性对食用鱼露暴露具有修饰作用，携带 C2 等位基因者若长期食用鱼露，则患胃癌的风险较仅携带 C1 等位基因的个体要高（OR = 18. 58）。

有少数研究报道了 *CYP2E1* 基因多态与 *H. pylori* 的关系，但结果不尽相同。Ghoshal 的研究显示 *CYP2E1* 在 *H. pylori* 阴性胃癌组高于健康对照组和溃疡组，*P* 值分别为 0. 007 和 0. 05。认为 *CYP2E1*（96 bp 碱基插入突变）与 *H. pylori* 阴性的胃癌相关。Masuda 等对 *H. pylori* 感染与 *CYP2E1* 多态性关系进行了研究，认为两者无关，该研究是采用内镜对 *H. pylori* 感染进行判定，是否与 *H. pylori* 的检测方法不同有关仍需要进一步研究。

二、谷胱甘肽 S-转移酶

GSTs 为 1961 年由 Booth 首先发现。目前已知 GSTs 包括微粒体、α（对应基因 *GSTA1* ~ *GSTA4*）、μ（对应基因 *GSTM1* ~ *GSTM5*）、π（对应基因 *GSTP1*）、θ（对应基因 *GSTT1* 和 *GSTT2*）、ζ（对应基因 *GSTZ1*）和 ω 7 种类型。GSTs 的主要功能是催化还原型谷胱甘肽与一些内源性和外源性亲电子复合物结合，使后者失去 DNA 结合活性，具有水解和灭活化学致癌物代谢过程中的亲电子疏水化合物的功能。由于 *GSTs* 基因多态性引起的酶分子结构、功能和水平改变能影响细胞灭活致癌物和诱变剂的能力，而被认为与肿瘤易感性有关。与胃癌关系密切的基因是 *GSTM1*、*GSTT1* 和 *GSTP1*。

1. *GSTM1*

该基因定位于染色体 lp13，主要介导苯并芘和其他多环芳烃的解毒作用，具有 3 个等位基因 *GSTM1A*、*GSTM1B* 和 *GSTM1* 空白型，一般人群空白型基因约占 40%，国人可达 52%。*GSTM1* 空白型基因不能产生有活性的酶蛋白，使机体对化学致癌物解毒能力下降。大多数的研究认为 *GSTM1* 空白型与胃癌易感性相关，与吸烟、饮酒等环境因素有协同作用。

近年来，关于 *GSTM1* 与胃癌关系的 Meta 分析的文章很多，这些文章涵盖了近 10 年的文献，研究结果较一致，均认为 *GSTM1* 空白基因型与胃癌相关，*GSTM1* 空白型是潜在的胃癌标志物。其中 Lao 共收集 54 篇文章，数量最多，而且结果显示 *GSTM1* 空白基因型同时合并 *GSTT1* 空白基因型发病风险更高，OR = 1. 505，95% CI 为 1. 165 ~ 1. 949。Zhang 等的研究显示 *GSTM1* 空白型与吸烟存在着交互作用。Gu 和 Zhao 的两项 Meta 分析显示在吸烟和非吸烟患者中 *GSTM1* 空白型均增加胃癌发病风险。Meng 的种族分层分析显示，在亚洲人群中 *GSTM1* 空白型基因增加胃癌发生风险（$P=0.004$），在高加索地区 *GSTM1* 多态性与胃癌无关。

2. *GSTT1*

GSTT1 在体内发挥解毒酶功能，催化 GSH 的巯基攻击亲电物质的亲电中心，产生谷胱甘肽结合物从体内排出。但也有报道 GSTT1 可经谷胱甘肽结合反应使二氯甲烷活化成致癌物，因此对于其在胃癌易感性中的作用，结果报道不一。*GSTT1* 基因多态性常表现为基因的缺失（即空白基因型）。

近三年来，关于 *GSTT1* 空白基因型与胃癌关系的 Meta 分析的文章较多，收集的文献基本相似，时间从 1996 年 1 月 ~2013 年 5 月，这些文章得出的结论基本相似，只是在分层分析的结果上不完全相同。总体上均认为 *GSTT1* 空白基因型携带者增加患胃癌的危险。Yoon 等选择 36 项合格的病例对照研究，涉及病例组 7689 人、对照组 12 445 人，在民族的分层分析中显示，在高加索地区 *GSTT1* 空白型与胃癌相关，在亚洲人群中无此关系。Meng 等的研究显示在高加索地区、亚洲东部和中国，*GSTT1* 空白基因型均增加胃癌的发病风险，而在印度地区无此关系。Sun 选择了 42 项研究，结果认为 *GSTT1* 空白基因型与欧洲和亚洲人群胃癌的发病风险增加相关。Wang 等选择 46 项病例对照研究进行 Meta 分析，结果显示 *GSTT1* 的空白型与东亚和印度地区的胃癌患者相关，而与高加索、中东和非洲地区人群无关，且吸烟和饮酒合并空白基因型 *GSTT1* 均增加胃癌的发病风险。另外，19 项研究涵盖了 *GSTM1* 空白基因型的研究，均认为吸烟和饮酒与空白基因型 *GSTT1* 具有协同作用，可增加胃癌发生风险。Zhao 选择 20 篇文献以中国人群作为研究对象，结果仍然显示 *GSTT1* 空白基因型能增加胃癌的发病风险。

Wang 等对 *GSTs* 基因多态性与胃癌的存活率进行了前瞻性的研究，选择 2003 年 1 月 ~2005 年 1 月共计 317 例胃癌患者，其中对 302 例患者进行了平均 34.2 个月的随访，结果显示携带 *GSTT1* 和 *GSTM1* 空白基因型胃癌患者死亡危险大。

Tripathi 等的研究显示，在胃癌组织中 *GSTT1* 和 *GSTM1* 基因空白型可导致 GST 活性降低，*H. pylori* 感染的胃癌患者仍能观察到 *GSTT1* 空白基因型导致 GST 酶活性降低的现象，可能与其致癌机制有关。

3. *GSTP1*

π 类谷胱甘肽转移酶代谢底物广泛，解毒功能强，是一种重要的肿瘤标志物。研究显示其与肿瘤的分化、预后和耐药有关，认为编码该蛋白的基因（*GSTP1*）广泛参与细胞分化、增殖和代谢过程。*GSTP1* 基因 SNP 位点主要有两个，一个是第 5 外显子 1587 对碱基处 A→G，导致 Ile（异亮氨酸）-105→Val（缬氨酸），从而使其氨基酸的体积和疏水性发生改变，进而影响其热稳定性，降低其解毒功能；另一个多态位点是第 6 外显子 2293 对碱基处 C→T 的突变，使 Ala（丙氨酸）→Val（缬氨酸）。

众多的研究集中在 *GSTP1* 第 5 外显子与胃癌的关系，Zhang 等的来自辽宁地区的病例对照研究显示，*GSTP1*Val 等位基因与吸烟、饮酒和 *H. pylori* 感染存在交互作用，均可增加胃癌的发病风险。Zhou 的 Meta 分析显示，仅限于高加索地区（白种人）*GSTP1*

Ile105Val 多态性增加胃癌的发病风险。我们的多项研究显示 *GSTP1* Ile105Val 多态性不但与胃癌相关，而且与癌前肠化生密切相关，携带 G 等位基因的肠化生患者易发生胃癌，且在肠化生阶段与 *H. pylori* 感染存在正交互作用，这样的患者可作为癌前肠化生进行随访。Bao 收集 1996～2011 年 20 项关于 *GSTP1* 第 5 外显子与胃癌关系的研究，结果显示 *GSTP1* 携带 G 等位基因的患者是胃癌的高危个体，尤其在亚洲，高加索地区人群没有此特点，而且分层分析结果显示该位点的 SNP 和 *H. pylori* 有关，胃癌的发生部位主要在贲门。Ma 选择了 1999～2012 年的 12 项研究进行 Meta 分析，与 Bao 的研究选取的文章有 9 篇相同，结果显示 *GSTP1* Ile105Val 多态性与胃癌有关，可增加胃癌的发病风险。然而 García-González 等分析欧洲人群 *GSTT1* 空白型、*GSTM1* 空白型和 *GSTP1* 第 5～6 外显子多态性与胃癌的关系，结果显示 GST 的多态性与胃癌无关。

GSTP1 多态性将导致其蛋白解毒功能降低，同时也影响化疗药物的疗效。Wang 对化疗药物与解毒相关基因多态性之间的关系进行了研究，其中关于 *GSTP1* 基因与化疗药物的研究共 8 项，涉及 959 个病例，结果显示 GG 和 AG 基因型患者对药物反应高于 AA 基因型，但两者间差异无统计学意义，在化疗目的、诊疗标准和评价手段的分层分析中，也是这种结果。

三、*N*-乙酰转移酶家族

NAT 家族编码 *N*-乙酰转移酶，也属于Ⅱ相解毒酶，在原致癌物的活化中有着十分重要的作用，人们日常生活中通过吸烟等途径会经常暴露于芳香胺化合物如芳基胺、杂环胺等，NAT 能将乙酰基转移至芳香胺或联胺的氮原子及芳香胺羟化物的氧原子上，通过以上反应完成 *N*-乙酰化，还可经 CYP450 催化形成的 *N*-羟基芳香胺的 *O*-乙酰化，使致癌物灭活或活化。

NAT 基因定位于人染色体 8p21.1—p23.1，包括能编码有功能 NAT 蛋白的 *NAT1*、*NAT2* 基因和不编码有功能 NAT 蛋白的 *NATP3* 基因。*NAT* 等位基因多态性导致了个体乙酰化代谢能力的差异，根据其能力大小分为快速酶和慢速酶两种表型，快慢型的区别是乙酰化同工酶活性的明显差异。不同表型与不同组织肿瘤相关，如胃癌、膀胱癌、喉癌与慢型乙酰化表型有关，结肠癌、乳腺癌与快型表型有关。

NAT 基因多态性会影响个体对突变剂和致癌剂芳香胺的代谢，从而影响个体的患癌易感性。有研究证实 *NAT1* 和 *NAT2* 基因具有多态性，由编码区和非编码区的点突变所造成，这些点突变能够导致酶的表达降低、活性下降和酶的不稳定性。

Katoh 等在日本研究发现，携带 *NAT1 * 10* 等位基因多态性的人患胃癌的概率增加，但不具有统计学意义，综合考虑环境因素后，发现携带 *NAT1 * 10* 等位基因合并重度吸烟者患高分化胃腺癌危险性增高（OR＝4.24），说明其可能参与癌前病变至胃癌的发展过程。Boissy 认为 *NAT1 * 10* 引起 *NAT1* 酶高度表达，与晚期胃癌存在联系（OR＝4.8），*NAT1 * 14*、*NAT1 * 15*、*NAT1 * 17* 似乎应该有保护作用，但尚未证实。有报道认为 NAT1 与叶酸代谢有关，但目前尚不清楚是否还有其他内源性代谢作用。由于其在人群个体和组织中表达水平差异极大，这些表型的差异尚需进一步研究。

Ladero 等检测 *NAT2* 基因多态性与胃癌的关系，结果显示 *NAT2* 共有 19 个不同的基因型，*NAT2* ＊*4* 属于慢速型，其在胃癌中的分布高于对照人群，*NAT2* 基因型在胃癌中分布也高于对照组，*NAT2* 基因型多态性导致胃癌发病风险增高。Hong 等对亚洲东部人群进行 *GSTT1*、*GSTM1* 和 *NAT2* 多态性检测，结果显示在有胃癌家族史患者中 *NAT2* 分布显著增加。

多数研究认为，*NAT2* 基因型和表型均不增加胃癌的发病风险。Yu 于 2014 年选取 1999～2009 年关于 *NAT2* 与胃癌的病例对照研究进行 Meta 分析，结果显示只有在亚洲东部地区的人群 *NAT2* 和胃癌相关，特别是慢速酶型更显著。

本节中我们只选了有代表性的代谢酶基因多态性阐述其与胃癌的关系，还有许多代谢酶参与了胃癌致癌过程，如乙醇代谢酶、亚甲基四氰叶酸还原酶等，在胃癌的癌变过程中是多个微效基因共同发挥作用的结果，而且各民族之间和地域之间等位基因频率和连锁不平衡结构差异明显，同时环境因素、精神因素、饮食习惯和生活习惯等许多因素共同决定不同个体对胃癌的易感性。因此，通过系统的研究才能真正阐明胃癌的发病机制，通过检测与疾病相关的一组基因多态性，并结合相关的环境因素共同分析才能确定真正的胃癌高危个体。

（王旭光）

参考文献

王旭光，王兰，董明，等. 2000. Pi 类谷胱苷肽转移酶在胃黏膜肠化生中的表达［J］. 实用肿瘤学杂志，14（4）：245-247.

王旭光，王兰，袁媛. 2002. 胃黏膜肠化生中 π 类谷胱苷肽转移酶的表达及其与幽门螺杆菌的相关性［J］. 中华医学杂志，82（15）：1033-1036.

王旭光，张忠，孙丽萍，等. 2010. 谷胱苷肽转移酶 P1 基因多态性和幽门螺旋杆菌感染的交互作用与胃黏膜上皮化生的风险［J］. 中华流行病学杂志，31（8）：920-924.

王旭光，张忠，王莹，等. 2014. 胃癌组织 *GSTP1* 第 5 外显子基因型检测及其与临床病理特征的关系［J］. 山东医药，54（32）：35-37.

王旭光，张忠，吴丽华，等. 2012. 幽门螺旋杆菌对肠化生胃黏膜 GST-π 和 p53 表达的影响［J］. 中国老年学杂志，32（23）：5142-5144.

王旭光，张忠，张晔，等. 2009. Pi 类谷胱苷肽转移酶基因多态性与胃黏膜场上皮化生癌变风险［J］. 中华医学杂志，89（9）：582-586.

张忠，王旭光. 2007. 胃黏膜肠化生中 *H. pylori* 感染与 π 类谷胱苷肽转移酶表达的相关性［J］. 沈阳医学院学报，9（3）：135-137.

赵伟红，焦效兰. 2005. 细胞色素 P450 基因多态性与肿瘤易感性的关系［J］. 医学理论与实践，18（8）：869-871.

赵筱萍，李汉植，杜晓依，等. 2000. 细胞色素 p450 2C19 基因多态性与胃癌易感性的关系［J］. 中国肿瘤临床，27（7）：488-490.

Agudo A，Sala N，Pera G，et al. 2006. Polymorphisms in metabolic genes related to tobacco smoke and the risk of gastric cancer in the European prospective investigation into cancer and nutrition［J］. Cancer Epidemiol Biomarkers Prev，15（12）：2427-2434.

Boccia S，Sayed-Tabatabaei FA，Persiani R，et al. 2007. Polymorphisms in metabolic genes，their combination and interaction with tobacco smoke and alcohol consumption and risk of gastric cancer：a case-control study in an Italian population [J]. BMC Cancer, 7: 206.

De Morais SM, Wilkinson GR, Blaisdell J, et al. 1994. The major genetic defect responsible for the polymorphism of S-mephenytoin metabolism in humans [J]. J Biol Chem, 269 (22): 15419-15422.

Dobrinas M, Cornuz J, Eap CB. 2013. Pharmacogenetics of *CYP1A2* activity and inducibility in smokers and exsmokers [J]. Pharmacogenetics Genomics, 23 (5): 286-292.

Dobrinas M, Cornuz J, Oneda B, et al. 2011. Impact of smoking, smoking cessation, and genetic polymorphisms on *CYP1A2* activity and inducibility [J]. Clin Pharmacol Ther, 90 (1): 117-125.

Gao C, Takezaki T, Wu J, et al. 2002. Interaction between cytochrome P-450 2E1 polymorphisms and environmental factors with risk of esophageal and stomach cancers in Chinese [J]. Cancer Epidemiol Biomarkers Prev, 11 (1): 29-34.

García-González MA, Quintero E, Bujanda L, et al. 2012. Relevance of *GSTM1*, *GSTT1*, and *GSTP1* gene polymorphisms to gastric cancer susceptibility and phenotype [J]. Mutagenesis, 27 (6): 771-777.

Godard CA, Goldstone JV, Said MR, et al. 2005. The new vertebrate *CYP1C* family: cloning of new subfamily members and phylogenetic analysis [J]. Biochem Biophys Res Commun, 331 (4): 1016-1024.

Gunes A, Ozbey G, Vural EH, et al. 2009. Influence of genetic polymorphisms, smoking, gender and age on *CYP1A2* activity in a Turkish population [J]. Pharmacogenomics, 10 (5): 769-778.

Han F, Wang X, Wang X, et al. 2012. Meta-analysis of the association of *CYP1A1* polymorphisms with gastric cancer susceptibility and interaction with tobacco smoking [J]. Mol Biol Rep, 39 (8): 8335-8344.

Kadlubar FF, Butler MA, Kaderlik KR, et al. 1992. Polymorphisms for aromatic amine metabolism in humans: relevance for human carcinogenesis [J]. Environ Health Perspect, 98: 69-74.

Katoh T, Boissy R, Nagata N, et al. 2000. Inherited polymorphism in the N-acetyltransferase 1 (*NAT1*) and 2 (*NAT2*) genes and susceptibility to gastric and colorectal adenocarcinoma [J]. Int J Cancer, 85 (1): 46-49.

Kobayashi M, Otani T, Iwasaki M, et al. 2009. Association between dietary heterocyclic amine levels, genetic polymorphisms of *NAT2*, *CYP1A1*, and *CYP1A2* and risk of stomach cancer: a hospital-based case-control study in Japan [J]. Gastric Cancer, 12 (4): 198-205.

Leaver MJ, George SG. 2000. A cytochrome P4501B gene from a fish, Pleuronectes platessa [J]. Gene, 256 (1-2): 83-91.

Liu C, Jiang Z, Deng QX, et al. 2014. Meta-analysis of association studies of *CYP1A1* genetic polymorphisms with digestive tract cancer susceptibility in Chinese [J]. Asian Pac J Cancer Prev, 15 (11): 4689-4695.

Luo YP, Chen HC, Khan MA, et al. 2011. Genetic polymorphisms of metabolic enzymes-*CYP1A1*, *CYP2D6*, *GSTM1*, and *GSTT1*, and gastric carcinoma susceptibility [J]. Tumour Biol, 32 (1): 215-222.

Ma JX, Zhang KL, Liu X, et al. 2006. Concurrent expression of aryl hydrocarbon receptor and *CYP1A1* but not *CYP1A1* MspI polymorphism is correlated with gastric cancers raised in Dalian, China [J]. Cancer Lett, 240 (2): 253-260.

Masuda G, Tokunaga A, Shirakawa T, et al. 2007. Helicobacter pylori infection, but not genetic polymorphism of *CYP2E1*, is highly prevalent in gastric cancer patients younger than 40 years [J]. Gastric Cancer, 10 (2): 98-103.

Meng X, Liu Y, Liu B. 2014. Glutathione S-transferase M1 null genotype meta-analysis on gastric cancer risk [J]. Diagn Pathol, 9: 122.

Meng YB, Cai XY, Lu WQ, et al. 2014. Meta-analysis of the association of glutathione S-transferase T1 null/presence gene polymorphism with the risk of gastric carcinoma [J]. Mol Biol Rep, 41 (2): 639-649.

Pandey SN, Choudhuri G, Mittal B. 2008. Association of*CYP1A1 Msp1* polymorphism with tobacco-related risk of gallbladder cancer in a north Indian population [J]. Eur J Cancer Prev, 17 (2): 77-81.

Roth MJ, Abnet CC, Johnson LL, et al. 2004. Polymorphic variation of *Cyp1A1* is associated with the risk of gastric cardia cancer: a prospective case-cohort study of cytochrome P-450 1A1 and GST enzymes [J]. Cancer Causes Control, 15 (10): 1077-1083.

Sachse C, Smith G, Wilkie MJ, et al. 2002. A pharmacogenetic study to investigate the role of dietary carcinogens in the etiology of colorectal cancer [J]. Carcinogenesis, 23 (11): 1839-1849.

Stanley LA, Copp AJ, Pope J, et al. 1998. Immunochemical detection of arylamine N-acetyltransferase during mouse embryonic development and in adult mouse brain [J]. Teratology, 58 (5): 174-182.

Sugimoto M, Furuta T, Shirai N, et al. 2005. Poor metabolizer genotype status of *CYP2C19* is a risk factor for developing gastric cancer in Japanese patients with Helicobacter pylori infection [J]. Aliment Pharmacol Ther, 22 (10): 1033-1040.

Tian Z, Li YL, Zhao L, et al. 2013. Role of *CYP1A2* 1F polymorphism in cancer risk: evidence from a meta-analysis of 46 case-control studies [J]. Gene, 524 (2): 168-174.

Tripathi S, Ghoshal U, Ghoshal UC, et al. 2008. Gastric carcinogenesis: Possible role of polymorphisms of *GSTM1*, *GSTT1*, and *GSTP1* genes [J]. Scand J Gastroenterol, 43 (4): 431-439.

Wang XG, Zhang Z, Zhang Y, et al. 2009. Polymorphism of glutathione S-trans ferase P1 and correlation there of with carcinogenesis risk of gastric intestinal metaplasia [J]. Zhonghua Yi Xue Za Zhi, 89 (9): 582-586.

Wang ZY, Zhou J, Luo L, et al. 2012. Predictive role of glutathione-S-transferase gene polymorphisms in the survival of gastric cancer cases [J]. Asian Pac J Cancer Prev, 13 (4): 1515-1518.

Wu SB, Cai LN, Yang XH, et al. 2015. Impact of *CYP2D6* polymorphisms on postoperative fentanyl analgesia in gastric cancer patients [J]. Genet Test Mol Biomarkers, 19 (5): 248-252.

Xue H, Lu Y, Xue Z, et al. 2014. The effect of *CYP1A1* and *CYP1A2* polymorphisms on gastric cancer risk among different ethnicities: a systematic review and meta-analysis [J]. Tumour Biol, 35 (5): 4741-4756.

Yu J, Deng Y, Chen JP. 2014. N-acetyltransferase 2 status and gastric cancer risk: a meta-analysis [J]. Tumour Biol, 35 (7): 6861-6865.

Zhang XL, Cui YH. 2015. GSTM1 null genotype and gastric cancer risk in the Chinese population: an updated meta-analysis and review [J]. Onco targets Ther, 8: 969-975.

Zhao Y, Luo Y, Huang B, et al. 2013. *GSTT1* null genotype contributes to increased risk of gastric cancer in Chinese population: evidence from a meta-analysis [J]. Tumour Biol, 34 (3): 1691-1697.

Zhong X, Hui C, Xiao-Ling W, et al. 2010. *NAT2* polymorphism and gastric cancer susceptibility: a meta-analysis [J]. Arch Med Res, 41 (4): 275-280.

第五节　*p53* 基因与胃癌

p53 基因是经典的抑癌基因，广泛参与细胞增殖、凋亡和分化过程，作为胃癌的重要生物学标志物也参与了胃癌的发生和发展，同时该基因多态性为筛查胃癌高危个体提供了可能。另外，作为重要的抑癌基因，其为肿瘤乃至胃癌的基因治疗提供了可能的思路。

一、*p53* 基因的概述

p53 是人们研究最为广泛的基因之一，1993 年被 *Science* 杂志评为明星分子。经多年的深入研究，人们对其结构有了明确的认识，对其功能有了全面的了解，认为其在肿瘤发

生、发展的各个环节均发挥重要的作用。

分型

p53 基因是 1979 年 Lane 等在研究原病毒 40 转化细胞时发现的，定位于 17p13.1，有 11 个外显子和 10 个内含子，是一段 16 ~ 20 kb 的 DNA。*p53* 基因 cDNA 全长为 2074 bp，含有一个开放读码框架，其 5′端为非翻译区，由 881 个核苷酸组成，编码区由 1179 个核苷酸组成，编码含 393 个氨基酸残基的核酸蛋白，分子质量约为 53 kDa（P53 蛋白）。

p53 基因分为野生型和突变型，其产物也有野生型和突变型。正常细胞内野生型 P53 蛋白极不稳定，半衰期仅为数分钟，不能用免疫组化方法检出；当其突变后，蛋白构型发生改变，半衰期延长，从而产生 P53 蛋白积聚，易被免疫组化方法检出，故而免疫组化方法检测的 P53 蛋白皆为突变型。野生型 P53 蛋白被称作人体内的"分子警察"，具有重要的生物学功能。

p53 基因的抑癌作用是由其生物学功能决定的，其生物学功能主要包括以下几点。

（1）调控细胞周期：在细胞周期中，P53 的调节功能主要体现在 G_1 和 G_2/M 期校正点的监测，与转录激活作用密切相关。P53 主要调控下游 *p21* 基因、cyclin B1、GADD45（growth arrest and DNA damage responsive gene 45）和 14-3-3σ 等。*p21* 编码蛋白是一个依赖 cyclin 的蛋白激酶抑制剂，它可与一系列 cyclin-cdk 复合物结合，抑制相应的蛋白激酶活性，导致高磷酸化 Rb 蛋白堆积，后者使 E2F 转录因子不能活化，引起 G1 期阻滞；另外 14-3-3σ 蛋白能结合 S216 磷酸化的 Cdc25C，使 Cdc2 保持抑制型磷酸化状态，使细胞停留在 G_2期。GADD45 能与 Cdc2 结合并抑制 cyclinB1-Cdc2 复合物的活性，这可以使细胞发生 G_2/M 期阻滞。

（2）促进细胞凋亡：*Bcl-2* 和 *Bax* 是调整细胞凋亡平衡的一对基因。Bcl-2 可阻止凋亡形成因子如细胞色素 c 等从线粒体释放出来，具有抗凋亡作用；而 Bax 可与线粒体上的电压依赖性离子通道相互作用，介导细胞色素 c 的释放，具有促进凋亡作用。P53 可以上调 *Bax* 的表达水平，以及下调 *Bcl-2* 的表达，共同完成促进细胞凋亡作用。P53 还可上调其他与凋亡有关的基因，其中一些基因编码细胞膜结合蛋白，包括 KILLER/DR5 和 CD95（Fas/APO-1），它们可介导外源性死亡信号诱导细胞凋亡。*p53* 还可通过死亡信号受体蛋白途径诱导凋亡，TNF 受体和 Fas 蛋白参与其中。

（3）修复损伤的 DNA：DNA 受损后，由于错配修复的累积，导致基因组不稳定，遗传信息发生改变。P53 可以上调一些基因参与 DNA 的修复过程，如 *GADD45*、*p53R2*。P53 可参与 DNA 的修复过程，其 DNA 结合结构域本身具有核酸内切酶的活性，可切除错配核苷酸，结合并调节核苷酸内切修复因子 XPB（xeroderma pigmentosum group B）、XPC 和 XPD 的活性，影响其 DNA 重组和修复功能。GADD45 可能参与染色质组装和 DNA 修复之间的偶联，还可能通过直接结合到参与 DNA 复制和修复的 PCNA 蛋白上刺激 DNA 的剪切修复；p53R2 是一种核糖核苷酸还原酶的小分子亚基，参与 DNA 损伤后的修复。

（4）抑制肿瘤血管的生成：肿瘤生长到一定程度后，可以通过自分泌途径形成促血管生成因子，刺激营养血管在瘤体实质内增生。P53 蛋白能刺激抑制血管生成基因 *Smad4* 等表达。另外，P53 蛋白能直接与 HIF-α（hypoxia-inducible factor）结合并促进其降解，抑制 *HIF* 下游靶基因的血管内皮生长因子的表达，从而抑制肿瘤血管形成。在肿瘤进展阶段，*p53* 基因突变导致新生血管生成，有利于肿瘤的快速生长，这常常是肿瘤进入晚期的表现。

二、*p53* 基因异常

p53 基因异常的表现形式很多，主要以点突变为主，这种突变可以直接导致该基因丧失功能，同时还可以以单核苷酸多态的形式出现，增加患病风险。

1. 突变

p53 基因可因突变、缺失、重排等形式失活，失去对细胞生长、凋亡、DNA 修复等的调节作用，但其最主要的失活方式是基因突变。研究表明，肿瘤中 *p53* 突变可分为以下 3 类：①零突变：即突变体无功能，不参与相互作用；②负突变：即失去负调控功能，并能使野生型失活，但不直接参与致癌；③正突变：失去负调控功能，并获得转化能力，这种突变体可在细胞恶性转化中代替癌基因起启动作用。当 *p53* 基因发生突变后，可合成无功能的多肽链或多肽片段，对肿瘤细胞的基因不再发挥调控作用。实验证明，野生型突变体组成的四聚体不能与结合位点结合，也丧失对目的基因的激活作用，使突变体与野生型的结合失活。

2. *p53* 的多态性

研究报道，*p53* 基因突变主要集中在第 5～9 外显子上，在人类 *p53* 基因中，发现了 13 个不同多态性，其中 5 个在外显子上，8 个在内含子中。编码区的 5 个多态性包括：第 21 密码子上 C→T 的转换，第 36 密码子上的 G→A 的转换，第 47 密码子上 C→T 的转换，第 72 密码子上 G→C 的转换和在第 213 密码子上的 A→G 的转换。在这 5 个多态性中，位于第 21、36 及 213 密码子上的多态性是沉默的，不引起所编码的氨基酸序列的改变。第 47 密码子上的多态性导致一个由丝氨酸替换脯氨酸的改变，但是第 47 密码子上的多态性是罕见的。第 72 密码子上的多态性是常见的，具有 CGC/CCC 单核苷酸多态性，表达产生两种野生型 P53 蛋白：含精氨酸的 P53 蛋白或含脯氨酸的 P53 蛋白，编码 Arg/Arg、Pro/Pro 和 Arg/Pro 三种基因型。

三、*p53* 基因与胃癌

p53 基因是与人类肿瘤（包括胃癌）相关性最高的抑癌基因之一，在胃癌的发生、发展过程中起着重要的作用，主要表现形式是 *p53* 基因的突变和 P53 蛋白的过表达，并已经被大量的实验所证实。*p53* 基因外显子 4 的密码子 72 的多态性与胃癌的关系虽未得到较一致的结论，但对胃癌高危人群的筛查，以及对胃癌预后的判断和综合治疗起着重要的指示作用。

1. *p53* 基因突变与胃癌及其癌前病变

检测 *p53* 基因突变可以采用聚合酶链反应单链构象多态（polymerase chain reactionsingle strand conformation polymorphism，PCR-SSCP）方法直接检测，或者通过免疫组化方法检测突变的蛋白。

基因检测显示，在胃癌中 *p53* 基因突变达 32%，在所有的胃癌细胞系中均可检测到 *p53* 基因的突变。*p53* 基因突变还与胃癌的分期、淋巴结转移有关，在进展期 *p53* 基因突变高于早期胃癌，有淋巴结转移的胃癌组织中 *p53* 基因突变高于无淋巴结转移胃癌组织，认为 *p53* 基因突变在早期胃癌向晚期胃癌的发生、发展中发挥重要作用，并可能是淋巴结转移的机制之一。Rugge 等关于 *p53* 基因外显子 5 ~ 8 突变与胃癌患者年龄、发病部分、分期等关系的研究显示，*p53* 基因突变在小于 40 岁人群中比例很低，仅为 8%，同时发现 *p53* 基因突变主要发生在贲门癌。有研究显示，在癌前肠化生和萎缩性胃炎等癌前疾病和病变中也可检测出 *p53* 突变。

关于各种免疫组化方法检测 *p53* 突变蛋白的文献很多，主要检测在胃癌发生过程中，即正常胃黏膜→慢性浅表性为胃炎→CAG（肠化生）→不典型增生→胃癌进程中 P53 蛋白的变化，结果显示 P53 蛋白在正常胃黏膜表达为阴性，在不典型增生和胃癌组织中 P53 蛋白阳性率可达到 50% ~60%。在研究中还显示 P53 蛋白表达与胃癌分化有关，由高分化腺癌→中分化腺癌→低分化腺癌其表达也是由低到高，分化程度越低，P53 蛋白表达越高。在发病部位与 P53 蛋白表达之间关系的研究显示，贲门癌中 P53 蛋白表达高于其他部位，进一步说明贲门癌和位置较低的食管癌在病因及病变特点等方面与其他部位的胃癌不同。Pinto-de-Sousa 等的研究还显示，P53 蛋白表达与静脉侵袭和淋巴结转移、肠型胃癌及胃癌总的生存率有关，认为表达 *p53* 基因的胃癌侵袭能力强。Juvan 等的研究认为，P53 可作为独立因素判断患者生存状况，P53 蛋白表达的患者生存时间短，是判断胃癌独立的预后指标。

2015 年的两篇关于 P53 表达与胃癌关系的 Meta 分析中，WeiK 选用了 1994 ~2013 年的 34 项研究结果，基本涵盖了 Yildirim 另一篇文章所选的研究成果，两篇文章的观点一致，认为 P53 阳性的患者危险性高，生存时间短，预后差。同时，WeiK 的分析结果还显示 P53 表达与性别、浸润深度、淋巴结转移、TNM 分期、Lauren 分型、血管和淋巴管侵袭有关，而与分化的程度、远处器官的转移及 Borrmann 分型无关。

Karim 就 P53 蛋白表达与 *p53* 基因突变的相关性进行了研究，认为 P53 蛋白过表达与 *p53* 基因的突变 75% 是一致的，不一致的原因是仅检测了一个位点的 P53 基因突变，P53 蛋白过表达是多个位点突变积累的结果。

P53 蛋白的表达或 *p53* 的突变还可作为预判胃癌患者化疗反应的生物学标志物。Xu 等选取了 13 项关于 P53 蛋白与化疗相关的文章进行 Meta 分析，认为 P53 蛋白高表达的患者对化疗有较好的反应，特别是亚洲东部地区的人群（RR = 0. 657；95% CI ：0. 488 ~ 0. 884；P=0. 005）。

在研究胃癌的 *H. pylori* 致病机制时发现，*H. pylori* 可以引起 P53 蛋白表达的变化。我们的多篇文章采用免疫组化方法对 *H. pylori* 感染对 P53 蛋白表达的影响进行了研究，结果显示正常胃黏膜→肠化生→不典型增生→胃癌，P53 蛋白表达逐渐增高，*H. pylori* 阳性组要高于对应的 *H. pylori* 阴性组，根除 *H. pylori* 后 P53 蛋白表达降低。认为 *H. pylori* 可通过促进突变型 *p53* 基因表达，进而导致胃癌的发生。Shibata 等检测并分析胃癌患者 *H. pylori* 的细胞毒素相关基因（cytotoxin-associated gene A，*cag A*）与 *p53* 基因的突变关系，经年龄、性别调整后 OR=3.72，95% CI：1.06～13.07，说明 *p53* 基因突变在 *H. pylori* 相关性胃癌形成中有着重要的作用。Deguchi 的研究也有相似的研究结果，并且认为与 *H. pylori* 致病岛密切相关。

2. *p53* 基因多态性与胃癌

与肿瘤关系密切的多态位点是外显子 4 的密码子 72，文献报道 *p53* 基因密码子 72（Arg72Pro）具有频繁的功能性的单核苷酸多态性，它导致一个位点精氨酸–脯氨酸改变，进而导致 P53 功能的变化。关于此位点多态性与胃癌关系的报道并不多。Zhou 等对中国汉族胃癌患者和对照组进行了 *p53* 基因 72 位密码子多态性分析，发现 Pro/Pro 与贲门胃癌相关，Arg/Arg 与进展期胃癌相关。Zhang 等的病例对照研究显示，Arg/Arg 与贲门胃癌关系密切。Shen 等选取 324 例中国胃癌患者和 317 例非癌对照者进行 *p53* 基因 72 位密码子多态性分析，结果显示与 *p53* 基因 Pro/Pro 相比，Arg/Arg 和 Pro/Arg 与胃癌有关，而且饮酒能显著提高 Arg 等位基因个体患胃癌的风险。

Tang 等对亚洲报道的胃癌与 *p53* 基因关系的研究进行了 Meta 分析，得出 *p53* 基因 Arg72Pro 多态性相关的亚洲人增加患胃癌风险的结论。所以，目前 *p53* 基因 Arg72Pro 单核苷酸多态性与胃癌易感性在世界不同区域及人种中尚存在争议。2007 年 Zhou 的关于 *p53* 基因与胃癌的 Meta 分析发现，亚洲人胃的贲门癌患者携带 Pro/Pro 基因型高于非贲门胃癌，Arg/Arg 基因型在晚期胃癌中的比例高于早期胃癌，认为 *p53* 基因多态性与胃癌有关，可能与胃癌的部位、病理分期关。关于青海人群的报道显示，胃癌患者 *p53* 基因 Arg72Pro 多态性与健康人群之间有显著差异，并且和胃癌患者的病理分化程度、癌淋巴结转移相关，提示 *p53* 基因 Arg72Pro 在胃癌的发生发展中具有重要作用。

Hiyama 等研究了 117 例胃癌患者和 116 例 *H. pylori* 阳性慢性胃炎患者的对照人群的 *p53* 基因多态性，结果显示具有 Pro/Pro 基因型比具有 Arg/Arg 基因型的患者更易发生胃癌。

另外，关于 *p53* 基因 72 位密码子多态性与胃癌关系的研究也存在着不同的结果。Shepherd 等报道，美国胃癌患者 *p53* 基因 Arg72Pro 单核苷酸多态性各基因型频率与对照组无显著性差异。Kim 等报道，在韩国胃癌与遗传易感性和环境因素有关，而与 *p53* 基因 72 位密码子多态性无关。Gomes 等的研究表明，在巴西人群中胃癌患者 *p53* 基因 Arg72Pro 基因型的频率与正常人群没有显著差异，但提示 *p53* 基因的 Arg/Arg 或 Arg/Pro 基因型可能与癌转移性风险有关。

如果能够进一步探寻 *p53* 基因 Arg72Pro 的功能及其作用机制，那么 *p53* 基因 Arg72Pro 位点有望作为胃癌患病的易感性指标和治疗靶点。

（王旭光）

参 考 文 献

高华，袁媛，张忠，等.1999. 幽门螺旋杆菌对增殖细胞核抗原，P16，P53 蛋白表达的影响［J］. 中华预防医学，33（Suppl）：14-16.

高松，任月，张忠.2005. 根治幽门螺旋杆菌对肠上皮化生胃黏膜 P53 蛋白表达的影响［J］. 沈阳医学院学报，7（4）：219-220.

张忠，高华，董明，等. 1999. 幽门螺旋杆菌对胃黏膜上皮细胞凋亡和P53蛋白表达的影响［J］. 中华预防医学，33（Suppl）：21-23.

张忠，潘晓蔚，王嘉伦，等. 1999. 幽门螺旋杆菌感染与胃黏膜上皮P53蛋白表达的关系［J］. 沈阳医学院学报，1（3）：135-7，55.

张忠，吴凡，袁媛，等. 1998. 胃癌及癌前病变组织中细胞凋亡和增殖的原位观察［J］. 沈阳医学院学报，12（3，4）：11-13.

张忠，袁媛，高华，等. 2000. 根治幽门螺旋杆菌对胃黏膜上皮P53蛋白表达的影响［J］. 中国肿瘤临床与康复，7（1）：24-25.

张忠，袁媛，高华，等. 2000. 幽门螺旋杆菌感染对胃黏膜上皮细胞凋亡和增殖及*p53*基因表达的影响［J］. 中国癌症杂志，10（6）：485-488.

张忠，袁媛，张荫昌. 1998. 幽门螺旋杆菌与胃部疾病关系的研究进展［J］. 中国实用内科杂志，18（7）：431-433.

Carbone D，Chiba I，Mitsudomi T. 1991. Polymorphism at codon 213 within the *p53* gene［J］. Oncogene，6（9）：1691-1692.

Gallo CV DM，Azevedo E Silva Mendonca G，de Moraes E，et al. 2005. *TP*53 mutations as biomarkers for cancer epidemiology in Latin America：current knowledge and perspectives［J］. Mutat Res，589（3）：192-207.

Hermeking H，Lengauer C，Polyak K，et al. 1997. 14-3-3 sigma is a P53-regulated inhibitor of G2/M progression［J］. Mol Cell，1（1）：3-11.

Hiyama T，Tanaka S，Kitadai Y，et al. 2002. P53 codon 72 polymorphism in gastric cancer susceptibility in patients with Helicobacter pylori-associated chronic gastritis［J］. Int J Cancer，100（3）：304-308.

Karim S. 2014. Clinicopathological and *p53* gene alteration comparison between young and older patients with gastric cancer［J］. Asian Pac J Cancer Prev，15（3）：1375-1379.

Ohki R，Nemoto J，Murasawa H，et al. 2000. Reprimo，a new candidate mediator of the *P53*-mediated cell cycle arrest at the G2 phase［J］. J Biol Chem，275（30）：22627-22630.

Olivier M，Eeles R，Hollstein M，et al. 2002. The IARC *TP53* database：new online mutation analysis and recommendations to users［J］. Hum Mutat，19（6）：607-614.

Pinto-de-Sousa J，Silva F，David L，et al. 2004. Clinicopathological signif-icance and survival influence of P53 protein expression in gastric carcinoma［J］. Histopathology，44（4）：323-331.

Shepherd T，Tolbert D，Benedetti J，et al. 2000. Alterations in exon 4 of the *p53* gene in gastric carcinoma［J］. Gastroenterology，118（6）：1039-1044.

Tang W，Zhou X，Nie S，et al. 2012. Association of *p53* Arg72Pro polymorphism with gastric cancer：a meta-analysis［J］. Biomarkers，17（7）：597-603.

Wei K，Jiang L，Wei Y，et al. 2015. The prognostic significance of P53 expression in gastric cancer：a meta-analysis［J］. J Cancer Res Clin Oncol，141（4）：735-748.

Xu HY，Xu WL，Wang LQ，et al. 2014. Relationship between P53 status and response to chemotherapy in patients with gastric cancer：a meta-analysis［J］. Plos One，9（4）：e95371.

Zhan Q，Antinore MJ，Wang XW，et al. 1999. Association with Cdc2 and inhibition of Cdc2/Cyclin B1 kinase activity by the P53-regulated protein Gadd45［J］. Oncogene，18（18）：2892-2900.

Zhang Z，Yuan Y，Gao H，et al. 2001. Apoptosis，proliferation and P53 gene expression of *H. pylori* associated gastric epithelial lesions［J］. World J Gastroenterol，7（6）：779-782.

Zhang ZW，Newcomb P，Hollowood A，et al. 2003. Age-associated increase of codon 72Arginine *p53* frequency in gastric cardia and non-cardia adenocarcinoma［J］. Clin Cancer Res，9（6）：2151-2156.

第六节　骨桥蛋白与胃癌

骨桥蛋白（osteopontin，OPN）是近年来备受关注的蛋白，人们发现其与肿瘤转移和浸润密切相关，同时发现 OPN 在胃癌的发生、发展中也起着重要的作用，并可能成为胃癌诊断、预后判断的一个新的生物学标志物。

一、骨桥蛋白的概述

1979 年，Senger 等在恶性转化的上皮细胞株中首次发现了 OPN，时称转化相关性磷酸蛋白。1985 年，Franzen 等从骨组织中分离出一种磷蛋白，经证实其特性与 Senger 等发现的磷蛋白相似，并正式命名为骨桥蛋白。研究显示 OPN 广泛分布于肾、甲状腺、胃肠、乳腺、睾丸、骨、软骨、子宫、胎盘、平滑肌、皮肤、白细胞、激活的 T 细胞和巨噬细胞中，参与着机体的多种生命现象。

1. 骨桥蛋白的结构

OPN 是一种具有多种生物学活性的分泌型磷酸化糖蛋白，由近 300 个氨基酸残基组成，分子质量约为 325 kDa。OPN 分子富含天冬氨酸和丝氨酸残基，其组分包括 30 个单糖和 10 个唾液酸基团。OPN 的一级结构中含有特异性的 RGD 序列（精氨酸-甘氨酸-天冬氨酸，Arg-Gly-Asp），二级结构中含有 8 个 α 螺旋和 6 个 β 折叠。包括 RGD 结构域在内的 OPN 分子 N 端片段经磷酸化后，可与 $\alpha\nu\beta3$、$\alpha\nu\beta5$ 等整合素受体结合；C 端片段可与黏附分子 CD44 结合。人类 OPN 的编码基因定位于染色体 4q13，由 7 个外显子和 6 个内含子组成。外显子存在有 3 个单核苷酸多态性区域（SNP），其中 2 个分别位于 6 号和 7 号外显子，另 1 个位于 7 号外显子非翻译区域。*OPN* 基因启动子包括 1 个 TATA 盒（−28～22）、1 个颠倒的 CCAAT 盒（−55～50）及 1 个 GC 盒（−100～93）。AP-1（activator-protein 1）结合部位是高度保守的增强子元件，由 *fos* 和 *jun* 癌基因家族调控；AP-2（activator-protein 2）是一种转录因子，能介导 PKC 和 PKA 参与的信号系统；RAE 为 ras 激活元件。

2. 骨桥蛋白的主要生理功能

OPN 分布广泛，具有多种生理功能，与许多炎症、免疫反应和血管重建等有关。在肿瘤发生过程中的主要作用表现为：①通过细胞黏附序列 RGD 和非依赖 RGD 序列与细胞表面上的多种整合素受体结合，而参与细胞的黏附、迁移和增殖。②通过对巨噬细胞的趋化，诱导产生 IL-12，而参与炎症反应和免疫应答。③通过诱导血管内皮细胞迁移，上调 VEGF 受体效应，促进内皮细胞芽生，而诱发新生血管形成。④通过活化核因子 κB（NF-κB）途径，而抑制细胞凋亡。⑤通过破坏晶体网阵，而抑制草酸钙晶体的增长；通过自身富含天冬氨酸的区域与组织中的羟基磷灰石结合，而参与骨组织的矿化。⑥通过与受体 $\alpha\nu\beta3$ 整合素的相互作用，以依赖 Ca^{2+} 的方式而参与细胞信号转导。

二、骨桥蛋白与胃癌

OPN 功能的多样性使其在胃癌的发生、发展过程中均发挥重要的作用。大量的研究显示其组织学变化、血清学变化可以很好地提示胃癌的生物学特性，可作为理想的胃癌标志物。分子生物学的研究显示其 mRNA 的改变及基因改变对胃癌发生机制的研究发挥着不可忽视的作用。

1. 组织骨桥蛋白与胃癌

研究显示，OPN 在胃癌组织中呈现高表达，在胃癌的发生、发展中具有重要的作用。Coppola 等应用免疫组化方法对 11 例胃癌组织的 OPN 表达状况进行了检测，结果发现 OPN 的表达率为 100%。早期的动物实验显示，在 *N*-甲基-*N'*-硝基-*N*-亚硝基胍（MNNG）诱导的小鼠胃癌动物模型中，早期即有 OPN 的表达，且 OPN 阳性小鼠以后均可发展为胃癌。近期的动物实验显示，敲除 *OPN* 基因组者胃癌的发生率低于野生型 *OPN* 组。

Higashiyama 等采用 Western blotting 技术对所培养的 4 株胃癌细胞进行 OPN 表达的检测，结果发现，其表达水平均与阳性对照组（HeLa 细胞）相同。在郝波等的研究中，80. 4%（37/46）的胃癌标本呈 OPN 阳性表达，而 12 例正常胃黏膜组织均未见 OPN 阳性表达。进一步的分析提示，OPN 的阴性表达与阳性表达在胃癌的组织学分型、局部或远处的淋巴结转移方面存在有明显的差异，与年龄、肿瘤大小、肿瘤部位和组织学分级无关；OPN 的表达可能与胃癌的发生、发展及预后有关。张东涛等推测，OPN 可通过激活 NF-κB 信号转导通路，使 NF-κB 活化进入细胞核内，与 *MMP-9* 基因的启动子或增强子上的 κ 位点结合，从而增强 MMP-9 的基因转录活性，使其表达上调，最终导致胃癌细胞的侵袭转移。Dai 等通过对 306 例胃癌组织 OPN 表达状况的研究指出，OPN 高表达与胃癌的深度浸润、淋巴结转移、远隔转移及高 TNM 分期相关；OPN 阳性表达的胃癌患者，其预后和 5 年存活率均明显不及阴性表达者；OPN 可作为一项新的独立判定胃癌复发和预后的指标。此外，在胃癌组织中联合检测 OPN 与 C-Met 的表达、OPN 与 OCT2 的表达、OPN 与中期因子（MK）的表达、OPN 与 CD44 的表达、OPN 与 uPA 的表达、OPN 与 MMP-9 的表达、OPN 与诱导型一氧化氮合成酶（iNOS）的表达，以及 OPN 与 COX-2、VEGF 的表达等的研究，均支持和证实 OPN 在胃癌发生，尤其是发展中的重要作用。

2. *OPN* mRNA 与胃癌

近年来，随着 OPN 与胃癌关系研究的不断深入，胃癌组织中 *OPN* mRNA 的检测得到了较好的开展。Ue 等研究了 40 例原发胃癌组织、5 例淋巴结转移灶和相应的正常胃黏膜组织中 *OPN* mRNA 的表达状况。结果显示，与正常胃黏膜相比，72. 5% 的胃癌组织和 60. 0% 的淋巴结转移灶呈 *OPN* mRNA 高表达，且 *OPN* mRNA 的表达水平随胃癌的临床病理分期进展而升高。结果提示，*OPN* mRNA 高表达与胃癌的进展相关。孙现军等应用半定量 RT-PCR 法检测 *OPN* mRNA 在胃癌组织中的表达和相对含量。结果显示 66 例胃癌组织中，50 例组织可扩增出 330 bp 的条带，*OPN* mRNA 的阳性表达率为 75. 8%（50/66）；而 20 例正常胃黏膜组织 *OPN* mRNA 的表达全部为阴性。*OPN* mRNA 的相对含量与胃癌的侵袭深度、瘤体直径、淋巴结转移程度及有无远处转移有关，而与胃癌的分化程度无关。上述66例患者随访10～27个月（平均16个月）后，*OPN* mRNA表达阳性组中复发15例，表达阴性组中仅复发1例；*OPN* mRNA表达阳性组中死亡10例，表达阴性组中无一例死亡。这表明，胃癌组织中*OPN* mRNA的表达增高；*OPN* mRNA的高表达反映了胃癌病情的进展，且与患者的预后有关；OPN在胃癌的远处转移过程中可能起着重要的作用。目前认为，OPN促进远处转移的可能机制为：分泌OPN的胃癌细胞自原发灶脱落后，经静脉回流到达肝、肺、骨骼、脑等器官，通过其RGD序列与这些器官细胞表面的整合素受体结合，并刺激其他细胞黏附因子和信号传导途径，导致胃癌细胞在肝等远处器官中黏附集聚，在机体内环境和局部微环境适宜的情况下形成转移灶。

除了在胃癌组织*OPN* mRNA表达发生变化外，人们发现*OPN*基因可以发生不同的选择性剪切，剪切是指从前体信使RNA到成熟RNA的过程，这个过程的完成需要剪切体的参与，具体步骤不清楚。选择性剪切是指通过有选择性地对mRNA前体剪切位点进行组合加工，从而形成不同形式的成熟mRNA，最终使一个基因产生若干具有独特结构和功能的蛋白异构体，它是真核生物细胞普遍存在的基因转录水平调节的一种重要机制。通过选择性剪切可以大大增加人类基因组蛋白的编码能力，产生多种与肿瘤的发生、发展有密切关系的蛋白异构体。人们发现OPN不同剪切体与胃癌的发生、发展及转移密切相关。

*OPN*通常产生三种选择性剪切体，即*OPN-A*、*OPN-B*和*OPN-C*。*OPN-B*缺少外显子5，*OPN-C*缺少外显子4，*OPN-A*一般在正常组织和肿瘤组织中同时表达，而*OPN-B*因其表达较低，很难被检测到。孙现军等采用实时荧光定量PCR法检测66例胃癌组织和癌旁正常组织中*OPN-A* mRNA、*OPN-B* mRNA和*OPN-C* mRNA的表达差异，结果显示仅*OPN-C* mRNA在胃癌组织中的表达量为癌旁正常组织的3.21倍，差异有统计学意义（$P=0.001$），且*OPN-C* mRNA的表达与肿瘤的浸润深度、肿瘤直径、有无远处转移和淋巴结转移情况有关（均$P<0.05$）；*OPN-C* mRNA高表达组患者的中位生存时间为14个月，明显低于低表达组患者（29个月，$P=0.03$）。认为*OPN-C*可能促进胃癌的发展和转移，而*OPN-A*和*OPN-B*的表达与胃癌的发展和转移无明显关系。认为*OPN-C* mRNA的表达水平可作为评估胃癌患者预后的分子指标。功能性的研究显示，*OPN-B*通过增加Bcl-2和CD44蛋白表达，导致胃癌发生；*OPN-C*通过增加MMP-2和IL-8促进胃癌转移。

3. 血清OPN与胃癌

Yeatman等应用基因表达图谱技术筛选新的肿瘤标志物或肿瘤进展标志物。通过对总计约12 000个基因的筛选，OPN被确定为临床上首选的标志物。因此，检测血清中OPN的水平，将无创、便捷的血清OPN作为标志物，已成为胃癌诊断研究的一个新靶点。我们通过ELISA方法对267例血清标本，包括胃癌94例（进展期胃癌70例和早期胃癌24例）、不典型增生47例、肠化生42例、慢性浅表性胃炎46例和正常对照38例，进行血清OPN水平的检测。结果发现，胃癌组血清OPN水平显著高于其他各组；进展期胃癌血清OPN水平显著高于早期胃癌，早期胃癌显著高于不典型增生组、肠化生组和慢性浅表性胃炎组；血清OPN诊断胃癌的ROC曲线下面积为0.824；以40.72 ng/ml和50.06 ng/ml分别作为血清OPN诊断胃癌和进展期胃癌的cut-off值，介于两值间者判为早期胃癌，则与临床诊断一致性的百分率、灵敏度和特异度在胃癌中分别为77.53%、68.09%和

82.66%，在进展期胃癌为 83.15%、64.29% 和 89.85%，在早期胃癌为 86.14%、33.33%和91.39%。提示血清 OPN 是胃癌诊断的一种较为理想的标志物，其在胃癌前病变的监测及早期胃癌和进展期胃癌的鉴别诊断中亦具有较高的临床应用价值。

在血清 OPN 水平与不同胃疾病关系的多因素分析方面，我们的研究显示萎缩性胃炎组血清 OPN 水平低于正常对照组和胃癌组，与年龄、性别无关。陈铁军等的 1452 例大样本关于 OPN 与不同胃疾病的多因素分析显示，从浅表性胃炎、萎缩性胃炎到胃癌组患者，血清 OPN 的水平逐渐增高，分别为（1.99±1.91）ng/ml、（2.37±2.27）ng/ml 和（5.94±4.52）ng/ml。高水平血清 OPN 可增加胃癌和萎缩性胃炎的风险，血清 OPN 的水平与 *H. pylori* 感染无关，与性别、年龄、吸烟和饮酒等因素有关。Wu 等检测了 132 例胃癌患者和 93 例健康对照者的血清 OPN 水平，结果显示胃癌患者的血清 OPN 中位值明显高于健康对照者；血清 OPN 水平升高（>67.3ng/ml）与胃癌的分期、浆膜侵犯、淋巴结转移、淋巴管侵犯、血管侵犯和肝转移相关；血清 OPN 水平的升高是胃癌不良预后的一个独立危险因素。这表明血清 OPN 在胃癌及其癌前疾病萎缩性胃炎的诊断和预后判断中具有潜在的应用价值。

4. *OPN* 基因多态性与胃癌

OPN 基因多态性主要表现为 SNP，目前发现其 SNP 位点有百余个。与胃癌相关的 SNP 主要集中于启动子区域。Lee 等检测中国 146 例胃癌患者和 128 例健康对照人群 *OPN* 启动子（-66、-156、-443、-616、-1748 和-1776）多态性分布，结果显示 *OPN* 基因 -443C/C（OR=2.88，95% CI：1.16～7.12）和-616T/T 基因型（OR=1.95，95% CI：1.35～2.82）与胃癌相关，联合两者分析与胃癌更为密切（OR=3.95，95% CI：1.58～9.90）。另一项关于 *OPN* 启动子区域（-66、-156 和-443）的不同基因型与胃癌关系的研究结果显示，*OPN*-443C/C 突变型在胃癌患者中Ⅳ期比例高于Ⅰ期、其他分期间（ⅠA+ⅠB+Ⅱ+Ⅲ），差异有统计学意义，*OPN*-443C/T 杂合子基因型在Ⅳ期比例高于其他分期间（ⅠA+ⅠB+Ⅱ+Ⅲ），差异有统计学意义，其他两个位点与胃癌无关。同时构建质粒，与野生型质粒比较，胃癌 MKN28 细胞中突变型报告基因相对荧光素酶活性增加，因此认为 *OPN* 基因启动子区域-433 位点的变异与胃癌的转移有关。

5. OPN 在胃癌发生发展中的作用机制

目前，有关 OPN 在胃癌发生、发展中的作用机制主要有以下几个方面：①OPN 中含有 RGD 序列，该序列可与胃癌细胞表面的整合素 αvβ3 相互作用，激活一系列细胞内信号，如 MAPK、PI3K 和 NF-κB 等，引起多种蛋白溶解酶的合成、分泌，从而溶解细胞外基质屏障，使胃癌发生浸润和转移。②血管通透性因子（VPF）/VEGF 能与 OPN 发挥协同作用。VPF/VEGF 可迅速增加微血管的通透性，导致包括凝血因子在内的血浆蛋白浓度升高，易于激活外源性凝血途径，产生凝血酶，促进 OPN 的酶切。酶切的 OPN 可提高肿瘤细胞的迁移速度，促进细胞活性物质和生长因子的产生。③通过与胃癌细胞表面的 CD44 结合而发挥作用。④通过自分泌途径发挥作用。胃癌细胞分泌的 OPN 能促进自身的生长和转移，并与自身细胞表面的整合素结合，导致细胞移动性增强、蛋白溶解酶分泌增加。⑤通过抑制 NO 的产生，使转移的肿瘤细胞易于存活。巨噬细胞产生的氧爆发能杀灭循环血液中的肿瘤细胞，而氧爆发的发生依赖于 NOS 的活性。OPN 能抑制血管组织和巨噬细胞的 NOS 活性，使 NO 产生减少，氧爆发不能发生。⑥通过抑制 STAT1 和 iNOS，使细胞凋亡降低。

（王旭光）

参考文献

宫月华，孙丽萍，袁媛. 2006. 血清胃蛋白酶原与骨桥蛋白联合筛查胃癌的应用价值［J］. 中华肿瘤杂志，28（9）：691-693.

郝波，张国新，张炜明，等. 2005. 骨桥蛋白在人胃癌中的表达及其临床意义［J］. 中华消化内镜杂志，22（2）：111-112.

邢晓静，宫月华，袁媛. 2004. 慢性萎缩性胃炎患者血清骨桥蛋白的变化［J］. 世界华人消化杂志，12（11）：2744-2746.

张东涛，袁静，杨力，等. 2005. 骨桥蛋白在胃癌中的表达及与胃癌侵袭转移的关系［J］. 中华肿瘤杂志，27（3）：167-169.

张忠，宫月华，袁媛. 2006. 胃癌发生发展中血清骨桥蛋白水平的变化及其临床意义［J］. 中华检验医学杂志，29（1）：46-48.

张忠，王旭光，李敏，等. 2013. 联合检测血清骨桥蛋白与 MG7 抗原在胃癌诊断中应用［J］. 中国老年医学杂志，33（2）：254-256.

张忠. 2008. 骨桥蛋白与胃癌关系的研究进展［J］. 沈阳医学院学报，10（2）：65-67.

Franzén A，Heinegård D. 1985. Isolation and characterization of two sialoproteins present only in bone calcified matrix［J］. Biochem J，232（3）：715-724.

Hirama M，Takahashi F，Takahashi K，et al. 2003. Osteopontin overproduced by tumor cells acts as a potent angiogenic factor contributing to tumor growth［J］. Cancer Lett，198（1）：107-117.

Hsu KH，Tsai HW，Lin PW，et al. 2010. Osteopontin expression is an independent adverse prognostic factor in resectable gastrointestinal stromal tumor and its interaction with CD44 promotes tumor proliferation［J］. Ann Surg Oncol，17（11）：3043-3052.

Lee JL，Wang MJ，Sudhir PR，et al. 2007. Osteopontin promotes integrin activation through outside-in and inside-out mechanisms：OPN-CD44V interaction enhances survival in gastrointestinal cancer cells［J］. Cancer Res，67（5）：2089-2097.

Lee SH，Park JW，Go DM，et al. 2015. Ablation of osteopontin suppresses N-methyl-N-nitrosourea and Helicobacter pylori-induced gastric cancer development in mice［J］. Carcinogenesis，36（12）：1550-1560.

Lee TY，Lin JT，Wu CC，et al. 2013. Osteopontin promoter polymorphisms are associated with susceptibility to gastric cancer［J］. J Clin Gastroenterol，47（6）：e55-59.

Lin CN，Wang CJ，Chao YJ，et al. 2015. The significance of the co-existence of osteopontin and tumor-associated macrophages in gastric cancer progression［J］. BMC Cancer，15：128.

Maeng HY，Choi DK，Takeuchi M，et al. 2002. Appearance of osteonectin-expressing fibroblastic cells in early rat stomach carcinogenesis and stomach tumors induced with N-methyl-N′-nitro-N-nitrosoguanidine［J］. Jpn J Cancer Res，93（9）：960-967.

Mi Z，Guo H，Wai PY，et al. 2004. Differential osteopontin expression in phenotypically distinct subclones of murine breast cancer cells mediates metastatic behavior［J］. J Biol Chem，279（45）：46659-46667.

Rittling SR，Chambers AF. 2004. Role of osteopontin in tumor progression［J］. Br J Cancer，90（10）：

1877-1881.

Senger DR, Wirth DF, Hynes RO. 1979. Transformed mammalian cells secrete specific proteins and phosphoproteins [J]. Cell, 16 (4): 885-893.

Tang H, Wang J, Bai F, et al. 2008. Positive correlation of osteopontin, cyclooxygenase- 2 and vascular endothelial growth factor in gastric cancer [J]. Cancer Invest, 26 (1): 60-67.

Tang X, Li J, Yu B, et al. 2013. Osteopontin splice variants differentially exert clinicopathological features and biological functions in gastric cancer [J]. Int J Biol Sci, 9 (1): 55-66.

Wang J, Ma R, Sharma A, et al. 2015. Inflammatory serum proteins are severely altered in metastatic gastric adenocarcinoma patients from the Chinese population [J]. Plos One, 10 (4): e0123985.

Wu CY, Wu MS, Chiang EP, et al. 2007. Elevated plasma osteopontin associated with gastric cancer development, invasion and survival [J]. Gut, 56 (6): 782-789.

Zhang X, Tsukamoto T, Mizoshita T, et al. 2009. Expression of osteopontin and CDX2: indications of phenotypes and prognosis in advanced gastric cancer [J]. Oncol Rep, 21 (3): 609-613.

Zhao F, Chen X, Meng T, et al. 2012. Genetic polymorphisms in the osteopontin promoter increases the risk of distance metastasis and death in Chinese patients with gastric cancer [J]. BMC Cancer, 16 (12): 477.

第七节 循环肿瘤细胞与胃癌

众所周知，肿瘤的浸润和转移过程包含一系列的步骤，最重要的是肿瘤细胞进入血液循环，因此了解肿瘤转移的每个步骤，就是了解进入血液循环的肿瘤细胞（circulation tumor cell，CTC）的特性，关于这方面的研究已经成为学术热点。目前认为 CTC 有很大的潜能，能帮助人们早期发现肿瘤，预测肿瘤的进展和结局，动态地监测肿瘤，预判靶向治疗的疗效，而且具有检查无创、方便、可重复性好等优点，被称作“液态活检”。在肺癌、乳腺癌、肝癌、结直肠癌和胃癌等肿瘤中应用较多。

一、分离和富集 CTC 的技术

1896 年，Ashworth 第一次报道了转移癌患者的 CTC，这些血液中发现的细胞和原发肿瘤的细胞很相似。从此，各种各样的研究逐渐开展起来，用来说明和定义各种恶性肿瘤患者外周血 CTC 的特点，证实 Ashworth 的观点。一般认为外周血中 CTC 的数量很小，数百万个血细胞（$10^7 \sim 10^8$）中能获得 1 个 CTC，因此，CTC 检测的敏感性和特异性是主要的技术难点。目前处理 CTC 分离和富集的技术包括物理（非特异法）和生物（特异法）两种方法。

1. 物理方法

分离 CTC 主要依靠其自身的特点，如细胞大小、密度、电荷数、迁移率和变性率等物理特性，不需要给 CTC 进行生物标记。这些方法包括密度梯度离心、滤过和双向电泳等。由于 CTC 的密度较低，约<1. 077 g/ml，可以从血液中被分离出来。该方法简单，如 Onco-Quick 法，但纯度较低，而且外周单核细胞与 CTC 密度相似，难以完全分离。

滤过及以滤过为基础发展的技术都是基于癌细胞的直径大于血细胞的理念，也有报道在同一肿瘤患者或不同类型肿瘤中，确实存在着这种差别，如 ISET（the isolation by size of epithelial tumor cells）法。一般选择孔径为 8μm 的聚碳酸酯膜，血流经过时，CTC 会富集在滤膜上，方便进一步的定性分析，完整地保留了细胞的生物学特点，但会丢失形态较小的 CTC 细胞，敏感性低。因此，可以用多重过滤来解决富集 CTC 的问题。

2. 生物方法

生物方法是另一种更常用的分离 CTC 的方法，主要原理是依靠免疫反应来捕获 CTC，即基于抗体和抗原的结合来分离 CTC。实验可用阳性选择物和阴性选择物，前者是指能与肿瘤细胞所具有的抗原结合的抗体，如上皮细胞黏附分子（epithelial cell adhesion molecular，EpCAM），EpCAM 在上皮性肿瘤包括胃癌中呈过表达，再如细胞角蛋白（cytokeratin，CK）CK18/CK19 在肿瘤细胞中也表达，所以选择相对应的抗体，从而筛选出 CTC；阴性选择物是选择能和普通的淋巴抗原 CD45 相结合的抗体，筛选的是淋巴细胞，其余则为 CTC，从而达到分离 CTC 的目的。具体方法如下。

（1）免疫磁珠分离法（magnetic activated cell sorting，MACS）：是将捕获的抗体修饰于纳米级的磁力珠表面，当血液流过时细胞的抗原和磁力珠上的抗体结合，形成抗原抗体复合物，在外界磁场的作用下，该复合物被阻留，达到分离的目的。可以有阳性筛选和阴性筛选两种，前者是选择肿瘤细胞相关抗原，留住 CTC 于磁力珠上。阴性筛选是选择去除无关细胞，使 CTC 纯化，一般选择抗-CD45 抗体去除血液中的白细胞。该方法的优点是反应时间短，富集的灵敏度高，完整地保留细胞形态，同时可直接用于后续的分析。缺点是容易遗漏低表达或不表达抗原的肿瘤细胞。

（2）CellSearch 系统：应用最广泛，是唯一一项得到美国 FDA 批准的可用于转移性乳腺癌、结肠癌和前列腺癌患者预后判断和治疗监测的 CTC 检测装置。该系统可以同时进行 EpCAM、CK 的阳性选择和 CD45 阴性选择，经 4，6-二脒基-2-苯基吲哚（4，6-diamidino-2-phenylindole，DAPI）染色，定义 CK^+、$DAPI^+$、$EpCAM^+$、$CD45^-$ 且符合肿瘤细胞形态的细胞为 CTC。该方法特异度高（99.7%）、重复率高（99.4%）、费用贵、操作复杂、富集率低，排除了一些表达特异性抗原的 CTC，可导致假阴性，如表达相同抗原的正常细胞，可导致假阳性。

（3）CTCs 芯片分离法：又称微流控捕获芯片法，其基本原理与 CellSearch 相同，也是将 CK^+、$DAPI^+$、$EpCAM^+$、$CD45^-$ 且符合肿瘤细胞形态的细胞定义为 CTC，但灵敏性更高。第一代 CTC 芯片是基于微流体学原理，血液流经硅片时，与硅片上众多的显微位点结合，每个位点上都包被着捕获 CTC 的抗体，这样可以捕获 CTC。但这代芯片是三维立体结构，血流的通畅性限制了 CTC 与抗体覆盖位点的结合。第二代芯片又名 herringbone（HB），在上述方法基础上进行了改进，将微芯片安装在标准的载玻片上，加大了样本量，提高了 CTC 的捕获率，同时可直接进行常规病理学的检测，便于治疗过程中的动态观察。

以上这些方法是采用上皮细胞抗原标记 CTC，但 CTC 在基因型和表型方面被认为是具有异质性的，仅少数细胞具有转移的特点，将发展为转移性肿瘤。在发展为转移瘤的过程中，一些 CTC 由上皮细胞转变为间质细胞，表达上皮细胞的特性减少，表达间质细胞的特性增加。上皮-间质转化（epithelial to mesenchymal transition，EMT）被认为与癌的侵袭和增加肿瘤细胞转移能力有关。目前，还缺少鉴定血流中 EMT 样的肿瘤细胞和相关播散的肿瘤细胞的方法，可能错过大多数侵袭和潜在能向恶性演进的亚细胞群。ISET 法在此方面进行了改进。

（4）ISET 法：该方法是将激光扫描细胞计数仪计数和免疫荧光相结合。首先通过滤膜将直径大于 8 μm 的肿瘤细胞从血液中分离出来，然后用荧光抗体包括抗 CK 抗体和抗 lineage-specific 抗体标记，可将失去上皮细胞特性的肿瘤细胞分离出来。该方法已经广泛用于乳腺癌、前列腺癌和 NbcLc 外周血的 CTC 检测，但可出现假阳性。

综上，每种方法都具有自己的优势，同时又有不足之处。因此，我们可以选择肿瘤特异性标志物，例如，HER2、PSA、MUC1/2 和 CEA，都可以用来捕获 CTC，适合于特异性的 CTC。或者采用不同抗原阳性或阴性标志物来改变 CTC 富集方法，进而避免 CTC 群的偏差。

目前，大多数检测方法是在患者体外血富集 CTC，新的技术改革允许直接从患者体内直接进行外周血 CTC 富集。在这个系统中，一个有特殊结构的导线先被 EpCAM 抗体包被，然后将这个装置插入到患者外周循环内，最多能持续 30 分钟，可从 1.5 L 血中捕获大量 CTC。尽管这种方法可用，但仍需要大规模的研究证明它的可行性，消除其可能的不利影响。

二、检测和鉴定 CTC 的技术

富集 CTC 后，需要详细了解它们的基因和生物学特性。在过去的几十年里发展了很多技术，包括以检测细胞的蛋白为基础的一些方法和以检测 DNA/RNA 为基础的方法。前者包括很多传统的方法，如特殊抗体的免疫组化、原位荧光杂交（FISH）和比较基因组杂交、上皮的免疫斑点法及新的光纤阵列扫描技术，这些方法筛选 CTC 的能力很强。后者主要指普通 PCR 和实时定量 PCR（quantitative RT-PCR，qRT-PCR）等。

1. 检测 DNA 和 RNA 的技术

鉴定 CTC 表达的 DNA 和（或）RNA 被认为是确定 CTC 特异性和敏感性的方法。PCR 是最常用的方法，提取 DNA，进一步检测细胞中癌基因、抑癌基因和染色体的异常来判断是否是 CTC。但由于 DNA 比 RNA 稳定，这些标志物的改变只能说明是体内存在肿瘤细胞，不能说明存在 CTC 活性，所以常采用 RT-PCR 法提取细胞的 mRNA 序列，再逆转为 cDNA，进行 PCR 扩增，检测 CTC。因为原发灶的 mRNA 进入血液后均被降解，因此可以用于 CTC 的鉴定。为了进一步提高特异性，人们常采用实时定量 PCR，用特定的 cut-off 值将假阳性降到最低。

核酸适配子的出现将鉴定 CTC 提高了一个层次。核酸适配子是指能与靶物质特异性结合的单链核苷酸配体，由指数富集配体的系统进化技术从寡核苷酸文库（DNA、RNA）中筛选所得，功能类似抗体，以其亲和力强、特异性高、靶标范围广、容易体外合成和易于修饰等优点而具有广泛的应用前景。该方法因可连续取样，从而可避免因 CTC 间歇释放和单次取样所造成的偏倚，且捕获 CTC 数量多。但是否适合于所有肿瘤的 CTC 研究还不十分清楚。

2. 检测蛋白质的技术

主要是免疫组化方法，利用不同的抗体标记 CTC，然后通过化学反应，用标记抗体的显色剂确定细胞内抗原的位置及表达情况。在此基础上发展的固相酶联免疫斑点检测技术（enzyme-linked immunospot，ELISPOT）可检测到有活力且有分泌功能的 CTC，主要用于功能的检测。该方法是将特异性抗体包被板条种植细胞后，细胞可进入板上的小孔，孵育 48 小时后，细胞分泌的蛋白质与板底的抗体结合，抗体已经被荧光标记，洗板去除未结合的细胞，然后用仪器扫描分析结果。由于目前缺乏 CTC 的特异抗体，所以限制了该法的推广和应用。

3. 光纤阵列扫描技术

该方法无需富集 CTC 过程，直接将洗板固定于载玻片上，采用自动化数字显微镜以每秒 30 万个细胞的速度进行高速扫描，在玻片上直接定位经荧光标记的肿瘤细胞，该方法的探针也是上皮细胞标志物，所以无法监测 EMT 细胞，但具有高通量、高灵敏度的特点。

4. 流式细胞术

流式细胞术（flow cytometry，FCM）是一种可以对细胞或亚细胞结构进行快速测量的分选技术。将荧光物质与肿瘤细胞单抗相结合，使肿瘤细胞染色，然后经流式细胞仪进行分析，着色为阳性细胞。该方法在定量检测 CTC 的同时，可以观察细胞的形态变化、提供 DNA 倍数的关系，还可以进行一个细胞的多参数分析，速度快。主要的缺点是对细胞数目具有一定的要求，对 CTC 检测难度大（<1 cell/ml），为了克服这个问题，FCM 开始被应用于活体内的 CTC 检测，因应用荧光染料对人体有潜在的毒性，所以限制其临床应用范围。

目前，很多 CTC 的富集和检测技术是相结合的，基本原理是一致的，如前面提到的 CellSearch 系统、CTC 芯片分离法等。但主要的问题仍是缺乏 CTC 特异抗体。

三、CTC 检测及与胃癌的关系

虽然 CTC 在胃癌的研究不如肺癌、乳腺癌和结肠癌等广泛，但人们仍通过 CTC 技术结合其他分子生物学标志物分析其在早期胃癌的诊断、预后判断等方面的应用，并就 CTC 与淋巴结转移、复发、肿瘤的部位、肿瘤的分化程度等生物学特性关系进行了深入细致的研究。

1. 单纯 CTC 分析在胃癌中的应用

CTC 在早期胃癌筛查中一直未获得显著进展，问题的关键是标志物和方法的选择，相关的报道也很少。王礼泉等采用密度梯度离心方法分离单个核细胞，免疫磁性微珠筛查 CTC。研究发现，50 例胃溃疡患者及 50 例健康志愿者的外周血中未发现 CTC，50 例胃癌患者外周血中 CTC 数目为 16. 40±8. 15，仅在胃癌患者检测出 CTC，认为 CTC 具有胃癌普查意义。

胃癌死亡率和发病率居高不下的主要原因是转移和复发，即使许多患者已经进行了根除手术，但复发和转移仍是临床关注的指标，其不仅可以预测胃癌患者的临床结局，也能预测患者的生活质量。CTC 的出现给人们带来了希望，许多研究显示 CTC 与胃癌的转移、复发密切相关。Hiraiwa 等采用 CellSearch 法检测 130 例胃肠癌患者，其中胃癌 44 例，结果显示 CTC≥2 cell/ml 的患者（15 例）转移发生概率高于 CTC<2 cell/ml 者（12 例，$P=0.039$）。认为循环肿瘤细胞的检测有助于发现早期肿瘤患者的微转移。

目前，胃癌治疗方法的选择仍依赖于 TNM 分期，包括肿瘤大小和浸润深度、淋巴结转移和远处转移，CTC 检测可以作为分期系统的有力补充。天津医科大学的一项研究指出，45 例胃癌患者中经密度梯度离心法富集了 27 例患者的 CTC，20 例健康对照者无 CTC；免疫荧光法染色，CK19 阳性/CD45 阴性的肿瘤细胞认定为 CTC。进一步分析显示 CTC 阳性与胃癌组的年龄、性别、肿瘤部位、分化程度和 TNM 分期均无关（$P>0.05$）；而与胃癌的淋巴结转移、远处转移和复发密切相关，差异具有统计学意义（$P<0.05$）。Huang 等收集了 2013 年 11 月以前的文献，符合条件的有 26 项研究，对 2566 例胃癌患者进行 Meta 分析。具有 CTC/DTC（disseminated tumor cell）的胃癌患者具有以下特点：以Ⅲ/Ⅳ期居多，弥漫型高于肠型胃癌，低分化高于高中分化，均有淋巴结转移，存活率低，认为 CTC/DTC 是划分胃癌分期和预后的指标。Zhang 等比对分析了 2005～2013 年 10 个国家 26 篇病例数大于 20 例的关于 CTC 的文章，对病例数、检测 CTC 的方法、检测的指标和实验结果进行了详尽的比较，认为 CTC 是良好的预测胃癌生存的指标，检测到 CTC 的胃癌患者，无瘤生存期缩短，生存率较差。并且认为由于不同文献中采用的方法不同，检测 CTC 的临界值不同，所以得到的结果缺乏可比性。为了进一步明确这个问题，Wang 等收集了 2000～2013 年全部采用 RT-PCR 检测 CTC 且符合要求的 19 篇文章进行 Meta 分析，结果表明 CTC 阳性与淋巴结转移（$P=0.0001$）、肿瘤浸润深度（$P=0.0001$）和 TNM 分期（Ⅰ，Ⅱ vs. Ⅲ）较高（$P=0.001$）密切相关。而且 CTC 阳性患者无复发生存期（relapse free survival，RFS）缩短（$P=0.001$），且总体生存率（overall survival，OS）低（$P=0.001$）。

对于胃癌患者除了手术治疗外，还需要结合化学药物、放射治疗和靶向治疗。CTC 不但可以辅助疗效的判定，同时对药物治疗和放疗的敏感性也是一个重要的评估指标，为胃癌的个体化治疗和疗效的动态观察提供了帮助。Matsusaka 等的一项前瞻性研究显示，利用 CellSearch 系统检测 CTC，观察 52 例进展期胃癌化疗与临床结局的关系，CTC≥4 cell/ml的患者首次化疗 2 周和 4 周后的生存期和无进展生存期（progress free stage，PFS）短于 CTC<4 cell/ml 者。Okabe 采用 CellSearch 系统对 140 例胃癌患者进行前瞻性研究，经过4.5 年的追踪，平均随访26 个月，136 例符合标准，其中 CTC 检出率为 18.4%，临床多因素分析证实 CTC 增高与胃癌的组织学类型（弥漫型高于肠型）和远端转移有关（转移阳性率 33%），也证实了 CTC 阳性的患者 OS 和 PFS 均缩短的观点；同时还对 25 例 CTC 阳性的患者进行随访，对接受化疗的 17 人疗效进行了评价，其中 12 人重新进行了 CTC 的计数，CTC 均下降，其中 6 人 CTC 完全消失。对 12 人中的 10 人重新进行了临床评估，这 10 人中 7 人部分治愈（partial response），3 人病情稳定。认为 CTC 是 PFS 独立的预测指标，对于判断根除治疗的疗效是重要的标志物。

四川大学华西医学中心用动物实验对药物疗效进行了进一步研究。该研究选取 31 例胃癌患者，用免疫磁珠分离法分离14例患者的 $CD44^+$/$CD45^-$ CTCs，包括ⅡA期3例、ⅡB期2例、ⅢC期2例、Ⅳ期7例。用基因克隆实验分析CTC的恶性特征，并进行裸鼠的异体移植。结果显示，与胃癌细胞株SGC7901和MKN-45对照，CTC的转移和侵袭能力增强，强于胃癌细胞株。经皮下种植的裸鼠，第4天均出现皮下肿物，在注射后11天CTC的裸鼠出现明显的肝和肺的转移。经免疫组化染色，与胃癌细胞系比较，CTC具有间质细胞的特点，波形蛋白（vimentin）强阳性。而且发现CTC对放射治疗不敏感，对FU、顺铂和紫杉醇敏感，对奥沙利铂、西妥昔单抗和曲妥珠单抗不敏感。

综上，可以看出CTC具有易复发、易转移、侵袭性高、多以弥漫型胃癌为主、分化程度低，同时降低OS和PFS的特点，对胃癌患者的TNM分期、治疗和预后判断具有一定的指导意义，但是仍缺少胃癌组织的靶向标志物，需要结合其他生物学标志物做更深入的了解。

2. CTC结合其他标志物分析在胃癌中的应用

目前，许多研究不仅尝试着检测胃癌患者的CTC，还结合许多与胃癌相关的生物学标志物来说明CTC的特性及应用价值。

CEA是胃癌的重要的生物学标志物。Wu等利用高通量比色膜实验检测了42例胃癌患者和30例健康对照者的外周血CTC的人端粒酶逆转录酶（hTERT）、CK19、CEA和CK20的mRNA水平，结果显示在正常对照组中hTERT和CEA均为阴性，仅2例CK19和CK20阳性。CEA的mRNA水平与肿瘤的大小（P=0.008）、血管的侵袭（P=0.001）、肿瘤浸润的深度（P=0.007）、淋巴结转移（P=0.001）和TNM分期（P=0.001）有关。另外，多元回归分析显示CTC的*CEA* mRNA水平对术后复发和转移是独立的重要的预测指标（P=0.032），优于其他三个指标。

Ⅰ型膜金属蛋白酶（MT1-MMP）与胃癌的浸润和转移密切相关。Mimori等集中研究了MT1-MMP的mRNA水平，采用qRT-PCR方法研究了800例胃癌患者CTC的cDNA微阵状况。结果显示，MT1-MMP的mRNA水平是决定胃癌复发和远端转移的独立因素（P=0.018）。

Galletti等检测包括胃癌、乳腺癌和肝癌在内的上皮性肿瘤CTC和HER2的作用，认为结合HER2的表达可提高CTC的捕获率。

Li等采用差异富集法（set enrichment analysis，SET）和免疫荧光原位杂交（immunostaining fluorescence in situ hybridization，iFISH）检测胃癌患者CTC，同时检测8号染色体的核型和HER2，观察对紫杉醇和顺铂的疗效。认为HER2表达和（或）8号染色体异常的CTC可反映对化疗的耐药性，可监测化疗的效果。

有学者认为并不是所有的CTC均会发生转移，只有那些类似肿瘤干细胞的细胞，具有自我更新能力的细胞，不断增生，形成转移瘤。CD44是肿瘤干细胞的良好标志物，回顾分析45例胃癌患者（1～45个月复发）CTC的状况及CD44表达情况与胃癌生物学特性的关系。结果显示45例胃癌患者中27例检测到CTC，其中19例 $CD44^+$，这19例中淋巴结转移者14例，远处转移者12例，复发者13例，明显高于 $CD44^-$ 的CTC组。认为 $CD44^+$ 与淋巴结转移、远处转移和复发密切相关，具有干细胞特点的CTC更好地反映了胃癌的临床病理特点。

近年来，非编码RNA，如微小RNA（microRNAs，miRNAs）和干扰RNA（Piwi-inter

acting RNAs，piRNAs)，已经被证明在肿瘤发生和演进的过程中发生了变化，而且在胃癌患者的 CTC 中也检测到它们的变化。

Zhou 采用实时定量 PCR 法检测 90 例胃癌患者、27 例健康对照者外周血 CTC 的微小 RNA-106a（miR-106a）和微小 RNA-17（miR-17）水平，结果显示胃癌患者术前和术后微小 RNA 的水平均高于对照组，且单独 miR-106a、miR-17 及两者混合的 ROC 曲线均高于对照组，认为微小 RNA 是标记胃癌患者 CTC 新的指标。Zhou 检测胃癌患者 CTC 的 miR-421 水平高于对照组，同时检测到体外转染 miR-421 抑制因子明显抑制肿瘤的生长，说明 miR-421 可促进胃癌的生长。miR-200 家族（miR-200a、miR-200b 和 miR-200c）不仅决定着肿瘤细胞的上皮表型，还调控肿瘤细胞的侵袭和移动。Valladares-Ayerbes 检测了胃癌患者和健康人群血细胞中 miR-200a、miR-200b、miR-200c 和 miR-141 的水平，同时用微阵检测以上指标与胃癌临床特性的关系。结果显示在 67 例标本中（52 例胃癌、15 例对照）检测仅 miR-200c 水平高于正常对照，其敏感度、特异度和精确度分别是 65.4%、100% 和 73.1%。研究还显示 miR-200c 增高与淋巴结转移有关，miR-200c 增高可降低 OS（9 vs. 24 个月；$P=0.016$）和 PFS（4 vs. 11 个月；$P=0.044$），认为 miR-200c 是检测胃癌的较好指标，并能预测胃癌患者的 OS 和 PFS。另有研究采用实时定量 PCR 检测 93 例胃癌和 32 例健康人外周血 CTC 的 piR-651 和 piR-823 的水平，结果显示 piR-651 和 piR-823 均高于健康人，piR-651 的水平高于胃印戒细胞癌（$P=0.003$），piR-823 与淋巴结转移（$P=0.027$）和远端转移有关（$P=0.026$）。认为 piRNA 是标记胃癌患者 CTC 有价值的指标。

以上这些报道是从单核细胞中提取的总 RNA，不能反映 CTC 起源的 miRNA，因为混有淋巴细胞来源的 miRNA。今后必须通过更多的临床实验研究来解决这些问题，而且需要尽力去寻找更敏感、更确切的 miRNA 和 piRNA。

胃癌根治术后转移和复发率依旧很高，严重影响患者的预后。CTC 检测与胃癌术后的复发率及生存率关系密切，该指标将可能成为预测复发、评估预后，以及指导治疗的有效工具，其在临床应用中的巨大价值受到人们的关注。尽管近年来 CTC 检测技术不断进步，提供了广泛的可能性去探测不同肿瘤患者的 CTC，更利于了解其生物学功能和基本的作用。但是还存在着许多问题，如费用昂贵，大规模多中心的临床研究比较困难，同时由于检测方法缺少统一的标准，如采血的部位、时间和收集的方式，另外缺少特异性的胃癌靶向标志物，对胃癌的转移和复发缺少统一的 CTC 阈值等。

因此，需要统一标准、大规模、大样本的规范研究，并联合多种指标进行分析，为胃癌患者的分期、预后及抗肿瘤治疗等提供更多有用的信息。同时，还要深入了解 CTC 在复发和转移中的作用机制，深入探讨其作为分子治疗靶点的临床价值。相信将来 CTC 检测会应用于实际临床工作，能够成为搭建临床和病理“液态活检”的桥梁。

（黄　涛）

参考文献

安娟，刘晓晴. 2012. 循环肿瘤细胞检测分子标志物的研究现状及进展 [J]. 医学研究杂志，41 (9)：7-10.

陈媛媛，程勃然，王振盟，等.2014. 循环肿瘤细胞的检测在结直肠癌中的应用［J］. 中华临床医师杂志（电子版），8（9）：1758-1762.
范晴敏，陆正华.2014. 肝细胞癌循环肿瘤细胞的检测进展［J］. 中华临床医师杂志（电子版），8（3）：506-512.
李慧，崔洪霞，程颖.2012. 循环肿瘤细胞在肺癌中的研究进展［J］. 中国肺癌杂志，15（11）：667-671.
李熳，张志广，刘霞，等.2014. 胃癌患者循环肿瘤细胞的检测及临床意义［J］. 中国肿瘤临床，41（22）：1442-1445.
沈立松，周韵斓.2012. 循环肿瘤细胞的检测和临床应用的认识［J］. 诊断学理论与实践，11（4）：325-328.
王礼泉，王玉华，崔进贝.2010. 循环肿瘤细胞计数在胃癌患者中的临床应用［J］. 中国医药导报，7（30）：142-143.
Cui L，Lou Y，Zhang X，et al. 2011. Detection of circulating tumor cells in peripheral blood from patients with gastric cancer using piRNAs as markers［J］. Clin Biochem，44（13）：1050-1057.
Hiraiwa K，Takeuchi H，Hasegawa H，et al. 2008. Clinical significance of circulating tumor cells in blood from patients with gastrointestinal cancers［J］. Ann Surg Oncol，15（11）：3092-3100.
Huang X，Gao P，Sun J，et al. 2015. Clinicopathological and prognostic significance of circulating tumor cells in patients with gastric cancer：a meta-analysis［J］. Int J Cancer，136（1）：21-33.
Li M，Zhang B，Zhang Z，et al. 2014. Stem cell-like circulating tumor cells indicate poor prognosis in gastric cancer［J］. Biomed Res Int，2014：981261.
Li Y，Zhang X，Ge S，et al. 2014. Clinical significance of phenotyping and karyotyping of circulating tumor cells in patients with advanced gastric cancer［J］. Oncotarget，5（16）：6594-6602.
Matsusaka S，Chin k，Ogura M，et al. 2010. Circulating tumor cells as a surrogate marker for determining response to chemotherapy in patients with advanced gastric cancer［J］. Cancer Sci，101（4）：1067-1071.
Mimori K，Fukagawa T，Kosaka Y，et al. 2008. A large-scale study of MT1-MMP as a marker for isolated tumor cells in peripheral blood and bone marrow in gastric cancer cases［J］. Ann Surg Oncol，15（10）：2934-2942.
Okabe H，Tsunoda S，Hosogi H，et al. 2015. Circulating tumor cells as an independent predictor of survival in advanced gastric cancer［J］. Ann Surg Oncol，22（12）：3954-3961.
Tognotti D，Gabellieri E，Morelli E，et al. 2014. Isolation of breast cancer and gastric cancer circulating tumor cells by use of an anti HER2-based microfluidic device［J］. Lab Chip，14（1）：147-156.
Tsujiura M，Ichikawa D，Konishi H，et al. 2014. Liquid biopsy of gastric cancer patients：circulating tumor cells and cell-free nucleic acids［J］. World J Gastroenterol，20（12）：3265-3286.
Valladares-Ayerbes M，Reboredo M，Medina-Villaamil V，et al. 2012. Circulating miR-200c as a diagnostic and prognostic biomarker for gastric cancer［J］. J Transl Med，10：186.
Wang S，Zheng G，Cheng B，et al. 2014. Circulating tumor cells（CTCs）detected by RT-PCR and its prognostic role in gastric cancer：a meta-analysis of published literature［J］. Plos One，9（6）：e99259.
Wu CH，Lin SR，Hsieh JS，et al. 2006. Molecular detection of disseminated tumor cells in the peripheral blood of patients with gastric cancer：evaluation of their prognostic significance［J］. Dis Markers，22（3）：103-109.
Yuan F，Shi H，Ji J，et al. 2015. Capecitabine metronomic chemotherapy inhibits the proliferation of gastric cancer cells through anti-angiogenesis［J］. Oncol Rep，33（4）：1753-1762.
Zhang ZY，Dai ZL，Yin XW，et al. 2014. Meta-analysis shows that circulating tumor cells including circulating

microRNAs are useful to predict the survival of patients with gastric cancer [J]. BMC Cancer, 14: 773.

Zhou H, Guo JM, Lou YR, et al. 2010. Detection of circulating tumor cells in peripheral blood from patients with gastric cancer using microRNA as a marker [J]. J Mol Med, 88 (7): 709-717.

Zhou H, Xiao B, Zhou F, et al. 2012. MiR-421 is a functional marker of circulating tumor cells in gastric cancer patients [J]. Biomarkers, 17 (2): 104-110.

第三篇　肿瘤生物学标志物检测的常用技术

肿瘤的早期诊断一直是国际肿瘤学领域人们重点关注的课题。要想达到准确、快速地对肿瘤患者进行早期诊断，开展对高危人群肿瘤筛查的目的，就必须寻找到理想的肿瘤标志物。随着肿瘤分子生物学研究的不断进步，肿瘤标志物的范围也得到进一步的扩展，许多新型的分子生物学标志物也逐渐开始应用于肿瘤的指导诊断及预后判断。为了更敏感、更准确地对不同种类及不同特性的肿瘤标志物进行检测，许多传统的检测技术在基础研究和临床应用中得到不断的优化和长足的改进，并衍生出一系列相关的新型技术。而随着后基因时代的到来及相关研究成果的不断产出，表观遗传学相关检测技术及多种生物芯片技术在近 20 年有了迅猛发展，这也为肿瘤在分子水平的诊断，乃至“精准医疗”的相关计划成功实施提供了强有力的技术支持。本篇主要介绍几种目前在基础科研及临床实践中常用的传统型检测肿瘤标志物的技术，以及几种具有代表性和极具发展前景的新生技术。

第十八章　免疫组织化学技术

免疫组织化学技术是免疫学和传统的组织化学（histochemistry）相结合并演变发展的产物。随着科学的进步、新技术的发展，免疫组织化学技术的效能和应用也得到了极大的提升，为疾病尤其是肿瘤的诊断、鉴别诊断及发病机制的研究提供了强有力的手段，在生物学领域，特别是在医学的基础和临床研究中发挥着极其重要的作用。

第一节　概　　述

免疫组织化学技术是应用免疫学基本原理——抗原抗体反应，通过化学反应使标记抗体的显色剂显色来确定组织细胞内抗原，对其进行定位、定性及定量研究的一项技术。该技术在医学研究中使用颇为广泛，随着各项相关科学技术的发展，免疫组织化学技术不仅在肿瘤的研究中具有重要意义，而且在众多其他疾病的诊疗方面也表现出良好的应用价值。

一、免疫组织化学的定义

免疫组织化学，又称为免疫细胞化学，是利用免疫学中抗原与抗体间的特异性结合原理，以及特殊的显色剂标记技术，对组织和细胞内的相应抗原或抗体进行定位、定性及定量研究的一项技术。它是免疫学和传统组织化学相互结合之后演变发展而来的，也称为原位免疫学（in situ immunology）。

免疫学的基本原理决定了抗原与抗体间结合的高度特异性和灵敏性，免疫组织化学除了具有以上两大特点外，最大的优点是能将细胞及组织形态学的改变与细胞组织功能及代谢的变化结合起来，一方面保持了传统形态学（光学显微镜和电子显微镜）对组织和细胞的观察客观、精密的优点；另一方面克服了传统免疫学技术只能定性或定量，而不能准确定位的缺点。从目前的免疫组织化学技术水平来看，其定位的精确度可以达到细胞亚微结构水平。近年来，随着抗原的提纯、抗体标记技术的改进，以及显微图像分析技术的迅速发展，免疫组织化学技术已进入多标记和定量研究的阶段。这使得该技术成为基础医学、生物学和临床医学等多个领域中日益广泛应用的研究手段及诊断方法。尤其是在肿瘤生物学和肿瘤分子病理学中已经成为常规且重要的研究方法，这也使得免疫组织化学本身从一项技术逐渐发展成为一门十分重要的科学。

二、免疫组织化学的发展历程

早在1941年，Coons等就首次成功地使用荧光色素标记抗体，检测出肺炎双球菌在肺组织内的具体分布，由此开辟了组织化学研究技术的新篇章。当时此种方法具有一定的灵敏性、特异性，操作简单等优点，但亦存在抗体用量大、标本不能长期保存等问题。为克服荧光抗体法的不足，并能在超微结构水平定位抗原物质的存在部位，日本学者中根一穗（Paul K. Nakane）等于1968年成功创建了酶标记抗体技术，进行组织细胞内抗原或半抗原的定位。1969年，Sternberger等在酶标抗体法的基础上创建了非标记抗体酶技术。到了20世纪70～80年代，免疫组织化学进入了一个迅猛发展的阶段。1974年，Sternberger等在已有的技术基础上改良并建立了辣根过氧化物酶-抗过氧化物酶（peroxidase-anti-peroxidase，PAP）技术。1975年，Koehler和Milstein发明了单克隆抗体并以此成果获得了1984年度诺贝尔生理学或医学奖。1981年，SM. Hsu等建立了亲和组织化学的基本方法——亲和素-生物素（avidin-biotin-peroxidase complex，ABC）法。随后，免疫金-银染色法（immunogold-silver staining，IGSS）、免疫电镜技术（immunoelectron microscopy，IEM）和原位分子杂交免疫组织化学等技术及学科相继问世，使免疫组织化学技术得到蓬勃发展和日益广泛的应用。特别是近年来，免疫组织化学技术取得了长足的发展，如Envision二步法、酪胺信号放大系统（tyramine signal amplification，TSA）等方法的建立，使免疫染色技术变得更加简单易行，灵敏度也得到了很大的提升。

我国的免疫组织化学研究起步虽然较晚，但发展速度相对较快。20世纪70年代末，国内包括第四军医大学、华西医科大学和上海医科大学在内的一些医学院校和科研院所先后开展了抗体制备和免疫组织化学技术的应用。之后，由于改革开放，国外商品化抗体被逐渐大批量引入我国，使得免疫组织化学技术不断推广普及，相关的科研论文、专著和课程等也随之大量涌现。20世纪90年代，国内大多数市级以上医院的病理科都已经开展并普及了免疫组织化学技术，并已被列入病理技术室的常规工作，对临床肿瘤病理诊断水平的大幅提高起到了至关重要的作用。

在免疫组织化学技术出现以前，人们对肿瘤的诊断和分类还局限于细胞水平，进入21世纪后，随着分子生物学、基因组学和蛋白质组学的迅猛发展，使细胞组织形态及功能的研究更加紧密、直观、详尽和深入。近年来，随基因探针研究而逐渐兴起的核酸分子原位杂交技术也得到了蓬勃发展，更使免疫组织化学如虎添翼，两者相得益彰，将生物医学的基础研究推进到了基因水平。利用免疫组织化学技术对越来越多的癌基因与抑癌基因进行检测，不仅有助于对肿瘤发生机制的深入研究，更使肿瘤的预防、早期诊断，甚至治疗等各个方面都向前迈进了一大步，为人类征服癌症带来了新的曙光。

参考文献

李甘地. 2002. 组织病理技术［M］. 北京：人民卫生出版社，25-47.

王文勇. 2010. 免疫细胞（组织）化学和分子病理学技术［M］. 西安：第四军医大学出版社，42-53.

吴秉铨，刘彦仿. 2013. 免疫组织化学病理诊断［M］. 第2版. 北京：北京科学技术出版社，1-37.

郑淑芳，徐鹏霄，张永亮. 2011. 免疫组化与分子病理学［M］. 北京：人民军医出版社，39-42.

Skoog L，Tani E. 2011. Immunocytochemistry：an indispensable technique in routine cytology［J］. Cytopathology，22（4）：215-229.

第二节　免疫组织化学的基本原理

众所周知，抗体与抗原之间的结合具有高度的特异性。免疫组织化学正是利用这一特性，即先将组织或细胞中的某种化学物质提取出来，以此作为抗原或半抗原，通过免疫后获得特异性的抗体，再以此抗体去探测组织或细胞中的抗原物质，反之亦然。由于抗体与抗原结合后形成的免疫复合物是无色的，因此，还必须借助于组织化学方法将抗原抗体反应部位显示出来，以期达到对组织或细胞中的未知抗原进行定性、定位甚至定量的研究。如前所述，免疫组织化学主要涉及免疫学和组织化学的相关理论和技术，其中关键在于制备高效的抗体，后者又主要取决于抗原的质量。

组织或细胞中凡是能作为抗原或半抗原的物质，如蛋白质、多肽、氨基酸、多糖、磷脂、受体、酶、激素、核酸和病原体等都可用相应的特异性抗体进行检测。在抗体制备上，经历了从抗血清，纯化 IgG，到单克隆抗体，甚至发展到应用基因重组技术获得分子质量较小的特异性片段。就单克隆抗体而言，它是在 1975 年由 Kohler 和 Milstein 建立了杂交瘤技术后才开始问世的，现已被广泛应用于多种研究领域。它具有更好的特异性，大大地提高了免疫组织化学技术的水平。

与抗原和抗体的发展并驾齐驱，显示技术的发展也相当迅猛。早期的技术只是简单地将标记物结合在抗体上，之后则发展到将标记物结合在抗抗体或与抗体具有特异亲和性的分子上，用于标记的物质有很多种，如荧光染料、放射性同位素、酶和胶体金等。借助于荧光显微镜、光学显微镜或电子显微镜，就可观察到这些标记物发出荧光、酶促反应产生的有色沉淀或高电子密度颗粒，从而观察到抗原抗体复合物所在的部位。由此可见，免疫组织化学技术因其特异性强和灵敏性高等特点，以及操作相对比较简便、易行而在现代基础医学研究及生物技术中得以广泛应用。

一、抗　　原

抗原是一类能刺激机体免疫系统产生抗体与致敏淋巴细胞等，并能与相应抗体或致敏淋巴细胞发生特异性结合的物质。

1. 抗原的概念及性质

抗原是指在适当的条件下，能刺激机体的免疫系统发生免疫应答，产生抗原受体（antigen receptor），如 B 细胞抗原受体（B-cell receptor，BCR，即抗体）或 T 细胞抗原受体（T-cell receptor，TCR），并能与相应抗体或 TCR 在体内或体外特异性结合的物质。抗原分子一般具备两种特性：免疫原性（immunogenicity），即能诱导机体产生抗体或者效应 T 细胞；反应原性（reactogenicity），即抗原能特异性地与抗体或效应 T 细胞结合的能力。同时具有上述两种能力的物质称为完全抗原，简称抗原，如蛋白质、多肽和病原微生物等。只具有反应原性，不能单独诱导抗体产生的物质称为半抗原（hapten），如二硝基苯。半抗原与大分子载体（carrier）结合后可获得免疫原性。大多数多糖和类脂均属于半抗原。抗原的免疫原性是由抗原分子表面的一些特殊的化学活性基团区域，即抗原决定簇决定的，是抗原与抗体或 TCR 特异结合的基本单位，也称为表位。表位的性质、数量和空间构象决定抗原的特异性。大多数抗原都含有数个抗原决定簇。从种族进化来讲，抗原决定簇具有相当的保守性，不同种属动物间的同一种抗原物质可能具有完全或部分相同的抗原决定簇。因此，只要从一种动物身上提取某一抗原并制备成抗体，就可以用来对多种动物中相同的抗原进行检测。抗原只与相应的抗体结合，如 AFP 只与 AFP 抗体结合，而不与白蛋白抗体等结合。抗原物质的化学组成虽然很复杂，但其特异性由抗原决定簇的性质、数目和空间构型所决定，且不同抗原物质的抗原决定簇数目不等。有些半抗原只有一个抗原决定簇，属于单价抗原。完全抗原分子表面上常有许多相同或不同的抗原决定簇，属于多价抗原，如牛血清蛋白有 18 个决定簇，甲状腺球蛋白有 40 个决定簇。由于每一种抗原决定簇均可刺激机体产生一种特异性的抗体，因此，针对某一特异性的抗原，可能会有一种甚至一种以上的特异性抗体与之相对应。以神经元中的神经细丝蛋白（neurofilament protein）为例，它由大、中、小 3 种不同的亚基组成，分别都有不同的抗原决定簇，当 3 个亚基组装在一起时又会形成共同的抗原决定簇。目前应用单克隆技术已经能够制备出数种针对这些不同决定簇的单克隆抗体，均可以用来标记对应神经元。

2. 抗原的种类

除根据免疫原性和反应原性将抗原分为完全抗原（简称抗原）和半抗原外，其他抗原分类方法还有多种：根据抗原与机体的亲缘关系，可分为异种抗原（xenoantigen）、同种异型抗原（alloantigen）和自身抗原（autoantigen）；根据抗原的化学性质，分为蛋白质抗原、多糖抗原、核酸抗原和低分子质量物质抗原［如某些小分子多肽类激素和氨基酸，如谷氨酸、甘氨酸、γ-氨基丁酸（GABA）等］；根据抗原物理状态，可分为颗粒性抗原和可溶性抗原等。

二、抗　　体

抗体由效应 B 细胞分泌，被免疫系统用来鉴别与中和外来物质如细菌、病毒等的大型 Y 形蛋白质，能识别抗原的一个独特特征，是免疫组织化学技术原理中一个重要的组成部分。

1. 抗体的概念及性质

抗体，又称免疫球蛋白，为机体受抗原刺激后，由 B 淋巴细胞，特别是浆细胞分泌产生的一种能与相应抗原发生反应的球蛋白。人类免疫球蛋白共有 5 类，即 IgG、IgA、IgM、IgD 和 IgE。它们的基本分子结构相似：由两条相同的重链（heavy chain，H 链）和两条相同的轻链（light chain，L 链）通过链间二硫键连接成的四肽链组成，呈“Y”字形。H 链的羧基端通过二硫键连接构成“Y”的体部，氨基端通过二硫键与 L 链结合构成“Y”字的分枝部。在多肽链的氨基端，L 链的 1/2 及 H 链的 1/4 区域内的氨基酸排列顺序可变，称为可变区（variable region，V 区），决定抗体的特异性，是识别并与抗原决定簇结合的部位。其余部分为恒定区（constant region，C 区），其氨基酸排列顺序在同一种属动物 Ig 同一型 L 链和同一类 H 链中都比较稳定，具有相同的抗原性，这个区域是制备抗抗体（二抗）时，应用间接法标记进行信号放大的理论基础。抗体可以使用木瓜蛋白酶水解，使 IgG 的体部与两个分枝断开，得到 3 个片段，即一个可结晶片段（fragment crystallizable，Fc）和两个相同的抗原结合片段（fragment antigen binding，Fab）。Fc 不能与抗原结合，但具有各类 Ig 的抗原决定簇及 Ig 的其他生物学活性；Fab 仍保留抗体活性，能与抗原结合。

2. 抗体的种类

根据制备方法的不同，可将抗体分为3类：①多克隆抗体，又称为血清抗体，指机体接受抗原的主动或被动免疫后，从血清中分离提纯的抗体。②单克隆抗体，Kohler和Milstein在70年代初发明了一种新的抗体制备技术，其原理是将抗原免疫小鼠后，用小鼠脾淋巴细胞与体外培养的人骨髓瘤细胞株在一定的条件下融合，形成具有长期存活并能分泌抗体的杂交瘤（hybridoma）细胞，将其分离培养后可形成单个瘤细胞的克隆。培养上清或将杂交瘤细胞注入裸鼠腹腔产生的腹水中都含有瘤细胞分泌的Ig，这就是单克隆抗体。由于单克隆抗体是由一个瘤细胞及其后代产生的，它只针对一个抗原决定簇，所有的抗体分子在结构上是完全一致的，因此是最纯的抗体。虽然成本较高，但它的高度特异性和稳定性是多克隆抗体所无法比拟的（表18-1）。③基因工程抗体，是指采用DNA重组技术所生产的抗体，包括嵌合抗体、重构型抗体、单链抗体和单区抗体等。

表18-1　单克隆抗体与多克隆抗体的比较

	单克隆抗体	多克隆抗体
特异性	+++	+
敏感性	++	+++
背景染色程度	±	+
抗原决定簇	单一	多个
产生Ig的B细胞克隆数	单一	多个
与其他抗原的交叉反应	-	+
各批Ab之间的特异性和亲和性的可重复性	不变	不一
价格	较高	不高

三、抗体的标记

Ag-Ab产生特异性结合后，其Ag-Ab复合物是不可见的。为了使反应结果可见，必须将抗体加以标记并利用标记物与其他物质的反应将阳性的结果放大后转换成可见的发光或显色。从理论上讲，标记物应具有以下特点：①能与抗体形成比较牢固的共价键结合；②不影响抗体与抗原的结合；③放大的效率高；④发光或显色反应要在Ag-Ab结合的原位并且鲜明，有良好的对比。经过几十年来不断地筛选，目前较为成熟的标记物有异硫氰酸荧光素（fluorescein isothiocyanate，FITC）、四甲基异硫氰酸罗丹明（tetramethylrhodamine isothiocyanate，TRITC）、德克萨斯红、辣根过氧化物酶（horseradish peroxidase，HRP）、碱性磷酸酶（ALP）、铁蛋白、胶体金、葡萄球菌A蛋白、生物素（biotin）和放射性同位素等。

1. 荧光标记物和荧光抗体

（1）异硫氰酸荧光素：Coons等用荧光素标记抗体创立了免疫荧光技术后，人们又合成了 FITC。FITC 能与抗体形成较稳定的结合物，从而使其得到迅速的发展。FITC 是一种分子质量为 389 Da 的黄色结晶粉末，最大吸收光谱为 490 ~ 495 nm，最大发射光谱为 520 ~ 530 nm，为明亮的黄绿色荧光。通过 FITC 的硫碳胺键与 Ig 中赖氨酸的 ε-氨基在碱性条件下结合，ε-氨基碳酰胺化形成硫碳氨基键，构成 FITC-Ig 结合物。一个 IgG 分子含有 86 个赖氨酸残基，最多能结合 15 ~ 20 个 FITC 分子，一般可结合 2 ~ 8 个。

（2）四甲基异硫氰酸罗丹明：TRITC 是一种紫红色的粉末，最大吸收光谱为 550 nm，最大发射光谱为 620 nm，为橙红色荧光，与 FITC 的黄绿色荧光对比十分鲜明。多用于双重标记荧光染色。

（3）荧光标记抗体的使用范围和优缺点：在免疫组织化学技术发展的早期，免疫荧光得到较多的使用。免疫酶标记抗体出现后，免疫荧光的应用有所减少。由于免疫荧光有其独特的能对活细胞进行染色的优点，在原代培养细胞的鉴定，肾炎、皮肤免疫性疾病的研究和诊断，病原体及自身抗体的检测等方面，至今还在使用。单克隆抗体出现后，荧光标记的单克隆抗体在流式细胞术（flow cytomitry，FCM）、荧光激活细胞分类器（fluorescence activated cell sorter，FACS）及激光扫描共聚焦显微镜（laser scanning confocal microscope，LSCM）等结合了现代激光、计算机、扫描电视的高技术和原位杂交等技术中，得到越来越广泛的应用。

2. 酶标记物和酶标抗体

1966 年，Nakane 等首次用过氧化物酶代替荧光素对抗体进行标记、对组织抗原定位，开创了免疫过氧化酶（immunoperoxidase，IPO）技术。1970 年，Sternberger 在此基础上发展出 PAP 技术，使免疫过氧化酶技术进入实用阶段。理想的标记酶应当是：①酶的活性高并且稳定；②终产物稳定，不扩散，有良好的定位；③酶与抗体的结合不影响 Ag-Ab 的特异性反应；④在组织与体液中不存在内源性的酶及其底物。但实际上没有一种酶能满足理想的条件，效果好又应用最多的是 HRP 和 ALP。

（1）辣根过氧化物酶：为一种稳定性好的标记酶，在 pH3.5 ~ 12.0 范围内稳定，60℃加热 15 分钟不失活。分子质量仅为 40 kDa，故穿透性较强。其活性较高，溶解度大，等电点为 7.2，是相当理想的标记酶。HRP 的抑制剂有叠氮纳（NaN_3）、重铬酸钾、氰化物和氟化物等。HRP 的底物为 H_2O_2，催化反应式为：

$$HRP + H_2O_2 = HRP \cdot H_2O_2$$

$$HRP \cdot H_2O_2 + DH_2 \rightarrow HRP + D + 2H_2O$$

其中 D 为供氢体，一般使用 3′，3-二氨基联苯胺（3′，3-diaminobenzidine，DAB）。DAB 在 HRP 催化下，形成不溶于水及有机溶剂的棕色颗粒。因为酶与抗体已经结合，所以酶促反应的产物的定位间接地显示了 Ag-Ab 反应的定位。由于 HRP 的酶促反应效率极高，一般在反应 2 ~ 5 分钟后即可形成在光镜下可见的反应产物，对于 Ag-Ab 反应有放大作用。需要注意的是，在正常组织细胞中，如粒细胞、骨髓造血细胞中均含有丰富的内源性过氧化酶，成熟红细胞所含的伪过氧化酶也可使 DAB 显色。因此，在过氧化物酶染色中一般要用 3% 过氧化氢水溶液或 1% 过氧化氢–甲醇液处理切片以阻断其内源性过氧化酶，避免造成假阳性。这在冰冻切片免疫组化染色时尤其重要。DAB 作为联苯胺类物质，有报道在动物中有致癌性。因此，在操作时要戴手套，尽量避免接触 DAB 原粉或溶液。

配置好的 DAB 液避光过滤后尽快使用。用后剩余的 DAB 液亦不宜直接排放入下水道。最好以金属容器密封收存，交有关部门处理。

（2）碱性磷酸酶：是分子质量为 80 kDa 的水解酶，最佳反应 pH 为 8.9。活化剂为 Mg^{2+}、Mn^{2+}，抑制剂有 Zn^{2+}、Be^{2+}、PO_4^{3-}、AsO_4^{3-}、CN^-、EDTA 等。在碱性环境下，ALP 可催化下列水解反应：

$$\text{磷酸萘酯} + H_2O \rightarrow \alpha\text{-萘酚} + \text{磷酸盐}$$

$$\alpha\text{-萘酚} + \text{偶氮染料} \rightarrow \text{有色沉淀}$$

水解酶催化 α-萘酚磷酸酯水解，然后用偶氮染料显色，是酶组织化学中应用广泛的证明水解酶存在的方法。在此，α-萘酯一般用萘酚 ASBI 或萘酚 ASMX。偶氮染料中，Fast Blue（快蓝）和 Fast Red（快红）的产物分别为蓝色和红色，不溶于水，但溶于有机溶剂。因此，封片时不能使用含二甲苯的封固剂，只能用明胶甘油或水溶性封固剂，故切片易褪色。New Fuscion（新复红）的产物为鲜艳的红色，并不溶于乙醇和二甲苯等，因此切片不易退色，用苏木素复染后细胞核呈蓝色，对比鲜明，值得采用。AP 标记的抗体近年来在国外应用很广，有取代 HRP 标记抗体的趋势。它还可与 HRP 标记抗体联用做双重染色。AP 免疫染色的另外一个问题是内源性 AP 的广泛存在。在肝、胎盘、小肠绒毛、骨基质和肾小管上皮等处均有活性很高的内源性 AP。在冰冻切片和细胞涂片染色时对阳性反应产物的干扰尤为突出。需要在孵育液中加入左旋咪唑抑制内源性 AP 的活性。石蜡包埋组织中，除小肠上皮外，内源性 AP 基本上被灭活。AP 标记抗体尤其适用于血细胞和骨髓涂片的免疫组化染色，因为造血组织中的内源性 HRP 特别强烈。

（3）其他标记酶与非酶性标记物：除 HRP 和 *AP* 之外，在免疫组织化学中试用过的标记酶还有葡萄糖氧化酶（glucose oxidase）、β-D-半乳糖苷酶等，但均未能得到广泛的使用。除荧光素和酶以外，胶体金、铁蛋白和藻红蛋白等标记物也被应用。尤其是在免疫电镜中，胶体金与铁蛋白是两种主要的标记物。藻红蛋白是新发现的一种从植物叶绿素中提取的蛋白，在受到与 FITC 相同的激发光照射时，发出亮红色的荧光，可以与 FITC 同时用于双重标记。

3. 亲和组织化学标记物

随着免疫组织化学技术的发展和新的亲和物质对的发现，如生物素与亲和素（avidin）、激素与受体、植物凝集素与糖类、葡萄球菌 A 蛋白与 IgG 的 Fc 片段等，免疫组织化学技术从 Ag-Ab 的特异反应发展到更为广泛的利用亲和物质对的特异结合反应进行标记、放大信号及显色的阶段。亲和组织化学（affinity histochemistry）就是利用这些物质对之间的高度亲和特性，将酶、荧光素等标记物与亲和物质连接，对抗原或者其他靶物质进行定位和定量的方法。亲和组织化学技术的发展使免疫组织化学反应的灵敏度大为提高，非特异反应大为降低。亲和组织化学技术除了在免疫组织化学中得到广泛的使用外，在核酸分子杂交、免疫印迹和 ELISA 等领域也使用得越来越多。

（1）生物素-亲和素（卵白素）系统：1936 年，Koegl 与 Toennis 首先从鸡蛋黄中分离出生物素。它是一种分子质量为 244 Da，等电点为 3.5 的环性分子，分子式为 $C_{10}H_{16}C_3\text{-}N_2S$。生物素在体内是羧化酶的辅酶，当时被命名为维生素 H 或辅酶 R。亲和素又称卵白素或抗生物素蛋白，是分子质量为 68 kDa 的碱性蛋白，等电点为 10.5，由 4 个由

128 个氨基酸组成的亚基构成。分子亲和素可与分子生物素结合，两者的结合为非共价键结合，为不可逆反应，亲和常数 Ka 达到 $10M^{-1} \sim 15\ M^{-1}$，是自然界中已知的两种物质最紧密的结合之一，比 Ag-Ab 结合力大 106 倍，只有在 pH = 1.5 的条件下才能将两者完全分离。

生物素-亲和素系统的优点是：生物素分子质量小，一分子抗体可结合多达 150 个生物素分子。与抗体分子结合（生物素化）后，不影响抗体与抗原结合的能力。多种酶与生物素结合后，其催化活性也不受到很大的影响。亲和素也可与荧光素、酶等标记物偶联。上述特点决定了生物素与亲和素是极为理想的一对亲和物质对。由于生物素和亲和素既可偶联抗体等一系列大分子生物活性物质，又可被多种示踪物所标记，现已发展成一个独特的生物素-亲和素系统，具有灵敏度高、特异性强、稳定性好、无放射性污染及方便快速等特点。这为它们在免疫组织化学、核酸分子杂交和 ELISA 等领域的广泛应用奠定了基础。

另外，体内如肝、肾、肥大细胞等也存在内源性的生物素。为避免出现内源性生物素对染色的干扰，近年来人们发展了链霉亲和素（streptavidin）以代替常规的亲和素。链亲和素的分子质量为 60 kDa，等电点为中性，故不与内源性生物素结合。

（2）葡萄球菌 A 蛋白与 IgG：葡萄球菌 A 蛋白（staphylococcal protein A，SPA）是金黄色葡萄球菌细胞壁的一种蛋白成分，分子质量为 42 kDa，等电点为 5.1。含有 4 个高度相似的 Fc 片断结合区，对热稳定。SPA 能与人和多种哺乳动物的 IgG 的 Fc 片断非特异结合。这种结合是双价的，即 1 分子 SPA 能与 2 个 IgG 分子结合。利用这一特点，可以将 SPA 与荧光素/酶等结合后作为第二抗体使用。

参考文献

戴博斯．2008. 诊断免疫组织化学［M］. 第 2 版．北京：北京大学医学出版社，2-6.

纪小龙，张雷．2011. 诊断免疫组织化学［M］. 第 3 版．北京：人民军医出版社，16-20.

李甘地．2002. 组织病理技术［M］. 北京：人民卫生出版社，50-74.

李和，周莉．2014. 组织化学与细胞化学技术［M］. 第 2 版．北京：人民卫生出版社，237-248.

王文勇．2010. 免疫细胞（组织）化学和分子病理学技术［M］. 西安：第四军医大学出版社，67-78.

吴秉铨，刘彦仿．2013. 免疫组织化学病理诊断［M］. 第 2 版．北京：北京科学技术出版社，39-44.

谢克勤．2014. 酶组织化学与免疫组织化学原理和技术［M］. 济南：山东大学出版社，108-109.

郑淑芳，徐鹏霄，张永亮．2011. 免疫组化与分子病理学［M］. 北京：人民军医出版社，42-44.

Burry RW. 2011. Controls for immunocytochemistry：an update［J］. J Histochem Cytochem，59（1）：6-12.

Dupré MP，Courtade-Saidi M. 2012. Immunocytochemistry as an adjunct to diagnostic cytology［J］. Ann Pathol，32（6）：e47-51，433-437.

Heyderman E. 1980. The role of immunocytochemistry in tumour pathology：a review［J］. J R Soc Med，73（9）：655-658.

Skoog L，Tani E. 2011. Immunocytochemistry：an indispensable technique in routine cytology［J］. Cytopathology，22（4）：215-229.

第三节 免疫组织化学的基本技术

根据标记物（或示踪物）的不同，免疫组织化学的基本技术可分为免疫荧光组化技术、免疫酶组化技术、亲和免疫组化技术、免疫胶体金组化技术和免疫铁蛋白技术。此外，还有双重和多重标记技术等。不同的免疫组织化学技术各具独特的试剂和方法，但其基本技术方法是相似的，都包括抗体的制备、组织材料的处理、免疫染色、对照试验和显微镜观察等步骤。在此我们选取几种技术简单介绍。

一、免疫荧光组化技术

根据抗原抗体反应原理，先将已知的抗体标记上荧光素，制成荧光抗体，再用这种荧光抗体作为探针与细胞或组织内相应抗原结合，在细胞或组织中形成的抗原抗体复合物上含有标记的荧光素，利用荧光显微镜观察标本（荧光素受荧光显微镜激发光的照射而发出一定波长的荧光），从而可确定组织中某种抗原的定位，进而还可进行定量分析。免疫荧光组化技术可分为直接法、间接法、补体法和双重免疫荧光标记法。

1. 直接法

用荧光标记的特异性（对细胞或组织内抗原）抗体（第一抗体）直接与标本反应（染色），以检测标本中相应的抗原。特点是操作简单，特异性高，但敏感性低，且由于一种荧光标记抗体只能检测一种特异性抗原，所以应用范围较窄。

染色步骤如下。

（1）石蜡切片常规脱蜡至水。冰冻切片、涂片、印片或培养细胞等材料经适当固定。

（2）必要时用酶适当消化。

（3）用 pH7. 4 PBS 洗 15 分钟。

（4）滴加经适当稀释的荧光抗体，室温或37℃孵育箱内孵育 30 ~60 分钟。

（5）用 PBS 洗 3 次，5 分钟/次。

（6）用50%甘油（用 pH 9. 0 碳酸盐缓冲液配制）封片。

（7）荧光显微镜下观察。

2. 间接法

此法是直接法的重要改进，先用特异性（对细胞或组织内抗原）抗体（或称第一抗体）与细胞标本反应，随后用缓冲液洗去未与抗原结合的抗体，再用间接荧光抗体（也称第二抗体）与结合在抗原上的抗体（是第二抗体的抗原）结合，形成抗原-抗体-荧光抗体的复合物。

由于结合在抗原抗体复合物上的荧光抗体显著多于直接法，从而提高了敏感性。如细胞抗原上每个分子结合 3 ~5 个分子的抗体，当此抗体作为抗原时又可结合 3 ~5 个分子的荧光抗体，所以和直接法相比荧光亮度可增强 3 或 4 倍。此方法的特点是特异性强、灵敏度高、应用更广，只需要制备荧光标记的羊抗鼠或羊抗兔抗体即可应用于多种抗体（第一抗体）的标记显示。

染色步骤如下。

（1）石蜡切片常规脱蜡至水。冰冻切片、涂片、印片或培养细胞等材料经适当固定。

（2）必要时用酶适当消化。

（3）用 pH7.4 PBS 洗 15 分钟。
（4）滴加经适当稀释的未标记一抗，在室温或 37℃孵育箱内孵育 30～60 分钟。
（5）用 PBS 洗 3 次，5 分钟/次。
（6）滴加荧光标记二抗，在室温或 37℃孵育箱内孵育 30～60 分钟。
（7）用 PBS 洗 3 次，5 分钟/次。
（8）用 50% 甘油（用 pH 9.0 碳酸盐缓冲液配制）封片。
（9）荧光显微镜下观察。

3. 补体法

大多数抗原-抗体复合物都能结合补体。因此，在染色时先将新鲜补体与第一抗体混合，同时加在抗原标本切片上，经 37℃孵育后，如发生特异抗原抗体反应，补体就结合在抗原抗体复合物上，再用抗补体荧光抗体与结合的补体反应，形成抗原-抗体-补体-荧光抗体的复合物。此方法的特点是：只需一种荧光抗体，可适用于各种不同种属来源的第一抗体的检测。

染色步骤如下。
（1）石蜡切片常规脱蜡至水。冰冻切片、涂片、印片或培养细胞等材料经适当固定。
（2）必要时用酶适当消化。
（3）用 pH7.4 PBS 洗 15 分钟。
（4）将抗血清 60℃灭活 20 分钟，并做适当稀释。
（5）将新鲜豚鼠血清（其中含有补体）稀释 10 倍。
（6）取等量抗血清和豚鼠血清混合，滴加在切片上，将切片置 37℃孵育箱内孵育 30～60分钟。
（7）用 PBS 洗 3 次，5 分钟/次。
（8）滴加经适当稀释的荧光标记抗补体抗体，在室温或 37℃孵育箱内孵育 30 分钟。
（9）用 PBS 洗 3 次，5 分钟/次。
（10）用 50% 甘油（用 pH 9.0 碳酸盐缓冲液配制）封片。
（11）荧光显微镜下观察。

4. 双重免疫荧光标记法

在同一细胞组织标本上需要同时检查两种抗原时要进行双重荧光染色，一般均采用直接法。将两种荧光抗体（如抗 A 和抗 B）以适当比例混合，加在标本上孵育后，按直接法洗去未结合的荧光抗体，抗 A 抗体用 FITC 标记，发黄绿色荧光；抗 B 抗体用 TRITC 标记，发红色荧光，可以明确显示两种荧光抗原的定位。

二、免疫酶组织化学技术

免疫酶组织（细胞）化学技术是继免疫荧光后，于 20 世纪 60 年代发展起来的技术。其先以酶标记的抗体与组织或细胞作用，然后加入酶的底物，生成有色的不溶性产物或具有一定电子密度的颗粒，通过光镜或电镜对细胞表面和细胞内的各种抗原成分进行定位研究。

常用标记酶的种类有辣根过氧化物酶（HRP）、碱性磷酸酶（ALP）、酸性磷酸酶（ACP）和葡萄糖氧化酶（GOD）。目前，应用最多的酶是 HRP 和 ALP。事实上，免疫酶技术与免疫荧光技术存在许多不同之处：①可用普通显微镜代替荧光显微镜，易于推广；②切片不易褪色，可长期保存；③阳性细胞定位精确，较易与非特异性反应鉴别，因此判断容易，主观性少；④组织结构清晰，可与 HE 切片对照观察；⑤可做免疫电镜超微结构观察。免疫酶组织化学技术可分为直接法、间接法、补体法、免疫酶桥法、免疫酶双桥法、PAP 和双 PAP 法等。在此主要介绍前两种方法。

1. 直接法

此方法用酶直接标记在特异性一抗上，与标本中的抗原结合，让酶催化底物反应产生有色产物，沉淀在 Ag-Ab 反应部位，即可在镜下对标本中的抗原进行检测。其优点为简便、快速、特异；缺点为敏感性差，标记一种抗体只能检测一种抗原，所以应用受限制。

染色步骤如下。

（1）切片按免疫组织化学常规处理。

（2）0.3% H_2O_2 · 甲醇，室温 10 ~ 30 分钟。

（3）必要时，如石蜡切片用 0.1% 胰蛋白酶消化，37℃ 10 ~ 30 分钟，PBS 洗。

（4）1 : 20 正常血清，室温孵育 15 分钟。

（5）滴加适当稀释的酶标一抗，室温或 37℃，孵育 30 ~ 60 分钟。

（6）PBS 洗 3 次，5 分钟/次。

（7）加酶的底物溶液，5 ~ 10 分钟，显微镜下观察，至特异性染色清晰，背景无染色时，终止显色。

（8）苏木素衬染、脱水、透明、封片。

2. 间接法

在间接法中先用未标记的特异性一抗与标本中相应抗原结合，再用酶标记的抗球蛋白抗体（二抗）结合，然后再加酶的底物显示抗原-抗体-抗抗体复合物存在的部位，以对抗原进行检测。该方法优点为提高了敏感性，而且用一种酶标记一种抗体就可检测多种抗原，因此较直接法使用广。但此法比直接法耗时略长，且非特异性染色相对较多。

染色步骤如下。

（1）切片按免疫组织化学常规处理。

（2）0.3% H_2O_2 · 甲醇，室温 10 ~ 30 分钟。

（3）必要时，如石蜡切片用 0.1% 胰蛋白酶消化，37℃ 10 ~ 30 分钟，PBS 洗。

（4）1 : 20 正常血清，室温孵育 15 分钟。

（5）滴加适当稀释的特异性一抗于标本上，室温或 37℃，孵育 30 ~ 60 分钟。

（6）PBS 洗 3 次，5 分钟/次。

（7）滴加适当稀释的酶标二抗于标本上，室温或 37℃，孵育 30 ~ 60 分钟。

（8）PBS 洗 3 次，5 分钟/次。

（9）加酶的底物溶液，5 ~ 10 分钟，显微镜下观察，至特异性染色清晰，背景无染色时，终止显色。

（10）苏木素衬染、脱水、透明、封片。

以上两种方法都是通过化学方法将酶直接标记在抗体上，所以统称为酶标抗体法。其他几种方法在此不做详细介绍。

三、免疫胶体金技术

1971 年，Faulk 和 Taylor 首先报道应用免疫胶体金技术研究细胞表面抗原的分布，从此开创了免疫组织化学研究的新领域，即免疫胶体金技术（immune colloidal gold technique）。

免疫胶体金技术是以胶体金这样一种特殊的金属颗粒作为标记物。胶体金是指金的水溶胶，它能迅速而稳定地吸附蛋白，对蛋白的生物学活性没有明显的影响。因此，用胶体金标记一抗、二抗或其他能特异性结合免疫球蛋白的分子（如葡萄球菌 A 蛋白）等作为探针，就能对组织或细胞内抗原进行定性、定位，甚至定量研究。由于胶体金有不同大小的颗粒，且电子密度高，所以免疫胶体金技术特别适合于免疫电镜的单标记或多标记定位研究。由于胶体金本身呈淡至深红色，因此也适合进行光镜观察。如应用银加强的免疫金银法则更便于光镜观察。

免疫胶体金染色方法主要有免疫金法（immunogold staining，IGS）和免疫金银法（immunogold-silver staining，IGSS）。IGS 可分为直接法和间接法两种，一般多采用间接法。

1. 直接法

将胶体金标记的一抗直接对标本进行染色，然后在光镜或电镜下进行观察。这种方法非常简单，但由于一种探针只能研究一种抗原，所以比较局限。用胶体金标记的单克隆探针进行双重或多重染色效果比较好。

2. 间接法

间接法是指先将未标记的特异性一抗与标本中的抗原结合，然后用金标的二抗与一抗结合，在光镜或电镜下对抗原的分布进行定位研究。

染色步骤如下（以人肝组织 HBsAg 的定位为例）。

（1）石蜡切片，脱蜡至水。

（2）1% 胰蛋白酶消化 10 分钟。

（3）双蒸馏水洗 5 分钟×2。

（4）TBS pH7.4 洗 5 分钟×2。

（5）1% 卵蛋白（EA）封闭 10 分钟。

（6）稀释鼠抗 HBsAg 单克隆抗体，37℃ 1～2 小时，4℃冰箱过夜。

（7）TBS pH7.4 洗 10 分钟×2。

（8）1% 卵蛋白（EA）封闭 10 分钟。

（9）TBS pH7.4 稀释兔抗鼠金标记抗体，37℃ 45 分钟。

(10) TBS pH7.4 洗 10 分钟×2。

(11) 双蒸馏水洗 5 分钟×2。

(12) 10% 戊二醛，10 分钟。

(13) 双蒸馏水洗 5 分钟。

(14) 苏木素衬染核，甘油封片。

结果：在镜下可见部分肝细胞胞质内有金颗粒聚集呈红色，沿细胞膜分布，表明有 HBsAg 定位在细胞质内。

IGSS 是 1983 年 Holgate 等将 IGS 与银显影方法相结合而建立的。通过免疫反应沉淀在抗原位置的胶体金颗粒起着一种催化剂作用，用对苯二酚还原剂将银离子（Ag^+）还原成银原子（Ag^0）。被还原的银原子围绕金颗粒形成一个“银壳”，“银壳”一旦形成本身也具有催化作用，从而使更多银离子还原并促使银壳越长越大，最终抗原位置得到清晰放大。

染色步骤如下（以人肝组织 HBsAg 的定位为例）。

(1) 石蜡切片，脱蜡至水。

(2) 鲁哥染色液，5 分钟。

(3) 5% 硫代硫酸钠水溶液脱碘 5 分钟。

(4) 双蒸馏水冲洗干净。

(5) TBS pH7.4 洗 5 分钟×2。

(6) 1% 胰蛋白酶消化 10 分钟。

(7) TBS pH7.4 洗 5 分钟×2。

(8) 1% 卵蛋白（EA）封闭 10 分钟。

(9) 稀释鼠抗 HBsAg 单克隆抗体，37℃孵育 1～2 小时或 4℃冰箱过夜。

(10) TBS pH7.4 洗 5 分钟×2。

(11) 1% 卵蛋白（EA）封闭 10 分钟。

(12) TBS pH7.4 稀释兔抗鼠金标记抗体，37℃ 45 分钟。

(13) TBS pH7.4 洗 5 分钟×2。

(14) 双蒸馏水洗 5 分钟×2。

(15) 物理显影。

(16) 双蒸馏水洗 5 分钟×2。

(17) 苏木素衬染核。

(18) 脱水、透明、封片。

结果：光镜下见肝细胞胞质内有以膜状或包涵体形态分布的阳性黑色颗粒，背景干净。

四、亲和免疫组化技术

亲和组织化学就是利用一些物质之间的高度亲和特性，将酶等标记物连接到抗原抗体复合物上，以对体内的抗原（抗体）进行检测。

事实上，抗原抗体反应本质上也属于亲和组化这一范畴（因为抗原抗体的结合实际上是由于两者之间具有高度的亲和性)，只是近代免疫组织化学方法的更新更突出了亲和这一组化技术的特点。具有高度亲和的物质除了抗原-抗体外，还有植物凝集素-糖类、生物素-抗生物素、葡萄球菌 A 蛋白-IgG、阳离子-阴离子和激素-受体等。下面以生物素-抗生物素为例加以介绍。

生物素（维生素 H）是一种分子质量为 244 Da 的小分子维生素。抗生物素（卵白素）是一种糖蛋白，分子质量为 68 kDa，由 4 个亚单位组成。生物素与抗生物素有很强的亲和力，两者一旦结合就很难解离。同时，生物素具有与酶和抗体结合的能力，这样抗生物素分子与多个生物素结合，生物素又可大量结合酶标记物，起到多级放大作用，因而敏感性强。

以 ABC 法（亲和素-生物素-过氧化物酶复合技术，avidin-biotin-peroxidase complex technique）为例。ABC 法系利用上述生物素与抗生物素的特性，先将生物素与 HRP 结合，形成生物素化的 HRP，然后与抗生物素按一定比例混合，形成 ABC 复合物，用生物素化的二抗与一抗结合，再与 ABC 复合物结合，最后用底物显色。

ABC 法的优点为：①敏感性高。ABC 法与 PAP 法相比其敏感性要高 20～40 倍，这是因为生物素与抗生物素间有极强的结合力，抗生物素同生物素结合有 4 个结合位点，一部分同生物素化的过氧化物酶结合；另一部分同生物素标记的抗体结合。在 ABC 反应中，抗生物素作为桥连接于生物素标记的酶和生物素标记的抗体之间，而生物素标记的过氧化物酶分子又可作为桥连接于生物素分子之间，于是形成一个含有 3 个以上过氧化物酶分子（大于 PAP 复合物）的网络状复合物，敏感性极大提高。②特异性强，背景染色淡。③方法简便，节约时间。④由于生物素与抗生物素具有与多种示踪物结合的能力，可用于双重或多重免疫染色。

染色步骤如下。

（1）石蜡切片，脱蜡至水。

（2）PBS 冲洗 3 次，5 分钟/次。

（3）0.3% 过氧化氢（H_2O_2）甲醇溶液，20～30 分钟。

（4）PBS 冲洗 3 次，5 分钟/次。

（5）1% 胰蛋白酶消化。

（6）PBS 冲洗 3 次，5 分钟/次。

（7）正常血清孵育，30 分钟。

（8）滴加第一抗体（特异性抗体），孵育 60 分钟。

（9）PBS 冲洗 3 次，5 分钟/次。

（10）滴加第二抗体，孵育 60 分钟。

（11）PBS 冲洗 3 次，5 分钟/次。

（12）滴加第三抗体（ABC 复合物），孵育 60 分钟。

（13）PBS 冲洗 3 次，5 分钟/次。

（14）DAB 显色。

（15）自来水冲洗，复染、脱水、透明、封片。

目前广泛使用的亲和免疫组化法是 SP 法（链霉菌抗生物素蛋白-过氧化物酶连结法），其系用链霉菌抗生物素蛋白代替 ABC 复合物中的卵白素（抗生物素）。链霉菌抗生物素蛋白是从链霉菌培养物中提取的蛋白，它和亲和素（抗生物素）一样，也存有4个生物素结合点，亲和力很高（比卵白素蛋白亲和力更高），因此比ABC法更敏感。SP法的染色步骤同ABC法。国外其他公司也将SP法注册为LSAB法或SABC法。

二步法之所以称为“二步法”是因为它是用抗体和酶形成的聚合物来代替传统“三步法”（ABC法、LSAB法或SP法）中的二抗和酶聚合物。由于省略了一种试剂和相应的操作步骤，加上这种技术可以使背景染色非常干净，传统方法中的血清封闭也可去除，使得这种方法变得更加快速和易于使用。

此技术的关键是在一条稳定的氨基酸骨架上将多个HRP分子和抗体的Fab段（抗原结合片段）结合在一起形成多聚物。这种聚合物中的Fab段对一抗具有很强的亲和性，而多个HRP分子提供很高的灵敏度。

此法之所以背景更加干净，不仅仅是因为它较少地使用了基于蛋白质的试剂，更重要的是，它不含生物素和链霉卵白素，并且使用的只是抗体的抗原结合片段，这就意味着可以完全避免内源性生物素和抗体的Fc段可能造成的背景染色。

参考文献

纪小龙，张雷.2011. 诊断免疫组织化学［M］. 第3版. 北京：人民军医出版社，56-95.

李甘地.2002. 组织病理技术［M］. 北京：人民卫生出版社，102-131.

李和，周莉.2014. 组织化学与细胞化学技术［M］. 第2版. 北京：人民卫生出版社，252-319.

倪灿荣，马大烈，戴益民.2006. 免疫组织化学实验技术及应用［M］. 北京：化学工业出版社，127-140.

王廷华，李力燕，Leong Seng Kee. 2013. 组织细胞化学理论与技术［M］. 第3版. 北京：科学出版社，86-90，105-108.

王文勇.2010. 免疫细胞（组织）化学和分子病理学技术［M］. 西安：第四军医大学出版社，140-319.

吴秉铨，刘彦仿.2013. 免疫组织化学病理诊断［M］. 第2版. 北京：北京科学技术出版社，239-264.

谢克勤.2014. 酶组织化学与免疫组织化学原理和技术［M］. 济南：山东大学出版社，111-120.

郑淑芳，徐鹏霄，张永亮.2011. 免疫组化与分子病理学［M］. 北京：人民军医出版社，76-93.

周劲松.2015. 现代组织化学技术和方法［M］. 西安：西安交通大学出版社，166-184.

Burry RW. 2011. Controls for immunocytochemistry：an update［J］. J Histochem Cytochem，59（1）：6-12.

Skoog L，Tani E. 2011. Immunocytochemistry：an indispensable technique in routine cytology［J］. Cytopathology，22（4）：215-229.

第四节　免疫组织化学技术的应用

免疫组织化学（包括免疫细胞化学）可用于冰冻保存组织、甲醛溶液固定石蜡包埋组织和各种方式得到的细胞（如穿刺、体液、涂片、血液分离和培养细胞等）。从理论上讲，任何一种物质只要具有抗原性，或者与别的物质结合后具有抗原性，都可以用免疫组织化学方法在组织或细胞中加以证明。

一、在人体疾病研究中的主要用途

由于免疫组织化学具有形态学和功能及代谢结合及“原位”标记的优点，加上近年来抗原修复技术的发展，免疫组织化学技术已经告别了冰冻切片的时代，被广泛地应用在病理学、神经科学、发育生物学、细胞生物学、肿瘤学、内分泌学、器官移植、皮肤病学和自身免疫病等的研究及微生物病原体（细菌、病毒、寄生虫等）的鉴定等方面。

1. 在肿瘤病理学研究和诊断中的应用

（1）肿瘤生物学标志物检测：在肿瘤的研究和临床实践中，早期发现、早期诊断、早期治疗是关键。肿瘤标志物在肿瘤普查、诊断、判断预后和转归、评价疗效和高危人群随访观察等方面都具有较大的实用价值。随着多种免疫学检测技术的不断发展，肿瘤标志物已成为疑似肿瘤及肿瘤患者的重要检查指标之一。例如，甲胎蛋白（AFP）在肝癌病例的癌组织中通过免疫组织化学法已得到证实，AFP 阳性表达率为 60% ~70%；部分类型的胃癌（如肝样胃癌）组织中也可出现 AFP 明显高表达的情况，个别患者可达到正常水平的上千倍，恶性程度很高。AFP 表达增高的胃癌容易发生肝转移，预后差，并多见于胃癌进展期。又如癌胚抗原（CEA），一种酸性糖蛋白，胚胎期在小肠、肝、胰腺合成。CEA 长期以来被认为是结肠癌的标志物（60% ~90% 患者升高），但后来发现胰腺癌（80%）、胃癌（60%）、肺癌（75%）和乳腺癌（60%）组织中也有较高表达。再如糖类抗原 CA72-4，一种高分子糖蛋白，正常人血清中含量<6 U/ml，在各种消化道肿瘤、卵巢癌中可呈异常高水平表达，尤其对于胃癌有较高的敏感性，阳性率可达 65% ~70%，特异度可达 95%。

（2）组织起源不明肿瘤的研究：对于传统上组织起源不明或者有争议的肿瘤，例如，Ewing 肉瘤现在已经用免疫组织化学方法证明是起源于神经内分泌系统，腺泡状软组织肉瘤可以表达 DESMIN、ACTIN、MYOO1，提示向骨骼肌分化。

（3）病原体与肿瘤的关系研究：例如，用免疫组织化学方法可以在组织切片上证明人类乳头状瘤病毒（HPV）在尖锐湿疣和宫颈癌细胞中的存在、乙型肝炎病毒（HBV）在肝细胞性肝癌细胞中的存在、EB 病毒（EBV）抗原在鼻咽癌细胞中的存在等，为肿瘤的病毒病因学研究提供了有力的手段。

（4）协助确定肿瘤的良、恶性：这方面的实例较少。如 Bcl-2 蛋白用于区分淋巴结反应性滤泡增生和滤泡性淋巴瘤。轻链限制性表达可用于鉴别多克隆性和单克隆性的 B 细胞增生。如果是单克隆性增生，而且增生的克隆已经占据整个细胞群的大部分，就可以用 Ig 轻链（κ，λ）染色来证实。例如，MALT 淋巴瘤、淋巴浆细胞性淋巴瘤、骨髓瘤等的肿瘤细胞大部分的胞质只表达一种 Ig 轻链，对于恶性淋巴瘤的诊断有很大的参考意义。

（5）测定肿瘤细胞的增殖活性：恶性肿瘤的生物学行为在很大程度上与肿瘤细胞的增殖活性有关。现在免疫组织化学的方法已经可以通过测定细胞核内与细胞增殖有关的蛋白酶如 Ki-67 等，而间接地确定肿瘤细胞的增殖活性，从而为临床估计肿瘤的恶性程度和确定治疗方案提供重要的资料。

（6）分化差的癌和肉瘤的鉴别：在肿瘤病理诊断中，时常遇到分化差的恶性肿瘤的鉴别诊断问题，此时可以使用 CK、VIM、LCA 和 S-100 蛋白等标记区别未分化癌、恶性淋巴瘤、恶性黑色素瘤和小细胞肉瘤。

（7）确定转移性恶性肿瘤的原发灶：肿瘤病理诊断中常常遇到发现淋巴结转移癌，而临床上查不到原发灶的问题，使得治疗无法进行。免疫组织化学技术可以帮助鉴定原发灶，如 PSA 阳性提示为前列腺癌转移，TG 阳性提示原发灶来自甲状腺等。

（8）恶性淋巴瘤的诊断和分型：关于恶性淋巴瘤的分型现在已离不开免疫组织化学技术，许多特殊类型的淋巴瘤要靠一些免疫组化标记来确诊。如 Bcl-2 蛋白阳性对于滤泡性淋巴瘤、cyclin D1 阳性对于套细胞淋巴瘤，以及 CD30 和 CD15 阳性对于霍奇金病等。

（9）为制订肿瘤的治疗方案提供依据：例如，对于乳腺癌组织进行雌激素受体（ER）和孕激素受体（PR）的免疫组织化学检测已经成为常规，ER+和 PR+的乳腺癌对于内分泌治疗的效果好，癌不易复发；而 ER-的乳腺癌对于内分泌治疗效果不好，易复发；PR-的乳腺癌更容易复发。又如对于 HER-2/neu 阳性的乳腺癌患者可进行单克隆抗体曲妥珠单抗治疗。另外，免疫组织化学方法测定耐药基因产物如 p170，可以帮助肿瘤科医师发现对化疗耐药的患者，及时更换方案和药物，提高疗效。

2. 在病原微生物鉴定中的应用

常规的病原微生物检测方法其特异性和敏感性均不能适应临床日益增加的要求。而免疫组织化学方法不仅可以检出病原体，而且还可以检测病原体感染后表达的各种抗原，这就大大增加了检测的敏感性。使用免疫组织化学方法检测病原体的标本可以为组织、细胞涂片、血清、分泌物、脑脊液和尿液等。例如，EB 病毒可以检测 EBNA 抗原和 LMP-1 蛋白，对于尖锐湿疣可以检测 HPV6 型、11 型，宫颈癌可以检测 HPV16 型、18 型。目前，使用免疫酶和免疫荧光方法可以检测的病毒还有腺病毒、肠病毒、乙型肝炎病毒、单纯疱疹病毒、人类免疫缺陷病毒、巨细胞病毒、呼吸道合胞病毒、流感和副流感病毒等；各种衣原体；细菌，如结核杆菌、大肠杆菌、淋球菌和幽门螺旋杆菌等；真菌，如曲菌和卡氏肺囊虫等。

3. 在免疫性皮肤疾病诊断中的应用

皮肤疾病的免疫性疾病如天疱疮、红斑狼疮等，常常在皮损处有免疫复合物沉积，因此可以使用免疫荧光或者免疫酶技术定位。这对于某些皮肤疾病的确诊是十分必要的。例如，在冰冻切片上使用抗补体 C5b-9 的单抗可以对红斑狼疮进行分型。目前，尚未出现在石蜡切片上工作良好的抗体。因此，主要还是使用冰冻切片和免疫荧光染色。

二、在组织标记识别中的主要用途

确定肿瘤的类型，除了依靠其临床表现、影像学和形态学特点外，还需借助于检测肿瘤细胞表面或细胞内的一些特定的分子，例如，通过免疫组织化学方法检测肌肉组织肿瘤表达的结蛋白（desmin）、淋巴细胞表面的 CD 分化抗原、上皮细胞中的各种细胞角蛋白（CK）、恶性黑色素瘤细胞表达的 HMB45 等。在某些肿瘤的组织病理诊断中，例如，对于淋巴造血组织肿瘤的诊断，免疫标记起着关键作用。但是必须注意，许多标记不是绝对特异的，通常需要使用一组（panel）标记，而且同时需要有良好的阳性和阴性对照，才有助于组织学诊断，否则容易导致不恰当的结论。

1. 细胞骨架和中间丝蛋白

在真核细胞胞质中存在一些纤维状的物质，与细胞的支撑和运动等功能有关，称为细胞骨架（cytoskeleton）。根据电镜观察和生化特点，可以将其分为3种：①微丝（microfilaments），直径为5～7 nm；②微管（microtubules），直径为22 nm；③中间丝蛋白（intermediate filament protein，IFP），简称中丝蛋白，直径为7～11 nm。IFP的蛋白组成与微丝和微管不同，不溶于生理溶液而溶于尿素和二巯基乙醇。细胞骨架与哺乳动物细胞的起源、分化、形态和运动有关。肿瘤细胞常含有其来源组织的IFP，因此IFP在鉴别肿瘤细胞的来源和分化程度上对于病理学家有很大的帮助。

2. 细胞角蛋白

（1）组成和正常分布：细胞角蛋白（cytokeratin，CK）的命名来源于表皮鳞状细胞的角质蛋白。最初的抗原是从人的胼胝中提取的，也称为表皮角蛋白（epidermal keratin，EK）。后来发现不只是鳞状上皮，而且在非角化的单层上皮，如腺上皮，也有角蛋白的表达。因此，将主要存在于单层上皮的角蛋白称为CK。近年来CK一词被广泛用于称呼所有上皮细胞内的角蛋白。电镜下，鳞状上皮细胞内的CK排列成致密的束状（tonofibrils），与桥粒（desmosome）相连。而在单层上皮细胞中，CK呈松散的束状排列。CK是IFP中最为复杂的一类，现在已知CK由分子质量40～68 kDa的20个家族成员组成，Moll将其命名为CK1～CK20。按照各家族成员蛋白质的等电点不同，CK可以分为等电点偏酸的酸性和等电点为中性或偏碱性的两个大家族。在各种上皮细胞中，常常由一个酸性的CK（pH 4.9～5.4）与另一个分子质量一般比其大8 kDa的中性或碱性的CK（pH 6.0～7.8）配对存在，称为角蛋白对（keratin pairs）。

CK在正常上皮的分布可以分为单层型和复层型两种基本类型。在复层上皮，如鳞状上皮细胞，CK的分布与细胞的分化密切相关。基底细胞和基底层上细胞表达分子质量较小的CK5+CK14、19、15、17。再往上层的分化细胞至少多表达一对分子质量逐渐增大的CK，如非角化上皮（如食管）加上CK4+CK13，角化上皮加上CK1+CK10，有明显角化表皮细胞还表达CK2+CK11和CK9。更新速度快的鳞状上皮，如毛囊上皮和有病变的表皮，加上CK6+CK16。而CK3+CK12的表达只见于角膜上皮。单层上皮中，所有的分泌上皮（腺上皮）都表达CK8+CK18，其中肝细胞、胰腺腺泡细胞只表达这一对CK，多数的内分泌细胞、肾近曲小管上皮和胃肠道上皮还表达CK19，胆道、胰腺导管、肺泡、甲状腺和女性生殖腺上皮还可有CK7，CK20仅见于胃肠、皮肤的Merkel细胞和移行上皮中的伞细胞（umbrella cells）。复合上皮的CK表达为单层上皮和复层上皮的混合，如上呼吸道、乳腺、汗腺和移行上皮的基底细胞（包括肌上皮）表达CK5+CK14，并且可有CK15、CK17、CK19和CK7，与鳞状上皮的CK分布相似；而分泌部分的细胞，如杯状细胞，则表达CK8+CK18，也可有CK19，与腺上皮的CK分布相似。间皮细胞表达CK5+CK14，与基底细胞相似。重要的是，某些间叶细胞，如平滑肌细胞、骨骼肌细胞、肌成纤维细胞和心肌细胞及其相应的肿瘤，浆细胞可以表达少量的单层细胞型的CK，如CK8+CK18，但是不表达CK7。

（2）CK在肿瘤中的分布及在肿瘤鉴别诊断中的应用：主要表现为：①上皮性肿瘤，癌细胞至少表达其来源的上皮细胞的一部分CK，也可以比其前体细胞的CK表达量增加或减少。例如，宫颈癌和膀胱移行上皮癌中CK8+CK18的表达增加。这一结果提示宫颈癌和移行细胞癌是从单层上皮来源的。有的癌细胞表达胚胎时出现而后来丧失的CK，如肝癌可有 CK7+CK19。治疗后癌细胞的 CK 表型也可能出现改变。②非上皮肿瘤，多数不表达 CK，但有例外。如果非上皮性肿瘤出现 CK，必定是单层型的，即 CK8+CK18，如平滑肌瘤、平滑肌肉瘤、横纹肌瘤、横纹肌肉瘤、Ewing 氏肉瘤、恶性黑色素瘤、脊索瘤、神经鞘瘤、胶质瘤、恶性纤维组织细胞瘤、间变性大细胞淋巴瘤、嗅神经母细胞瘤、精原细胞瘤和恶性横纹肌样瘤等。有双相分化的肿瘤，如上皮样肉瘤，也只表达单层型的 CK，即 CK8+CK18 及 CK20、CK19 和 CK7。滑膜肉瘤与肉瘤样恶性间皮瘤则可表达复合型 CK。浆细胞瘤也可表达 CK（通常为 LCA-，EMA+）。③CK 在肿瘤鉴别诊断中的应用，在早期使用多克隆的抗 CK 抗体时，角蛋白的阳性主要是作为鳞状上皮及其肿瘤的标记。随着多种广谱（针对多种 CK 对）和单一（只针对一对或一种 CK）的抗 CK 的单克隆抗体的问世。有关 CK 的证明已经成为上皮细胞及其肿瘤最敏感和最特异的标记。CK 和其他标记的联合使用对于多种肿瘤的诊断和鉴别诊断已必不可少。

3. 波形蛋白

波形蛋白（vimentin，Vim）又称波纹蛋白。最初从鸡胚的成纤维细胞中发现。制成抗体进行免疫荧光染色，发现其结构像波纹状，故名波形蛋白。

（1）正常分布：Vim 在血管内皮细胞、成纤维细胞、平滑肌细胞、淋巴细胞和其他间叶组织细胞中表达（包括间皮细胞），胚胎细胞常含有 Vim。如果一种细胞含有两种中丝蛋白，其中一种必然为 Vim。抗 Vim 的抗体有多克隆和单克隆的，以单克隆为好。

（2）Vim 的应用：在组织病理学中 Vim 作为最常用的间叶组织的标记使用，常和 CK 联用区别上皮性和间叶性肿瘤。恶性黑色素瘤与低分化癌的鉴别也可以用 Vim 和 CK，前者为 Vim+CK-，后者则反之。淋巴瘤与胸腺瘤的区别与此相同。Vim 和白细胞共同抗原（leukocyte common antigen，LCA）联用可区别淋巴细胞性肿瘤和其他间叶性肿瘤。在软组织肿瘤的分类中，Vim 常和肌源性细胞标记结蛋白联用。肌源性肿瘤为结蛋白阳性和 Vim 阳性，而纤维源性肿瘤只表达 Vim 而不表达结蛋白。Vim 也可证明细胞的间叶起源，例如，黑色素细胞为 Vim 阳性，说明来源于间叶而非上皮。近年来的观察还发现 Vim 并非间叶组织的特异性标记。上皮细胞也可以表达 Vim，尤其是在呈梭形细胞方式生长和体外培养的条件下，上皮细胞甚至可以在表达 Vim 的同时失去 CK 的表达。以往认为表达 Vim 的癌少见，仅有宫内膜癌和肾癌。现在发现 CK 和 Vim 双阳性的情况见于上皮样肉瘤、滑膜肉瘤、间皮瘤、甲状腺癌、脑膜瘤、胸腺瘤、上皮样血管肿瘤、浆细胞瘤、Ewing 瘤和恶性纤维组织细胞瘤等。

（张　量）

参考文献

纪小龙，张雷 . 2011. 诊断免疫组织化学［M］. 第 3 版 . 北京：人民军医出版社，42-69.

李和，周莉 . 2014. 组织化学与细胞化学技术［M］. 第 2 版 . 北京：人民卫生出版社，172-319.

王廷华，李力燕，Leong Seng Kee. 2013. 组织细胞化学理论与技术［M］. 第 3 版 . 北京：科学出版社，70-72.

王文勇 . 2010. 免疫细胞（组织）化学和分子病理学技术［M］. 西安：第四军医大学出版社，77-85.

吴秉铨，刘彦仿 . 2013. 免疫组织化学病理诊断［M］. 第 2 版 . 北京：北京科学技术出版社，612-628.
谢克勤 . 2014. 酶组织化学与免疫组织化学原理和技术［M］. 济南：山东大学出版社，137-166.
郑淑芳，徐鹏霄，张永亮 . 2011. 免疫组化与分子病理学［M］. 北京：人民军医出版社，94-103.
周劲松 . 2015. 现代组织化学技术和方法［M］. 西安：西安交通大学出版社，96-110.

第十九章　酶联免疫吸附测定技术

酶联免疫吸附测定技术（enzyme-linked immunosorbent assay，ELISA）是酶免疫测定法（enzyme immunoassay，EIA）中最主要的技术，也是目前应用最广泛的标记免疫技术之一。事实上，ELISA是20世纪60年代末期才发展起来的一种免疫学检测方法。

第一节　酶联免疫吸附测定技术的基本原理

ELISA具有准确性高、检测时间短、价格低廉、判断结果客观标准、结果便于记录和保存分析等优点。不仅适用于临床标本的检查，而且由于一天之内可以检查几百甚至上千份标本，因此，也适合于血清流行病学调查。除此之外，本法不仅可以用来测定抗体，更重要的是，同时也可用于测定体液中的循环抗原，所以也是肿瘤生物学标志物检测和肿瘤疾病早期诊断的良好方法。

一、简　　介

1966年，Nakene和Pierce共同发表了《酶标抗体：制备和抗原定位中的应用》一文，首先提出了ELISA试剂盒（ELISA KIT）检测方法的基本原理。1971年，瑞典学者Engvall和Perlmann发表《ELISA KIT方法吸附试验测定IgG含量》一文，荷兰学者Van Weerman和Schuurs在同年也发表相关论文，使ELISA成为一种实用的检测液体标本中微量物质的方法。当时所问世的这种免疫酶测定方法是使酶与抗体或抗原结合，用以检查组织中相应的抗原或抗体的存在。后来逐渐发展为将抗原或抗体吸附于固相载体，在载体上进行免疫酶染色，底物显色后用肉眼或分光光度计判定结果。

ELISA是将酶催化的放大作用与特异性抗原抗体反应结合起来的一种微量分析技术。使用酶标记抗原或抗体以后，既不影响抗原抗体反应的特异性，也不改变酶本身的活性。目前，ELISA技术在生物医学各领域的应用范围日益扩大，可概括为4个方面：①免疫酶染色各种细胞内成分的定位；②研究抗酶抗体的合成；③显现微量的免疫沉淀反应；④定量检测体液中抗原或抗体成分。目前以上手段已广泛用于免疫学、微生物学、寄生虫学、食品安全检测、医疗检测及免疫实验分析等多个领域。

二、基本原理

ELISA的基本应用原理是采用抗原与抗体的特异反应将待测物与酶连接，然后通过酶与底物产生颜色反应，从而对受检物质进行定性或定量分析。众所周知，酶是一种有机催化剂，很少量的酶即可导致大量的催化过程，所以极为敏感。免疫酶技术就是将抗原和抗体的免疫反应和酶的催化反应相结合而建立的一种新技术。酶与抗体或抗原结合后，既不改变抗体与抗原的免疫学反应的特异性，也不影响酶本身的酶学活性，即在相应而合适的作用底物参与下，使基质水解而呈色，或使供氢体由无色的还原型变为有色的氧化型。这种有色产物可用肉眼、光学显微镜、电子显微镜观察，也可以用分光光度仪等设备加以测定。呈色反应显示酶的存在，从而证明发生了相应的免疫反应。因此，这是一种特异而敏感的技术，可以在细胞或亚细胞水平上示踪抗原或抗体的所在部位，或在微克，甚至纳克水平上对其进行定量分析。

ELISA 必须遵守以下 3 个核心原理：①抗原或抗体能吸附于固相载体表面，并保持其免疫学活性；②抗原或抗体可通过共价键与酶连接形成酶结合物，而此种酶结合物仍能保持其免疫学和酶学活性；③酶结合物与相应抗原或抗体结合后，可根据加入底物的颜色反应来判定是否有免疫反应的存在，而且颜色反应的深浅与标本中相应抗原或抗体的量成正比，可根据已知浓度的抗原或抗体的颜色反应的深浅绘制标准曲线，并依此计算出未知样品中抗体或抗原的浓度。在 ELISA 中酶起到很关键的作用，常用于 ELISA 的酶有辣根过氧化物酶（HRP）、碱性磷酸酶（ALP）等，其中尤以 HRP 为多。酶结合物是酶与抗体或抗原、半抗原在交联剂作用下联结的产物，它不仅具有抗原抗体特异的免疫反应，还能催化酶促反应，显示出生物放大作用。其中，抗原抗体反应应具有以下特性。

1. 可逆性

抗原与抗体结合形成抗原抗体复合物的过程是一种动态平衡，其反应式为：$Ag + Ab \rightarrow Ag \cdot Ab$。抗体的亲和力（affinity）可以用平衡常数 K 表示：$K = [Ag \cdot Ab] / [Ag][Ab]$，$Ag \cdot Ab$ 的解离程度与 K 值有关。高亲和力抗体的抗原结合点与抗原的决定簇在空间构型上非常适合，两者结合牢固，不易解离。解离后的抗原和抗体均能保持原有的结构和活性。

2. 特异性

特异性是抗原抗体反应的最主要特征。事实上，抗原抗体的结合发生在抗原的决定簇与抗体的结合位点之间。因此，这种特异性是由抗原决定簇和抗体分子的超变区之间空间结构的互补性所决定的。起初这种高度的特异性在传染病的诊断与防治方面得到有效的应用。随着免疫学技术的发展进步，在医学和生物学领域也得到了更加深入和广泛的应用，如肿瘤的诊断和特异性治疗等方面。

3. 比例性

在抗原抗体特异性反应时，生成结合物的量与反应物的浓度有关。无论在一定量的抗体中加入不同量的抗原还是在一定量的抗原中加入不同量的抗体，均可发现只有在两者分子比例合适时才出现最强的反应。因此，在进行抗原抗体试验时，抗原抗体反应比例最合适的范围，称为抗原抗体反应的等价带。当抗体过量时，称为前带；抗原过量时，称为后带。

当抗原抗体浓度比例合适时，抗体的两个 Fab 段分别结合两个抗原分子，相互交叉结合连接成巨大的网格状立体聚合物，沉淀可见。抗原/抗体过剩时，过剩方的结合价得不到饱和，大多数游离存在，只形成小分子复合物，沉淀不可见。

关于抗原抗体结合后如何形成聚合物，曾经有过不少解释。结合现代免疫学的成就和电镜观察所见，仍可用 Marrack（1934）提出的网格学说（lattice theory）加以说明。因为大多数抗体的巨大网格状聚集体，形成肉眼可见的沉淀物。但当抗原或抗体过量时，由于其结合价不能相互饱和，就只能形成较小的沉淀物或可溶性抗原抗体复合物。在用沉淀反应对不同来源的抗血清进行比较后，发现抗体可按等价带范围大小分为两种类型，即 R 型抗体和 H 型抗体。R 型抗体以家兔免疫血清为代表，具有较宽的抗原抗体合适比例范围，只在抗原过量时才易出现可溶性免疫复合物，大多数动物的免疫血清均属此型。H 型抗体以马免疫血清为代表，其抗原与抗体的合适比例范围较窄，抗原或抗体过量均可形成可溶性免疫复合物。人和许多大型动物的抗血清皆属 H 型。

4. 敏感性

化学比色法的敏感度为 mg/ml 水平，酶反应测定法的敏感度为 5 ~ 10 μg/ml，免疫测定中凝胶扩散法和浊度法的敏感度与酶反应相仿。标记的免疫测定的敏感度可提高数千倍，达 ng/ml 水平，如乙肝表面抗原（HBsAg），其敏感度可达 0. 1 ng/ml。

参 考 文 献

曹雪涛. 2010. 免疫学技术及其应用［M］. 北京：科学出版社，317-319.
葛海良，张冬青. 2009. 免疫学技术［M］. 北京：科学出版社，162-163.
王硕，张鸿雁，王俊平. 2011. 酶联免疫吸附分析方法［M］. 北京：科学出版社，1-10.
王永祥. 2009. 临床免疫学检验［M］. 北京：军事医学科学出版社，2-5.

第二节　酶联免疫吸附测定技术的类型

ELISA 可用于测定抗原，也可用于测定抗体。在这种测定方法中有 3 种必要的试剂：①免疫吸附剂，固相的抗原或抗体；②结合物，酶标记的抗原或抗体；③底物，酶催化的此物。常见的检测技术有双抗体夹心法、双抗原夹心法、间接法、竞争法、捕获包被法和 ABS-ELISA 法等。

一、双抗体夹心法检测抗原

双抗体夹心法是检测抗原最常用的方法，此法适用于检验各种蛋白质等大分子抗原，如 HBsAg、乙肝 e 抗原（HBeAg）和甲胎蛋白（AFP）等，而不能用于测定半抗原等小分子物质。只要获得针对受检抗原的特异性抗体，就可以用于包被固相载体和制备酶结合物而建立此法。但要注意的是，在一步法（待测抗原与酶标抗体一起加入反应）测定中，当标本中受检抗原的含量很高时，过量抗原分别和固相抗体及酶标抗体结合，而不再形成“夹心复合物”出现钩状效应，甚至可不显色而出现假阴性结果。因此，在使用一步法试剂测定标本中含量可异常增高的物质（如血清中 HBsAg、AFP 和尿中 HCG 等）时，应注意可测范围的最高值。用高亲和力的单克隆抗体制备此类试剂可削弱钩状效应。

双抗体夹心法检测抗原的另一注意点是类风湿因子（RF）的干扰。RF 是一种自身抗体，多为 IgM 型，能和多种动物 IgG 的 Fc 段结合。用作双抗体夹心法检测的血清标本中如含有 RF，它可充当抗原成分，同时与固相抗体和酶标抗体结合，表现出假阳性反应。双抗体夹心法适用于测定二价或二价以上的大分子抗原，但不适用于测定半抗原及小分子单价抗原，因其不能形成两位点夹心。

在此，以检测 IL-6 为例说明双抗体夹心法的 ELISA 操作步骤和要点。

（1）取出试剂盒，置室温平衡 30 分钟。

（2）按照说明书要求配制各种工作液：洗液、标准品稀释液及样品稀释液等。

（3）根据说明书推荐的样品稀释度对待测样品进行稀释，同时按照说明书要求配制各浓度的标准品（从空白对照至低浓度一直到高浓度共设 8 个浓度梯度）。

（4）加标准品和样品：分别在标准品孔和样品孔加入标准品和样品，每孔加 50 μl，贴上封板膜，室温孵育 2 小时。

（5）洗板：弃去孔内液体，在吸水纸上轻拍，将孔内液体拍干，每孔加洗液 100 μl，每次浸泡 1 分钟，如此重复共洗 4 次。

（6）加酶标记的抗体：每孔加酶标记抗体 100 μl，室温孵育 2 小时；在此孵育等待期间打开酶标仪，预先建立相应的检测程序。

（7）洗板：重复（5）中的步骤。

（8）加酶的底物：每孔加 100 μl 酶底物溶液，室温避光孵育 30 分钟（30 分钟内，肉眼观察可见标准品孔从低浓度至高浓度的淡蓝色逐渐加深，至高浓度的 3～4 孔呈现明显的梯度蓝色，而低浓度的 3～4 孔梯度不明显时，即可终止）。

（9）终止反应：每孔加 100 μl 终止液，此时蓝色立即转为黄色。

（10）读数：加终止液后 10～15 分钟以内在酶标仪的 450 nm 波长测量各孔的光密度值［使用步骤（6）中预先建立的检测程序］。

二、双抗原夹心法检测抗体

双抗原夹心法的反应模式与双抗体夹心法类似。用特异性抗原进行包被和制备酶结合物，以检测相应的抗体。与间接法检测抗体的不同之处为以酶标抗原代替酶标抗抗体。此法中受检标本不需稀释，可直接用于测定，因此其敏感度相对高于间接法。乙肝标志物中抗 HBs 的检测常采用本法。本法的关键在于酶标抗原的制备，应根据抗原结构的不同，寻找合适的标记方法。

双抗原夹心法的简要操作步骤如下。

（1）先加入抗原，使抗体固定结合于载体表面。

（2）再加样品，使目标检测抗体形成抗原–抗体复合物。

（3）加酶标抗原。

（4）加入酶促反应底物，发生显色反应，显色的深浅与待测抗体的量成正比。

三、间接法检测抗体

间接法是检测抗体常用的方法。其原理为利用酶标记的抗抗体（HRP 标记的兔抗人免疫球蛋白抗体）以检测与固相抗原结合的受检抗体（人免疫球蛋白），故称为间接法。

本法主要用于对病原体抗体的检测而进行传染病的诊断。间接法的优点是只要变换包被抗原就可利用同一酶标抗体建立检测相应抗体的方法。

间接法的简要操作步骤如下。

（1）包被固相载体：用已知抗原包被固相载体。

（2）加待检标本：经过温育（37℃ 2 小时），使相应抗体与固相抗原结合；洗涤，除去无关的物质。

（3）加酶标抗抗体：再次温育（37℃ 2 小时），与固相载体上抗原抗体复合物结合；洗涤，除去未结合的酶标抗抗体。

（4）加底物显色：终止反应后，目测定性或用酶标仪测光密度值定量测定。

四、竞争法检测抗体

当抗原材料中的干扰物质不易除去，或不易得到足够的纯化抗原时，可用此法检测特异性抗体。竞争法检测抗体的反应模式与竞争法检测抗原类似。用特异性抗原进行包被和制备酶结合物，以检测相应的抗体。其原理为标本中的抗体和一定量的酶标抗体竞争与固相抗原结合。标本中抗体量越多，结合在固相上的酶标抗体越少，因此阳性反应呈色浅于阴性反应。如抗原为高纯度的，可直接包被固相。竞争法检测抗体有多种模式，可将标本和酶标抗体与固相抗原竞争结合，抗 HBc ELISA 一般采用此法。另一种模式为将标本与抗原一起加入到固相抗体中进行竞争结合，洗涤后再加入酶标抗体，与结合在固相上的抗原反应，抗 HBe 的检测一般采用此法。

竞争法的简要操作步骤如下。

（1）先加入特异性抗原，使抗原固定结合于载体表面。

（2）加入梯度浓度比例的待测样品与酶标抗体混合物，并做只加酶标抗体的对照组。

（3）加入酶促反应底物，发生显色反应，对比实验组及对照组的显色差异，计算未知抗体的量。

五、竞争法检测抗原

小分子抗原或半抗原缺乏可作为夹心法的两个以上的位点，因此不能用双抗体夹心法进行测定，可以采用竞争法模式。其原理是标本中的抗原和一定量的酶标抗原竞争与固相抗体结合。标本中的抗原含量越多，结合在固相上的酶标抗原越少，最后显色也越浅。小分子激素、药物等多用此法。

六、捕获包被法检测抗体

捕获包被法（亦称为反向间接法）ELISA，主要用于血清中某种抗体亚型成分（如 IgM）的测定。以目前最常用的 IgM 测定为例，血清中针对某些抗原的特异性 IgM 常和非特异性 IgM，以及特异性 IgG 同时存在，而后者会干扰 IgM 的测定。捕获法则较好地解决了上述问题，其原理是先使抗人 IgM（μ 链）抗体包被固相载体，使血清标本中的 IgM

（其中包括针对抗原的特异性 IgM 抗体和非特异性的 IgM）均固定在固相上，经洗涤去除 IgG 后，再测定特异性 IgM。继而加酶标记针对抗原的特异性抗体。再与底物作用，呈色即与标本中的 IgM 成正相关。此方法目前主要用于检测各类早期感染的特异性抗体 IgM。

捕获法检测抗体的简要操作步骤如下。

（1）特异性捕获抗体的包被，先把能特异性结合待测抗原的抗体固定于固相载体表面。

（2）加入待测样品，通过固定在载体表面的针对该抗原的抗体固定于载体表面。

（3）加入特异性抗原及针对该特异性抗原的酶标抗体。

（4）加入酶促反应底物，发生显色反应，显色的深浅与待测抗体的量成正比。

七、ABS-ELISA 法

除以上 6 种 ELISA 测试方法外，近年来在亲和素–生物素系统上又发展出 ABS-ELISA 法。ABS 为亲和素–生物素系统的略语。亲和素是一种糖蛋白，分子质量为 60 kDa，每个分子由 4 个能和生物素结合的亚基组成。生物素为小分子化合物，分子质量为 244 Da。用化学方法制成的衍生物素–羟基琥珀酰亚胺酯可与蛋白质和糖等多种类型的大小分子形成生物素标记产物，标记方法极其简便。生物素与亲和素的结合具有很强的特异性，其亲和力较抗原抗体反应大得多，两者一经结合就极为稳定。由于一个亲和素可与 4 个生物素分子结合，因此 ABS-ELISA 法可分为酶标记亲和素–生物素（LAB）法和桥联亲和素–生物素（ABC）法两种类型。两者均以生物素标记的抗体（或抗原）代替原 ELISA 系统中的酶标抗体（抗原）。

在 LAB 法中，将特异性抗体生物素化，酶分子标记在亲和素分子上，生物素化抗体与被检抗原结合后，再借 ABS 的高度亲和力将酶分子联结到抗原分子上，经酶促反应即可检出抗原，以此来进一步提高检测的敏感度。在早期，亲和素从蛋清中被提取，这种卵亲和素为碱性糖蛋白，与聚苯乙烯载体的吸附性很强，用于 ELISA 中可使本底增高。而从链霉菌中提取的链霉亲和素则无此缺点，所以在 ELISA 应用中有替代前者的趋势。

ABC 法同样将特异性抗体生物素化，酶分子标记在生物素上，亲和素和酶标生物素需要先按一定比例形成 ABC 复合物，这种网络结构结合了大量的酶分子，当亲和素尚未被酶标生物素饱和时，生物素化抗体即可与之结合，使被检抗原、生物素化抗体和酶标生物素联成一体。

由于亲和素与生物素间的亲和力极强，结合迅速，且极其稳定，使 ABS 标记技术比常规酶联免疫、放射免疫及荧光免疫技术有着更高的灵敏度，为微量抗原、抗体的检测开辟了新的途径，大大提高了检测的灵敏度，但该方法比普通 ELISA 多用了两种试剂，增加了操作步骤，因此在临床检验中 ABS-ELISA 的应用不多。

参考文献

曹雪涛. 2010. 免疫学技术及其应用［M］. 北京：科学出版社，320-338.

葛海良，张冬青. 2009. 免疫学技术［M］. 北京：科学出版社，163-169.

李金明，刘辉. 2015. 临床免疫学检验技术［M］. 北京：人民卫生出版社，159-162.

柳忠辉 . 2014. 医学免疫学实验技术［M］. 北京：人民卫生出版社，46-50.
钱旻 . 2011. 免疫学原理与技术［M］. 北京：高等教育出版社，231-245.
王硕，张鸿雁，王俊平［M］. 2011. 酶联免疫吸附分析方法 . 北京：科学出版社，1-28.
王永祥 . 2009. 临床免疫学检验［M］. 北京：军事医学科学出版社，55-72.

第三节　试剂的组成及基本步骤

ELISA 使用的试剂中有 3 个必要的组成部分：免疫吸附剂、结合物、酶的底物。常见的组成一般分为：已包被抗原或抗体的固相载体（免疫吸附剂）、酶标记的抗原或抗体（结合物）、酶的底物、阴性对照品或阳性对照品和参考标准品、结合物及标本的稀释液、洗涤液、酶反应终止液。

一、免疫吸附剂

免疫吸附剂是指已包被抗原或抗体的固相载体，在低温（2 ~ 8℃）干燥的条件下一般可保存 6 个月。不同试剂盒中的免疫吸附剂也不尽相同，有些不完整的试剂盒仅供给包被用抗原或抗体，检测人员需自行包被。免疫吸附剂是 ELISA 实验成功的先决条件，也是此法中的核心试剂。

1. 固相载体

固相载体在 ELISA 测定过程中作为吸附剂和容器，不参与化学反应。可作为 ELISA 中载体的材料很多，最常用的是聚苯乙烯。聚苯乙烯具有较强的吸附蛋白质的性能，抗体或蛋白质抗原吸附其上后仍保留原来的免疫学活性，加之其价格低廉，所以被普遍采用。聚苯乙烯为塑料，可制成各种形式。

ELISA 载体的形状主要有 3 种：微量滴定板、小珠和小试管，其中以微量滴定板最为常用。专用于 ELISA 的产品称为 ELISA 板，国际上标准的微量滴定板为 8×12 的 96 孔式。为便于做少量标本的检测，也有制成 8 联孔条或 12 联孔条的形式，放入座架后，大小与标准 ELISA 板相同。聚苯乙烯经射线照射后，其吸附性能特别是对免疫球蛋白的吸附性能增加，应用于双抗体夹心法可使固相上抗体量增多，但用于间接法检测抗体时空白值较大。

良好的 ELISA 板应该是吸附性能好，空白值低，孔底透明度高，各板之间、同一板各孔之间性能相近。聚苯乙烯 ELISA 板由于原料的不同和制作工艺的差别，各种产品的质量差异很大。因此，每一批号的 ELISA 板在使用前需事先检查其性能。常用的检查方法为：以一定浓度的人 IgG（一般为 10 ng/ml）包被 ELISA 板各孔，洗涤后每孔内加入适当稀释度的酶标抗人 IgG 抗体，保温后洗涤，加底物显色，终止酶反应后，分别测每孔溶液的吸光度。控制反应条件，使各孔读数在吸光度 0. 8 左右。计算全部读数的平均值。所有单个读数与全部读数的均数之差，应小于 10% 。

与聚苯乙烯类似的塑料是聚氯乙烯。作为 ELISA 固相载体，聚氯乙烯的特点为质软、板薄、可剪割、价廉，但光洁度不如聚苯乙烯板，孔底亦不如聚苯乙烯平整。聚氯乙烯对蛋白质的吸附性能比聚苯乙烯高，但空白值也略高。

为比较不同固相在某一 ELISA 测定中的优劣，可应用如下试验：用其他免疫学测定方法选出一个典型的阳性标本和阴性标本，将它们进行一系列稀释后，在不同的固相载体上按预定的 ELISA 操作步骤进行测定，然后比较结果。在哪一种载体上阳性结果与阴性结果差别最大，则这种载体就是这一 ELISA 测定项目的最合适的固相载体。

在 ELISA 中，用作固相载体的小珠一般为直径 0.6 cm 的圆珠，表面经磨砂处理后吸附面积大大增加。ELISA 板孔的吸附面积约为 200 mm^2，小珠均为 1000 mm^2，约为 ELISA 板孔的 5 倍。吸附面积的增大即意味着固相抗原或抗体量的增加。再者，球型小珠的表面弧度更有利于吸附的抗原决定簇或抗体结合位点的暴露面处于最佳反应状态，因此珠式 ELISA 的反应往往更为灵敏。小珠的另一特点是更易于使洗涤彻底，使用特殊的洗涤器使小珠在洗涤过程中滚动淋洗，其洗涤效果远较板孔的浸泡式为好。但由于磨砂工艺的难度较大，小珠的均一性较差。

小试管作为固相载体也有较大的吸附表面，而且标本的反应量也相应增加。板式及珠式 ELISA 的标本量一般为 100 ~ 200 μl，而小试管可根据需要加大反应体积，标本反应量的增加有助于试验敏感性的提高。此外，小试管还可以当做比色杯，最后直接放入分光光度计中比色。

事实上，也有应用聚苯乙烯胶乳或其他材料制成的微粒作为 ELISA 固相载体的情况。其优点是表面积极大，反应在悬液中进行，其速率与液相反应近似。以含铁磁性微粒作为 ELISA 固相载体，反应后用磁铁吸引进行分离，洗涤方便，试剂盒一般均配以特殊仪器联合使用，大大降低了半自动手工操作带来的检测误差。

2. 包被用抗原

用于包被固相载体的抗原，按其来源不同可分为天然抗原、重组抗原和合成多肽抗原三大类。

天然抗原可取自动物组织、微生物培养物等，需经提取纯化才能用于包被。如 HBsAg 可以从携带者的血清中提取，一般的细菌和病毒抗原可以从其培养物中提取，而蛋白成分抗原可以从富含此抗原的材料中提取（如 AFP 从脐带血或胎肝中提取）。

重组抗原是抗原基因在质粒体中表达的蛋白质抗原，多以大肠杆菌（*Escherichia coli*）或酵母菌为质粒体。重组抗原的优点是除工程菌成分外，其他杂质少，而且无传染性，但纯化技术难度较大。以大肠杆菌为质粒体的重组抗原如不能充分去除大肠杆菌成分，用于 ELISA 时，在反应中可出现假阳性，因不少受检者受大肠杆菌感染而在血清中存在抗大肠杆菌抗体。重组抗原的另一特点是能用基因工程（genetic engineering）制备某些无法从天然材料中分离的抗原物质。例如，丙型肝炎病毒（HCV）尚不能培养成功，而且丙肝患者血清中 HCV 抗原含量极微。目前，检测抗 HCV ELISA 中所用包被抗原大多为根据 HCV 的基因克隆表达而制备的重组抗原。在传染病诊断中，不少重组抗原如 HBsAg、HBeAg 和 HIV 抗原等均在 ELISA 中获得应用。

合成多肽抗原是根据蛋白质抗原分子的某一抗原决定簇的氨基酸序列人工合成的多肽片段。多肽抗原一般只含有一个抗原决定簇，纯度很高，特异性也较高，但由于分子质量太小，往往难于直接吸附在固相上。多肽抗原的包被一般需先使其与无关蛋白质如牛血清白蛋白（BSA）等偶联，借助于偶联物与固相载体的吸附，间接地结合到固相载体表面。应用多肽抗原的另一注意点为它仅能检测与其相应的抗体。一种蛋白质抗原往往含有多个不同的能引起抗体产生的决定簇，因此在受检血清中的其他抗体就不能与该多肽抗原发生反应。另外，某些微生物发生变异时往往发生抗原结构变化，在这种情况下，用个别多肽抗原进行包被可引起其他抗体的漏检。

3. 包被用抗体

包被固相载体的抗体应具有高亲和力和高特异性，可取材于抗血清或含单克隆抗体的腹水或培养液。如免疫用抗原中含有杂质（即使是极微量的），在抗血清中将出现杂抗体，必须除去（可用吸收法）后才能用于 ELISA，以保证试验的特异性。抗血清不能直接用于包被，应先提取 IgG，通常采用硫酸铵盐析和交联葡聚糖凝胶（Sephadex）过滤法。一般经硫酸铵盐析粗提的 IgG 已可用于包被，高度纯化的 IgG 性质不稳定。如需用高亲和力的抗体包被以提高试验的敏感性，则可采用亲和层析法以除去抗血清中含量较多的非特异性 IgG。腹水中单抗的浓度较高，特异性亦较强，因此不需要做吸收和亲和层析处理，一般可将腹水做适当稀释后直接包被，必要时也可用纯化的 IgG。应用单抗包被时应注意，一种单抗仅针对一种抗原决定簇，在某些情况下，用多种单抗混合包被，可取得更好的效果。

4. 包被的条件

包被用抗原或抗体的浓度、包被的温度和时间、包被液的 pH 等应根据试验的特点和材料的性质而选定。抗体和蛋白质抗原一般采用 pH9.6 的碳酸盐缓冲液作为稀释液，也有用 pH7.2 的磷酸盐缓冲液及 pH7～8 的 Tris-HCL 缓冲液作为稀释液的。通常在 ELISA 板孔中加入包被液后，在 4～8℃冰箱中放置过夜，37℃中保温 2 小时被认为具有同等的包被效果。包被的最合适浓度因载体和包被物的性质可有很大的变化，每批材料需通过实验与酶结合物的浓度协调选定。一般蛋白质的包被浓度为 100ng/ml～20 μg/ml。

5. 封闭

封闭（blocking）是继包被之后用高浓度的无关蛋白质溶液再包被的过程。抗原或抗体包被时所用的浓度较低，吸附后固相载体表面尚有未被占据的空隙，封闭就是让大量不相关的蛋白质填充这些空隙，从而排斥在 ELISA 其后的步骤中干扰物质的再吸附。封闭的程序与包被相类似。最常用的封闭剂是 0.05%～0.5% 的牛血清白蛋白，也可以使用 10% 的小牛血清或 1% 明胶作为封闭剂。脱脂奶粉也是一种良好的封闭剂，其最大的特点是价廉，可以高浓度（5%）使用。高质量的速溶食用低脂奶粉即可直接当做封闭剂使用，但由于奶粉的成分复杂，而且封闭后的载体不易长期保存，因此在试剂盒的制备中较少应用。

封闭是否必要，取决于 ELISA 的模式及具体的实验条件。并非所有的 ELISA 固相均需封闭，封闭不当反而会使阴性本底增高。一般来说，双抗体夹心法，只要酶标记物具有高活性，操作时洗涤彻底，不经封闭也可以得到满意的结果。特别是用单抗腹水直接包被时，因其中大量非抗体蛋白在包被时同样也吸附在固相表面，业已起到了类似封闭剂的作用。

二、结合物（酶联物）

结合物即酶标记的抗体（或抗原），是 ELISA 中最关键的试剂。良好的结合物应该是既保有酶的催化活性，也保持了抗体（或抗原）的免疫活性。结合物中酶与抗体（或抗原）之间应有恰当的分子比例，在结合试剂中应尽量不含有或少含有游离的（未结合的）酶或游离的抗体（或抗原）。此外，结合物还需有良好的稳定性。

1. 酶

用于 ELISA 的酶应符合以下要求：纯度高，催化反应的转化率高，专一性强，性质稳定，来源丰富，价格低廉，制备成酶结合物后仍继续保留它的活性部分和催化能力。最好在受检标本中不存在相同的酶。另外，它的相应底物易于制备和保存，价格低廉，有色产物易于测定等。

在 ELISA 中，常用的酶为 HRP 和 ALP。在少数商品 ELISA 试剂中，应用的酶尚有葡萄糖氧化酶、β-D-半乳糖苷酶和脲酶等。国产 ELISA 试剂一般都用 HRP 制备结合物。HRP 是一种糖蛋白，含糖量约为 18%，分子质量为 44 kDa，是一种复合酶，由主酶（酶蛋白）和辅基（亚铁血红素）结合而成，是一种卟啉蛋白质。主酶无色糖蛋白在 275 nm 波长处有最高吸收峰，辅基是深棕色的含铁卟啉环，在 403 nm 波长处有最高吸收峰。HRP 的纯度用 RZ（Reinheit Zahl，德文，意为纯度数）表示，是 403 nm 的吸光度与 275 nm 吸光度之比，高纯度的 HRP 的 RZ≥3.0，最高可达 3.4。值得注意的是，纯度并不表示酶的活性，例如，当酶变性后，RZ 值仍可不变。

HRP 除符合上述 ELISA 中标记酶的要求外，更有价格低廉和性质较稳定的特点。值得注意的是，在选用酶制剂时，除其纯度 RZ 外，更应注意酶的活力。高纯度的酶如保存不当，活力也会降低。酶制剂的活力以所含的酶活力单位表示，可用对底物作用后生成产物量的测定进行试验。

国外很多 ELISA 试剂采用 ALP 作为标记酶。常用的 ALP 有两个来源，即分别从大肠杆菌和小牛肠膜中提取。不同来源的酶生化特性略不相同，从大肠杆菌中提取的 ALP 分子质量为 80 kDa，作用的最适 pH 为 8.0；从小牛肠膜中提取的 ALP 分子质量为 100 kDa，最适 pH 为 9.6。在 ELISA 中，ALP 系统的敏感度一般高于 HRP 系统，空白值也较低，但 ALP 价格昂贵，制备结合物所得率也较 HRP 低。

2. 抗原和抗体

制备结合物时所用抗体一般均为纯度较高的 IgG，以免在与酶联结时其他杂蛋白的干扰。最好用亲和层析纯化的抗体，这样全部酶结合物均具有特异的免疫活性，可以在高稀释度时进行反应，实验结果本底浅淡。如用 F（ab′）2 进行标记，则更可避免标本中 RF 的干扰。在 ELISA 中用酶标抗原的模式不多，总的要求是，抗原必须是高纯度的。

3. 结合物的制备

酶标记抗体的制备方法主要有两种：戊二醛交联法和过碘酸盐氧化法。

（1）戊二醛交联法：戊二醛是一种双功能团试剂，它可以使酶与蛋白质的氨基通过它而联结。ALP 一般用此法进行标记。交联方法有一步法和两步法两种。在一步法中戊二醛直接加入酶与抗体的混合物中，反应后即得酶标记抗体。

ELISA 中常用的酶一般都用此法交联。它具有操作简便、有效（结合率达 60% ~ 70%）和重复性好等优点。缺点是交联反应是随机的，酶与抗体交联时分子间的比例不严格，结合物的大小也不均一，酶与酶、抗体与抗体之间有可能交联，影响效果。在两步法中，先将酶与戊二醛作用，透析除去多余的戊二醛后，再与抗体作用而形成酶标抗体。也可先将抗体与戊二醛作用，再与酶联结。两步法的产物中绝大部分的酶与蛋白质是以 1∶1的比例结合的，较一步法的酶结合物更有助于本底的改善以提高敏感度，但其偶联的有效率较一步法低。

（2）过碘酸盐氧化法：本法只适用于含糖量较高的酶，HRP 的标记常用此法。反应时，过碘酸钠将 HRP 分子表面的多糖氧化为活泼的醛基，从而使 HRP 与蛋白质上的氨基结合形成席夫碱。酶标记物按克分子比例联结，其最佳比例为：酶/抗体 =（1 ~2）/1。此法简便有效，一般认为是 HRP 最可取的标记方法，但也有人认为所用试剂较为强烈，各批次实验结果不易重复。

按以上方法制备的酶结合物一般都混有未结合物的酶和抗体。理论上，结合物中混有的游离酶一般不影响 ELISA 中最后的酶活性测定，因经过彻底洗涤，游离酶可被除去，并不影响最终的显色。但游离的抗体则不同，它会与酶标抗体竞争相应的固相抗原，从而减少结合到固相上的酶标抗体的量。因此制备的酶结合物应予以纯化，去除游离的酶和抗体后用于检测，效果更好。纯化的方法很多，分离大分子化合物的方法均可应用。硫酸铵盐析法最为简便，但效果并不理想，因为此法只能去除留在上清中的游离酶，但相当数量的游离抗体仍与酶结合物一起沉淀而不能分开。用离子交换层析或分子筛分离更为可取，高效液相层析法可将制备的结合物清晰地分成 3 个部分：游离酶、游离抗体和纯结合物，而取得最佳的分离效果，但费用较贵。

结合物制得后，在用作 ELISA 试剂前还需确定其适当的工作浓度。使用过浓的结合物，既不经济，又可使本底增高；结合物的浓度过低，则又影响检测的敏感性。所以必须对结合物的浓度予以选择。最适的工作浓度就是指结合物稀释至这一浓度时，能维护一个低的本底，并获得测定的最佳灵敏度，达到最合适的测定条件并节省测定费用。就酶标抗体本身而言，它的有效工作浓度是指与其相应抗原包被的载体做实验时，能得到阳性反应的最高稀释度。例如，某一 HRP：抗人 IgG 制剂标明的工作浓度为 1∶5000，表示该制剂经 1∶5000 稀释后，在与人 IgG 包被的固相做 ELISA 试验时，将发生阳性反应。但在用于具体的 ELISA 检测中时，酶标抗体的最适工作浓度受到固相载体的性质、包被抗原或抗体的纯度及整个检测系统如标本、反应温度和时间等的影响，因此必须在实际测定条件下进行“滴配”，选择能达到高敏感度的最大稀释度作为试剂盒中的工作浓度。

4. 结合物的保存

酶标抗体中的酶和抗体均为生物活性物质，若保存不当，极易失活。高浓度的结合物较为稳定，冰冻干燥后可在普通冰箱中保存 1 年左右，但冻干过程中引起活力减低，而且使用时需经复溶，颇为不便。结合物溶液中加入等体积的甘油可在低温冰箱或普通冰箱的冰格中较长时间保存。早期的 ELISA 试剂盒中的结合物一般均按以上两种形式供应，配以稀释液，临用时按标明的稀释度稀释成工作液。现在较先进的 ELISA 试剂盒均已用合适的缓冲液配成工作液，使用时不需再行稀释，在 4 ~ 8℃ 保存期可达 6 个月。由于蛋白质浓度较低，结合物易失活，需加入蛋白保护剂。另外再加入抗生素（如庆大霉素）和防腐剂（HRP 结合物加硫柳汞，ALP 结合物可加叠氮钠），以防止细菌生长。

5. 结合物的稀释液

用于稀释高浓度的结合物以配成工作液。为避免结合物在反应中直接吸附在固相载体上，在稀释缓冲液中常加入高浓度的无关蛋白质（如 1% 牛血清白蛋白），通过竞争以抑制结合物的吸附。一般还加入具有抑制蛋白质吸附于塑料表面的非离子型表面活性剂，如吐温-20，0.05% 的浓度较为适宜。在间接测定抗体时，血清标本需稀释后进行测定，也可应用这种稀释液。

三、酶的底物

在 ELISA 实验中，底物可被酶催化变为有色产物，有色产物的量与标本中受检物质的量直接相关，故可根据颜色反应的深浅来进行定性或定量分析。常用的酶主要有 HRP 和 ALP，针对不同的酶，所作用的底物并不相同。

1. HRP 的底物

HRP 催化过氧化物的氧化反应，最具代表性的过氧化物为 H_2O_2，其反应式如下：

$$DH_2 + H_2O_2 \rightarrow D + H_2O$$

上式中，DH_2 为供氧体，H_2O_2 为受氢体。在 ELISA 中，DH_2 一般为无色化合物，经酶作用后成为有色的产物，以便做比色测定。常用的供氢体有邻苯二胺（O-phenylenediamine，OPD）、四甲基联苯胺（3，3′，5，5′-tetramethylbenzidine，TMB）和 ABTS［2，2′-azino-di-(3-ethylbenziazobine sulfonate-6)］。

OPD 氧化后的产物呈橙红色，用酸终止酶反应后，在 492 nm 处有最高吸收峰，灵敏度高，比色方便，是 HRP 结合物最常用的底物。OPD 本身难溶于水，OPD · 2HCL 为水溶性。曾有报道 OPD 有致变性，操作时应予以注意。OPD 见光易变质，与过氧化氢混合成底物应用液后更不稳定，需现配制现用。在试剂盒中，OPD 和 H_2O_2 一般分成两组分，OPD 可制成一定量的粉剂或片剂形式，片剂中含有发泡助溶剂，使用更为方便。H_2O_2 则配入底物缓冲液中，制成易保存的浓缩液，使用时用蒸馏水稀释。先进的 ELISA 试剂盒中则直接配成含保护剂的工作浓度为 0.02% H_2O_2 的应用液，只需加入 OPD 后即可作为底物应用液。

TMB 经 HRP 作用后共产物显蓝色，目视对比鲜明。TMB 性质较稳定，可配成溶液试剂，只需与 H_2O_2溶液混合即成应用液，可直接作底物使用。另外，TMB 又有无致癌性等优点，因此在 ELISA 中应用日趋广泛。酶反应用 HCl 或 H_2SO_4终止后，TMB 产物由蓝色变黄色，可在比色计中定量，最适吸收波长为 405 nm。

ABTS 虽不如 OPD 和 TMB 敏感，但空白值极低，也为一些试剂盒所采用。

另一种 HRP 的底物为 3-（4-羟基）苯丙酸［3-（4-hydroxyphenyl）propionic acid，HPPA］，经 HRP 作用后，产物显荧光，可用荧光光度计测量。用于 ELISA 的优点为可加宽定量测定的线性范围。

HRP 对氢受体的专一性很高，仅作用于 H_2O_2、小分子醇的过氧化物和尿素过氧化物（urea peroxide）。H_2O_2应用最多，但尿素过氧化物为固体，作为试剂较 H_2O_2方便、稳定。试剂盒供应尿素过氧化物片剂，用蒸馏水溶解后，在底物缓冲液中密闭、低温（2 ~ 8℃）可稳定 1 年。

2. ALP 的底物

ALP 为碱性磷酸酶，一般采用对硝基苯磷酸酯（p-nitrophenyl phosphate，pNPP）作为底物，可制成片剂，使用方便。产物为黄色的对硝基酚，在 405 nm 波长处有吸收峰。用 NaOH 终止酶反应后，黄色可稳定一段时间。ALP 也有发荧光底物（如 4-甲基伞形酮磷酸酯二钠盐），可用于 ELISA 做荧光测定，敏感度较高于用显色底物的比色法。

四、洗涤液及反应终止液

在板式 ELISA 中，常用的稀释液为含 0.05% 吐温-20 的磷酸缓冲盐水。常用的 HRP 反应终止液为 H_2SO_4，其浓度依加量及比色液的最终体积而异，在板式 ELISA 中一般采用 2 mol/L。

五、阳性对照品和阴性对照品及参考标准品

阳性对照品（positive control）和阴性对照品（negative control）是检验实验有效性的控制品，同时也作为判断结果的对照，因此对照品特别是阳性对照品的基本组成应尽量与检测标本的组成相一致。以人血清为标本的测定，对照品最好也为人血清，因为正常人血清在各种 ELISA 模式中可产生不同程度的本底。由于大量正常人血清较难得到，国外试剂盒中的对照品多以复钙人血浆（recalcified human plasma）为原料，即在血浆中加入钙离子，使其中的纤维蛋白凝固，除去凝块后所得的液体，其组成与血清相似。阴性对照品需先行检测，确定其中不含待测物质。例如，HBsAg 检测的阴性对照品中不可含 HBsAg，最好抗 HBs 也是阴性。阳性对照品多以含蛋白保护剂的缓冲液为基质，其中加入一定量的待检物质，此量最好在试剂说明书中标明。加入的量应与试剂的敏感度相称，在测定中得到的吸光值与受检标本吸光值比较，可对标本中受检物质的量有一个粗略的估计。国外检测 HBsAg 的 ELISA 试剂盒检测敏感度约为 0.5 ng/ml，阳性对照品中含量约为 10 ng/ml。在对照品中一般加入抗生素和防腐剂，以利保存。

定量测定的 ELISA 试剂盒（如甲胎蛋白、癌胚抗原测定等）应含有制作标准曲线用的参考标准品，应包括覆盖可检测范围的 4 ~ 5 个浓度，一般均配入含蛋白保护剂及防腐剂的缓冲液中。

六、ELISA 的基本步骤

ELISA 所使用的检测方法有许多类型，与之相应的实验操作步骤也不尽相同，现总结几个基本步骤及操作要领。

1. 加样

加样应用微量移液器（加样枪），按规定的量加入微孔板的 1/3 处，避免加在孔壁上部，并注意不可溅出，不可产生气泡。每次加样应更换吸嘴，做到一样一吸头，以免发生交叉污染；干吸头预先在血清中抽吸 3 次。

样本稀释的目的是为了减少非特异性反应，所以一定要先加稀释液后加样本，特别注意加样后要在微量振荡器上振荡 30 秒，同时注意防止液体溢出。如后面操作步骤中加两种以上试剂时均需振荡混匀。如用滴瓶滴加试剂应先将滴瓶摇匀并挤去第一滴有气泡的试剂后加样。

2. 温育

抗原抗体反应需要在一定温度（37℃）下，经过一定的时间才能达到反应的平衡点。ELISA 边缘效应是由温育形成的，所以温育一般采用能使反应液温度迅速达到平衡的水浴法。一种放在水浴箱的隔板上；另一种是放在温箱的湿盒里。水要浸至板条的 1/3 处，不可将板条叠加放置。

3. 洗涤

ELISA 是靠洗涤来达到分离结合与未结合抗原抗体复合物及酶标记物的目的，同时洗涤也可将非特异吸附的蛋白质的干扰及血细胞、细菌中的酶干扰清除。手工洗涤一般采用浸泡方法：①甩去孔内反应液；②用洗涤液过洗一遍（即注满孔后即甩去）；③微孔重新注满洗涤液后浸泡 2 ~ 3 分钟，间歇摇动；④甩去孔内液体，拍板，用纸吸干。重复以上操作至少 5 次。注意各种试剂盒的洗涤液尽量不要混用。

洗板机洗板一定要预先把板架放平，使洗板机上的每个放液和吸液纤孔都能一致地插入孔底，将孔内液体全部吸干，同时要设置一定的浸泡时间。如出现机洗后拍板有较多残留液时应再用手工洗两次以上。关机前要用蒸馏水冲洗管道，避免堵孔。

4. 显色

HRP 催化底物的一步呈色反应，同样需要一定的时间和温度，一定要按照说明书规定的时间和温度（一般为 37℃，10 ~ 15 分钟）设定反应后终止，或根据临界值质控血清（第三对照品）吸光度值达 0. 2 左右所需的时间而设定反应时间。

5. 酶标仪判读结果

显色反应终止后应立刻比色（30 分钟内）。常见的显色系统有 OPD 和 TMB 两种，以后者最为常见。OPD 终止后显棕色，测定波长为 490 nm；TMB 终止后显黄色，测定波长为 450 nm，两种底物的校正波长均用 630 nm。使用双波长的优点是可以消除反应板条上的划痕、手印的干扰。同时要注意反应板应用纸吸干后才能置于酶标仪中比色，否则吸光度易出现负值或损坏滤光片。

参考文献

曹雪涛 . 2010. 免疫学技术及其应用［M］. 北京：科学出版社，342-348.
葛海良，张冬青 . 2009. 免疫学技术［M］. 北京：科学出版社，172-184.
科利根 . 2009. 精编免疫学实验指南［M］. 曹雪涛等译 . 北京：科学出版社，1-20.
李金明，刘辉 . 2015. 临床免疫学检验技术［M］. 北京：人民卫生出版社，165-179.
李天星 . 2014. 现代临床医学免疫学检验技术［M］. 北京：军事医学科学出版社，287-296.
柳忠辉，邵启祥 . 2013. 常用免疫学实验技术［M］. 北京：高等教育出版社，19-31.
柳忠辉 . 2014. 医学免疫学实验技术［M］. 北京：人民卫生出版社，52-60.
吕昌龙，李一，任欢 . 2011. 医学免疫学常用实验技术［M］. 北京：高等教育出版社，26-38.
吕世静，李会强 . 2015. 临床免疫学检验［M］. 北京：中国医药科技出版社，26-32，161-165.
钱旻 . 2011. 免疫学原理与技术［M］. 北京：高等教育出版社，246-261.
王伯瑶，黄宁 . 2006. 分子生物学技术［M］. 北京：北京大学医学出版社，77-83.
王硕，张鸿雁，王俊平 . 2011. 酶联免疫吸附分析方法［M］. 北京：科学出版社，29-34.
王永祥 . 2009. 临床免疫学检验［M］. 北京：军事医学科学出版社，74-85.

第四节　酶联免疫吸附测定技术的应用

ELISA 步骤复杂，试剂制备困难，只有应用符合要求的试剂和标准化的操作，才能获得满意的结果。目前应用较广的检测项目一般均有试剂盒出售，完整的 ELISA 试剂盒应包含已包被好的固相载体、酶结合物、底物和各种浓缩的稀释液、缓冲液等。

一、在临床检验工作中的应用

在临床工作中，ELISA 检测的项目主要可分为以下几类：①各种病原体及其抗体的检测：如肝炎病毒、巨细胞病毒、风疹病毒、疱疹病毒和艾滋病病毒等。②蛋白质的检测：肿瘤生物学标志物，如 AFP 和 CEA 等；激素，如 HCG、卵泡生成素（FSH）和 TSH 等；细胞因子，如肿瘤坏死因子（如 TNF-α）、VEGF 和 NF-κB 等；载脂蛋白，如 ApoA-Ⅰ和 ApoE 等。③非肽类激素的检测：如三碘甲状腺原氨酸（T3）、甲状腺素（T4）、雌二醇和皮质醇等。④血液中药物浓度的检测：如治疗心脏病的药物地高辛、抗癫痫药物茶碱和抗生素药物庆大霉素等。

二、在基础研究中的应用

用于基础研究的标本来源多种多样，如临床血液标本、实验动物的血液标本、实验动物的组织标本、培养的细胞及细胞培养上清等，均可作为待测样本用于检测其中某种物质的含量。具体应选取何种样本进行特定指标的检测，取决于实验研究的目的及待测物质的表达特性。

ELISA 在基础研究中的应用与其在临床检验工作中的应用具有很大不同，区别之处主要如下：①基础研究中 ELISA 检测所用标本来源广泛，涉及人和大鼠、小鼠、兔、猪、犬等多种常用实验动物种属的血液、组织、细胞及细胞培养上清液等；而临床检验所用标本则以人的血液（血清或血浆）和尿液等为主。②基础研究具有探索性，其结果也具有不确定性，没有正常值范围而言，需要根据 ELISA 检测指标的具体数值判断不同实验组间样品测定值的意义；而临床检验的 ELISA 检测结果具有阳性或阴性的界定，或者存在正常值范围作为判读测定结果的标准。③对于临床检验标本如血清和血浆而言，各种指标的 ELISA 检测试剂盒均会给出对待测样品的最佳稀释倍数；而在基础研究中，尤其当所测指标是在组织中表达时，即待测样品来源于组织时，ELISA 检测试剂盒通常不会推荐对待测样品的稀释倍数，此时，研究者必须先通过预实验摸索出一个最佳稀释倍数之后再进行检测，因此，对组织样本的检测步骤较为复杂和繁琐。

三、ELISA 的注意事项

ELISA 以其灵敏度高、特异性好等特点在基础医学研究中得到广泛应用。严谨的设计、优质的试剂、良好的仪器和正确的操作是保证检测结果可靠准确的必要条件。

1. 试剂盒的订购

目前，用于基础研究的 EL1SA 试剂盒有别于临床检验所用试剂盒，不可用于医学诊断，而仅能用于研究。当确定了待测指标后，需要根据样本的种属来源购买相应种类的试剂盒。然后，根据待测样品数量计算所需试剂盒的数量。以最为常用的 96 孔酶标板为例，每块板均需做标准曲线，一般情况下，标准曲线设 6 ~ 8 个不同的浓度值，若按照 8 个点计算，每个样品均需做复孔，则每块板可以检测的样品数量最多为 40 个。用待测样品数量除以 40 即是所需购买试剂盒的数量。在订购 ELISA 试剂盒之前还要注意一点：某些试剂盒说明书中要求样品的前期处理必须使用同一公司生产的特定配套试剂，因此，如果测定组织中某个指标的含量时，需要用到相应的组织蛋白提取试剂及蛋白浓度检测试剂，这种情况下，应尽量按照说明书要求提前将所有相关试剂购买完全，以免延误实验。

2. 标本的采集与保存

采集血清样品时，需将全血标本于室温放置 2 小时或 4℃过夜后，离心分离出上清即可检测，或将上清置于-20℃或以下保存以备用。为避免反复冻融导致血清中待测物质降解，需适量分装血清后再冻存。若需用血浆样品进行 ELISA 检测，则可将抗凝剂（如 EDTA、肝素或柠檬酸钠等）加入血液标本，在 30 分钟内离心分离上清检测或分装冻存备用。对于细胞培养上清，需要在 1000 rpm 离心 5 分钟，取上清用于检测，目的是为了去除混悬在其中的漂浮细胞。进行 ELISA 测定之前，需要按照相应说明书要求，对样品进行稀释之后用于检测。试剂盒在使用前需要先从冰箱中取出，在室温平衡 30 分钟左右再用于检测。

3. 样品的稀释倍数

当待测样品为血清或血浆时，ELISA 检测试剂说明书通常会给出建议的稀释倍数，便于操作。较为复杂和繁琐的情况是检测组织样本中某种物质的定量表达。任何 ELISA 试剂盒说明书都不会说明一个关键的问题，即：从组织样本中提取蛋白之后，以多大倍数对样品进行稀释后最适宜检测。因为待测物质在不同组织中的表达丰度可能不一样；同时，对于不同的研究者而言，即便用同种组织进行检测，如果对组织的匀浆或裂解的程度不同，所提取的蛋白浓度自然就不相同，因此对样品的稀释倍数就会存在差异。这种情况下，研究者必须首先提取组织蛋白上清，并测定出蛋白浓度，然后结合文献所报道的待测物质在该组织中的浓度值（一般为每克组织蛋白中所含待测物质的质量），对蛋白上清的稀释倍数进行估算。然后在此估算的稀释倍数基础上，还需要以该稀释倍数为中心，另设 2 ~ 3 个稀释度，通过预实验摸索出最佳稀释倍数，最后再进行正式实验。

4. 抗凝剂的选择

对于某些特殊的检测指标，为了使测定结果准确可靠，需要了解相关的知识。例如，用血浆样品进行脂蛋白分析时，需要注意抗凝剂的选择。由于柠檬酸钠和氟化钠等低分子质量抗凝剂的低渗效应，使得大量水分子进入血浆造成血浆成分的稀释。而二价阳离子螯合剂 EDTA，因其分子质量较大，产生的低渗效应小，对血浆蛋白浓度影响很小，仅降低 3% 或 4%；肝素比 EDTA 的分子质量更大，其在产生抗凝作用的浓度时未检测到对血浆的稀释效应。因此，EDTA 和肝素均可用作脂蛋白分析研究的抗凝剂；同时，由于 EDTA 能抑制在血浆冻存过程中发生的氧化反应和酶组分的改变，故在实际操作中 EDTA 是最常用的抗凝剂。用于基础研究的 ELISA 试剂盒，在说明书中一般都会推荐该检测指标需使用的抗凝剂，取血液标本之前要注意查看。

5. 其他需要准备的仪器及耗材

除了酶标仪之外，还要用到的仪器有酶标板专用控温摇床、37℃孵箱和漩涡混匀器等，需根据不同试剂盒操作要求而选择使用。此外，还有各个量程的移液器、一次性吸头、吸水纸、乳胶手套、烧杯和量筒、去离子水、冰盒、试管及离心管等。在检测开始之前应准备好以上所有物品，放置于手边，以使检测过程顺利进行。

6. ELISA 操作要点

在 ELISA 操作中有以下几个步骤较为关键：①加样：加样要准确，试剂应垂直滴加，不得倾斜、人为地加大试剂量。使用一次性吸头，防止交叉污染。定期校准加样器。标本应加在微孔底部，避免加在孔壁上部，并注意不要溅出及产生气泡。②温育：96 孔酶标板结构特别，易产生边缘效应，抗原抗体结合及酶促反应对温度有严格要求，酶标板周围孔与内部孔的升降温速率不同，造成周边与内部孔结果有差异。因此，温育过程中应该用封板膜封闭整块板，尽量避免边缘效应的产生。温箱温度必须严格控制，温育时间也应按说明书规定力求准确。③洗板：洗涤是 ELISA 操作的重要环节，手洗条件一致性较差，对结果影响较大，半自动与全自动洗板机使用不当也会影响结果。洗涤时确认洗液注满每个板孔，但不可溢出板孔，弃液后将孔内液体在吸水纸上拍干。为了洗涤效果更好，实验室可采用机器与人工洗涤相结合的方法，在机器洗涤后再进行人工洗板 1 ~ 2 次，或适当增加洗板的次数。④显色终止：显色时间应严格按说明书的规定。应在显色终止 15 分钟内进行酶标仪读数。

7. 使用全自动多功能酶标仪建立检测程序

针对具体检测指标而言，使用酶标仪及其相关软件设置标准品的浓度、样品的数量、样品的稀释倍数、样品的排布及数据输出格式等条件，在显色反应终止之前预先建立好检测程序。待显色终止后，即可将反应板放置于酶标仪中，打开检测程序进行读数，接着可通过连接的打印机立即打印结果，操作简便、快捷。

综上所述，尽管 ELISA 技术操作简便，但影响测定结果的因素较多。因此，在实际操作过程中，需要加强质量管理，严格按试剂盒说明书进行实验操作。全自动酶标仪的应用可实现 ELISA 标准化检测，以避免或减少相关因素的影响，力求结果准确，为医学科学研究提供可靠的依据。

（张 量）

参考文献

曹雪涛 . 2010. 免疫学技术及其应用［M］. 北京：科学出版社，350-357.
李金明，刘辉 . 2015. 临床免疫学检验技术［M］. 北京：人民卫生出版社，180-184.
李天星 . 2014. 现代临床医学免疫学检验技术［M］. 北京：军事医学科学出版社，297-298.
吕世静，李会强 . 2015. 临床免疫学检验［M］. 第 3 版 . 北京：中国医药科技出版社，166-169.
王硕，张鸿雁，王俊平 . 2011. 酶联免疫吸附分析方法［M］. 北京：科学出版社，35-37.
王永祥 . 2009. 临床免疫学检验［M］. 北京：军事医学科学出版社，87-90.

第二十章　流式细胞术

流式细胞术（flow cytometry，FCM）是20世纪70年代发展起来的高科学技术，其集计算机技术、激光技术、流体力学、细胞化学和细胞免疫学于一体，具有分析和分选细胞的功能，也称为荧光激活细胞分选法（fluorescence-activated cell sorting，FACS）。目前，FCM已广泛应用于免疫学、生物化学、生物学、肿瘤学及血液学等方面的研究和临床常规工作。

第一节　流式细胞仪的分类和主要技术指标

FCM可测量细胞大小、内部颗粒的性状，还可检测细胞表面和细胞质抗原、细胞内DNA及RNA含量等，可对群体细胞在单细胞水平上进行分析，在短时间内检测分析大量细胞，并收集、储存和处理数据，进行多参数定量分析；能够分类收集（分选）某一亚群细胞，分选纯度>95%。有着较为广泛的应用领域。

一、流式细胞仪的分类

流式细胞仪是实现FCM的必要设备。目前，流式细胞仪主要分为台式机、大型机和新型流式细胞仪三大类。

第一类为台式机（临床型），其特点为：①仪器的光路调节系统固定，自动化程度高，操作简便，易学易掌握。②两激光配置：488 nm和633 nm。③检测参数：4个荧光参数，2个散射光参数。④为分析型流式细胞仪。⑤应用于细胞分析检测。

第二类为大型机（科研型），其特点为分辨率高，可快速将所感兴趣的细胞分选出来，并可以将单个细胞或指定个数的细胞分选到特定的培养孔或培养板上，同时可选配多种波长和类型的激光器，适用于更广泛、更灵活的科学研究应用。

第三类为新型流式细胞仪。随着激光技术的不断发展，仪器选用2～4根激光管，最多检测13个荧光参数，加上散射光信号可达到15个参数的同时分析。并且可以实现高速分选，速度达到50 000个/秒，并可进行遥控分选，能够满足多种科学研究的要求。

目前，国内使用的流式细胞仪主要为美国的两个厂家生产：BECKMAN-COULTER公司和Becton-Dickinson公司（简称BD公司）。前者的最新产品为EPICS ALTRA和EPICS XL/XL-MCL，后者的最新产品为FACS Vantage和FACS Calibur。EPICS XL/XL-MCL和FACS Calibur属于临床型；EPICS ALTRA和FACS Vantage属于综合型，除具备检测分析功能外，还具有细胞分选功能，多用于科学研究。

二、流式细胞仪的主要技术指标

流式细胞仪的主要技术指标包括以下几个方面：①分析速度：一般流式细胞仪每秒检

测 1000～5000 个细胞，大型机可达每秒上万个细胞。②荧光检测灵敏度：一般能检测出单个细胞上<600 个荧光分子，两个细胞间的荧光差>5% 即可区分。③前向角散射光检测灵敏度：前向角散射（FSC）反映被测细胞的大小，一般流式细胞仪能够测量到 0. 2～0. 5 μm。④流式细胞仪的分辨率：通常用变异系数 CV 值来表示，一般流式细胞仪能够达到< 2. 0%，这也是测量标本前用荧光微球调整仪器时要求必须达到的。⑤流式细胞仪的分选速度：一般流式细胞仪分选速度>1000 个/秒，分选细胞纯度可达 99% 以上。

（张　量）

参 考 文 献

陈朱波，曹雪涛 . 2014. 流式细胞术：原理、操作及应用［M］. 第 2 版 . 北京：科学出版社，1-5.
吴后男 . 2008. 流式细胞术原理与应用教程［M］. 北京：北京大学医学出版社，1-10.

第二节　流式细胞仪的主要构造及工作原理

流式细胞仪主要由以下五部分构成：①流动室及液流驱动系统；②激光光源及光束形成系统；③光学系统；④信号检测与存储、显示、分析系统；⑤细胞分选系统。

一、流动室及液流驱动系统

流动室（flow cell 或 flow chamber）是流式细胞仪的核心部件，由石英玻璃制成，单细胞悬液在细胞流动室里被鞘流液包绕通过流动室内的一定孔径的孔，检测区在该孔的中心，细胞在此与激光垂直相交，在鞘流液约束下细胞成单行排列依次通过激光检测区。流动室里的鞘液流是一种稳定流动，控制鞘液流的装置是在流体力学理论的指导下由一系列压力系统、压力感受器组成，只要调整好鞘液压力和标本管压力，鞘液流包绕样品流并使样品流保持在液流的轴线方向，能够保证每个细胞通过激光照射区的时间相等，从而使激光激发的荧光信息准确无误。流动室孔径有 60 μm、100 μm、150 μm 和 250 μm 等多种，可供研究者选择。小型仪器一般固定装置了一定孔径的流动室。

二、激光光源及光束形成系统

流式细胞仪可配备一根或多根激光管，常用的激光管是氩离子气体激光管，它的发射光波长为 488 nm，此外可配备氦氖离子气体激光管（波长 633 nm）和（或）紫外激光管。

流式细胞仪的主要测定信号荧光是由激发光激发的，荧光信号的强弱与激发光的强度和照射时间相关，激光是一种相干光源，它能够提供单波长、高强度、高稳定性的光照，正是能达到这一要求的理想的激发光光源。

在激光光源和流动室之间有两个圆柱形透镜，将激光光源发出的横截面为圆形的激光光束聚焦成横截面较小的椭圆形激光光束（22 μm×66 μm），在这种椭圆形激光光斑内激光能量成正态分布，使通过激光检测区的细胞受照强度一致。

三、光学系统

流式细胞仪的光学系统由若干组透镜、小孔、滤光片组成，大致可分为流动室前和流动室后两组。流动室前的光学系统由透镜和小孔组成，透镜和小孔（一般为 2 片透镜、1 个小孔）的主要作用是将激光光源发出的横截面为圆形的激光光束聚焦成横截面较小的椭圆形激光光束，使激光能量成正态分布，使通过激光检测区的细胞受照强度一致，最大限度地减少杂散光的干扰；流动室后的光学系统主要由多组滤光片组成，滤光片的主要作用是将不同波长的荧光信号送到不同的光电倍增管（PMT）。滤光片主要有 3 类：长通滤片（LP）——只允许特定波长以上的光线通过；短通滤片（SP）——只允许特定波长以下的光线通过；带通滤片（BP）——只允许特定波长的光线通过。不同组合的滤片可以将不同波长的荧光信号送到不同的 PMT，如接收绿色荧光（FITC）的 PMT 前面配置的滤光片是 LP550 和 BP525，接收橙红色荧光（PE）的 PMT 前面配置的滤光片是 LP600 和 BP575，接收红色荧光（CY5）的 PMT 前面配置的滤光片是 LP650 和 BP675。

四、信号检测系统

当测定标本在鞘流液约束下细胞成单行排列依次通过激光检测区时产生散射光和荧光信号，散射光分为前向角散射（forward scatter，FSC）和侧向角散射或 90°散射（side scatter，SSC），散射光是细胞的物理参数，与细胞样本的制备（如染色）无关。荧光信号也有两种：一种是细胞自发荧光，它一般很微弱；一种是细胞样本经标有特异荧光素的单克隆抗体染色后经激光激发发出的荧光，它是我们要测定的荧光，荧光信号较强。这两种荧光信号的同时存在是我们测定时需要设定阴性对照的理由，以便从测出的荧光信号中减去细胞自发荧光和抗体非特异结合产生的荧光。

前向角散射反映被测细胞的大小，它由正对着流动室的光电二极管装置接收并转变为电信号；侧向角散射或 90°散射反映被测细胞的细胞膜、细胞质、核膜的折射率和细胞内颗粒的性状，它由一个 PMT 接收并转变为电信号，这些电信号存储在流式细胞仪的计算机硬盘或软盘内。

流式细胞仪测定常用的荧光染料有多种，它们的分子结构不同，激发光谱和发射光谱也各异，选择荧光染料时必须依据流式细胞仪所配备的激光光源的发射光波长（如氩离子气体激光管，它的发射光波 488 nm，氦氖离子气体激光管发射光波长 633 nm）。488 nm 激光光源常用的荧光染料有 FITC（异硫氰酸荧光素）、PE（藻红蛋白）、PI（碘化丙啶）、Cy5（花青素）、PerCP（叶绿素蛋白）和 ECD（藻红蛋白–德克萨斯红）等。它们的激发光和发射光波长见表 20-1。

表 20-1　常用荧光染料激发光和发射光波长

染料名称	激发光波长（nm）	发射光峰值（nm）
FITC	488	525（绿）
PE	488	575（橙红）
PI	488	630（橙红）
ECD	488	610（红）
Cy5	488	675（深红）
PerCP	488	675（深红）

各种荧光信号由各自的 PMT 接收并转变为电信号后存储在流式细胞仪的计算机硬盘或软盘内。

五、信号存储、显示、分析系统

流式细胞仪在测定样品时，针对每个细胞都会记录其各自属性的检测数据，并通过模式转换后将测试结果传送到计算机进行存储，以便做进一步分析。

1. 信号存储

存储在流式细胞仪的计算机硬盘或软盘内的数据一般是以 List mode（列表排队）方式存入的，采用 List mode 方式有两大优点：①节约内存和磁盘空间；②易于加工处理分析。

2. 信号显示和分析

由于 List mode 方式数据缺乏直观性，数据的显示和分析一般采用一维直方图、二维点阵图、等高线图和密度图。

（1）单参数数据显示和分析：细胞的每一个单参数测量数据用直方图来显示，图中横坐标表示散射光或荧光信号相对强度值，其单位是道数，可以是线性的，也可以是对数的；纵坐标表示细胞数。一维直方图横坐标是 FITC 荧光信号相对强度值（对数），纵坐标表示细胞数；图中已根据阴性对照设定适当的“门”（直线门），仪器的计算机就会给出测定值（包括阳性细胞百分比和平均荧光强度）。

（2）双参数数据显示和分析：细胞的双参数测量数据和细胞数量的关系用一维直方图、二维点阵图、等高线图和密度图显示及分析。

（3）三参数数据显示和分析：细胞的三参数测量数据和细胞数量的关系，每两个数据组成一对（三参数测量数据和细胞数量每两个数据可组成 6 对数据），用一维直方图、二维点阵图、等高线图和密度图显示及分析。3 个荧光数据关系用分光图（prism）表示，分光图可直接给出 8 个数据（如用 ABC 代表 3 种荧光，可有 A+B+C+、A+B+C−、A+B−C−、A−B+C+、A−B+C−、A−B−C+、A+B−C+、A−B−C−）。

六、细胞分选系统

如在细胞流动室上装有超声压电晶体，通电后超声压电晶体发生高频震动，可带动细胞流动室高频震动，使细胞流动室喷嘴流出的液流束断成一连串均匀的液滴，每秒钟形成液滴上万个，且每个液滴中均包含一个样品细胞。事实上，每个液滴中的细胞在被分开之前已被测量，如符合预定要求则可被充电，在通过偏转板的高压静电场时向左或向右偏转，被收集在指定容器中。不含细胞液滴或细胞不符合预定要求，液滴不被充电，亦不发生偏转，进入中间废液收集器中，从而实现分选。

（樊天倚　薄　威）

参考文献

陈朱波，曹雪涛 . 2014. 流式细胞术：原理、操作及应用［M］. 第 2 版 . 北京：科学出版社，1-8.

杜立颖，冯仁青 . 2014. 流式细胞术［M］. 第 2 版 . 北京：北京大学出版社，30-36.

梁智辉，朱慧芬，陈九武 . 2008. 流式细胞术基本原理与实用技术［M］. 武汉：华中科技大学出版社，1-23.

吴后男 . 2008. 流式细胞术原理与应用教程［M］. 北京：北京大学医学出版社，6-12.

郑卫东，周茂华 . 2013. 实用流式细胞分析技术［M］. 广州：广东科技出版社，1-21.

第三节　流式细胞术的要求

随着 FCM 相关仪器及技术方法的日趋发展和日臻完善，学者们越来越致力于样品的制备、细胞标记、软件开发、与其他技术的结合等方面的工作，以扩大 FCM 的应用领域和使用效果。

一、样品的制备

FCM 对细胞的检测需基于单细胞基础是 FCM 的基本要求，因此必须把实体组织制备成单细胞悬液。在应用 FCM 中，制备合格的单分散细胞是 FCM 样本制备技术中的重要一环。它要求这种分散细胞的方法既能使细胞成为单个细胞，又能够保持细胞固有的生化成分及生物学特性。

1. 细胞样品制备要求

（1）单细胞悬液。

（2）细胞最适密度为（0.5 ~ 1.5）$\times 10^6$个/ml。

（3）荧光染色后尽量洗净细胞外多余染料，减少荧光本底。

（4）双染色时尽量选择发射光谱不接近的荧光色素，以产生易于区别的两种荧光颜色。

（5）如果细胞分选后继续培养，细胞样品制备和上机应该无菌操作。

FCM 可测量的细胞参数包括两个方面：①结构参数，包括细胞大小、细胞粒度、细胞表面面积、核质比例、DNA 含量与细胞周期、RNA 含量、蛋白质含量；②功能参数，包括细胞表面/胞质/核的特异性抗原、细胞活性、细胞内细胞因子、酶活性、激素结合位点、细胞受体。

2. 检测样品制备

（1）外周血淋巴细胞样品的制备：分离单个核细胞。

（2）培养细胞的样品制备：蛋白酶消化→机械吹打→使贴壁细胞脱落→洗涤→尼龙网过滤。

（3）新鲜实体组织单细胞悬液的 4 种制备方法：机械法（金属网引起细胞破碎）、酶处理法（选择最适宜消化酶）、化学试剂处理法（导致细胞成活率降低）和表面活性剂处理法。

（4）单细胞悬液的保存：深低温保存法（一年）、乙醇或甲醇保存法（两周）、甲醛或多聚甲醛保存法（两个月）。

3. 注意事项

（1）新鲜组织标本应及时进行处理保存。

（2）根据实验目的选择最佳的固定方法。

（3）酶学法要注意条件的选择和影响因素，要注意酶的溶剂、消化时间、pH、浓度等方面对酶消化法的影响。

（4）需注意不同组织选择相应的方法，如富于细胞的组织——淋巴肉瘤、视神经母细胞瘤、脑瘤、未分化瘤、髓样癌及一些软组织肉瘤等，不一定采用酶学法或化学法，往往用单纯的机械法就可以获得大量高质量的单分散细胞。

（5）在使用酶学方法时，要重视酶的选用，如含有大量结缔组织的肿瘤——食管癌、乳腺癌和皮肤癌等，选用胶原酶较好。

二、常用的荧光染料与标记染色

定量细胞荧光染色要求细胞成分染色的均匀性，保证染色做到染料分子数与被染的某种参量成一定的量效关系。在流式定量分析中，掌握好荧光染色液的浓度非常重要。

1. 适用条件

（1）有较高的光量子产额和消光系数。

（2）荧光强度与光量子产额之间的关系用下式表示：$F=Q\ (I-e^{\varepsilon}\cdot CL)$。其中，F 表示荧光强度，Q 表示光量子产额，I 表示激发光强度，ε 表示消光系数，C 表示染液浓度，L 表示液层厚度。

（3）对 488 nm 的激发光波长有较强的吸收。

（4）发射光波长与激发光波长间有较大的波长差。

（5）易与标记单抗结合而不影响抗体的特异性。

2. 荧光素发射荧光的基本原理

荧光素受到一定波长（激发波长）的激光激发后，其原子核外的电子由于吸收了激光的能量，由原本处于基础态轨道跃迁到激发态轨道上运动，然后当电子由激发态重新回到基础态时，释放出能量并发射出一定波长（发射波长）的荧光。

（1）要选择正确的激光器：不同荧光素用不同波长的激发光激发。FITC 和 PE 等的激发波长均为 488 nm，用产生可见光的氩离子激光器；别藻蓝蛋白（APC）和 PE-Gy5（PC5）等的激发波长在红光范围，需使用发射 630 nm 波长红光的氦-氖激光器。

（2）各种荧光素的发射波长也十分重要：据此可以确定其检测所需 PMT 性质。如 FITC 被激光激发后发射绿光，检测时要使用第一光电倍增管（即 PMT1）；PE 则发射橙色光，需用第二光电倍增管（即 PMT2）；PC5 和 PerCP 等发射的是深红色光，这时需选择第三甚至第四光电倍增管（即 PMT3 或 PMT4）等。

3. 定量荧光染色的评价标准

（1）荧光染料和所研究的细胞成分是否特异性结合。

（2）荧光强度与检测的细胞成分是否有一定的定量关系。

（3）使用荧光显微镜检查，荧光的分布是否具有一个核形态结构，荧光分布是否一致，并可看到一个粗大的荧光颗粒。

（4）用 FCM 分析评价，以 DNA 含量分析为例，在组方图上第一个峰（G_0/G_1 细胞峰）与第二个峰（G_2/M 期细胞）是否成倍数关系。

4. 能量传递复合染料

用化学法将两种不同激发波长的染料结合在一起，在 488 nm 激发光照射下，通过一个荧光染料被激发后产生的发射波长再激发另一荧光染料产生荧光信号，从而检测到该特定荧光信号。

三、免疫胶乳颗粒技术的应用

免疫胶乳颗粒的应用即液相芯片技术，是把微小的乳胶微球分别染成上百种不同的荧光色，把针对不同检测物的乳胶微球混合后再加入待测标本，在悬液中与微粒进行特异性地结合，经激光照射后不同待测物产生不同颜色，并可进行定量分析。因检测速度极快，所以又有“液相芯片”之称。

检测时先后加入样品和报告分子与标记微球反应，样品中的目的分子（待检测的抗原或抗体、生物素标记的靶核酸片段、酶等）能够与探针和报告分子特异性结合，使交联探针的微球携带报告分子藻红蛋白，随后利用仪器（如 Luminex 100）对微球进行检测和结果分析。Luminex 100 采用微流技术使微球快速单列通过检测通道，并使用红色和绿色两种激光分别对单个微球上的分类荧光和报告分子上的报告荧光进行检测。红色激光可将微球分类，从而鉴定各个不同的反应类型（即定性）；绿色激光可确定微球上结合的报告荧光分子的数量，从而确定微球上结合的目的分子的数量（即定量）。因此，通过红绿双色激光的同时检测，完成对反应的实时、定性和定量分析。

液相芯片技术最突出的优点在于：仅需少量样本即可同时定性、定量检测同一样本中的多种不同目的分子，即多重检测（multiplexing）。具体来说，与常规免疫学或核酸检测方法相比，液相芯片技术具有高通量、样本用量少、操作简单快速、灵敏度高、检测范围广、特异性强、准确性高、重复性好、费用低等显著优点。

四、流式细胞术的质量控制

FCM 作为一项先进的检测技术，越来越广泛地应用在科研及临床检验中，对质量控制的要求自然也不例外。由于临床检验本身的性质，它要求临床检验的管理者和操作人员必须把好常规操作及结果分析的质量关。FCM 实验的质量控制主要包括样本处理、试剂、操作过程、数据分析等整个实验过程的质控。

1. 单细胞悬液制备的质控

（1）适当的制备方式（不同标本来源，外周血、骨髓、培养细胞等）。

（2）试剂选择。

（3）样品处理（蛋白质浓度、缓冲液、细胞条件、活性、自发荧光等）

（4）实体组织来源标本用机械法。

（5）温度 25～37℃，pH7.0～7.2。

2. 免疫荧光染色的质控

（1）温度。

（2）pH。

（3）染料浓度。

（4）固定剂。

3. 仪器操作的质控

（1）光路与流路校正：确保激光光路与样品流处于正交状态，减少变异（CV）。

（2）PMT 校准：保证样品检测时仪器处于最佳灵敏度工作状态。

（3）绝对计数校准：保证计数的准确性。

4. 免疫检测的质控

（1）同型对照：即免疫荧光标记中的阴性对照，选用相同源性的未标记单抗作为对照调整和设置电压，以保证特异性。

（2）全程质量控制：与待测标本一起标记和检测，结果如果达到靶值，提示本次实验结果可靠。

（黄玉红）

参考文献

陈朱波，曹雪涛．2014．流式细胞术：原理、操作及应用［M］．第2版．北京：科学出版社，62-107．
杜立颖，冯仁青．2014．流式细胞术［M］．第2版．北京：北京大学出版社，139-155．
梁智辉，朱慧芬，陈九武．2008．流式细胞术基本原理与实用技术［M］．武汉：华中科技大学出版社，27-143．
郑卫东，周茂华．2013．实用流式细胞分析技术［M］．广州：广东科技出版社，85-101

第四节　流式细胞术的应用

流式细胞仪是集单克隆抗体、荧光化学、激光、计算机等高科技发展起来的一种先进仪器，已广泛应用于免疫学、生物化学、生物学、肿瘤学及血液学等方面的研究和临床常规工作。相应的FCM在各学科研究中的应用主要如下。

（1）细胞生物学：定量分析细胞周期并分选不同细胞周期时相的细胞；分析生物大分子如DNA、RNA、抗原、癌基因表达产物等物质与细胞增殖周期的关系，进行染色体核型分析，并可纯化X或Y染色体。

（2）肿瘤学：DNA倍体含量测定是鉴别良、恶性肿瘤的特异指标。近年来已应用DNA倍体测定技术对白血病、淋巴瘤及肺癌、膀胱癌、前列腺癌等多种实体瘤细胞进行检测。

（3）免疫学：研究细胞周期或DNA倍体与细胞表面受体及抗原表达的关系；进行免疫活性细胞的分型与纯化；分析淋巴细胞亚群与疾病的关系；免疫缺陷病如艾滋病的诊断；器官移植后的免疫学监测等。

（4）血液学：血液细胞的分类、分型，造血细胞分化的研究；血细胞中各种酶如过氧化物酶、非特异性酯酶等的定量分析；用NBT（硝基四氮唑蓝）及DNA双染色法可研究白血病细胞分化成熟与细胞增殖周期变化的关系；检测母体血液中Rh（+）或抗D抗原阳性细胞，以了解胎儿是否可能因Rh血型不合而发生严重溶血；检测血液中循环免疫复合物，可以诊断自身免疫性疾病，如红斑狼疮等。

（5）药物学：检测药物在细胞中的分布，研究药物的作用机制；亦可用于筛选新药，如化疗药物对肿瘤的凋亡机制，可通过检测DNA凋亡峰、Bcl-2凋亡调节蛋白等。

一、DNA含量分析

DNA含量检测是流式细胞仪最早，且目前仍然是其最为广泛的应用指标之一。恶变肿瘤细胞一般多出现异倍体，大量研究表明DNA含量分析对人肿瘤的诊断预后有很高的价值。DNA含量分析还可提供细胞周期信息，所以它也可以作为细胞生物学的一种有用工具，尤其对细胞毒性药物的研究很有价值。

1. 检测原理

DNA含量常和某种细胞周期相关蛋白同时检测，用来分析细胞处于某一特定周期阶段。使用一些核酸染料和 DNA 结合可对 DNA 进行定量分析，但这只能反映细胞周期中的某一静态情况，而用 BrdUrd 脉冲标记（pulse-labeling）细胞及其抗体的使用，或结合连续标记 BrdUrd 和 Hoechst33258 染料两种方法则可以观察细胞循环过程中的动态变化过程。

2. DNA 倍体分析的理论依据

（1）在生物细胞中，DNA 含量是比较恒定的参量，但 DNA 含量随着细胞增殖周期各时相的不同而发生明显的变化。

（2）G_0 期细胞是不参与增殖周期循环的一群细胞，即为静止细胞，其细胞 DNA 含量为较恒定的 2C 值，G_1 期细胞与 G_0 期细胞 DNA 值相同，均为二倍体 DNA 含量，当细胞 DNA 倍增结束，进入 G_2 期，最终进入 M 期，在 M 期分裂为两个子细胞之前，G_2 和 M 期细胞的 DNA 含量均为恒定的 4C 值，即为四倍体细胞群。

同时，荧光染料和细胞 DNA 分子特异性结合具有一定的量效关系：①DNA 含量多少与荧光染料的结合成正比；②荧光强度与 DNA 分子结合荧光素的多少成正比；③荧光脉冲与直方图的通道值成正比。

因此，FCM-DNA 定量分析一个细胞增殖群时，可将二倍体 DNA 含量分布组方图分为 3 个部分：即 G_0/G_1、S、G_2/M。G_0/G_1 和 G_2/M 细胞峰的 DNA 分布均为正态分布，S 期可以认为是一个加宽的正态分布。在癌组织 DNA 直方图上显示，异倍体 DNA 峰前总可以见到一个或大或小的二倍体峰位的 G_0/G_1 细胞峰。另外，显微图像分析仪做异倍体检测时，都采用组织中淋巴细胞作对照。FCM 分析肿瘤细胞 DNA 倍体时，应根据 DNA 直方图、G_0/G_1 峰位和 DNA 指数（DNA index，DI）来确定 DNA 倍体类型。在同一个肿瘤的不同区域、或原发肿瘤和继发肿瘤、或转移灶、或随肿瘤病程发展、或经治疗的肿瘤灶，其 DNA 倍性可能有所变化，这种倍体类型的差异，称为 DNA 倍体异质性。

3. DNA 分析的临床意义

当实验得出以下结果时，DNA 分析可作为诊断肿瘤的依据：①DNA 非整倍体细胞峰；②突出的四倍体细胞峰。

结合临床病理的形态学诊断，DNA 分析可以对一些恶性肿瘤进行早期诊断，跟踪随访和早期治疗，可大大提高一些肿瘤的治愈率和生存率。尤其对一些细胞抽吸物、体液、组织液的脱落细胞的分析，意义尤为重要。

二、在肿瘤学中的应用

这是 FCM 在临床医学中应用最早的一个领域。首先，需要把实体瘤组织解聚，分散制备成单细胞悬液，用荧光染料（PI）染色后对细胞的 DNA 含量进行分析，将不易区分的群体细胞分成 3 个亚群（G_1 期、S 期和 G_2 期），DNA 含量直接代表细胞的倍体状态，非倍体细胞与肿瘤恶性程度有关。

（1）发现癌前病变，协助肿瘤早期诊断：人体正常组织发生癌变要经过一个由量变到质变的漫长过程，而癌前细胞即处于量变过程中向癌细胞转化的阶段。人体正常的体细胞均具有比较稳定的 DNA 二倍体含量。当人体发生癌变或具有恶性潜能的癌前病变时，在其发生、发展过程中可伴随细胞 DNA 含量的异常改变，FCM 可精确定量 DNA 含量的改变，作为诊断癌前病变发展至癌变中的一个有价值的标志，能对癌前病变的性质及发展趋势做出评估，有助于癌变的早期诊断。有资料证实，癌前病变的癌变发生率与细胞不典型增生程度有密切关系，增生程度越严重，癌变发生率越高。随着细胞不典型增生程度的加重，DNA 非整倍体出现率增高，这是癌变的一个重要标志。

（2）在肿瘤的诊断、预后判断和治疗中的作用：FCM 在肿瘤诊断中的重要作用已经被认可，DNA 非整倍体细胞峰的存在可为肿瘤诊断提供有力的依据。FCM 分析病理细胞具有速度快、信息量大、敏感度高等优点，已被用在常规工作中。肿瘤细胞 DNA 倍体分析对患者预后的判断有重要作用，异倍体肿瘤恶性病变的复发率高、转移率高、死亡率也高，而二倍体及近二倍体肿瘤的预后则较好。

FCM 不仅可对恶性肿瘤 DNA 含量进行分析，还可根据化疗过程中肿瘤 DNA 分布直方图的变化评估疗效，了解细胞动力学变化，对肿瘤化疗具有重要的意义。临床医师可以根据细胞周期各时相的分布情况，依据化疗药物对细胞动力学的干扰理论，设计最佳的治疗方案，从 DNA 直方图直接看到瘤细胞的杀伤变化，及时选用有效的药物，以对瘤细胞达到最大的杀伤效果。

此外，FCM 近几年还被应用于细胞凋亡和多药耐药基因的研究中。医学工作者开始研究如何用药物诱导瘤细胞死亡。通过对细胞体积、光散射、DNA 含量及特异性抗原基因（如 *Bcl-2*、*fas* 等）测定分析出细胞凋亡情况。多药耐药是肿瘤患者化疗失败的主要原因，FCM 对多药耐药基因（*P170* 等）和凋亡抑制基因及凋亡活化基因表达的测定，可为临床治疗效果分析提供有力依据。

三、在研究细胞凋亡中的应用

细胞凋亡是细胞在基因控制下的有序死亡，在疾病发生、发展中有重要作用，因而研究细胞凋亡有重要意义。细胞凋亡的检测方法很多，应用 FCM 可根据细胞在凋亡过程中发生的一系列形态、生化变化，从多个角度对细胞凋亡进行定性和定量的测定。

1. 细胞形态变化

通过流式细胞仪测定细胞光散射的变化来观察细胞凋亡。在细胞凋亡早期，细胞前向角光散射的能力显著降低，90°角光散射的能力增加；在细胞凋亡晚期，前向角和 90°角光散射的信号均降低。此方法特异性不强，目前使用较少。

2. 细胞膜功能改变

（1）磷脂酰丝氨酸（phosphatidylserine，PS）异位：正常情况下，PS 位于细胞膜内层，细胞发生凋亡时 PS 从细胞膜内翻转并暴露在细胞膜外层，是细胞发生凋亡的早期事件。PS 与 Annexin Ⅴ（一种具有强力抗凝作用的血管蛋白）具有高度亲和力。应用流式细胞仪采用 FITC-Annexin Ⅴ/PI 双染法进行细胞凋亡检测，可同时描述三群不同状态的细胞：FITC-Annexin Ⅴ-/PI-细胞，即正常活力细胞；FITC-Annexin Ⅴ+/PI-细胞，即凋亡细胞；FITC-Annexin Ⅴ+/PI+细胞，即已死亡细胞。此种方法操作过程简单，指标敏感，应用者越来越多。

（2）PI/Hoechst33342 双染法：Hoechst33342（HO）是一种 DNA 的特异性荧光染料，可通过完整细胞膜，应用 PI/Hoechst33342 可将细胞分为三群：正常活细胞（HO 强/PI-）、凋亡细胞（HO 弱/PI-，由于凋亡细胞发生 DNA 降解和丢失，导致 HO 荧光减弱）和死亡细胞（HO 弱/PI+）。此种方法再结合凋亡细胞前向角光散射能力降低的特点，能更好地鉴定凋亡细胞，但 HO 需紫外光激发，由于很多流式细胞仪不配有紫外激光，故此法应用受限。

（3）吖啶橙（AO）/溴化乙啶（EB）双染法：AO 是一种异染性荧光染料，可通过完整的质膜，它与核酸的结合主要是嵌入 DNA 双链的碱基之间，其发射峰为 530 nm，呈绿色荧光。EB 的理化特性与 PI 相似，不能通过完整质膜。应用 AO/EB 双染法也可以将细胞分成三群：正常活细胞（AO 强/EB-）、凋亡细胞（AO 弱/EB-）和死亡细胞（AO 弱/EB+），原理与 PI/Hoechst33342 双染法相似，不同的是 AO/EB 双染法的激发光是被广泛使用的氩激光（488 nm），而不需紫外光，其缺点是染色过程较复杂，且 AO 易污染设备管道，因此使用此法者较少。

（4）放线菌素 D（7-AAD）染色法：7-AAD 是一种核酸染料，正常情况下不能通过质膜，随着细胞凋亡的进展，质膜对 7-AAD 的通透性逐渐增加，结合细胞凋亡中 DNA 的有控降解，最后通过 7-AAD 标记 DNA 的强弱，将细胞分为三群：7-AAD 强为死亡细胞，7-AAD 弱是凋亡细胞，7-AAD 为正常活力细胞。此法具有染色快速、简便、价格便宜等优点。另外，由于此法不破坏细胞膜，故还可联合使用 FITC、PE 标记的膜蛋白，对特殊细胞群及亚群进行多色荧光分析（虽然 AO/EB 双染法也不破坏被检细胞膜，但由于 AO 及 EB 的发射光波谱分别与 FITC 和 PE 的发射光波谱相似，故 AO/EB 法不能与 FITC 或 PE 联合使用）。此法是应用核酸染料测定细胞凋亡的 FCM 中十分实用的方法。

3. 细胞器改变

早期凋亡细胞的线粒体膜出现线粒体膜蛋白 APO 2. 7 蛋白表达，利用荧光标记的单克隆抗体，运用 FCM 可以检测早期凋亡细胞。

4. DNA 含量变化

主要是 PI 染色法。由于凋亡细胞 DNA 发生有序降解，被降解的低分子质量 DNA 片段从变性细胞膜（经乙醇及透膜剂处理）漏出细胞外，使得凋亡细胞内的 DNA 含量降低，在流式细胞仪测定细胞 DNA 含量直方图中 G_1 峰前可出现亚二倍体峰，即所谓凋亡峰。通过测定凋亡峰百分含量，便可知凋亡细胞比例。此法简便、快速，是目前常用的、经典的测量凋亡细胞的方法。此法存在的问题：少量的、正常的低 DNA 含量细胞，由于机械损伤产生 DNA 含量降低的坏死细胞，染色体丢失的分裂象细胞及细胞碎片和微核等都可能出现在亚二倍体峰内。因此，此法的特异性较低。

5. DNA 断裂点标记

细胞凋亡时发生 DNA 断裂，利用末端转移酶（TdT）可以将 dUTP 标记到断裂点上，称为原位缺口末端标记（TUNEL）技术。此法有直接标记和间接标记两种，前者的标记物是 FITC-dUTP，后者的标记物是生物素标记的 dUTP，需要再用 FITC 标记的亲和素与生物素标记的 dUTP 结合，使标记反应倍增，故间接标记法灵敏度高，但操作较复杂。TUNEL 还可以配合其他单抗同时进行细胞表型分析，或与 DNA 含量同时分析。TUNEL 法因其灵敏度高而被广泛采用。

6. 细胞凋亡相关基因产物检测

细胞凋亡是一个多种基因参与的复杂过程，目前已知与 *Bcl-2* 基因、*C-MYC* 基因、*p53* 基因等有关，这些基因都有相关产物。目前针对这些相关产物已有单克隆抗体生产，应用这些单抗，通过流式细胞仪可检测造血细胞凋亡相关基因蛋白表达水平和相互关系。

流式细胞仪测定细胞凋亡的方法层次众多，且具有快速、准确的特点，应用十分广泛。在实际应用中应注意采用多种方法结合使用，使结果更加可靠、准确。

（刘爱华）

参考文献

陈朱波，曹雪涛. 2014. 流式细胞术：原理、操作及应用［M］. 第 2 版. 北京：科学出版社，172-219.

杜立颖，冯仁青. 2014. 流式细胞术［M］. 第 2 版. 北京：北京大学出版社，176-203.

梁智辉，朱慧芬，陈九武. 2008. 流式细胞术基本原理与实用技术［M］. 武汉：华中科技大学出版社，49-128.

吴长有. 2014. 流式细胞术的基础和临床应用［M］. 北京：人民卫生出版社，223-302.

郑卫东，周茂华. 2013. 实用流式细胞分析技术［M］. 广州：广东科技出版社，95-190.

Hayashida M. 2015. Application of flow cytometry in clinical laboratories and its future direction，focusing upon multicolor flow cytometry［J］. Rinsho Byori，63（7）：832-840.

Ormerod M G. 2000. Flow Cytometry［M］. Oxford：Oxford University Press，60-70.

第五节　标本制备的操作步骤和注意事项

根据样品的来源不同，FCM 标本的制备方法也不尽相同。制备及后续的操作大致可分为以下 5 个步骤：①取材：取手术或活检组织必须具有代表性，例如，取手术肿瘤组织，必须取瘤细胞生长旺盛部位；组织等标本必须在取材后保持样本的新鲜；一般在室温 1 个小时之内处理好样本或及时用固定剂或低温对组织进行保存。②对细胞的待测生物化学成分进行荧光染色。③按照厂家提供的软件程序对样本进行获取、检测和存储。④依照软件提供的程序对检测结果进行定量分析。⑤检测分析结果在生物、医学上的意义，进行分析和评价。

一、原　　理

活细胞表面保留有较完整的抗原或受体，先用特异性鼠源性单克隆抗体与细胞表面相应抗原结合，再用荧光标记的第二抗体结合，根据所测定的荧光强度和阳性百分率即可知相应抗原的密度和分布。

二、操 作 步 骤

制备活性高的细胞悬液（培养细胞系、外周血单个核细胞、胸腺细胞、脾细胞等均可用于本法）

↓

用 10% FCS　RPMI1640 调整细胞浓度为
$5\times10^6 \sim 1\times10^7$ 个/ml

↓

取 40 μl 细胞悬液加入预先有特异性 McAb（5 ~ 50 μl）
的小玻璃管或塑料离心管，再加 50 μl 1∶20（用 DPBS
稀释）灭活正常兔血清

↓ 4℃ 30 分钟

用洗涤液洗涤 2 次，每次加洗涤液 2 ml 左右
1000 rpm 离心，5 分钟

↓

弃上清，加入 50 μl 工作浓度的羊抗鼠
（或兔抗鼠）荧光标记物，充分振摇

↓ 4℃ 30 分钟

用洗涤液洗涤 2 次，每次加洗涤液 2 ml 左右
1000 rpm 离心，5 分钟

↓

加适量固定液（如为 FCM 制备标本，一般加入
1ml 固定液；如制片后在荧光显微镜下观察，
视细胞浓度加入 100 ~ 500 μl 固定液）

↓

FCM 检测或制片后荧光显微镜下观察
（标本在试管中可保存 5 ~ 7 天）

三、试剂和器材

主要包括：①各种特异性单克隆抗体；②荧光标记的羊抗鼠或兔抗鼠第二抗体，灭活正常兔血清；③10% FCS RPMI1640、DPBS、洗涤液、固定液（见附 1）；④玻璃管、塑料管、离心机、荧光显微镜等。

四、注 意 事 项

以制备活性高的细胞悬液为例，操作中需注意的问题如下。

（1）整个操作在 4℃进行，洗涤液中加有比常规防腐剂量高 10 倍的 $NaNO_3$。上述实

验条件是防止一抗结合细胞膜抗原后发生交联、脱落。

（2）洗涤要充分，以避免游离抗体封闭二抗与细胞膜上一抗相结合，出现假阴性。

（3）加适量正常兔血清可封闭某些细胞表面免疫球蛋白 Fc 受体，降低和防止非特异性染色。

（4）细胞活性要好，否则易发生非特异性荧光染色。

附 1：所用试剂的配制

1. DPBS（10×，贮存液）

NaCl 80 g

KCl 2 g　蒸馏水加至 1000 ml

Na_2HPO_4 11. 5 g　临用时用蒸馏水 1∶10 稀释

KH_2PO_4 2 g

2. 洗涤液

DPBS 900 ml

FCS 50 ml（终浓度 5%）

4% $NaNO_3$ 50 ml（终浓度 0. 2%）

3. 固定液

DPBS 1000 ml

葡萄糖 20 g（终浓度 2%）

甲醛 10 ml

$NaNO_3$ 0. 2 g（终浓度 0. 02%）

附 2：FCM 常规检测时的样品制备

1. 直接免疫荧光标记法

取一定量细胞（约 $1×10^6$ 个/ml），在每一管中分别加入 50 μl 的 HAB，并充分混匀，于室温中静置 1 分钟以上，再直接加入连接有荧光素的抗体进行免疫标记反应（如做双标或多标染色，可把几种标记有不同荧光素的抗体同时加入）。孵育 20 ~ 60 分钟后，用 PBS（pH7. 2 ~ 7. 4）洗 1 ~ 2 次，加入缓冲液重悬，上机检测。本方法操作简便，结果准确，易于分析，适用于同一细胞群多参数同时测定。虽然直标抗体试剂成本较高，但减少了间接标记法中较强的非特异荧光的干扰，因此更适用于临床标本的检测。

2. 间接免疫荧光标记法

取一定量的细胞悬液（约 $1×10^6$ 个/ml），先加入特异的第一抗体，待反应完全后洗去未结合抗体，再加入荧光标记的第二抗体，生成抗原–抗体–抗抗体复合物，以 FCM 检测其上标记的荧光素被激发后发出的荧光。本方法费用较低，二抗应用广泛，多用于科研标本的检测。但由于二抗一般为多克隆抗体，特异性较差，非特异性荧光背景较强，易影响实验结果。所以标本制备时应加入阴性或阳性对照。另外，由于间标法步骤较多，增加了细胞的丢失，不适于测定细胞数较少的标本。

3. 最小化非特异性结合的方法

（1）荧光标记的抗体的浓度应该合适，如果浓度过高，背景会因为非特异性的相互作用的增加而增加。

（2）在使用第一抗体之前，将样品与过量的蛋白如牛血清白蛋白（BSA）、脱脂干奶酪一起孵育，或用来自于同一宿主的正常血清作为标记的第二抗体。这个步骤通过阻断第一抗体和细胞表面或胞内结构的非特异性的交互作用来降低背景。

（3）在使用第一抗体之后，将样品与5%～10%的来自于同一宿主的正常血清和作为标记的第二抗体一起孵育。这个步骤会减少不必要的第二抗体与第一抗体、细胞表面或胞内结构之间的交互作用。

通过用来自于同样样品的血清稀释标记过的抗体可以略过此步骤。此步骤适用于很多方面，但有时它也会导致已标记的第二抗体和正常血清中的免疫球蛋白的免疫复合体的形成。这种复合体会优先与一些细胞结构进行结合，或者它们最终会导致期望得到的抗体活性的丢失。

（4）使用F（ab'）$_2$片段会使背景决定于第一或第二抗体与Fc受体的全分子结合。大多数第二抗体的F（ab'）$_2$片段容易利用。而第一抗体的F（ab'）$_2$片段一般是不能利用或很难制作。因此，在$NaNO_3$存在的条件下，将新鲜组织或细胞与正常血清一起孵育应选择优先加入第一抗体。在此情况下，即使在随后的步骤中用完所有的抗体分子，Fc受体决定的背景影响已不再重要。

（5）其他：已标记的抗体和其他一些内在的免疫球蛋白或加入实验系统中的其他物质的交叉反应也可能会有背景影响。为了降低背景，在多重标记过程中，所有的已标记的抗体应被吸附，避免其他种类蛋白的交叉反应。

（刘羽丹）

参考文献

陈朱波，曹雪涛．2014．流式细胞术：原理、操作及应用［M］．第2版．北京：科学出版社，238-241
杜立颖，冯仁青．2014．流式细胞术［M］．第2版．北京：北京大学出版社，210-212.
吴长有．2014．流式细胞术的基础和临床应用［M］．北京：人民卫生出版社，309-315.
郑卫东，周茂华．2013．实用流式细胞分析技术［M］．广州：广东科技出版社，120-121.

第二十一章　PCR 和实时荧光定量 PCR 技术

聚合酶全连反应（polymerase chain reaction，PCR）是 20 世纪 80 年代中期发展起来的一门体外核酸扩增技术。它具有特异、敏感、产率高、快速、简便、重复性好、易自动化等突出优点，能在一个试管内将所要研究的目的基因或某一 DNA 片段于数小时内扩增至十万乃至百万倍，使肉眼能直接观察和判断。可从一根毛发、一滴血，甚至一个细胞中扩增出足量的 DNA 供分析研究和检测鉴定。PCR 技术不但有较高的检测能力，还简化了诸多繁琐的操作程序，被人们称为分子克隆技术中的一次重大革命，对基础研究、实际应用、推动现代分子生物学技术的发展，具有难以估量的作用，是生物医学领域中的一项革命性创举和里程碑。随着 PCR 技术问世以来的蓬勃发展，不仅其本身得到了不断地优化和改进，许多新型 PCR 技术和由 PCR 衍生的新技术也不断出现，逆转录 PCR（reverse transcription PCR，RT-PCR）、实时荧光定量 PCR、原位 PCR（in situ PCR）、反向 PCR（inverse PCR，IPCR）、免疫 PCR、转录依赖的扩增系统（TAS）、连接酶链反应（LCR）、自主序列复制系统（3SR）、链替代扩增（SDA）、循环探针反应、等温扩增系统等核酸体外扩增技术不断诞生。本章着重介绍经典的 PCR 技术和目前在基础医学、临床医学及生物工程领域中较为常用的实时荧光定量 PCR 技术。

第一节　PCR 技 术

PCR 是体外酶促合成特异 DNA 片段的一种方法，由高温变性、低温退火及适温延伸等几步反应组成一个周期，循环进行，使目的 DNA 得以迅速扩增，具有特异性强、灵敏度高、操作简便、省时等特点。它不仅可用于基因分离、克隆和核酸序列分析等基础研究，还可用于疾病的诊断或任何有 DNA、RNA 的地方。因此，它又被称为无细胞分子克隆或特异性 DNA 序列体外引物定向酶促扩增技术。

一、PCR 的发展简史

人类对于核酸的研究已经有 100 多年的历史。20 世纪 60 年代末 70 年代初，人们开始致力于研究基因的体外分离技术，但当时由于核酸的含量较少，一定程度上限制了 DNA 的体外操作。Khorana 于 1971 年最早提出核酸体外扩增的设想。但是，当时的基因序列分析方法尚未成熟，对热具有较强稳定性的 DNA 聚合酶还未发现，寡核苷酸引物的合成仍处在手工、半自动合成阶段，这种想法似乎没有任何实际意义。1985 年，美国科学家 Kary B. Mullis 在高速公路的启发下，经过两年的努力，发明了 PCR 技术，并在 *Science* 上发表了关于 PCR 技术的第一篇学术论文。从此，PCR 技术得到了生命科学界的普遍认同，Kary B. Mullis 也因此而获得 1993 年的诺贝尔化学奖。但是，最初的 PCR 技术相当不成熟，在当时是一种操作复杂、成本高昂、“中看不中用”的实验室技术。1988 年年初，Keohanog 通过对所使用酶的改进，提高了扩增的真实性。而后，Saiki 等又从生活在温泉中的水生嗜热杆菌内提取到一种耐热的 DNA 聚合酶，使得 PCR 技术的扩增效率大大提高。也正是由于此酶的发现，使得 PCR 技术得到了广泛的应用，使该技术成为遗传与分子生物学分析的根本性基石。在以后的几十年里，PCR 技术被不断改进：它从一种定性的分析方法发展到定量测定；从原本只能扩增几个 kb 的基因到目前已能扩增长达几十个 kb 的 DNA 片段。到目前为止，PCR 技术已有十几种之多，例如，将 PCR 与反转录酶结合，成为反转录 PCR；将 PCR 与抗体等相结合就成为免疫 PCR 等。

DNA 的半保留复制是生物进化和传代的重要途径。双链 DNA 在多种酶的作用下可以变性解链成单链，在 DNA 聚合酶与启动子的参与下，根据碱基互补配对原则复制成同样的两分子拷贝。在 PCR 实验中发现，DNA 在高温时也可以发生变性解链，当温度降低后又可以复性成为双链。因此，通过温度变化控制 DNA 的变性和复性，并设计引物作启动子，加入 DNA 聚合酶、dNTP 就可以完成特定基因的体外复制。但是，DNA 聚合酶在高温时会失活，因此，每次循环都得加入新的 DNA 聚合酶，不仅操作繁琐，而且价格昂贵，制约了 PCR 技术的应用和发展。发现耐热 DNA 聚合酶——*Taq* 酶对于 PCR 的应用有里程碑的意义，该酶可以耐受 90℃ 以上的高温而不失活，不需要每个循环都加入，从而使 PCR 技术变得非常简捷，同时也大大降低了成本，并逐步广泛应用于临床。

二、工作原理及步骤

类似于 DNA 的天然复制过程，其特异性依赖于与靶序列两端互补的寡核苷酸引物。PCR 由变性-退火（复性）-延伸 3 个基本反应步骤构成：①模板 DNA 的变性：模板 DNA 经加热至 93℃左右，一定时间聚合酶链式反应后，使模板 DNA 双链或经 PCR 扩增形成的双链 DNA 解离，使之成为单链，以便与引物结合，为下一轮反应做准备。②模板 DNA 与引物的退火（复性）：模板 DNA 经加热变性成单链后，温度降至 55℃左右，引物与模板 DNA 单链的互补序列配对结合。③引物的延伸：DNA 模板——引物结合物在 *Taq* DNA 聚合酶的作用下，于 72℃左右，以 dNTP 为反应原料，靶序列为模板，按碱基配对与半保留复制原理，合成一条新的与模板 DNA 链互补的半保留复制链。重复循环变性-退火-延伸 3 个过程，就可获得更多的“半保留复制链”，而且这种新链又可成为下次循环的模板。每完成一个循环需 2～4 分钟，2～3 小时就能将待扩目的基因扩增，放大几百万倍。

三、PCR 反应体系、条件及特点

标准的 PCR 反应体系依赖于完备的 PCR 反应五要素和完善的反应条件。了解并熟知 PCR 各个步骤的适宜条件及特点，有助于提高实验的成功率和稳定性。

1. 标准的 PCR 反应体系

10×扩增缓冲液 10 μl
4 种 dNTP 混合物各 200 μmol/L
引物各 10～100 pmol
模板 DNA 0.1～2 μg

Taq DNA 聚合酶 2. 5 U

Mg^{2+} 1. 5 mmol/L

加双或三蒸水至 100μl

2. PCR 反应五要素

参加 PCR 反应的物质主要有 5 种，即引物、酶、dNTP、模板和缓冲液（其中需要 Mg^{2+}）。

引物是 PCR 特异性反应的关键，PCR 产物的特异性取决于引物与模板 DNA 互补的程度。理论上，只要知道任何一段模板 DNA 序列，就能按其设计互补的寡核苷酸链作引物，利用 PCR 就可将模板 DNA 在体外大量扩增。设计引物应遵循以下原则：①引物长度：15 ~ 30 bp，常用为 20 bp 左右。②引物扩增跨度：以 200 ~ 500 bp 为宜，特定条件下可扩增长至 10 kb 的片段。③引物碱基：G+C 含量以 40% ~ 60% 为宜，G+C 太少扩增效果不佳，G+C 过多易出现非特异条带。ATGC 最好随机分布，避免 5 个以上嘌呤或嘧啶核苷酸的成串排列。④避免引物内部出现二级结构，避免两条引物间互补，特别是 3′端的互补，否则会形成引物二聚体，产生非特异的扩增条带。⑤引物 3′端的碱基，特别是最末及倒数第二个碱基，应严格配对，以避免因末端碱基不配对而导致 PCR 失败。⑥引物中有或能加上合适的酶切位点，被扩增的靶序列最好有适宜的酶切位点，这对酶切分析或分子克隆很有好处。⑦引物的特异性：引物应与核酸序列数据库的其他序列无明显同源性。⑧引物量：每条引物的浓度为 0. 1 ~ 1. 0 μmol 或 10 ~ 100 pmol，以最低引物量产生所需要的结果为好，引物浓度偏高会引起错配和非特异性扩增，且可增加引物之间形成二聚体的机会。

酶及其浓度：目前有两种 *Taq* DNA 聚合酶供应，一种是从栖热水生杆菌中提纯的天然酶；另一种为大肠菌合成的基因工程酶。催化一典型的 PCR 反应需酶量约为 2. 5 U（指总反应体积为 100 μl 时），浓度过高可引起非特异性扩增，浓度过低则合成产物量减少。

dNTP 的质量与浓度和 PCR 扩增效率有密切关系。dNTP 粉呈颗粒状，如保存不当易变性失去生物学活性。dNTP 溶液呈酸性，使用时应配成高浓度后，以 1M NaOH 或 1M Tris-HCl 的缓冲液将其 pH 调节到 7. 0 ~ 7. 5，小量分装，-20℃冰冻保存，注意多次冻融会使 dNTP 降解。在 PCR 反应中，dNTP 应为 50 ~ 200 μmol/L，尤其是注意 4 种 dNTP 的浓度要相等（等摩尔配制），如其中任何一种浓度不同于其他几种（偏高或偏低），就会引起错配。浓度过低又会降低 PCR 产物的产量。dNTP 能与 Mg^{2+} 结合，使游离的 Mg^{2+} 浓度降低。

模板（靶基因）：核酸的量与纯化程度是 PCR 成败的关键环节之一，传统的 DNA 纯化方法通常采用 SDS 和蛋白酶 K 来消化处理标本。SDS 可以溶解细胞膜上的脂类与蛋白质，从而溶解膜蛋白而破坏细胞膜，并解离细胞中的核蛋白，此外还能与蛋白质结合而沉淀。使用蛋白酶 K 能水解消化蛋白质，特别是与 DNA 结合的组蛋白，再用有机溶剂酚与氯仿抽提掉蛋白质和其他细胞组分，最后用乙醇或异丙醇沉淀核酸，提取的核酸即可作为模板用于 PCR 反应。一般临床检测标本可采用快速简便的方法溶解细胞，裂解病原体，消化除去染色体的蛋白质使靶基因游离，直接用于 PCR 扩增。RNA 模板提取一般采用异硫氰酸胍或蛋白酶法，此时要防止 RNase 降解 RNA。

Mg^{2+}浓度：Mg^{2+}对 PCR 扩增的特异性和产量有显著的影响，在一般的 PCR 反应中，各种 dNTP 浓度为 200 μmol/L 时，Mg^{2+}浓度为 1.5～2.0 mmol/L 为宜。Mg^{2+}浓度过高，反应特异性降低，出现非特异扩增；浓度过低，会降低 *Taq* DNA 聚合酶的活性，使反应产物减少。

3. PCR 反应条件

PCR 反应条件主要包括温度、时间和循环次数。

温度与时间的设置：基于 PCR 原理三步骤而设置变性–退火–延伸三个温度点。在标准反应中采用三温度点法，双链 DNA 在 90～95℃变性，再迅速冷却至 40～60℃，引物退火并结合到靶序列上，然后快速升温至 70～75℃，在 *Taq* DNA 聚合酶的作用下，使引物链沿模板延伸。对于较短靶基因（长度为 100～300 bp 时）可采用二温度点法，除变性温度外，退火与延伸温度可合二为一，一般采用 94℃变性，65℃左右退火与延伸（此温度 *Taq* DNA 聚合酶仍有较高的催化活性）。变性温度与时间：变性温度低，解链不完全是导致 PCR 失败的最主要原因。一般情况下，93～94℃，1 分钟足以使模板 DNA 变性，若低于 93℃则需延长时间。但温度不能过高，因为高温环境对酶的活性会有影响。此步骤若不能使靶基因模板或 PCR 产物完全变性，就会导致 PCR 失败。退火（复性）温度与时间：退火温度是影响 PCR 特异性的较重要因素。变性后温度快速冷却至 40～60℃，可使引物和模板发生结合。由于模板 DNA 比引物复杂得多，引物和模板之间的碰撞结合机会远远高于模板互补链之间的碰撞。退火温度与时间：取决于引物的长度、碱基组成及其浓度，以及靶基因序列的长度。对于 20 个核苷酸，G+C 含量约 50% 的引物，选择 55℃为最适退火温度的起点较为理想。

引物的复性温度可通过以下公式帮助选择合适的温度：Tm 值（解链温度）= 4（G+C）+2（A+T）；复性温度 = Tm 值–（5～10℃）。在 Tm 值允许范围内，选择较高的复性温度可大大减少引物和模板间的非特异性结合，提高 PCR 反应的特异性。复性时间一般为 30～60 秒，足以使引物与模板之间完全结合。延伸温度与时间：*Taq* DNA 聚合酶的延伸速度为 70～80℃ 150 核苷酸/S/酶分子、70℃ 60 核苷酸/S/酶分子、55℃ 24 核苷酸/S/酶分子。高于 90℃时，DNA 合成几乎不能进行。因此，PCR 反应的延伸温度一般选择为 70～75℃，常用温度为 72℃，过高的延伸温度不利于引物和模板的结合。PCR 延伸反应的时间可根据待扩增片段的长度而定，一般 1 kb 以内的 DNA 片段，延伸时间 1 分钟是足够的，3～4 kb 的靶序列需 3～4 分钟，扩增 10 kb 需延伸至 15 分钟。延伸时间过长会导致非特异性扩增带的出现。对低浓度模板的扩增，延伸时间要稍长些。

4. PCR 反应特点

（1）特异性强：PCR 反应特异性的决定因素为：①引物与模板 DNA 特异正确的结合；②碱基配对原则；③*Taq* DNA 聚合酶合成反应的忠实性；④靶基因的特异性与保守性。其中，引物与模板的正确结合是关键。引物与模板的结合及引物链的延伸遵循碱基配对原则。聚合酶合成反应的忠实性及 *Taq* DNA 聚合酶的耐高温性使反应中模板与引物的结合（复性）可以在较高的温度下进行，使结合的特异性大大增加，被扩增的靶基因片段也就能保持很高的正确度。再通过选择特异性和保守性高的靶基因区，其特异性程度就更高。

（2）灵敏度高：PCR 产物的生成量是以指数方式增加的，能将皮克（$pg=10^{-12}g$）量级的起始待测模板扩增到微克（$\mu g=10^{-6}g$）水平。能从 100 万个细胞中检出 1 个靶细胞；在病毒的检测中，PCR 的灵敏度可达 3 个 RFU（空斑形成单位）；在细菌学中最小检出率为 3 个细菌。

（3）简便、快速：PCR 反应用耐高温的 *Taq* DNA 聚合酶，一次性地将反应液加好后，即在 DNA 扩增液和水浴锅上进行变性–退火–延伸反应，一般在 2 ~4 小时完成扩增反应。扩增产物一般用电泳分析，不一定要用同位素，无放射性污染，易推广。

（4）对标本的纯度要求低：不需要分离病毒或细菌及培养细胞，DNA 粗制品及 RNA 均可作为扩增模板。可直接用临床标本如血液、体腔液、洗漱液、毛发、细胞、活组织等 DNA 扩增检测。

5. 循环参数

（1）预变性：模板 DNA 完全变性对 PCR 能否成功至关重要，一般为 95℃加热 3 ~5 分钟。

（2）引物退火：退火温度一般需要凭实验（经验）决定。退火温度对 PCR 的特异性有较大影响。

（3）引物延伸：引物延伸一般在 72℃进行（*Taq* DNA 聚合酶最适温度）。延伸时间随扩增片段长短及所使用 *Taq* 酶的扩增效率而定。

（4）循环中的变性步骤：循环中一般 95℃，30 秒足以使各种靶 DNA 序列完全变性。变性时间过长易损害酶活性，时间过短靶序列变性不彻底，易造成扩增失败。

（5）循环数：大多数 PCR 含 25 ~35 个循环，过多易产生非特异扩增。

（6）最后延伸：在最后一个循环后，反应在 72℃维持 5 ~15 分钟，使引物延伸完全，并使单链产物退火成双链。

四、PCR 的常见问题

在实际操作中，PCR 技术必须有人工合成的合理引物和提取的样品 DNA，然后才能实施自动热循环，最后进行产物鉴定与分析。现将 PCR 常见的问题归纳如下。

1. 电泳检测时间

一般为 48 小时以内，有些最好于当日电泳检测，大于 48 小时后带型不规则甚至消失。

2. PCR 反应的关键环节

PCR 反应的关键环节有：①模板核酸的制备；②引物的质量与特异性；③酶的质量；④PCR 循环条件。寻找失败原因亦应针对上述环节进行分析研究。

3. 模板

主要有以下几种情况：①模板中含有杂蛋白质；②模板中含有 *Taq* DNA 聚合酶抑制

剂；③模板中蛋白质没有消化除净，特别是染色体中的组蛋白；④在提取制备模板时丢失过多或吸入酚；⑤模板核酸变性不彻底。在酶和引物质量好时，不出现扩增带，极有可能是标本的消化处理、模板核酸提取过程出了问题，因而要配制有效而稳定的消化处理液，其程序亦应固定，不宜随意更改。

4. 酶失活

需更换新酶，或新旧两种酶同时使用，以分析是否因酶的活性丧失或不够而导致假阴性。需注意的是有时忘加入 *Taq* DNA 聚合酶或溴乙锭。

5. 引物

引物质量、引物浓度、两条引物的浓度不对称，是 PCR 失败或扩增条带不理想、容易弥散的常见原因。有些批号的引物合成质量有问题，两条引物一条浓度高，一条浓度低，造成低效率的不对称扩增，对策为：①选定一个好的引物合成单位。②引物的浓度不仅要看 OD 值，更要注重引物原液做琼脂糖凝胶电泳时，一定要有引物条带出现，而且两引物带的亮度应大体一致，如一条引物有条带，一条引物无条带，此时做 PCR 有可能失败，应和引物合成单位协商解决。如一条引物亮度高，一条亮度低，在稀释引物时要平衡其浓度。③引物应高浓度小量分装保存，防止多次冻融或长期放冰箱冷藏，导致引物变质降解失效。④引物设计不合理，如引物长度不够，引物之间形成二聚体等。

6. Mg^{2+}浓度

Mg^{2+}浓度对 PCR 扩增效率影响很大，浓度过高可降低 PCR 扩增的特异性，浓度过低则影响 PCR 扩增产量甚至使 PCR 扩增失败而不出扩增条带。

7. 反应体积的改变

通常进行 PCR 扩增采用的体积为 20 μl、30 μl、50 μl 或 100 μl，应用多大体积进行 PCR 扩增，需根据科研和临床检测不同目的而设定，在做小体积如 20 μl 后，再做大体积时，一定要摸索条件，否则容易失败。

8. 物理原因

变性对 PCR 扩增来说相当重要，如变性温度低、变性时间短，极有可能出现假阴性；退火温度过低可致非特异性扩增以降低特异性扩增效率；退火温度过高影响引物与模板的结合而降低 PCR 扩增效率。有时还有必要用标准的温度计检测一下 PCR 仪或水浴锅内的变性、退火和延伸温度，这也是 PCR 失败的原因之一。

9. 靶序列变异

如靶序列发生突变或缺失，影响引物与模板特异性结合，或因靶序列某段缺失使引物与模板失去互补序列，其 PCR 扩增是不会成功的。假阳性出现的 PCR 扩增条带与目的靶序列条带一致，有时其条带更整齐，亮度更高。引物设计不合适：选择的扩增序列与非目的扩增序列有同源性，因而在进行 PCR 扩增时，扩增出的 PCR 产物为非目的序列。靶序列太短或引物太短，容易出现假阳性，需重新设计引物。

10. 靶序列或扩增产物的交叉污染

这种污染有两种原因：一是整个基因组或大片段的交叉污染，导致假阳性。这种假阳性可用以下方法解决：操作时应小心轻柔，防止将靶序列吸入加样枪内或溅出离心管外。除酶及不能耐高温的物质外，所有试剂或器材均应高压消毒。所用离心管及加样枪头等均应一次性使用。必要时，在加标本前，反应管和试剂用紫外线照射，以破坏存在的核酸。二是空气中的小片段核酸污染，这些小片段比靶序列短，但有一定的同源性，可互相拼接，与引物互补后，可扩增出 PCR 产物，而导致假阳性的产生，可用巢式 PCR 方法来减轻或消除。

11. 出现非特异性扩增带

PCR 扩增后出现的条带与预计的大小不一致，或大或小，或者同时出现特异性扩增带与非特异性扩增带。非特异性条带的出现，其原因：一是引物与靶序列不完全互补或引物聚合形成二聚体；二是与 Mg^{2+}浓度过高、退火温度过低，以及 PCR 循环次数过多有关。再者是酶的质和量，往往一些来源的酶易出现非特异条带，而另一来源的酶则不出现，酶量过多有时也会出现非特异性扩增。其对策有：必要时重新设计引物；降低酶量或调换另一来源的酶；降低引物量，适当增加模板量；减少循环次数；适当提高退火温度或采用二温度点法（93℃变性，65℃左右退火与延伸）。

12. 出现片状拖带或涂抹带

PCR 扩增有时出现涂抹带或片状带或地毯样带。其原因往往是由于酶量过多或酶的质量差，dNTP 浓度过高，Mg^{2+}浓度过高，退火温度过低，循环次数过多引起。其对策有：减少酶量或调换另一来源的酶；减少 dNTP 的浓度，适当降低 Mg^{2+}浓度，增加模板量，减少循环次数。

五、PCR 技术主要应用的领域

PCR 技术有着广泛的应用领域，主要包括以下几种：①核酸的基础研究：基因组克隆；②不对称 PCR 制备单链 DNA 用于 DNA 测序；③反向 PCR 测定未知 DNA 区域；④反转录 PCR（RT-PCR）用于检测细胞中基因表达水平、RNA 病毒量及直接克隆特定基因的 cDNA；⑤荧光定量 PCR 用于对 PCR 产物实时监控；⑥cDNA 末端快速扩增技术；⑦检测基因的表达；⑧医学应用：检测细菌、病毒类疾病；诊断遗传疾病；诊断肿瘤；应用于法医物证学。

参 考 文 献

李金明. 2007. 实时荧光 PCR 技术［M］. 北京：人民军医出版社，1-33.

刘森. 2009. PCR 聚合酶链反应［M］. 北京：化学工业出版社，3-55.

王廷华，董坚，习杨彦斌. 2013. 基因克隆理论与技术［M］. 第 3 版. 北京：科学出版社，190-193.

王廷华，刘佳，夏庆杰 . 2013. PCR 理论与技术［M］. 第 3 版 . 北京：科学出版社，1-38.
韦忠厅，高杨 . 2012. PCR 技术综述［J］. 中国农村卫生，(z2)：523-524.
药立波 . 2014. 医学分子生物学实验技术［M］. 第 3 版 . 北京：人民卫生出版社，21-30.
叶棋浓 . 2015. 现代分子生物学技术及实验技巧［M］. 北京：化学工业出版社，27-57.
叶倩 . 2009. PCR 技术综述［J］. 科技创新导报，(5)：5.
张惟材，朱力，王玉飞 . 2013. 实时荧光定量 PCR［M］. 北京：化学工业出版社，47-56，160-177.
奥斯伯 FM，布伦特 R，金斯顿 RE，等 . 2008. 精编分子生物学实验指南［M］. 金由辛等校译 . 第 5 版 . 北京：科学出版社，689-725.
黄留玉 . 2011. PCR 最新技术原理、方法及应用［M］. 第 2 版 . 北京：化学工业出版社，1-7.
穆里斯 KB，费里 F，吉布斯 R，等 . 1997. 聚合酶链式反应［M］. 陈受宜等译 . 北京：科学出版社，46-81.
Mullis KB，Faloona FA. 1987. Specific synthesis of DNA in vitro via a polymerase-catalysed chain reaction［J］. Methods Enzymol，155：335-350.
Templeton NS. 1992. The polymerase chain reaction-history，methods and applications［J］. Diagn Mol Pathol. 1 (1)：58-72.

第二节　实时荧光定量 PCR 技术

在 PCR 扩增反应结束之后，可对扩增产物进行定性和定量分析，无论定性还是定量分析，分析的都是 PCR 终产物。但是在许多情况下，我们所感兴趣的是未经 PCR 扩增之前的起始模板量。例如，我们想知道某一转基因动植物转基因的拷贝数或者某一特定基因在特定组织中的表达量。在这种需求下荧光定量 PCR 技术应运而生。实时荧光定量 PCR（real-time fluorescent quantitative PCR）技术于 1996 年由美国 Applied Biosystems 公司推出，实现了 PCR 从定性到定量的飞跃。

一、实时荧光定量 PCR 技术的基本原理

在实时荧光定量 PCR 反应中，引入了一种荧光化学物质，随着 PCR 反应的进行，PCR 反应产物不断累积，荧光信号强度也等比例增加。所谓实时荧光定量 PCR 技术，是指通过对 PCR 扩增反应中每一个循环产物荧光信号的实时检测，从而实现对起始模板定量及定性的分析。每经过一个循环，收集一个荧光强度信号，这样我们就可以通过荧光强度变化监测产物量的变化，从而得到一条荧光扩增曲线。一般而言，荧光扩增曲线可以分成 3 个阶段：荧光背景信号阶段、荧光信号指数扩增阶段和平台期。在荧光背景信号阶段，扩增的荧光信号被荧光背景信号所掩盖，无法判断产物量的变化。而在平台期，扩增产物已不再呈指数级的增加，PCR 的终产物量与起始模板量之间没有线性关系，所以根据最终的 PCR 产物量不能计算出起始 DNA 拷贝数。只有在荧光信号指数扩增阶段，PCR 产物量的对数值与起始模板量之间存在线性关系，可以选择在这个阶段进行定量分析。

为了定量和比较的方便，人们在实时荧光定量 PCR 技术中引入了 3 个非常重要的概念：荧光阈值（threshold value）、C_T（threshold cycle）值和基线（baseline）。①荧光阈值是在荧光扩增曲线上人为设定的一个值，它可以设定在荧光信号指数扩增阶段任意位置

上，荧光阈值的缺省设置是 3～15 个循环的荧光本底信号标准差的 10 倍；②C_T值是指在 PCR 循环过程中，荧光信号开始由本底进入指数增长阶段的拐点所对应的循环次数，也就是每个反应管内的荧光信号达到设定的阈值时所经历的循环次数；③基线是背景曲线的一段，范围从反应开始不久荧光值开始变得稳定，到所有反应管的荧光都将要但是还未超出背景。

1. 数学原理

PCR 扩增为指数扩增，每一扩增周期后产物的量可以用下式表达：

$$Y_n = Y_{n-1} \cdot (1+E_x) = Y_{n-2} \cdot (1+E)^2 = \cdots = X \cdot (1+E_x)^n \ (0 \leqslant E_x \leqslant 1)$$

其中 E_x表示扩增效率，Y_n表示在 n 个周期后 PCR 产物的分子数量，Y_{n-1}表示 n-1 个周期后 PCR 产物的分子数量。该等式仅在限定的扩增周期数（通常为 20 或 30）内成立。超过此周期数，扩增过程即由指数扩增降低至稳定的扩增速率，最终达到平台期，不再扩增。实时荧光定量 PCR 就是在 PCR 扩增的指数扩增期来测定起始模板的分子数量。

在实时荧光定量 PCR 反应中 $R_n = R_B+X_0 (1+E_x)^n R_S$，也就是说第 n 次 PCR 循环时的荧光信号强度（R_n）等于背景信号强度（R_B）加上每个分子的荧光强度（即单位荧光强度，R_S）与分子数量 X_0的乘积。

当循环次数 $n=C_T$时，则有 $R_{C_T}=R_B+X_0 (1+E_x)^{C_T}RS$。两边取对数，得 $\log(R_{C_T}-R_B) = \log X_0+C_T\log(1+E_x) +\log RS$。整理此式，得 $C_T\log(1+E_x) = -\log X_0+\log(R_{C_T}-R_B) -\log Rs$，而对于每一个特定的 PCR 反应来说，$E_x$、$R_{C_T}$、$R_B$和 R_S都是常数，因此上式可以表示为：$C_T=-k\log X_0+b$，即 C_T值与 $\log X_0$成反比，也就是说，C_T值与起始模板拷贝数（X_0）的对数成反比。因此，利用已知起始拷贝数的标准品可做出标准曲线，其中横坐标代表起始拷贝数的对数，纵坐标代表 C_T值。所以，只要获得未知样品的 C_T值，即可从标准曲线上计算出该样品的起始拷贝数。

2. 化学原理

实时荧光定量 PCR 的化学原理包括使用探针和荧光染料两种，探针是利用与靶序列特异杂交的探针来指示扩增产物的增加，后者是利用荧光染料来指示扩增产物的增加。前者由于增加了探针的识别步骤，特异性更高，但后者则简便易行。

（1）TaqMan 荧光探针：PCR 扩增时在加入一对引物的同时加入一个特异性的荧光探针，该探针为一段寡核苷酸序列，两端分别标记一个报告荧光基团和一个淬灭荧光基团。探针完整时，报告基团发射的荧光信号被淬灭基团吸收；PCR 扩增时，*Taq* 酶的 5′→3′外切酶活性将探针酶切降解，使报告荧光基团和淬灭荧光基团分离，从而荧光监测系统可接收到荧光信号，即每扩增一条 DNA 链，就有一个荧光分子形成，实现了荧光信号的累积与 PCR 产物形成完全同步。

（2）SYBR Green Ⅰ荧光染料：SYBR Green Ⅰ是一种结合于小沟中的双链 DNA 结合染料。与双链 DNA 结合后，其荧光大大增强。这一性质使其用于扩增产物的检测非常理想。SYBR Green Ⅰ的最大吸收波长约为 497 nm，发射波长最大约为 520 nm。在 PCR 反应体系中，加入过量 SYBR 荧光染料，SYBR 荧光染料特异性地掺入 DNA 双链后，发射荧光信号，而不掺入链中的 SYBR 染料分子不会发射任何荧光信号，从而保证荧光信号的增加与

PCR 产物的增加完全同步。SYBR Green Ⅰ在核酸的实时检测方面有很多优点，由于它与所有的双链 DNA 相结合，不必因为模板不同而特别定制，因此设计的程序通用性好，且价格相对较低。利用荧光染料可以指示双链 DNA 熔点的性质，通过熔点曲线分析可以识别扩增产物和引物二聚体，因而可以区分非特异扩增，进一步地还可以实现单色多重测定。此外，由于一个 PCR 产物可以与多分子的染料结合，因此 SYBR Green Ⅰ的灵敏度很高。但是，由于 SYBR Green Ⅰ与所有的双链 DNA 相结合，因此由引物二聚体、单链二级结构及错误的扩增产物引起的假阳性会影响定量的精确性。通过测量升高温度后荧光的变化可以帮助降低非特异产物的影响。而由解链曲线来分析产物的均一性有助于分析由 SYBR Green Ⅰ得到定量结果。

二、实时荧光定量 PCR 技术的定量方法

实时荧光定量 PCR 大致分为两类，即绝对定量与相对定量。绝对定量（absolute quantification，AQ）：是指用已知浓度的标准样品来推算待测样本的绝对拷贝数。相对定量（relative quantification，RQ）：是指在一定样本中待测样本相对于另一参照样本的量的变化。

1. 绝对定量

（1）单一的外参照法：单一的外参照，即只用外标准品构建标准曲线，测得目的基因的量在标准曲线上有一个对应的值，检测结果的报告方式是目的基因的拷贝数。该法是最早使用的绝对定量方法，但由于对各样本的个体差异及反应体系无法监控，对造成假阴性的结果也无法控制，因此该方法目前已较少使用。

（2）外参照+非竞争性内参照（管家基因）法：该法一方面利用标准曲线实现了准确定量；另一方面应用内标管家基因来标化结果，并补偿待测样本的体积变化、核酸抽提过程造成的目的基因拷贝数的变化，故结果比第一种绝对定量更可信。另外，通过 PCR 反应条件的优化使目的基因具有最佳的扩增效率，并与内标管家基因扩增效率尽可能相同，但此方法的缺点是成本较高。

2. 相对定量

（1）标准曲线法：首先要制备标准品，包括目的基因的标准品与内参基因的标准品。可以不知道标准品的准确拷贝数或浓度，但必须准确地倍比稀释，一般为 10 倍倍比稀释制成标准曲线，样品与内参的基因表达量根据标准曲线得出，并用内参进行均一化，即将目的基因的数量（微克、纳克或拷贝数）除以与之相应的内参基因数量。另外，还要选定一个用于表达差异分析的参照体系。假定目的基因在参照体系中的表达量为 1 倍，那么目的基因在其他情况下的表达量以相对于参照体系的 N 倍表示。该方法是目前应用较多的相对定量方法，当标准品内参照因子与目的基因扩增效率不同时可用该方法进行相对定量。

（2）$2^{-\Delta\Delta C_T}$法：该方法所用公式如下。

$$X_n = X_0 \times (1 + E_x)^n \quad ①$$

X_n是第 n 个循环后目标分子数，X_0是初始目标分子数，E_x是目标分子扩增效率，n 是循环数。

$$X_T = X_0 \times (1+E_X)\ C^{T,X} = K_X \quad ②$$

X_T是目标分子达到设定阈值时的分子数，C_T，x 是目标分子扩增达到阈值时的循环数，K_x是一个常数。

内参也有同样的公式：$R_T = R_0 \times (1+E_R)^{C_{T,R}} = K_R$ ③

用 X_T除以 R_T得到：$X_T/R_T = X_0 \times (1+E_X)^{C_{T,X}}/R_0 \times (1+E_R)^{C_{T,R}} = K_X/K_R = K$ ④

假设目标序列与内参序列扩增效率相同 $E_X = E_R = E$，则

$$X_0/R_0 \times (1+E)^{C_{T,X}-C_{T,R}} = K \quad ⑤$$

或

$$X_n \times (1+E)^{\Delta C_T} = K \quad ⑥$$

注：X_n表示经过均一化处理过的初始目标分子质量，ΔC_T表示目标基因和内参基因 C_T值的差异（C_T，x $-C_T$，R）。

整理上式得：$X_n = K \times (1+E)^{-\Delta C_T}$ ⑦

最后用任一样本 q 的 X_n除以参照因子（calibrator，cb）的 X_n得到：

$$X_n,\ q/X_n,\ cb = K \times (1+E)^{-\Delta C_T},\ q/K \times (1+E)^{-\Delta C_T},\ cb = (1+E)^{-\Delta\Delta C_T} \quad ⑧$$

这里$-\Delta\Delta C_T = -(\Delta C_T,\ q-\Delta C_T,\ cb)$。

如果对反应条件进行优化使扩增效率接近 1，那么目标分子经均一化处理后相对于参照因子就是：总目标分子$=2^{-\Delta\Delta C_T}$。公式⑧中参照因子的选择是根据不同的实验类型确定的，其应用有以下 3 种情况：①某种处理方法对基因表达的影响：将未经处理的样本表达量设为 1 倍，那么可得到经某种方法处理后的样本相对于未处理样本的基因表达差异。②检测基因在不同时间的表达差异：假设某基因在某时刻（可设为 0 时刻）的表达量为 1 倍，则可比较基因在其他时刻的表达量相对于其在 0 时刻的表达量的变化。例如，细胞在不同周期内某基因表达量的变化。③比较基因在不同组织中的表达差异：将用作参照的组织中目的基因表达量设定为 1 倍，那么目的基因在待测组织中的表达量用相对于参照组织的 N 倍表示。例如，*APR-1* 基因在肿瘤组织中的表达量是其在正常组织中表达量的多少倍。该方法的优点是不需要标准曲线，但其公式的应用要满足两个条件：①目的基因与内参要有相同的扩增效率；②要使扩增效率达到最佳（接近 100%），主要通过一系列反应体系与条件的优化来实现。由于不同的扩增效率会导致该方法结果的错误，因此该方法必须检测扩增效率是否一致，方法是以系列稀释的 cDNA 浓度为横坐标，以 ΔC_T为纵坐标作图，如果直线斜率的绝对值小于 0.1，则该法方可使用。

（3）Pfaffl 法：也是用公式来计算基因相对的表达量，相对的表达量由未知样本和内参基因（管家基因）的 E 值和 C_p值（同 C_T值，在不同仪器中表示不同，意义相同）推导出，公式为：$ratio = E_{target}^{\Delta Cp\ target(control\text{-}sample)}/E_{reference}^{\Delta Cp\ reference(control\text{-}sample)}$，$E_{target}$为目的基因的扩增效率，$E_{reference}$为内参基因的扩增效率，$\Delta C_p$ target 为参照体系中目的基因的 C_p减去待测样品中目的基因的 C_p，ΔC_preference 为参照体系中内参基因的 C_p减去待测样本中内参基因的 ΔC_p。参照体系就是预先假定目的基因在其表达量为 1 倍的体系，那么目的基因在其他体系的表达量为相对于参照因子 N 倍。利用可在 Excel 中运行的相对表达软件（RESTZ)

可对数据进行自动分析。RESTZ 利用随机区组设计资料的两两比较使实验结果更具意义，并同时显示所选的参照基因是否适合该实验。

（4）Liu and Saint 法：该法首先通过仪器的软件（PE Applied Biosystems），根据公式 $R_n=R_0\times(1+E)^n$（R_n为 n 个循环后的荧光值，R_0为初始荧光值）模拟出在 PCR 指数扩增早期的动力学曲线。因为随着反应的进行，反应体系的各成分的消耗将影响目的片段的扩增，所以将指数扩增早期的动力学图形用于分析结果更加可信。

通过 PCR 的动力学曲线得出扩增效率 E 值：$E=(R_n, A/R_n, B)^{-(C_T,A-C_T,B)}-1$（$R_n$，$A/R_n$，B 为在扩增曲线上任意 A、B 两点的阈值的 R_n）。通过该公式可直接得出各不同扩增反应的 E 值。最后根据 E 值推导出其相对于参照因子（即 1 倍）的表达公式：R_n，b/R_n，$a=(1+E)^{-\Delta\Delta C_T}$注：$R_n$，$b/R_n$，a 是待检样本 a、b 经过公式：$R_0$，$t/R_0$，$r=(1+E)^{\Delta C_T}$标化后的 R_0；$\Delta C_T=C_T$，$r-C_T$，t；$-\Delta\Delta C_T$为待检样本 a、b 的 ΔC_T的差值，该公式在定量的同时标化实验结果。将该法与标准曲线法、$2^{-\Delta\Delta C_T}$法同时进行比较，结果表明：该法比“标准曲线法”更简单、省时，比“$2^{-\Delta\Delta C_T}$法”更准确、可靠。因为使用者可根据模拟的动力学图形确定 PCR 过程的指数增长期，并将其应用于计算。

（5）Q2 基因法：Q2 基因法是通过两种不同的数学公式用标准误来计算基因表达的均值，两种公式都需要校正扩增效率，计算得到的表达量再与其匹配的组进行比较，从而得到样本相对于参照因子（假定表达量为 1 倍的样本）的表达量。该方法还包括一些统计学分析，如配对 t 检验、非配对 t 检验、u 检验、Wilcoxon 配对法和 Personp's 相关性分析等，从而全面评价实验结果的重要意义。利用可在 Excel 中运行的自动处理程序 Q-Gene 软件高通量地处理复杂的定量 PCR 实验，可优化实验方案、资料分析、数据处理，还可保证实验的高重复性，加快实验的进程。

（6）Gentle 法：该法是不用标准品曲线计算样本与对照品倍比变化的公式之一，在 PCR 过程指数增长期通过计算荧光量的变化来计算每个样品扩增效率，通过将对照品与样本一起作图，两图形间的垂直距离表明样本与对照品的表达差异，而图形的斜率表示其扩增的效率。

（7）Amplification plot 法：该方法用一种简单的算法来计算每个样本的扩增效率，得到的数据用于表达量的计算。为简化数据的处理，Peirson 等开发了相关的软件 DART-PCR（Data Analysis for Real-Time PCR），该软件可根据 SDS 1.7 软件或更高版本得出的原始数据快速计算出 C_T值、E 值及 R_0。该法的优点是提供一种手段，可依赖自身反应动力学的分析使 PCR 数据处理流水化操作，以使实验过程自动化，由于不需标准曲线，可省去手工标准品制备的繁杂过程。

三、实时荧光定量 PCR 技术的应用

实时荧光定量 PCR 技术是 DNA 定量技术的一次飞跃。运用该项技术，我们可以对 DNA、RNA 样品进行定量和定性分析。定量分析包括绝对定量分析和相对定量分析。前者可以得到某个样本中基因的拷贝数和浓度；后者可以对不同方式处理的两个样本中的基因表达水平进行比较。除此之外，我们还可以对 PCR 产物或样品进行定性分析，例如，利用熔解曲线分析识别扩增产物和引物二聚体，以区分非特异扩增；利用特异性探针进行

基因型分析及 SNP 检测等。目前，实时荧光 PCR 技术已经被广泛应用于基础科学研究、临床诊断、疾病研究及药物研发等领域。其中，最主要的应用集中在以下几个方面：①DNA或 RNA 的绝对定量分析：包括病原微生物或病毒含量的检测，转基因动植物转基因拷贝数的检测，RNA 干扰基因失活率的检测等。②基因表达差异分析：例如，比较经过不同处理样本之间特定基因的表达差异（如药物处理、物理处理、化学处理等），特定基因在不同时相的表达差异及 cDNA 芯片或差异显示分析结果的确证。③基因分型：如单核苷酸多态性（SNP）检测、甲基化检测等。

荧光定量 PCR 技术自建立以来，发展迅速、应用广泛，表明其具有强大的生命力。由于具有定量、特异、灵敏和快速等特点，是目前检测目的核酸拷贝数的可靠方法，已广泛应用于人类和动植物疾病的快速检测、基因型的鉴定、肿瘤基因检测、转基因研究等方面，也为畜牧兽医领域的研究提供了重要的方法。近些年来，许多科研工作者基于荧光 PCR 的基本原理对荧光 PCR 技术进行不断深入的研究和改进，使荧光 PCR 技术得到了进一步的完善，并在此基础上开发出了许多新的荧光定量 PCR 技术。随着科技的发展，功能更强大、操作更方便的实时定量 PCR 仪不断推出，更特异、更灵敏的荧光标记材料的不断出现，数据分析软件的不断改进更新，使得实时定量 PCR 技术的应用前景更加广泛，使之成为生物定量分析的强有力手段。

（黄　涛）

参考文献

黄留玉. 2011. PCR 最新技术原理、方法及应用 [M]. 第 2 版. 北京：化学工业出版社，52-72.

李金明. 2007. 实时荧光 PCR 技术 [M]. 北京：人民军医出版社，35-48.

刘森. 2009. PCR 聚合酶链反应 [M]. 北京：化学工业出版社，87-114.

唐兆前，李力，张玮，等. 2009. 改良法分析 RNASET2 基因在卵巢癌卡铂耐药中的表达 [J]. 肿瘤预防与治疗，22 (3)：242-245.

王廷华，刘佳，夏庆杰. 2013. PCR 理论与技术 [M]. 第 3 版. 北京：科学出版社，40-43.

药立波. 2014. 医学分子生物学实验技术 [M]. 第 3 版. 北京：人民卫生出版社，48-53.

张惟材，朱力，王玉飞. 2013. 实时荧光定量 PCR [M]. 北京：化学工业出版社，1-27.

Liu W, Saint DA. 2002. A new quantitative method of real time reverse transcription polymerase chain reaction assay based on simulation of polymerase chain reaction kinetics [J]. Anal Biochem, 302 (1): 52-59.

Nolan T, Hands RE, Bustin SA. 2006. Quantification of mRNA using real-time RT-PCR [J]. Nat Protoc., 1 (3): 1559-1582.

Schmittgen TD, Livak KJ. 2008. Analyzing real-time PCR data by the comparative C_T method [J]. Nat Protoc, 3 (6): 1101-1108.

第二十二章　表观遗传学常用检测技术

随着后基因时代的到来和相关研究成果的不断产出，人们越来越深入地认识到，生物体除了具有编码的遗传信息以外，还存在着大量隐藏在DNA序列中或之外的遗传信息，这些高层次基因组信息如非编码RNA、DNA甲基化和组蛋白共价修饰系统构成的组蛋白密码等，统称为表观遗传学信息。表观遗传学（epigenetics）主要探讨在不发生DNA序列改变的情况下，由于DNA甲基化、染色质结构状态等因素改变，使基因功能发生可遗传的变化并最终导致表型变异的遗传现象及本质。传统的编码遗传信息提供了生命必需的蛋白质模板，而表观遗传学信息则提供了何时、何地、以何种方式去传达及应用遗传信息的相关指令。现今，通过小分子药物或基因疗法等手段有目的地改变基因的表达状态是一项很有吸引力的研究工作，必将为我国早日成功实现“精准医疗”计划添上重重一笔。因此，有关表观遗传（epigenetic inheritance）修饰和调控的研究及相关检测技术的开发已经成为生命科学领域的研究热点和发展前沿。

第一节　概　　述

表观遗传的概念是1942年由Waddington提出的。目前，表观遗传被定义为DNA序列不发生变化但基因表达却发生了可遗传的改变，也就是说基因型未变化而表型却发生了改变，这种变化是细胞内除了遗传信息以外的其他可遗传物质的改变，并且这种改变在发育和细胞增殖过程中能稳定地传递下去。该表现型变化因没有直接涉及基因的序列信息，因而是“表观”的，称为表观遗传修饰，又称表观遗传变异。于是，遗传学的研究开辟了一个新的领域——表观遗传学。表观遗传学是指研究不涉及DNA序列改变的基因表达和调控的可遗传修饰，即探索从基因演绎为表型的过程和机制的一门新兴学科，它的诞生对经典遗传学说做了很好的补充。

在经典遗传学的理论中，遗传的分子基础是核酸，生命的遗传信息储存在核酸的碱基序列上，几乎所有的生命活动都受基因调控，甚至人类的精神活动也与基因表达有关。但是作为开放的复杂系统，生命活动从来就不是由一种因素就能完全决定的。随着现代遗传学和生物信息学的发展，人们发现，不仅DNA序列包含遗传信息，而且DNA、组蛋白或染色体水平的修饰也会造成基因表达模式的改变，并且这种改变和经典的遗传信息一样可以遗传，基因能否表达往往受这些修饰的调控。这种通过有丝分裂或减数分裂来传递非DNA序列遗传信息的现象称为表观遗传。

表观遗传对人体组织中多种类型细胞的生长和分化都是至关重要的，如X染色体失活等一些正常细胞生理过程都是由表观遗传决定。包括肿瘤细胞在内，表观遗传在控制细胞行为方面扮演着重要的角色。表观遗传修饰主要包括DNA及一些与DNA密切相关的蛋白质（如组蛋白）的化学修饰，另外，某些非编码的RNA也在表观遗传修饰中起着重要的作用。因此，表观遗传修饰能从多个水平上调控基因的表达：在DNA水平，DNA共价结合修饰基团，使序列相同的等位基因处于不同修饰状态，如DNA甲基化；在蛋白质水平，通过对蛋白质的修饰或改变其构象实现对基因表达的调控，如组蛋白修饰；在染色质水平，通过染色质位置、结构的变化实现对基因表达的调控，如染色质重塑；在 RNA 水平，非编码 RNA 可通过某些机制实现对基因转录及转录后的调控，如 RNA 干扰（RNA interference，RNAi）等。以上几个水平之间相互关联，任何一方面的异常都将影响染色质结构和基因表达。

目前，表观遗传学已经成为生命科学研究关注的前沿，它对全面揭示基因组的功能，阐述人类的遗传机制将有重大贡献，必将在功能基因组的研究中扮演越来越重要的角色。高等生物个体中不同类型细胞的基因型是相同的，然而它们的表型差异很大，这表明不同类型的细胞之间存在着基因表达模式的巨大差异，这种差异是由表观遗传修饰的不同造成的。通过细胞分裂来传递和稳定地维持具有组织和细胞特异性的基因表达模式对于整个机体的结构和功能协调是至关重要的，它决定着机体生长发育及内外因素作用下的自稳平衡。由于它不涉及基因序列的改变，不符合孟德尔遗传的遗传方式，是一种全新的遗传机制。研究表明，各种表观遗传现象不仅能独立遗传，而且它们之间也存在着复杂的相互关系，它们当中的某个环节被打乱就可能导致基因的表达异常或沉寂，导致机体的功能障碍和疾病的发生。表观遗传机制的揭示不仅能够加深对遗传机制的认识，具有重大理论意义，而且具有重大的应用价值。

在过去的研究中，人们发现几种表观遗传调节及表观遗传特征变化同多种疾病相关，同时表观遗传修饰下的基因表达调控也已成为阐述恶性肿瘤及多种疾病的发生与病理变化的一个基本途径。通常，表观遗传相关疾病的遗传特点不能用精确遗传方式来完全解释。此外，表观遗传疾病也表现出遗传印记，例如，孕期母体的食谱及其他作用于孕期子宫的因素能影响到子代成年后发育或引起疾病。表观遗传机制的异常将影响染色质结构和基因表达，从而引发复杂的综合征、多因素介导的疾病及多种癌症。与 DNA 的改变不同，许多表观遗传的改变是可逆的，这就为疾病的治疗提供了比较乐观的前景。业已发现，形成过程受表观遗传调节影响的常见疾病主要包括多种癌症、心血管疾病、Ⅱ型糖尿病、代谢综合征及自身免疫性疾病等。目前，表观遗传修饰水平的改变主要通过 DNA 甲基化、组蛋白修饰、染色质重塑及非编码 RNA 4 种方式来调控生物体的基因表达，最终影响到表型性状的改变。虽然研究者们已经对这 4 种主要因素如何影响表观遗传修饰有了一定的认识，但目前对于以上方式独立过程的研究，以及它们之间相互作用的研究还有待深入。研究和理解疾病形成的表观遗传机制是从新的视角认识疾病，未来必将会开启疾病治疗的另一扇大门。

（韩　莹）

参考文献

蔡禄. 2012. 表观遗传学前沿［M］. 北京：清华大学出版社，1-10.

王杰，徐友信，刁其玉，等. 2016. 非孟德尔遗传模式：表观遗传学及其应用研究进展［J］. 中国农学通报，32（14）：37-43.

Allis CD，Jenuwein T，Reinberg D，等. 2009. 表观遗传学［M］. 朱冰等译. 北京：科学出版社，1-8.

第二节　表观遗传学的内容及分子机制

生物体的表型性状是由基因型和环境两种因素共同决定的。因此，环境因素的改变将会影响到后代性状的改变。而环境因素的改变又是主要通过表观遗传学的多种机制来实现的，主要包括两大类：一是基因选择性转录表达的调控，主要研究为什么作用于亲代的环境因素可以造成子代基因表达方式的改变，包括 DNA 甲基化、基因组印记、组蛋白共价修饰、染色质重塑、基因沉默、休眠转座子激活和 RNA 编辑等；二是基因转录后的调控，主要研究 RNA 的调控机制，这些机制并不影响 DNA 的结构，包括基因组中的非编码 RNA、微小 RNA、反义 RNA、内含子、核糖开关等。而以上机制中任一过程的异常都将影响基因结构及基因表达，导致某些复杂综合征、多因素疾病或癌症的发生。

一、DNA 甲基化

尽管 DNA 碱基的共价修饰从 1948 年开始就一直被人们研究，但直到 1969 年 Griffith 和 Mahler 才提出 DNA 碱基的共价修饰可以调节基因表达。在人类 DNA 中，碱基的共价修饰占重要地位的是胞嘧啶甲基化，其次是腺嘌呤甲基化和鸟嘌呤甲基化。DNA 胞嘧啶的甲基化通常情况下在 CpG 岛处高发，也有研究显示胞嘧啶在很多非 CpG 处也经常被甲基化。启动子区的胞嘧啶甲基化通过阻止特异转录因子的结合或者促使核染色质重塑来抑制基因表达，如组蛋白修饰酶或其他基因表达抑制子。DNA 甲基化主要是在 DNA 甲基化酶（DNA methyltransferase，DNMT）催化下实现的。一般认为，在哺乳动物中 DNA 甲基转移酶主要有 3 种，分为两个家族：DNMT1 和 DNMT3（主要包括 DNMT3a、DNMT3b），还有 DNMT2，主要是使 tRNA 甲基化的酶，该酶仅有微弱的 DNMT 活性（目前不认为是一种 DNA 甲基转移酶）。DNMT1 家族在 DNA 复制和修复中使其甲基化；而 DNMT3 家族则催化 CpG 岛从头甲基化。DNMT3 包括两个从头甲基转移酶 DNMT3a、DNMT3b 和一个调节蛋白 DNMT3L，研究显示 DNMT3a 和 DNMT3b 根据细胞类型和不同的发育阶段对不同的位点甲基化修饰，它们可能直接作用于 DNA 序列或是其他的 DNA 结合蛋白，从而完成在 RNA 指导下的 DNA 甲基化。

哺乳动物基因组 DNA 甲基化还包括 DNA 去甲基化，是在 DNA 去甲基化酶的作用下进行的。DNA 去甲基化可分为依赖复制的被动去甲基化和不依赖复制的主动去甲基化两种方式，而两者的作用机制不尽相同。此外，高度甲基化也可以发生于特定的某一基因。细胞 CpG 岛通常处于非甲基化或者低甲基化状态，若发生高甲基化则会抑制某一基因的表达，随后导致其蛋白表达的异常。而许多抑癌基因发生高度甲基化时可导致基因表达沉默，最终使等位基因缺失或突变。

二、组蛋白修饰

组蛋白包括 H1、H2A、H2B、H3 和 H4，H2A、H2B、H3 和 H4 组蛋白各两个分子形成一个八聚体，真核生物中的 DNA 缠绕在此八聚体上形成核小体，组蛋白 H1 起到连接的作用，把每个核小体连接到一起。在5种组蛋白中，H1的N端富含疏水氨基酸，C端富含碱性氨基酸，H2A、H2B、H3和H4都是N端富含碱性氨基酸（如精氨酸、赖氨酸），C端富含疏水氨基酸（如缬氨酸、异亮氨酸）。在组蛋白中带有折叠基序（motif）的C端结构域与组蛋白分子间发生相互作用，并与DNA的缠绕有关。而N端可同其他调节蛋白和DNA作用，且富含赖氨酸，具有高度精细的可变区。组蛋白N端尾部的15～38个氨基酸残基是翻译后修饰的主要位点，调节DNA的生物学功能。组蛋白翻译后修饰（post-translational modification，PTM）包括乙酰化与去乙酰化、磷酸化与去磷酸化、甲基化与去甲基化、泛素化与去泛素化及ADP核糖基化等。

三、染色质重塑

染色质是细胞核中由DNA、组蛋白、非组蛋白组合而成的一种物质。染色质的基本组成单元是核小体，它是由147 bp的DNA缠绕在组蛋白八聚体上构成的。每个组蛋白包括两分子的H2A、H2B、H3和H4，染色质核小体的这种结构能使DNA在细胞核中有组织地紧紧折叠。事实上复杂的重塑可以确保DNA很容易地进入转录机制。从前有研究认为染色质是静态的、抑制转录的结构，而近年的研究结果表明，染色质是高度动态的，其丝状结构经常由于各种复合体的修饰而改变，染色质结构影响着DNA复制、重组、修复及转录控制等诸多方面。真核生物正是通过一系列转录调节因子对染色质修饰的精确控制来适应各种细胞和环境刺激，从而使生物体表现出正确的时空发育。

染色质重塑（chromatin remodeling）是基因表达调控过程中所出现的一系列染色质结构变化的总称。染色质重塑已经成为目前生物学中最重要和前沿的研究领域之一，人们提出了与基因密码相对应的组蛋白密码来说明染色质重塑在基因表达调控中的作用。目前，对染色质重塑的了解主要得益于人们在动物和微生物中的研究成果。染色质重塑主要包括两种机制。第一，对于组蛋白的修饰。此种机制通过对突出于核小体核心结构之外的组蛋白N末端的修饰来影响染色质的结构和基因表达。组蛋白的修饰主要包括赖氨酸和精氨酸的甲基化、赖氨酸的乙酰化和泛素化、谷氨酸的多聚ADP核糖基化及相应修饰基团的去除等。第二，ATP依赖的染色质重塑，是指在染色质重塑复合物或重塑因子（remodelers）介导下，应用ATP水解的能量移动、松解、排出或重建核小体，从而调控染色质的包装状态。所有ATP依赖型核小体重塑复合物都含有ATPase亚基，根据亚基的同源性可分为SWI/SNF、ISWI、NuRD/Mi-2/CHD、INO80、SWR1等亚家族。ATP依赖的染色质重塑可以使与核小体结合的DNA暴露出来，使核小体沿着DNA滑动并重新分布，在改变单个核小体结构的同时改变染色质的高级结构，从而在DNA修复、重组、复制及转录过程中调节全基因组的柔顺性和可接近性。

四、RNA 调 控

早在1990年，研究人员就对两个小分子调控RNA（*lin-4*和*let-7*）进行了描述，它们控制着线虫幼体的发育时间。这些最初被定义为*lin-4*和*let-7*的RNA和在蠕虫、苍蝇、人类等生命体中发现的一系列RNA一起被定义为microRNA（miRNA）。后来研究者们在植物、绿藻及病毒等中也同样发现了小分子调控 RNA，并且在动物、植物、真菌中还发现了其他类型的小 RNA，如小干扰 RNA（siRNA）、Piwi-interacting RNA（piRNA）和 repeat associated small interfering RNA（rasiRNA）。miRNA 和这些小分子的 RNAs 不同，它们形成于转录后，自身向后折叠，然后形成发夹结构；而其他类型的小分子 RNAs 则形成于长发夹或缺乏双链结构的区域。总的来说，由于这些小调节 RNA 分子在没有基因编码序列的变化下能够改变基因和蛋白的表达，所以它们在表观调节中起着重要作用。由于这些 RNA 不能翻译成功能性的蛋白质分子，所以被称为非编码 RNA（non-coding RNA，ncRNA）。ncRNA 分为管家非编码 RNA（housekeeping non-coding RNA）和调控非编码 RNA（regulatory non-coding RNA），其中具有调控作用的 ncRNA 按其大小主要分为两类：短链非编码 RNA（包括 siRNA、miRNA、piRNA）和长链非编码 RNA（long non-coding RNA，lncRNA）（表 22-1）。大量研究表明，ncRNA 在表观遗传学修饰中扮演了重要的角色，能在基因组水平及染色体水平对基因表达进行调控，决定细胞分化的命运。

表 22-1 表观遗传学中起主要调控作用的 ncRNA

名称	来源	长度（nt）	主要功能
miRNA	含发卡结构的 pri-miRNA	21 ~ 25	转录基因沉默
siRNA	长双链 RNA	21 ~ 25	转录基因沉默
piRNA	长单链前体、起始转录产物等	24 ~ 31	生殖细胞内转座子的沉默
lncRNA	编码基因结构中断、染色质重组等	>200	基因组印记和 X 染色体失活

五、基因组印记

经典的孟德尔遗传理论认为来自双亲的等位基因具有等同的遗传性，而且可以预测遗传性状在后代中的分离。而在哺乳动物中，有一小部分基因仅有父源或母源的拷贝功能，这种基于亲本来源的单等位基因表达的现象称为基因组印记（genomic imprinting），这些单等位基因表达的基因称为印记基因（imprinting gene）。印记基因在胚胎生长、行为发生、肿瘤生成、神经发育等过程中起着重要的作用，基因组印记的紊乱将导致一系列疾病。目前研究者们在植物、昆虫和哺乳动物中都发现了基因组印记现象。在小鼠和人体中已知有 80 多种印记基因。等位基因的抑制（allelic repression）被印记控制区（imprinting control region，ICR）所调控，该区域在双亲中的一个等位基因是甲基化的。ICR 在不同区域中对印记的调控存在差异。在一些区域中，未甲基化的 ICR 组成一个绝缘子阻止启动子和增强子间的相互作用；在其他区域中，可能有 ncRNA 的参与，这种沉默机制与 X 染色体失活相似。印记基因的错误表达对幼年期和成年期的疾病均有深刻的影响，与一些常见疾病（如肥胖、糖尿病和肿瘤）的形成相关。而肿瘤的发生可能与表观遗传缺陷相关，包括组蛋白修饰和基因组突变导致的错配修复的缺乏、全基因组的表达变化和增加的染色体的不稳定性。其中，印记缺失（loss of imprinting，LOI）是最常见的遗传学改变之一。LOI 是指单等位基因调控的丢失，包括生长促进基因（如 insulin-like growth factor 2 gene，*IGF2*）由正常的沉默变为激活，和生长抑制基因（如 *CDKN1C*）由正常的激活变为沉默。

研究发现，基因组印记主要通过原癌基因的 LOI、抑癌基因的杂合性丢失（loss of heterozygosity，LOH）和 ICR 参与的多个印记的原癌基因突变活化或异常表达，以及抑癌基因的突变失活这几种方式来参与肿瘤的发生。目前已经证实，至少有 25 种印记基因与肿瘤相关，如 *IGF2*、*H19*、*WT1*、*DLK1*、*NOEY2*、*M6P/IGF2R* 和 *PEG10* 等。

六、X 染色体失活

X 染色体失活是指雌性哺乳类细胞中两条 X 染色体的其中之一失去活性的现象，在此失活过程中 X 染色体会被包装成异染色质，进而因功能受抑制而沉默化。对于人类来说，女性有两条 X 染色体，而男性只有一条。为了保持平衡，女性的一条 X 染色体被永久失活，这便是“剂量补偿”效应。哺乳动物雌性个体的 X 染色体失活遵循 n-1 法则，不论有多少条 X 染色体，最终只能随机保留一条的活性。研究表明，X 染色体失活是由 X 失活中心（X inactivation center，XIC）顺式控制的，包括一系列复杂的过程，如计数（counting）、选择（choice）、启动（initiation）、建立（establishment）、扩展（spreading）、维持（maintenance）等。X 染色体失活一旦建立则保持稳定，其所有子细胞均失活同一条 X 染色体。在随后的研究中，学者们还发现雄性动物生殖细胞内也有 X 染色体失活现象，并与体细胞 X 染色体失活有着不同的机制。

七、假　基　因

通过分析基因组序列可以得知，基因组中存在与基因数量几乎相等的假基因，假基因与有功能的基因在核苷酸顺序的组成上非常相似，却不具有正常功能，是相应的正常基因在染色体的不同位置上的复制品，由于突变积累的结果而丧失活性。1977 年，人们在研究非洲爪蟾核糖体 RNA 的基因时最早发现了假基因，而后，Hirot 认为一个假基因可能调节与它们同源的功能基因表达，具有基因调控的作用。Healy 也证实了假基因 *Est6* 对功能基因表达的重要调控作用。此外，假基因还可以干预细胞的基因沉默机制，Frank 等的研究结果表明，有些假基因包含着许多重复多次的 DNA 序列，这种重复的 DNA 序列能够激发某种反应，最终阻止特定的基因被打开，干预细胞的基因沉默机制，进而影响到疾病发生。不仅如此，假基因还可以使基因呈现多样性，可以说它是产生基因多样性的源泉。

八、内　含　子

真核基因组中含有大量的内含子序列，目前已有证据表明，前体 mRNA 的内含子可能由自我剪切Ⅱ型内含子进化而来，它们不仅具有相似的剪切机制，还具有可移动和转座子功能。内含子很可能参与了 RNA 介导的细胞调节功能。内含子可调节真核生物 mRNA 的选择性剪切，而且还可以产生有功能活性的 RNA。在高等生物中，许多核内 miRNA 来源于编码核糖体蛋白和 CYCLIN 的原初转录物。最近还发现，剪切后产生的内含子还可以形成发夹状的 miRNA，利用 RNAi 机制调节影响其他基因活性。

九、核糖开关

核糖开关（riboswitch）是一类位于 mRNA 3′-末端或5′非编码区（5′-UTR）上的能够结合小分子代谢物以调控基因的转录和翻译的非编码 RNA 元件，最早主要在细菌 mRNA 的5′-UTR 被发现，但在真核生物 mRNA 的 3′-UTR 及初始转录产物的内含子区段也有发现。一直以来，UTR 对基因表达的调控尤其是后转录水平的调控都是分子生物学研究的热点。核糖开关与小分子代谢物的结合不依赖于任何蛋白质，它可以直接特异性识别相应的生理生化信号，通过形成不同的茎环结构来实现在转录或翻译水平上对基因表达的调控，而且它所调控的下游基因往往是与相应生理生化信号的形成直接相关的基因。目前已发现的核糖开关不少于20种，它们能感受的生理生化信号包括胞内的小分子代谢物、金属离子、环境因素（温度、pH）及空载 tRNA 水平等。

（张　忠）

参考文献

蔡禄. 2012. 表观遗传学前沿［M］. 北京：清华大学出版社，133-241.

韩祥东，刘薇，吴存祥，等. 2011. 核糖开关与基因表达调控［J］. 中国生物化学与分子生物学报，12：1094-1100.

刘岩，王芳. 2016. 印记基因调控肿瘤的研究进展［J］. 医学研究生学报，29（1）：87-91.

王欢，辛彦. 2016. DNA 甲基化相关 lncRNA 与消化道肿瘤关系的研究进展［J］. 肿瘤学杂志，22（2）：139-144.

王杰，徐友信，刁其玉，等. 2016. 非孟德尔遗传模式：表观遗传学及其应用研究进展［J］. 中国农学通报，32（14）：37-43.

赵欣，李媛媛，曹丁丁，等. 2016. 肿瘤表观基因组学研究进展［J］. 现代生物医学进展，（1）：172-175.

Allis CD，Jenuwein T，Reinberg D，等. 2009. 表观遗传学［M］. 朱冰等译. 北京：科学出版社，293-361.

Schübeler D. 2015. Function and information content of DNA methylation［J］. Nature，517（7534）：321-326.

第三节　表观遗传学常用的检测技术

自20世纪中叶以来，遗传学相关技术的突飞猛进推动着基因组学乃至生命科学的高速发展，出现了一系列遗传学和基因组学研究的新技术、新方法，包括生物信息分析、基因组学研究、转录组学研究、蛋白组学研究、药物基因组学分析、基因靶标技术、全基因表达分析技术等现代技术体系。表观遗传学的诞生离不开遗传学和基因组学研究的技术方法，而它的发展促进了表观遗传学生物信息学分析、基因表达谱分析、表观基因组分析、DNA 甲基化分析、组蛋白修饰分析、染色质重塑分析、RNA 组学研究等专用技术和方法的发展。随着近几十年来表观遗传学的飞速发展，表观遗传学和遗传学在分析技术方面出现了更多交叉，并可以互相借用，目前广泛用于表观遗传学研究的技术主要有以下几个方面。

一、用于检测 DNA 甲基化的技术

DNA 甲基化是表观遗传学的重要组成部分，在维持正常细胞功能、遗传印记、胚胎发育及肿瘤发生中起重要作用，是目前研究表观遗传学的主要技术之一，主要包括基因组整体水平的甲基化分析和特异性位点的 DNA 甲基化的检测两大方面。

1. 基因组整体水平甲基化分析

（1）高效液相色谱柱（high performance liquid chromatography，HPLC）：是一种比较传统的方法，能够定量测定基因组整体 DNA 甲基化水平。它由 Kuo 等于 1980 年首次报道。其过程是将 DNA 样品先经盐酸或氢氟酸水解成碱基，水解产物通过色谱柱，结果与标准品比较，用紫外光测定吸收峰值及其量，计算 5-甲基胞嘧啶/（5-甲基胞嘧啶+非甲基化胞嘧啶）［5mC/（5mC+5C）］的积分面积，就得到基因组整体的甲基化水平。此法作为一种检测 DNA 甲基化的标准方法，需要较精密的仪器。Fraga 等于 2002 年运用高效毛细管电泳法（HPCE）处理 DNA 水解产物，以确定 5mC 的水平。与 HPLC 相比，HPCE 更加简便、快速、经济。HPLC 及 HPCE 测定基因组整体 DNA 甲基化水平的敏感性均较高。Oefner 等于 1992 年提出变性高效液相色谱法（DHPLC）用于分析单核苷酸和 DNA 分子。邓大君等于 2001 年将其改进与 PCR 联用建立了一种检测甲基化程度的 DHPLC。将重亚硫酸盐处理后的产物进行差异性扩增，由于原甲基化的在重亚硫酸盐处理时仍被保留为胞嘧啶，因此原甲基化的在 PCR 扩增时，其变性温度也相应上升，使 PCR 产物在色谱柱中保留的时间明显延长，这样就可以测定出 PCR 产物中甲基化的情况。

这种方法的最明显优点是：可用于高通量混合样本检测，能够明确显示目的片段中所有 CpG 位点甲基化的情况，但不能对甲基化的 CpG 位点进行定位。

（2）SssI 甲基转移酶法：SssI 甲基转移酶能够催化 DNA 的 CpG 位点发生甲基化。3H-S-腺苷甲硫氨酸（3H-SAM）在 SssI 甲基转移酶催化作用下使基因组 DNA 的 CpG 位点发生甲基化。通过测定剩余的放射性标记的 SAM 即可得到原基因组整体甲基化水平，即测到的放射性强度与所测 DNA 甲基化水平成反比。这种方法的缺点是所使用的 SssI 甲基转移酶不稳定，导致结果不够精确。

（3）免疫化学法：这种方法是基于单克隆抗体能够与 5-甲基胞嘧啶（5mC）发生特异性反应。应用荧光素标记抗体使之与预先已固定在 DEAE 膜上的样品 DNA 特异性结合，对 DEAE 膜上的荧光素进行扫描得到 5mC 的水平，其荧光素强度与 5mC 水平成正比。Oakeley 等于 1997 年报道了这种方法。这种方法需要精密的仪器。

（4）氯乙醛法：Oakeley 等 1999 年首先描述了这种使用氯乙醛和荧光标记的方法。首先，将 DNA 经重亚硫酸盐处理使未甲基化的胞嘧啶全部转变为尿嘧啶，而甲基化的胞嘧啶保持不变，然后经过色谱柱去除 DNA 链上的嘌呤，再将样品与氯乙醛共同孵育，这样 5mC 就转变为带有强荧光的乙烯胞嘧啶，荧光的强度与原 5mC 的水平成正比。这种方法可以直接测定基因组整体 5mC 水平。其优点是所用试剂价格低廉且稳定性好，避免了放射性污染。但缺点是费时费力，而且氯乙醛是一种有毒的物质。

2. 特异性位点的DNA甲基化的检测

（1）甲基化敏感性限制性内切酶（methylation-sensitive restriction endonuclease，MS-RE）-PCR/Southern法：这种方法利用甲基化敏感的限制性内切酶对甲基化区的不切割特性，将DNA消化为不同大小的片段后再进行分析。常使用的甲基化敏感的限制性内切酶有*Hpa* Ⅱ-*Msp* Ⅰ（识别序列CCGG）和*Sma* Ⅰ-*Xma* Ⅰ（CCCGGG）等。由于后者识别的碱基数相对较多，其碱基序列在体内出现的概率相对较低，所以以前者即*Hpa* Ⅱ-*Msp* Ⅰ更常用。其中*Hpa* Ⅱ和*Msp* Ⅰ均能识别CCGG序列，然而当序列中的胞嘧啶发生甲基化时，*Hpa* Ⅱ不切割，利用*Hpa* Ⅱ-*Msp* Ⅰ的这种属性处理DNA，随后进行Southern或PCR扩增分离产物，明确甲基化状态。

这是一种经典的甲基化研究方法，其优点：相对简单，成本低廉，甲基化位点明确，实验结果易解释。缺点：①由于CG不仅仅限于CCGG序列中，因此非该序列中的CG将被忽略；②只有检测与转录相关的关键性位点的甲基化状态时，该检测方法的结果才有意义；③相对而言，Southern方法较复杂，且需要样本的量大；④存在着酶不完全消化引起的假阳性的问题；⑤不适用于混合样本。

（2）直接测序法：直接测序是由Frommer等提出的研究DNA甲基化方法。其过程为：重亚硫酸盐使DNA中未发生甲基化的胞嘧啶脱氨基转变成尿嘧啶，而甲基化的胞嘧啶保持不变，行PCR扩增所需片段，则尿嘧啶全部转化成胸腺嘧啶，最后，对PCR产物进行测序并且与未经处理的序列比较，判断CpG位点是否发生甲基化。此方法是一种可靠性及精确度很高的方法，能明确目的片段中每一个CpG位点的甲基化状态，但需要大量的克隆测序，过程较为繁琐、昂贵。

（3）甲基化特异性的PCR（methylation-specific PCR，MS-PCR，MSP）：是Herman等于1996年在使用重亚硫酸盐处理的基础上新建的一种方法。它将DNA先用重亚硫酸盐处理，这样未甲基化的胞嘧啶转变为尿嘧啶，而甲基化的不变，随后行引物特异性的PCR。MS-PCR中设计两对引物，并要求：①引物末端均设计至检测位点结束；②两对引物分别只能与重亚硫酸盐处理后的序列互补配对，即一对结合处理后的甲基化DNA链，另一对结合处理后的非甲基化DNA链。检测MSP扩增产物，如果用针对处理后甲基化DNA链的引物能扩增出片段，则说明该被检测的位点存在甲基化；若用针对处理后的非甲基化DNA链的引物扩增出片段，则说明被检测的位点不存在甲基化。

这种方法的优点：①避免了使用限制性内切酶及其后续相关问题；②敏感性高，可用于石蜡包埋样本。缺点：①要预先知道待测片段DNA的序列；②引物设计至关重要；③若待测DNA中5mC分布极不均衡，则检测时较为复杂；④这种方法只能做定性研究，即只能明确是否存在甲基化，若要求定量，则需用其他的方法进行进一步检测；⑤存在重亚硫酸盐处理不完全导致的假阳性。

（4）甲基化敏感性单核苷酸引物延伸（methylation-sensitive single nucleotide primer extension，Ms-SNuPE）：Gonzalgo和Jones于1997年提出了结合重亚硫酸盐处理和单核苷酸引物延伸的Ms-SNuPE方法，用于定量检测已知序列中特异位点的甲基化水平。其过程为：先将研究序列用重亚硫酸盐处理，未甲基化的胞嘧啶全部转化为尿嘧啶，而甲基化的胞嘧啶不变。进行PCR扩增，然后取等量扩增产物置于2管中，分别作为Ms-SNuPE单核苷酸引物延伸的模板。设计用于 Ms-SNuPE 延伸的引物的 3′端紧邻待测碱基。同时于两个反应体系中加入等量的 *Taq* 酶、引物、同位素标记的 dCTP 或 dTTP。这样如果待测位点被甲基化，则同位素标记的 dCTP 会在反应延伸时连于引物末端；若是未被甲基化，则标记的 dTTP 参与反应。末端延伸产物经电泳分离和放射活性测定后可得出 C/T 值，即为甲基化与非甲基化的比值，从而分析得到待测片段中 CpG 位点甲基化情况。同理，也可以用 dGTP 或 dATP。而且，若需研究一条链上不同位点 CpG 甲基化情况，可通过设计不同的引物在同一反应中完成。

这种方法的优点：①可以了解特异位点甲基化情况，且不受内切酶的限制；②通过设计的不同引物在同一延伸反应情况可以了解不同位点 CpG 甲基化的状况；③可以检测出样本序列中分布不均匀的甲基化位点；④是一种能够用于定量检测甲基化水平的方法；⑤仅需少量的 DNA 样本，可以用于石蜡包埋样本的测定。缺点：①实验步骤略复杂，若要检测多个位点时则需设计多个引物；②存在放射性污染及重亚硫酸盐处理不完全的问题。

（5）结合重亚硫酸盐的限制性内切酶法（combined bisulfite restriction analysis, COBRA）：Xiong 和 Peter 报道了 COBRA 甲基化检测法。这种方法首先对标本 DNA 进行重亚硫酸盐处理，经处理后原甲基化的胞嘧啶被保留，而非甲基化的胞嘧啶变为胸腺嘧啶，这种 DNA 序列的改变可导致新的限制性酶切位点的产生。然后对待测部位进行 PCR 扩增，产物纯化后以限制性内切酶消化，此酶能够识别序列中包含 CG 的位点，如 *Bst*U Ⅰ（CGCG）。若其所识别序列中的 C 发生完全甲基化，则能被酶识别、切割，从而消化产物也能够被电泳分离。COBRA 采用目的片段的 PCR 扩增产物进行酶切，可避免不完全酶切所引起的假阳性；但受限于酶切位点，可通过增加限制性内切酶的种类来提高酶切阳性率，进而贴近实际甲基化阳性率。

这种方法的优点：①方法相对简单，不需预先知道 CpG 位点及样本序列；②可以进行甲基化水平的定量研究；③需要样本量少，可用于石蜡包埋样本的分析。缺点：①只能获得特殊酶切位点甲基化情况，因此检测阴性不能排除样品 DNA 中存在甲基化的可能；②由于酶和 PCR 的使用，只能分析一种特定序列。

（6）甲基化敏感性单链构象分析（methylation-specific single-strand conformation analysis, MS-SSCA）：又称为 BiPS。由 Maekawa 等于 1999 年报道。其方法为：先用重亚硫酸盐处理待测片段，针对非 CG 二核苷酸区设计引物进行 PCR 扩增，扩增产物变性后做非变性的聚丙酰胺凝胶电泳，由于 DNA 电泳时的移动性取决于其二级结构即 DNA 的空间构象，而后者又由 DNA 碱基的序列决定。因此，经处理后变性的单链 DNA 将停留在聚丙酰胺膜的不同位置上，这样甲基化与非甲基化的就被分离开，随后行单链构象多态性分析加以明确。

这种方法的优点：①能够方便地应用于任何序列的甲基化状态分析；②能够对甲基化的等位基因进行半定量；③可以提示甲基化状态分布的不均匀性。缺点：①只有甲基化水平较高的单链才能明显地区分开，而较低水平的则不易分开，有时会因甲基化的 CpG 位点随机和不均匀分布导致电泳条带出现拥挤、拖尾的现象，故敏感性及准确性略低；②检测片段不宜过长。

（7）甲基化敏感性变性梯度凝胶电泳（methylation-specific denaturing gradient gel electrophoresis，MS-DGGE）：变性梯度凝胶电泳（DGGE）是一种能够将具有单碱基差别的DNA分离的方法。其原理为：当双链DNA在变性梯度凝胶中进行到与DNA变性温度对应一致的位置时，DNA部分解链（解链区域的长度大小不等），与每一个解链区域相对应的温度称为解链温度（Tm）。Tm主要由核苷酸的序列决定，这是因为DNA链上相邻碱基间的相互作用对稳定DNA双螺旋起重要作用。因此，很小的变化（如单碱基变化）也会引起DNA片段Tm值的改变。DGGE系统中，DNA片段在变性梯度聚丙烯酰胺凝胶电泳时，由于凝胶中变性剂浓度自上而下呈梯度递增，因此，当DNA片段到达与该区域的Tm值相当的某一浓度位置时，DNA解链变为分枝状，其移动减慢，停留在凝胶的某一位置，这样不同的DNA片段就被分离。Aggerholm等在1999年将其用于甲基化的检测，先用重亚硫酸盐处理DNA使未甲基化的胞嘧啶转变为尿嘧啶引起点突变，这样再结合使用DGGE，经电泳分离，分析该片段的甲基化状况。

这种方法的优点：DGGE可以用来检测出除最高温度解链区域以外的所有发生甲基化的DNA片段，需样品量少，能较直观地显示出甲基化情况。缺点：解链温度和DGGE的变性浓度梯度需要摸索。

（8）甲基化敏感性解链曲线分析（methylation-specific melting curve analysis，MS-MCA）：Worm等于2001年报道的MS-MCA是将DNA经重亚硫酸盐处理与Light cycler荧光定量PCR系统联用检测DNA序列甲基化的方法。这种方法根据检测到的荧光度对应的解链温度，判断分析研究序列中甲基化的情况。在PCR过程中，随着温度升高，逐渐达到DNA双链各解链区域的解链温度Tm，DNA呈区域性逐渐解链，一般来说，序列中CG含量越高，对应的解链温度越高。由于非甲基化的胞嘧啶经重亚硫酸盐处理后变为尿嘧啶、PCR后变为胸腺嘧啶，故其所在序列中的CG含量、热稳定性和解链温度均降低。而甲基化的胞嘧啶由于其CG含量高，故其解链温度高。所做结果与标准曲线对照，根据这种特性就可以明确研究序列中CpG的分布区及甲基化程度。

这是一种能对甲基化分布不均匀的DNA样本进行半定量分析的方法。缺点：①它不能够精确检测甲基化的具体位点；②研究序列的长度不宜过长；③该法对低水平的DNA甲基化敏感性低。

（9）甲基化荧光法（methylight）：Eads等于2000年报道的荧光法是利用实时定量PCR（real-time PCR）测定特定位点甲基化的情况。其过程如下：先用重亚硫酸盐处理待测DNA片段，随后设计一个能与待测位点区互补的探针，探针的5′端连接报告荧光，3′端连接淬灭荧光，随后行实时定量PCR。如果探针能够与DNA杂交，则在PCR用引物延伸时，*Taq* DNA聚合酶5′→3′端的外切酶活性会将探针序列上5′端的报告荧光切下，淬灭荧光不再能对报告荧光进行抑制，这样报告荧光发光，测定每个循环报告荧光的强度即可得到该位点的甲基化情况及水平。同理，若标记的探针未能与DNA杂交，则引物延伸不能跳过未甲基化位点，报告荧光不被切下，不发光。同样，也可对引物进行荧光标记，并通过不同标记的组合检测多个位点的甲基化水平。

高敏感、快速是该方法最显著的特点，它可以在非甲基化等位基因超出一万倍的情况下精确地检测到甲基化的等位基因并定量，而且可以进行多样本、多基因位点的快速分析。此外，其具备可重复、所需样本量少、不需要电泳分离的特点，因此可以为临床标本的分子生物学研究提供可靠的技术支持。缺点是费用高，测定每个位点都要用两端标有荧光素的探针和一对引物，且受较多因素影响。

（10）DNA 微阵列法：Yan 等于 2001 年将以分子杂交为基础的微阵列技术应用于 DNA 甲基化检测中，这种方法是基于杂交的寡核苷酸微阵列，是一种在基因组中寻找新位点的方法。包括用于整个基因组范围内扫描的差异甲基化（DMH）杂交（Huang 等于 1999 年）和用于检测某个位点的甲基化特异性微阵列 MSO（methylation-specific oligonucleotide）（Gitan 等于 2002 年）。前者类似于 mRNA 表达谱或 cDNA 微阵列，是 CpG 岛微阵列，后者类似于寡核苷酸微阵列，是针对 CpG 二核苷酸位点的甲基化特异性寡核苷酸微阵列。

MSO 要求预先设计一对含有两个不相邻的 GC（或 AC）的探针，用于识别甲基化和非甲基化的序列，其中含 GC 的探针（5′-GC-GC-3′）识别甲基化序列，含 AC 的探针（5′-AC-AC-3′）识别非甲基化序列，探针的 5′端通过 Linker 固定于玻璃板上。首先对待研究片段用重亚硫酸盐处理，将非甲基化的胞嘧啶变为尿嘧啶，甲基化的胞嘧啶不变，再行 PCR 扩增，产物的 3′端用荧光素标记，移至连有探针的玻璃板上进行杂交，通过检测杂交后产生的荧光强度判断待测序列中甲基化的水平。此方法一定要设立对照。该法可用于多样本、多位点甲基化的检测，样本需要量少，适于临床样本，但存在假阳性问题。

（11）甲基化敏感性斑点分析（methylation-sensitive dot blot assay，MS-DBA）：Clément 等于 2005 年报道了一种新的方法，能够定量或半定量分析样本中的甲基化水平。这个方法的过程是：先用重亚硫酸盐处理待测 DNA 片段，随后以非 CG 区的引物行 PCR 扩增，将扩增产物变性后转移到尼龙膜上，用 3′端 DIG 标记的含有两个 CG（或 TG）的双核苷酸探针与 DNA 杂交，随后用带有荧光标记的抗 DIG 抗体与之反应。与双 CG 的探针获得杂交的标本含有甲基化，而与 TG 探针杂交的标本未被甲基化。通过比较斑点上荧光的强度测定甲基化水平。

这种方法的优点是快速、简便、易于掌握，可一次检测多种样本，包括石蜡包埋样本。缺点：①检测序列不能过长；②若探针错误杂交或重亚硫酸盐处理不完全，则可能出现假阳性或假阴性结果。

（12）甲基化特异性多连接依赖性探针扩增（methylation-specific multiplex ligation-dependent probe amplification，MS-MLPA）：Anders 等于 2005 年改进 MLPA 为 MS-MLPA 用于检测特异位点的甲基化。在 MS-MLPA 中，针对甲基化的和非甲基化的位点分别设计两个探针，每个探针都包括两个寡核苷酸部分，其中短的部分由合成产生，长的部分来源于 phage M13 的衍生物，后者有一个非杂交填充片段，不同探针其长度不同。探针的两个寡核苷酸杂交序列均与目标序列互补，其末端都连有相同的 PCR 引物。且要求设计的 MS-MLPA 的探针要有甲基化敏感的限制性内切酶 *Hha* Ⅰ（GCGC）或 *Hpa* Ⅱ（CCGG）的识别位点。这样经探针和目标序列杂交后，降低反应体系温度，并向其中加入内切酶 *Hha* Ⅰ，若原样本 DNA 中含有 *Hha* Ⅰ识别的非甲基化的位点，则非甲基化探针的两个寡核苷酸部分不能连接，而甲基化的探针顺利连接不被切割，在随后的 PCR 反应中只有两个寡核苷酸部分连接后的探针才能被扩增。最后分析扩增片段，确定待研究位点的甲基化情况。

这种方法的优点：①需要样本的数量少，由于探针具有非常短的识别序列，因此 MPLA 可以用于局部降解的 DNA，如从石蜡包埋的 DNA 样本；②可用于分析大量混合样本。缺点：探针连接位点受限制性内切酶位点识别的限制，且要考虑到所用酶的反应适宜温度。

研究甲基化的方法之多，从一个方面说明了甲基化研究难度之大，也从另一个方面说明这些方法都存在着一定的限制。面对具体问题，选择最合适的解决方法就显得尤为重要。首先，根据研究目的选择合适方法，是研究整体水平的甲基化还是特定位点的甲基化，或是要发现全基因组中新的甲基化位点。其次，根据客观条件筛选方法，如目标的序列是否已知，是定量研究还是定性研究，样本来源及数量如何，是否需要高通量的样本检测方法。最后，全面分析，选取敏感、可靠、经济、简便的方法，以达到理想的效果。随着甲基化研究的不断深入，甲基化分析技术将逐步完善。完善的分析技术将提供强有力的技术支持，从而为表观遗传、胚胎发育、基因印记及肿瘤研究提供一些新的思路。

二、用于检测组蛋白修饰的技术

组蛋白不仅是真核生物染色质的基本结构蛋白，还是基因表达调控的主要枢纽。事实上，组蛋白修饰也是一种表观遗传学修饰，主要包括组蛋白的乙酰化、N 末端结构域保守赖氨酸残基的甲基化和磷酸化等。目前，以组蛋白特定位点的甲基化/去甲基化、乙酰化/去乙酰化修饰相关的研究最多、最广，如组蛋白 N 末端无序结构域中赖氨酸部位的乙酰基化、甲基化，泛素化和小分子泛素蛋白修饰，精氨酸残基部位的甲基化和去氨基修饰，脯氨酸的异构化，谷氨酸残基的-ADP 核糖基化修饰及丝氨酸和苏氨酸残基上的磷酸化修饰。不同的组蛋白 N 末端修饰的组合方式构成了“组蛋白密码”，极大地扩增了遗传密码的信息量。用于检测组蛋白修饰的技术主要有以下几种。

1. 细胞裂解

通过免疫印迹法（Western blot）来检测组蛋白修饰时可以用经 SDS Laemmli 样品缓冲液提取得到的全细胞裂解液。对于动物细胞株而言，离心得到的细胞可以直接在样品缓冲液中重悬并煮过后上样；除了碱性预处理步骤是可选的以外，真菌蛋白提取物可以用同样的方式来进行准备。然而，如果实验要求必须尽量减少样品处理时间，则该步骤是可以省略的。只要注明该步骤省略及后续实验样品均以同样方式处理即可。提取之后再通过离心除去样品中的不溶性组分，将可溶性的全细胞提取物留在上清中。在一些实际应用中，有必要检测富集有组蛋白的组分或纯化的组蛋白；富集的样品可以是分离得到的细胞核或者是染色质的粗提取物。从后生动物细胞或者酵母中提取细胞核十分简单，基本上只需要 3 个步骤：低渗膨胀（酵母要先将细胞壁消化掉以后）、利用机械力剪切进行细胞膜裂解（如用杜恩斯匀浆器进行破碎或者在旋涡混合器上温和震荡）和通过离心分离细胞核。染色质粗分离也是很简单的，只要在去垢剂裂解步骤后离心将染色质沉淀即可。

2. 染色体免疫共沉淀法

染色体免疫共沉淀法（chromatin immunoprecipitation，ChIP）是基于体内分析发展起来的方法，也称为结合位点分析法，在过去的十几年已经成为表观遗传信息研究的主要方法。这项技术可帮助研究者判断在细胞核中基因组的某一特定位置会出现何种组蛋白修饰。ChIP 不仅可以检测体内反式因子与 DNA 的动态作用，还可以用来研究组蛋白的各种共价修饰与基因表达的关系。近年来，这种技术不断地发展和完善。采用结合微阵列技术在染色体基因表达调控区域检查染色体活性，是深入分析癌症、心血管疾病及中枢神经系统紊乱等疾病的主要代谢通路的一种非常有效的工具。

ChIP 的原理是在保持组蛋白和 DNA 联合的同时，通过超声或酶处理将染色质切为小片段后，利用抗原抗体的特异性识别反应，将与目的蛋白相结合的 DNA 片段沉淀下来，以富集存在组蛋白修饰或者转录调控的 DNA 片段，再通过多种下游检测技术（实时定量 PCR、基因芯片、高通量 DNA 测序等）来检测此富集片段的 DNA 序列。免疫沉淀（immunol precipitation，IP）是利用抗原蛋白质和抗体的特异性结合及细菌蛋白质的“Protein A”特异性地结合到免疫球蛋白的 Fc 片段的现象而开发出来的方法。目前多把精制的“Protein A”预先结合固化在琼脂糖的微球上，使之与含有抗原的溶液及抗体反应后，微球上的“Protein A”就能吸附抗原达到精制的目的。

ChIP 的基本参数是给定基因组的 IP 效率（IP efficiency），即 IE。IE 被规定为 IP 样品中 DNA 的量除以加入样品（input）中 DNA 的量。如果蛋白结合区域的 IE 比对照基因组区域高，则此时蛋白结合相对于对照区域的水平被称为“富集倍数”。而 ChIP 的灵敏度最终取决于从未结合的片段背景中分离蛋白质结合的 DNA 片段的能力，其中抗体的质量和 IP 步骤是此法的关键。在实际操作中，蛋白质和基因组 DNA 的非特异性结合可能会产生不同种类的背景，这些背景能被交联捕获且不受 IP 步骤改进的影响。有些较短 DNA 片段的非特异性结合位点本身较少，非特异性结合水平也会随着 DNA 片段长度的减小而降低。而另一方面，特异性结合则主要依赖于 DNA 片段的量而不是长度。

ChIP 的一般流程如下：甲醛处理细胞→收集细胞，超声破碎→加入目的蛋白的抗体，与靶蛋白-DNA 复合物相互结合→加入 Protein A，结合抗体-靶蛋白-DNA 复合物，并沉淀→对沉淀下来的复合物进行清洗，除去一些非特异性结合→洗脱，得到富集的靶蛋白-DNA 复合物→解交联，纯化富集的 DNA 片断→PCR 或其他方法进行分析。

具体操作流程如下。

（1）第一天

1）细胞的甲醛交联与超声破碎

A. 取出 1 平皿细胞（10 cm 平皿），加入 243 μl 37% 甲醛，使得甲醛的终浓度为 1%（培养基共有 9 ml）。

B. 37℃孵育 10 分钟。

C. 终止交联：加甘氨酸至终浓度为 0.125 M。450 μl 2.5 M 甘氨酸于平皿中。混匀后，在室温下放置 5 分钟即可。

D. 吸尽培养基，用 4℃的 PBS 清洗细胞 2 次。

E. 细胞刮刀收集细胞于 15 ml 离心管中。预冷后 2000 rpm，5 分钟，收集细胞。

F. 倒去上清。按照细胞量，加入 SDS 裂解液。使得细胞终浓度为每 200 μl 含 2×10^6 个细胞。这样每 100 μl 溶液含 1×10^6 个细胞。再加入蛋白酶抑制剂复合物。假设某种细胞如长满为 5×10^6 个，本次细胞长得约为 80%，即为 4×10^6 个细胞。因此，每管加入 400 μl SDS 裂解液。将两管混在一起，共 800 μl。

G. 超声破碎：VCX750，25% 功率，4.5 秒冲击，9 秒间隙，共 14 次。

2）除杂及抗体孵育

A. 超声破碎结束后，10 000 g 4℃ 离心 10 分钟，去除不溶物质。留取 300 μl 做实验，其余保存于-80℃。

B. 300 μl 中，100 μl 加抗体作为实验组；100 μl 不加抗体作为对照组；100 μl 加入 4 μl 5M NaCl（NaCl 终浓度为 0.2 M），65℃处理 3 小时解交联，电泳，检测超声破碎的效果。

C. 在 100 μl 的超声破碎产物中，加入 900 μl ChIP 稀释缓冲液和 20 μl 的 50× PIC。再各加入 60 μl Protein A Agarose/Salmon Sperm DNA。4℃颠转混匀 1 小时。

D. 1 小时后，在 4℃静置 10 分钟沉淀，700 rpm 离心 1 分钟。

E. 取上清。各留取 20 μl 作为 input。一管中加入 1 μl 抗体，另一管中则不加抗体。4℃颠转过夜。

3）检验超声破碎的效果：取 100 μl 超声破碎后产物，加入 4 μl 5 M NaCl，65℃处理 2 小时解交联。分出一半用酚/氯仿抽提。电泳检测超声效果。

（2）第二天

1）免疫复合物的沉淀及清洗

A. 孵育过夜后，每管中加入 60 μl Protein A Agarose/Salmon Sperm DNA。4℃颠转 2 小时。

B. 4℃静置 10 分钟后，700 rpm 离心 1 分钟。除去上清。

C. 依次用下列溶液清洗沉淀复合物。清洗的步骤：加入溶液，在 4℃颠转 10 分钟，4℃静置 10 分钟沉淀，700 rpm 离心 1 分钟，除去上清。

2）洗液如下：①低盐缓冲液，清洗一次；②高盐缓冲液，清洗一次；③氯化锂缓冲液，清洗一次；④TE（Tris+EDTA）缓冲液。

A. 清洗完毕后，开始洗脱。洗脱液的配方：100 μl 10% SDS、100 μl 1M $NaHCO_3$、800 μl ddH_2O，共 1ml。

每管加入 250 μl 洗脱缓冲液，在室温下颠转 15 分钟，静置离心后，收集上清。重复洗涤 1 次。最终的洗脱液为每管 500 μl。

B. 解交联：每管中加入 20 μl 5M NaCl（NaCl 终浓度为 0.2 M）。混匀，65℃解交联过夜。

（3）第三天

DNA 样品的回收

A. 解交联结束后，每管加入 1 μl RNase A，37℃孵育 1 小时。

B. 每管加入 10 μl 0.5 M EDTA，20 μl 1 M Tris · HCl（pH 6.5），2 μl 10 mg/ml 蛋白酶 K。45℃处理 2 小时。

C. DNA 片段的回收：使用胶回收试剂盒。最终的样品溶于 100 μl ddH_2O。

（4）PCR 或其他方法进行分析

除传统的方法半定量 PCR 之外，随着荧光定量 PCR 的普及，人们也越来越倾向于使用实时荧光定量 PCR 对所得样本进行分析，此方法也称为实时定量染色质免疫共沉淀技术（qChIP）。

此外，还有一些由 ChIP 衍生出来的方法，例如，①RIP（RNA IP），是用 ChIP 的方法研究细胞内蛋白与 RNA 的相互结合，具体方法和 ChIP 相似，只是实验过程中要注意防止核糖核酸酶 RNase，且最后分析的时候需要先将 RNA 逆转录成为 cDNA。②ChIP-sequencing（ChIP-seq），为了在基因组范围内重新发现转录因子的结合位点，需进一步确定 ChIP 得到的 DNA 样品的序列。其序列可以通过直接测序确定，这种方法称为 ChIP-seq。此技术基于高通量测序平台，在全基因组范围内研究组蛋白修饰或被转录因子结合的 DNA 区域，以高效率的测序手段得到高通量的数据结果。③ChIP-on-chip，ChIP 和 DNA 微阵列芯片技术的结合是一种高通量分析 DNA 和蛋白质结合或者翻译后染色质/组蛋白修饰的方法，称为“ChIP-on-chip”。

ChIP-on-chip 对于大规模挖掘顺式调控信息成绩卓著，同时它可以用于胚胎干细胞和一些疾病如肿瘤、心血管疾病和中枢神经紊乱的发生机制的研究。研究人员还可以利用这项技术开发一些治疗方法。目前 ChIP-on-chip 在全基因组功能分析中的应用主要集中于两个领域：一是研究组蛋白的甲基化、乙酰化或磷酸化等修饰形式在所有基因启动子部位的结合状态及与 DNA 甲基化的关系；二是研究转录因子在所有基因启动子部位的结合状态（寻找转录因子调控的下游靶基因），主要应用叠瓦式芯片及定制芯片检测体内某一特定转录因子在全基因组水平的转录调控信息，这也为深入研究疾病状态下异常转录因子的调控机制提供了强有力的手段。ChIP-on-chip 的优点：可以在体内进行反应；在给定的检验细胞环境的模式下得到 DNA 相互关系的简单影像；使用特异性修正抗体鉴定包含有一个特异性后转录修正的蛋白质的相关位点；直接或者间接（通过蛋白质与蛋白质的相互作用）地鉴别基因组与蛋白质的相关位点。缺点：需要一个特异性蛋白质抗体，有时难以获得；为了获得高丰度的结合片段，必须实验演示胞内条件下靶标蛋白质的表达情况；调控蛋白质的基因的获取可能需要限制在组织来源中。

近年来，ChIP 与 DNA 微阵列芯片技术或高通量测序技术结合已经广泛应用于特定反式因子靶基因的高通量筛选等方面，并且能够制作出组蛋白修饰、组蛋白变体，以及整个基因组范围内转录因子的图谱。而 RIP 则主要应用于研究 RNA 在基因表达调控中的作用。由此可见，随着 ChIP 技术的进一步完善，必将会在基因表达调控研究中发挥越来越重要的作用。

3. 组蛋白纯化

一些现有的组蛋白纯化实验方案是相当好的，并且易于遵循。在这里介绍的方法中，组蛋白是使用稀硫酸溶液从细胞核中提取的，然后通过柱层析纯化。此方法的优点在于核酸和许多非组蛋白由于在酸性 pH 下是不溶的，可以很容易地通过离心来去除掉。可溶的含有组蛋白的组分就可以用三氯乙酸（TCA）来沉淀，并且如果需要的话，可以通过一个反相高效液相色谱柱的方法来纯化。这样提取出来的组蛋白，应用广泛，包括免疫印迹和质谱。

4. 组蛋白翻译后修饰的检测

组蛋白的翻译后修饰（PTM）一般是通过抗体检测的。抗 PTM 抗体的质量和特异性，应在实验应用之前仔细评估。要考虑的问题包括其他组蛋白修饰位点的交叉反应、对未修饰（重组）蛋白的识别及与核中其他物质的交叉反应。这种类型的评价程序也非常简单，涉及对核提取物进行针对于重组组蛋白的免疫印迹或对点在硝化纤维膜上的一组修饰过的和未被修饰过的多肽进行免疫印迹。

5. 抗 PTM 组蛋白抗体的质量

组蛋白 PTM 的抗体是表观遗传学研究（如 ChIP、免疫染色和免疫印迹）中的关键元素。然而，许多抗体不能特异识别预定目标。此外，目前的组蛋白抗体以多克隆抗体居多，因此每一批抗体都是不同的产品，在使用前需要广泛验证。事实上，组蛋白的 PTM 是极具挑战性的抗体识别靶点，因为各个修饰之间的化学差异很小，特别是甲基化状态之间，并且不同修饰位点周围的序列相似度高。而且，很难实现与灵活肽段的高亲和力，如组蛋白 N 末端，因为结合时会有熵损失。因此，难以产生高质量的抗体并不出人意料。目前许多研究人员已陆续开发出质量稳定的重组抗体，这些抗体能特异性识别组蛋白 H3 的三甲基赖氨酸残基，能够适合各种表观遗传学的应用。随着针对重组抗体的不断研究，科研人员发现重组抗体的可再生性质让研究人员不再需要评估每个抗体，并且重组抗体也可以被改造成不同的形式，适用于某些特定应用。总之，组蛋白 PTM 的重组抗体不仅大大加速，并且还明显改善了表观遗传学研究，有望为表观遗传学做出新贡献。

6. 重组的位点特异性修饰组蛋白

重组位点特异性修饰组蛋白是一种用来制备位点特异性修饰组蛋白的方法，主要涉及蛋白质片段的体外连接。这种方法的前提是将一种人工合成、修饰过的肽段（对应到蛋白质的 N-或 C-末端）通过化学方法连接到含有其余蛋白质部分的重组片段，然后对全长度连接产物进行纯化。最近也有学者报道了另一种相关的方法，描述了利用天然的化学连接，通过依次加入对应于连续的蛋白质部分的合成肽段来制备一个全合成的修饰组蛋白。

7. 组蛋白 PTM 结合伴侣的表征——多肽拉下实验（pull-down）检测

蛋白对修饰的偏好性可以通过比较该蛋白对不同修饰的多肽的相对亲和力来确定，这可以用几种不同的方法来实现。其中一种方法是利用固定在珠子上的多肽将一个待测蛋白拉下来，然后使用重组蛋白或核提取物，并使用免疫印迹来测定蛋白质的相对回收率。另外，将短肽作为诱饵分子的原理也已被用于无偏实验中，用以发现从前未知的组蛋白 PTM 结合蛋白。在该测试中，相对于未修饰过的多肽或在不同氨基酸上带有相同修饰的多肽而言，根据在修饰过的多肽上的富集可以确定核提取物中的结合蛋白。

8. 组蛋白翻译后修饰结合伴侣的表征——多肽微阵列

一些文献中还介绍了能够同时筛选探针蛋白与多个多肽间相互作用的基于阵列的方法。对于这样的实验，感兴趣的蛋白孵育在一个多肽微阵列的表面，该多肽微阵列基本上是一块经抗生物素蛋白链菌素（streptavidin，STV）包被的且点由不同的生物素标记的多肽的载玻片。蛋白质多肽复合物可以用结合有荧光基团的抗体和阵列扫描仪检测，从而实现可视化。相反，还可以利用一个相反的装置来进行研究，例如，用荧光标记的多肽孵育蛋白质阵列，也同样在多篇学术论文中被提及。

9. 特异性翻译后修饰的基因组定位——染色质免疫沉淀检测——染色质免疫沉淀-测序（ChIP-seq）

大规模富集分析也可以利用大规模并行 DNA 测序方法来进行。这些方法可以对数百万的 DNA 分子进行实时并行测序。迄今公布的 ChIP-seq 研究绝大多数是使用 Illumina “边合成边测序”的平台来完成的。这个平台的基础是在一个芯片表面对几百万的 DNA 克隆簇进行并行测序。ChIP-seq 样品的准备是先将免疫沉淀下来的 DNA 连接到寡核苷酸接头分子上，之后将连接产物（在某些实验方案中）用 PCR 扩增几轮，然后再进行纯化。之后样品被注射到表面包被有与连接产物接头序列互补的寡核苷酸的芯片上。锚定的寡核苷酸的密度可以保证在扩增步骤中新合成的分子均出自于附着在邻近芯片表面的引物，使得 DNA 在空间上始终靠近父模板。实验方案的测序阶段则是利用荧光标记的且可以可逆性终止延伸过程的核苷酸进行单碱基延伸来完成的。因此，测序反应过程是按如下进行的：一个带标记的核苷酸添加到游离的 3′末端，随后延伸暂停，以便检测掺入的核苷酸。接着，终止基团被切除掉，从而可以加入下一个核苷酸。核苷酸延伸需要再重复几个循环，通常会产生 40 bp 左右的读长。目前可用于 ChIP-Seq 分析的测序平台有 Genome Analyzer（Illumina，Solexa）、SOLiD（Applied Biosystem）、454-pyrosequencing（Roche）、HeliScope（Helicos）。这些分析软件的缺点是，ChIP-seq 数据会出现高 GC 含量核苷酸序列片段的读段数比实际值偏高的现象。而近几年由于实验检测成本较前降低（仍较 ChIP-on-chip 价格高），ChIP-seq 的应用确实有增长趋势，但不太完善的数据分析技术仍是制约高通量测序技术应用的最大瓶颈。

三、用于研究 miRNA 的技术

miRNA 是长 21 ~25 nt 的单链 RNA，其中 50% 定位于易发生结构改变的染色体区域。其生物合成过程中经历了三种形式的变化：初级 miRNA（pri-miRNA，长转录物）、前体 miRNA（pre-miRNA，约 70 nt），最终变为成熟 miRNA（mature RNA）而发挥功能。miRNA 可能通过两种方式抑制 mRNA 翻译成蛋白质：一种是 miRNA 作为 mRNA 的直接补充序列，两者结合后通过 RISC（RNA 诱导的沉默复合物）将其降解；一种是 miRNA 与 mRNA 序列不相匹配，miRNA 通过部分结合于 mRNA 的 3′末端来抑制翻译使其不能进行。另外，miRNA 与肿瘤的表观遗传学进程密切相关，肿瘤细胞中 miRNA 表达水平的异常变化可能直接影响肿瘤细胞的增殖与凋亡。

1. miRNA 的生物学特征

分析表明，miRNA 分子有以下几个明显特征：①广泛存在于真核生物中，是一组不编码蛋白质的短序列 RNA，它不具有开放阅读框架（ORF），在 3′端可以有 1 ~2 个碱基的长度变化。②能够互补配对结合于基因序列的侧翼区域，阻遏或抑制靶 mRNA 的翻译。③成熟 miRNA 的 5′端有一磷酸基团，3′端为羟基，这一特点使它与大多数寡核苷酸和功能 RNA 的降解片段区别开来。④大多数 miRNA 基因以基因簇形式存在于基因组中，它们多以顺反子的形式转录出前体转录本，且大部分位于独立的转录单位中。⑤miRNA 在物种间具有高度的保守性、时序性和组织特异性。在生物发育的不同阶段，有不同的

miRNA 分子的表达；在不同组织中也可表达不同种类的 miRNA 分子，这种特异性揭示了 miRNA 分子可能参与了生物体中复杂的基因表达调控机制。

2. miRNA 的产生和调控机制

首先携带 miRNA 信息的基因通过 RNA 聚合酶Ⅱ转录生成较长的 RNA，也就是通常所说的 pri-miRNA，然后 pri-miRNA 会被一种叫做 Drosha 的 RNA 内切酶Ⅲ剪切成 60 ~ 70 个碱基的含有茎环结构的 RNA，即 pre-miRNA。随后，pre-miRNA 被载体蛋白 EXPORTIN-5 从细胞核运输到细胞质中。到了细胞质以后，pre-miRNA 会从载体蛋白中脱落下来，被一种叫做 Dicer 的 RNA 内切酶Ⅲ最终剪切为成熟的 miRNA。此时的 miRNA 是双链的结构，其中 5′端热稳定性较差的一条链将被特异性地整合到 RNA 诱导的沉默复合物（RISC）中，再与完全匹配的目标信使 RNA 结合，或者通过诱导 miRNA 的降解，或者通过间接调节翻译，从而实现蛋白质表达的调控功能。

miRNA 调控具有以下特点：①交叉调节，动物 miRNA 与靶 mRNA 之间的不完全配对使得任何一个 miRNA 都可能作用于不同的 mRNA，一个 mRNA 也可能受到多个不同 miRNA 的调节。②自我调节，自我调节参与了 miRNA 的生物合成和功能。例如，参与 miRNA 生物合成的一些酶也受到其产物 miRNA 的调节。*Dcl1* mRNA 编码一种植物 Dicer 蛋白参与 miRNA 的生成，同时它也是 miR162 的靶分子。③可逆性调节，miRNA 所致的翻译抑制在某些条件下是可逆的。当 mRNA 作为 miRNA 抑制的靶分子后，mRNA 会被送至胞质内的 P 体（Pbodies）重新定位。由此看来 miRNA 调控与蛋白水平的调节相比，更加节省能量；与转录水平调节相比，miRNA 调节更迅速，而且是可逆的；内含子所编码的 miRNA 是一种对基因组资源的高效利用。

3. miRNA 与肿瘤

有关 miRNA 与肿瘤的关系目前存在着矛盾的观点，不同的研究者在不同的体系中得到的结论明显不同。有人发现 miRNA 像原癌基因一样，其突变或者错误表达可引发多种人类肿瘤。但也有人发现 miRNA 具有肿瘤抑制因子的功能，可抑制多种重要肿瘤相关基因的表达，且在肿瘤的分类中可发挥巨大的作用。miRNA 能够作为肿瘤抑制剂或致瘤因子行使功能，特定 miRNA 的敲除或过表达可用于研究 miRNA 在肿瘤发生和发展过程中的作用。

（1）肿瘤增殖：Hatfield 等在对果蝇干细胞分化的研究中发现，*dicer-1*（miRNA 生物合成的必需基因）突变的果蝇生殖 G_1 期进入 S 期延迟，进而导致生长速率显著降低，这表明干细胞通过 G_1/S 检查点需要 miRNA 的参与，因此推测肿瘤细胞能够不断增殖也是采用了与干细胞相似的机制。

（2）原癌基因：正常组织和肿瘤组织中 miRNA 表达明显不同。这个特点使 miRNA 有可能成为肿瘤诊断的新的生物学标记和治疗药物作用的靶标。最近的研究表明，在已经发现的人类 miRNA 中，大约有 50% 定位于基因组易突变的部位，并且这些部位与肿瘤发生有密切的联系。miR-125b-1（线虫的 *lin-4* 的同族体）定位于 11q24 染色体上易发生突变的部位，它的缺失可导致肺癌、乳腺癌或宫颈癌。Slnoki 等的研究还发现该基因与白血病的发生有关。尽管还不完全清楚 miR-125b-1 的表达是怎么调控肿瘤细胞发生的，但至少表明这个基因是一个原癌基因。

（3）抑癌基因：Calin 等在 2001 年就提出了 miRNA 具有肿瘤抑制因子的功能。最近 Cmimino 等研究发现 miR-15a 和 miR-16-1 对于 *Bcl-2*（抗凋亡基因，在多种人类肿瘤细胞中过表达）具有负调控作用，miR-15a 和 miR-16-1 的缺失或者下调会导致 Bcl-2 表达水平升高，进而导致骨髓淋巴瘤和白血病的发生。Steven 等发现 *let-7* 在正常的成年人肺组织中正常表达而在肺肿瘤细胞中几乎不表达，而 ras 原癌基因在肺肿瘤细胞中的表达水平明显高于正常肺组织。通过微阵列分析证明 ras 的表达受到 let-7 蛋白的负调控，let-7 miRNA 在肺组织中具有肿瘤抑制因子的作用。对它的深入研究可能为肺癌提供一个新的治疗策略。

目前，多种疾病与 miRNA 的关系已得到了研究，如胃癌、肝癌、肺癌、鼻咽癌、舌鳞癌、乳腺癌、恶性淋巴瘤、心脏病、血液病、脑发育及神经系统疾病、内分泌代谢疾病、炎症反应和免疫反应等。

4. miRNA 检测技术

miRNA 分子的序列短小，在基因组中存在较多的互补序列，在不同生物体内与靶基因结合的方式也不尽相同，而且通常还与多种蛋白相互作用，这使得建立一个有效而且普遍适用的研究方法异常困难。尽管如此，人们还是通过努力在 miRNA 及其靶基因的获取、鉴定和检测研究中取得了明显的突破。

（1）miRNA 的获取：由于 miRNA 具有非常重要的调控功能，因此寻找新的 miRNA 成为生物领域的一大热点。现在已知靶基因的 miRNA 多是通过基因克隆和生物信息学筛选的方法发现的。到目前为止，miRBase 上公布的 miRNA 总数已接近 3 万种。

基因克隆：直接克隆的方法通常是从总 RNA 中提取大约 22 nt 的小 RNA 分子，制备一个小 RNA 的 cDNA 文库。将文库中的小 RNA 序列与基因组数据库中 BLAST（basic local alignment search tool）比对，排除非 miRNA 序列后，通过 Northern 印迹方法（Northern blotting）得到最终确认。目前，大量的已知 miRNA 都是通过这种方法获得的。基因克隆方法的优点是对于高丰度或异常高表达的基因来说，可以获得完整的 miRNA 序列。然而对于另一些 miRNA，它们在生物体内浓度很低（表达量低或表达产物极不稳定，或前体到成熟的加工效率低等原因引起），或者某些只在生物体的特定时期或特定组织器官中表达，直接克隆法则无法获取。

生物信息学：随着生物全基因组测序的完成，利用计算机对基因组序列进行搜索可以大大提高 miRNA 的鉴定效率。所以，人们根据目前已知的 miRNA 基因序列总结它们的特征和规律，编写了一些计算机程序，通过对生物基因组数据库进行搜索，可以找到那些可能为 miRNA 的基因序列。发夹结构是 miRNA 二级结构的基本特性，依据 miRNA 序列和结构的保守性，是区分 miRNA 候选基因和其他不相关发夹结构序列的关键因素。根据发夹结构的动力学稳定性和序列、结构的相似性，或者利用相关已知 miRNA 的遗传座位可以预测新的 miRNA。

（2）miRNA 检测鉴定方法：要了解 miRNA 在基因调控中扮演的角色，很关键的一个方法就是迅速、准确地定量检测 miRNA 基因的表达。因此，miRNA 表达水平的检测也成为科学家们研究的热点。检测 miRNA 的方法主要有以下几种：①Northern blotting，是现在检测 miRNA 表达最主要的手段，所有克隆和生物信息学分析得来的 miRNA 都需要经过 Northern blotting 来验证和确认。这种方法的缺点在于灵敏度较低且不能进行高通量的检测。②RT-PCR，也被用来检测 miRNA 前体的表达水平，但 miRNA 前体的表达水平并不一定和成熟 mRNA 的表达水平一致。因此，在 RT-PCR 的基础上，人们改进了一些技术，从而使得能够检测低表达量 miRNA 的实时荧光定量 PCR（real-time PCR）可以很精确地定量分析 miRNA 的表达，也经常用于验证预测的 miRNA。③原位杂交技术，可以方便地检测 miRNA 的时空表达的差异。④芯片技术（microarray），是一种更快、更广泛、更有前途的研究。芯片技术固然以其高通量和并行处理的特点在基因信息分析中占据重要地位，但信息量大并不等于质量高。实际上，基因芯片的一个突出弱点就是其信息质量的稳定性和可重复性比较差，且无法实现定量检测，因此后来又出现了多种改进的芯片技术，其中现在流行的就是液相芯片技术。液相芯片（liquid chip）是美国纳斯达克上市的 Luminex 公司研制出的新一代生物芯片技术，它既能为后基因组时代科学研究提供强大的技术支持，又能提供高通量的新一代分子诊断技术平台。

四、用于 RNA 的干扰技术——RNA 干扰

近年来，对于 RNAi 的研究已经成为热点，RNAi 也被 *Science* 评选为 2002 年度最重要科技突破的首位。RNAi 之所以有如此重要的地位，与其应用到的领域息息相关。21 世纪初，人类完成了基因组计划，破译了人类全部的遗传信息，使人类第一次在分子水平上全面认识了自我。因此，很多疾病的病因也将揭开神秘的面纱，这为这些疾病的基因诊断和基因治疗奠定了基础。因此，利用 RNAi 抑制基因组的基因表达的技术手段，有可能在基因治疗方面开辟一条新的途径，很有希望借此攻克恶性肿瘤、心血管疾病、遗传性疾病和部分病毒性疾病。

1. RNAi 的发现

首次发现 dsRNA 能够导致基因沉默的线索来源于线虫 *Caenorhabditis elegans*（*C. elegans*）的研究。1995 年，康乃尔大学的 Su Guo 博士在试图阻断 *C. elegans* 的 *par-1* 基因时，发现了一个意想不到的现象。她们本想利用反义 RNA 技术特异性地阻断上述基因的表达，而同时在对照实验中给线虫注射正义 RNA 以期观察到基因表达的增强，但得到的结果是两者都同样地切断了 *par-1* 基因的表达途径。这与传统上对反义 RNA 技术的解释正好相反。该研究小组一直未能给这个意外以合理解释。这个奇怪的现象直到 3 年后才被解开。1998 年 2 月，华盛顿卡耐基研究院的 Andrew Fire 和马萨诸塞大学癌症中心的 Craig Mello 才首次揭开这个悬疑之谜。通过大量艰苦的工作，他们证实，Su Guo 博士遇到的正义 RNA 抑制基因表达的现象，以及过去的反义 RNA 技术对基因表达的阻断，都是由于体外转录所得 RNA 中污染了微量双链 RNA 而引起。当他们将体外转录得到的单链 RNA 纯化后注射线虫时发现，基因抑制效应变得十分微弱，而经过纯化的双链 RNA 却正好相反，能够高效特异性阻断相应基因的表达。实际上每个细胞只要很少几个分子的双链 RNA 已经足够完全阻断同源基因的表达。后来的实验表明在线虫中注入双链 RNA 不单可以阻断整个线虫的同源基因表达，还会导致其第一代子代的同源基因沉默，该小组将这一

现象称为 RNAi。现已知 RNAi 现象广泛存在于从植物、真菌、线虫、昆虫、蛙类、鸟类、大鼠、小鼠、猴一直到人类的几乎所有的真核生物中的细胞中，这种情况揭示了 RNAi 现象很可能出现于生命进化的早期阶段。后来在果蝇细胞中的实验进一步揭示这个秘密。在一系列著名的实验中，Zamore 和同事发现注入果蝇细胞的 dsRNA 被切割为 21～23 个核苷酸长短的 RNA 片段，他们同时发现，与 dsRNA 同源的内源基因的 mRNA，只在和 dsRNA 对应的部位被切割成为 21～23 个核苷酸长的片段。很快，RNAi 的机制越来越清楚了。

2. RNAi 的作用机制

RNAi 的作用体现在两种水平上。转录水平：RNA 可以介导 DNA 的甲基化最早发现于一种植物的类病毒系统。dsRNA 被降解成 21～23 个核苷酸长的小片段 RNA 时，这些小的 RNA 分子在细胞核可以诱发同源序列的 DNA 甲基化。这种序列特异性的甲基化的信号与 RNA-DNA 结合有关。当 dsRNA 含有与启动子同源的序列，即可使同源靶启动子序列甲基化，从而使靶启动子失去功能，导致下游基因沉默。转录后水平：①可特异性切割 dsRNA 的 RNA 内切酶Ⅲ家族之一的 Dicer，依赖 ATP 切割 dsRNA，并将其分解成具有两个核苷酸的 3′端的 19～21 bp 小片段的双链 siRNA。②RISC 识别并降解 mRNA。RISC 是一种蛋白-RNA 效应器核酸酶复合物。双链 siRNA 为 RISC 的重要组分，它依赖 ATP 解旋导致 RISC 活化，然后通过 Waston-Crick 碱基配对识别底物 mRNA 并与之结合，并自 siRNA 的 3′端将 mRNA 切割成小于 12 nt 的片段使其降解。一些人组织因子的实验表明，几个不同的 siRNA 可以攻击同一个 mRNA 的不同位点。只有一部分 siRNA 会导致显著的基因沉默，这说明在人 mRNA 上的 siRNA 结合位点可能很少，且不活跃的 siRNA 与活跃的 siRNA 可逆性竞争。并且 RNAi 现象具有以下几个重要的特征：①RNAi 是转录后水平的基因沉默机制。②RNAi 具有很高的特异性，只降解与其序列相应的单个内源基因的 mRNA。③RNAi 抑制基因表达具有很高的效率，表型可以达到缺失突变体表型的程度，而且相对很少量的 dsRNA 分子就能完全抑制相应基因的表达，是以催化放大的方式进行的。④RNAi 抑制基因表达的效应可以穿过细胞界限，在不同细胞间长距离传递和维持信号甚至传播至整个有机体及可遗传等特点。⑤dsRNA 不得短于 21 个碱基，并且长链 dsRNA 也在细胞内被 Dicer 酶切割为 21 bp 左右的 siRNA，并由 siRNA 来介导 mRNA 切割。而且大于 30 bp 的 dsRNA 不能在哺乳动物中诱导特异的 RNAi，而是细胞非特异性和全面的基因表达受抑制和凋亡。⑥ATP 依赖性，在去除 ATP 的样品中 RNAi 现象降低或消失，说明 RNAi 是一个 ATP 依赖的过程，可能由于 Dicer 和 RISC 的酶切反应必须由 ATP 提供能量。

3. RNAi 的应用

RNAi 现象的发现及其在生物中存在的普遍性，以及 RNAi 作用机制和生物学功能的初步阐明，为 RNAi 的应用提供了理论基础。RNAi 目前已经在功能基因组学研究、微生物学研究、基因治疗和信号转导等领域取得了令人瞩目的进展，使其在医学领域包括动物医学领域在内的应用有着广阔的前景。

（1）研究基因功能的强有力工具：人类基因组序列的完全破译，使人类已进入后基因组时代。在人类基因组的30亿个碱基对当中，蛋白质编码基因只有3～4万个，但约半数的基因功能未知。弄清这些基因的功能及其相关作用关系已迫在眉睫；建立一种高效、快捷、简单的确定基因功能的新技术是各国学者梦寐以求的愿望。由于RNAi具有高度的序列专一性，可以特异地使特定基因沉默，从而导致目的基因发生功能降低或丧失的突变，目前，RNAi技术已作为功能基因组学强有力的研究工具。已有研究表明RNAi能够在哺乳动物中抑制特定基因的表达，制作多种表型，而且抑制基因表达的时间可以控制在发育的任何阶段，产生类似基因敲除的效应。与传统的基因敲除技术相比，这一技术具有投入少、周期短、操作简单等优势。近来RNAi成功用于构建转基因动物模型的报道日益增多，标志着RNAi将成为研究基因功能不可或缺的工具。与此同时，哺乳动物中非特异性RNAi效应的克服和新型表达载体的问世，将RNAi用于哺乳动物的基因功能的研究推上了应用前沿。当前，利用RNAi来研究哺乳动物基因功能正如火如荼地进行着，有越来越多的研究团体正加入这一研究行列中来。利用RNAi，人们已在多种哺乳动物细胞中成功地降低了靶基因的表达，这些被降低了表达的基因范围广泛，既有结构蛋白的编码基因，也有催化蛋白的编码基因，而靶基因降低的幅度高达90%左右。随着RNAi的发展及日趋完善，该技术必将成为人类功能基因组学研究的革命性工具。

（2）病毒性疾病的治疗：RNAi在病毒基因治疗的研究方面也格外瞩目。目前已有多个实验室用RNAi对HIV、脊髓灰质炎病毒等的感染进行了研究，取得了令人激动的成果。他们用针对病毒基因组编码基因mRNA的siRNA成功地阻止了靶基因的表达，为病毒的基因治疗提供了全新的重要策略。加利福尼亚大学洛杉矶分校和加州理工学院的研究人员开发出使用RNAi来阻止艾滋病病毒进入人体细胞。这个研究小组设计合成的Lenti病毒载体引入siRNA，激发RNAi使其抑制了HIV-1的coreceptor CCR5进入人体外周T淋巴细胞，而不影响另一种HIV-1主要的coreceptor CCR4，从而使以lenti病毒载体为媒介引导siRNA进入细胞内产生了免疫应答，由此治疗HIV-1和其他病毒感染性疾病的可行性大大增加。RNAi还可应用于其他病毒感染如脊髓灰质炎病毒等，siRNA已证实介导人类细胞的细胞间抗病毒免疫，用siRNA对Magi细胞（一种被改造的特殊HeLa细胞）进行预处理可使其对病毒的抵抗能力增强。在最近全世界约30个国家和地区散发或流行的严重急性呼吸窘迫综合征（SARS）的防治研究中，RNAi也受到了重视。siRNA在感染的早期阶段能有效地抑制病毒的复制，病毒感染能被针对病毒基因和相关宿主基因的siRNA所阻断，这些结果提示RNAi能胜任许多病毒的基因治疗，RNAi将成为一种有效的抗病毒治疗手段。这对于许多严重的动物传染病的防治具有十分重大的意义。

（3）遗传性疾病的治疗：美国西北大学的Carthew R. W. 和日本基因研究所的Ishizuka A. 等发现RNAi同脆性X染色体综合征之间的关系密切，揭示了与RNAi相关机制的缺陷可能导致人类疾病的病理机制。遗传性疾病的RNAi治疗成为当今研究RNAi的又一大热点。

（4）肿瘤的治疗：肿瘤是多个基因相互作用的基因网络调控的结果，传统技术诱发的单一癌基因的阻断不可能完全抑制或逆转肿瘤的生长，而RNAi可以利用同一基因家族的多个基因具有一段同源性很高的保守序列这一特性，设计针对这一区段序列的dsRNA分子，只注射一种dsRNA即可以产生多个基因同时剔除的表现，也可以同时注射多种dsRNA而将多个序列不相关的基因同时剔除。Maen等应用RNAi技术成功地阻断了 MCF-7 乳腺癌细胞中一种异常表达的与细胞增殖分化相关的核转录因子基因 *Sp1* 的功能。

总之，随着 RNAi 机制研究的深入和 RNA 干扰技术的日趋完善，它作为一种便捷实用的基因组研究方法和基因治疗药物，预示着一个崭新的 RNA 时代即将来临，RNAi 必将具有巨大的科研、经济和社会价值。尽管 RNAi 有着十分广阔的应用前景，但要保证该技术取得成功，还必须对 RNAi 进行不断的完善。

（祁　源）

参考文献

蔡禄 . 2012. 表观遗传学前沿［M］. 北京：清华大学出版社，259-271.

卡尔博格 C，美恩 F. 2015. 基因调控机制［M］. 秦玉琪等译 . 北京：化学工业出版社，152-203.

李惠晨，马勇政，申亮亮，等 . 2014. 蛋白质乙酰化修饰在肿瘤发生、治疗中的作用研究进展［J］. 山东医药，27：89-92.

李玲，杨鹏跃，朱本忠，等 . 2012. 染色质免疫共沉淀技术的应用和研究进展［J］. 中国食品学报，12（6）：124-132.

林克 AJ，拉巴厄 J. 2012. 生物实验室系列——冷泉港蛋白质组学实验手册［M］. 曾明译 . 北京：化学工业出版社，50-82.

王欢，辛彦 . 2016. DNA 甲基化相关 lncRNA 与消化道肿瘤关系的研究进展［J］. 肿瘤学杂志，22（2）：139-144.

王杰，徐友信，刁其玉，等 . 2016. 非孟德尔遗传模式：表观遗传学及其应用研究进展［J］. 中国农学通报，32（14）：37-43.

王婕，刘声茂，王树龙，等 . 2015. 组蛋白修饰与相关疾病研究［J］. 中国老年学杂志，3：856-859.

王先良 . 2014. DNA 甲基化与环境化学污染物的表观遗传效应［M］. 北京：中国环境出版社，38-91.

王志平，陈海魁，张湘宁，等 . 2016. 微小 RNA 靶基因预测及功能分析方法综述［J］. 生物学通报，51（1）：5-9.

徐颢溪 . 2015. DNA 甲基化对机体生命活动调控的研究［J］. 文摘版：医药卫生，2：294-295.

薛京伦 . 2006. 表观遗传学——原理、技术与实践［M］. 上海：上海科学技术出版社，346-382.

杨海彦，陈杰 . 2015. 长链非编码 RNA、微小 RNA 与表观遗传学相互作用关系的研究进展［J］. 中华病理学杂志，44（12）：926-928.

于建平，韩晓鹏，王璟，等 . 2015. 应用 siRNA 干扰胃癌的研究进展［J］. 现代生物医学进展，15（4）：756-759.

张泰，蔡英，翟博智 . 2015. RNA 干扰技术的研究进展［J］. 现代诊断与治疗，6：1254-1256.

赵伯明，杨操 . 2014. 条件性 RNA 干扰在基因治疗中的研究进展［J］. 华中科技大学学报（医学版），4：478-481.

赵德根，王建校，刘旭，等 . 2014. 小干扰 RNA 的研究进展［J］. 现代生物医学进展，14（4）：792-794.

赵欣，李媛媛，曹丁丁，等 . 2016. 肿瘤表观基因组学研究进展［J］. 现代生物医学进展，（1）：172-175.

甄艳，施季森 . 2012. 组蛋白翻译后修饰技术研究进展［J］. 生物学杂志，29（2）：73-76.

朱新江，戴冬秋 . 2013. ChIP-chip 技术在肿瘤研究中的应用进展［J］. 中国科技论文在线 .

Allis CD, Jenuwein T, Reinberg D, et al. 2009. 表观遗传学［M］. 朱冰等译. 北京：科学出版社，311-340.
Brasset E, Chambeyron S. 2013. Epigenetics and transgenerational inheritance［J］. Genome Biol, 14 (5): 306.
Dahl C, Guldberg P. 2003. DNA methylation analysis techniques［J］. Biogerontology, 4 (4): 233-250.
Furumatsu T, Ozaki T. 2010. Epigenetic regulation in chondrogenesis［J］. Acta Med Okayama, 64 (3): 155-161.
Huebert DJ, Kamal M, O' Donovan A, et al. 2006. Genome-wide analysis of histone modifications by ChIP-on-chip［J］. Methods, 40 (4): 365-369.
Kurdyukov S, Bullock M. 2016. DNA methylation analysis: choosing the right method［J］. Biology (Basel), 5 (1): 3.
Schübeler D. 2015. Function and information content of DNA methylation［J］. Nature, 517 (7534): 321-326.
Xiong Z, Laird PW. 1997. COBRA: a sensitive and quantitative DNA methylation assay［J］. Nucleic Acids Res, 25 (12): 2532-2534.
Zaratiegui M, Irvine DV, Martienssen RA. 2007. Noncoding RNAs and gene silencing［J］. Cell, 128 (4): 763-776.

第四节　表观遗传学与肿瘤

在肿瘤中 DNA 甲基化发生了很大的变化，出现了大量甲基化缺失的现象，但在一些特殊的启动子区也出现了 DNA 甲基化的获得现象。关于这个机制的原因目前还不甚清楚，但是已经验证至少一部分甲基化在肿瘤形成的早期发生了变化，并且一些甲基化启动肿瘤的形成。Knudson 提出二次突变假说到现在已经有 10 多年了，假说中概述了异常的 DNA 甲基化是肿瘤抑制基因失活的机制。在那个年代许多研究证实了启动子区甲基化是导致肿瘤抑制基因功能丧失的原因。基因启动子区的 CpG 岛在正常状态下一般是非甲基化的，当其发生甲基化时，常导致基因转录沉默，使重要基因如抑癌基因、DNA 修复基因等丧失功能，从而导致正常细胞的生长分化失调及 DNA 损伤不能被及时修复，这在肿瘤的发生和发展过程中起到了不容忽视的作用。如胃癌、结肠癌、乳腺癌和肺癌等众多恶性肿瘤都不同程度地存在一个或多个肿瘤抑制基因 CpG 岛甲基化。另外，细胞的大量去甲基化影响染色体的稳定性。整个基因组中很多区域普遍存在低甲基化现象，主要发生在 DNA 重复序列中，如微卫星 DNA、长散布元件（LINES）、Alu 顺序等，这种广泛的低甲基化会造成基因组不稳定，并与多种肿瘤如肝细胞癌、尿道上皮细胞癌和宫颈癌等的发生有关。

一、基因组中与肿瘤相关的低甲基化

DNA 甲基化在基因表达调控中有重要作用。有证据表明 DNA 甲基化和组织特异性基因沉默有关。DNA 甲基化发生在富含 CG 的 CpG 岛中。由于普遍认为肿瘤由基因异常表达引起，许多研究小组对肿瘤组织中 CpG 岛的甲基化状态改变机制感兴趣。有临床观察结果表明，肿瘤组织中有 DNA 甲基化的缺失。实验人员先用甲基化敏感限制性酶消化 DNA，然后用 Southern 印迹杂交研究，发现在癌细胞中，相当一部分在正常组织中的甲基化的 CpG 去甲基化缺失。1983 年年末，Ehrlich 实验室用高通量液相色谱测定 DNA 中的 5-甲基胞嘧啶含量后，发表精确数据，并论证了低甲基化在癌组织中普遍存在。在超过

20 年的研究后，现已建立了 DNA 低甲基化和肿瘤的紧密联系，发现了数种与肿瘤相关的低甲基化 DNA 序列。这些序列包括重复 DNA 序列、卫星 DNA 和与单拷贝基因相关的特殊序列。

二、与肿瘤相关的肿瘤抑制基因的过甲基化

低甲基化不是 DNA 甲基化作用于肿瘤的唯一方式。事实上，在发现低甲基化普遍存在仅几年后，人们就发现了降血钙素基因的位点特异性过甲基化，而且它在人类淋巴和急性骨髓恶化不表达。由于降血钙素并不是一个与肿瘤有关的基因，当时对发现降血钙素过甲基化有复制性的现象缺乏一个合理的解释。直到在散布的腺癌组织中偶尔发现第一个已知的肿瘤抑制基因视网膜母细胞瘤基因（*RB*）也有高甲基化，才有了完整合理的解释，即高甲基化会导致肿瘤抑制基因的失活，从而在肿瘤发生过程中起作用，且很多基因发生与肿瘤相关的高甲基化后会沉默。

与低甲基化相比，高甲基化是一个较简单的现象，经常出现在特殊基因的调控/启动区域，随肿瘤种类的不同而不同。但与低甲基化一致的是，高甲基化是人类肿瘤很多基因中的普遍现象，而且这类基因的数目还在不断增加。

三、肿瘤表观遗传学在临床的应用

肿瘤表观遗传学的基础研究的快速发展引起了这些新结论的临床应用，如 CpG 岛高甲基化可以用于诊断及预测肿瘤疗效。此外，CpG 岛高甲基化引起的肿瘤抑制基因的失活导致的新肿瘤诊断工具的出现，将可能成为肿瘤治疗的新靶点。

1. 表观遗传治疗

表观遗传学的研究已经进入许多疾病领域，包括肿瘤、病毒感染、发育异常、肥胖症、糖尿病、心脏病及一些精神病等。表观遗传机制造成的异常基因表达与由于基因突变造成的异常最明显的不同就是前者是可逆的，后者则完全不可逆。广义的表观遗传治疗应该包括任何针对 DNA 分子的修饰机制的治疗。不同于其他疗法的是，表观遗传治疗不是一种方法，而是包括任何能够修正导致疾病的表观遗传学异常的治疗手段。表观遗传治疗针对于细胞的遗传信息，但是它并不触及 DNA 和 RNA 的改变，而仅仅改变 DNA 所编码的基因的活性，从而影响该基因的表达水平。许多疾病的发生都牵扯到不正常基因的表达，从理论上可以用表观遗传治疗予以纠正，因此表观遗传治疗不限于治疗任何一种疾病。总体而言，表观遗传治疗是一种治疗理念而非一种具体的治疗方法。

由于表观遗传治疗的相应的疗法还处于起始阶段，尚未成熟，且目前人们对于表观遗传学的了解还限于 DNA 甲基化和组蛋白去乙酰化，表观遗传治疗还局限在抑制 DNA 甲基化和组蛋白去乙酰化的药物治疗阶段。

适合表观遗传治疗的一些疾病有基因组印记疾病、肿瘤、衰老、免疫相关疾病、精神病及儿科综合征。在治疗以上疾病时，基于人们目前对表观遗传学的了解，绝大部分针对表观遗传学设计的药物都是以甲基转移酶或去乙酰化酶为靶点，如 DNA 胞嘧啶甲化酶、

组蛋白去乙酰化酶。所以其他影响 DNA 修饰的蛋白都可以是潜在的靶点，以用于改变细胞的表观遗传状态。

2. 展望

随着研究的进展，人们对于大量隐藏在 DNA 序列之中或之外的高层次基因组信息如非编码 RNA、DNA 甲基化和组蛋白共价修饰系统构成的组蛋白密码等的认识越来越深入。表观遗传学已经进入主流生物学，推动了遗传学的新发展，成为许多生命科学领域的研究前沿，并对医学的发展起到了重要作用。但是，人们对于表观遗传学的认识尚待深化，这将有助于表观遗传治疗的发展。由于目前表观遗传在医学上的应用还局限在对某些疾病的治疗上，治疗方法也局限于甲基转移酶和去乙酰化酶，而对于其他疾病而言，表观遗传治疗还尚未得到良好的发展，因此，人们还需进一步加深对表观遗传学的探索，以拓展其涉及的范围，从而了解更多疾病的表观遗传学异常及其原因与机制，并设计相应的策略和找到相应的药物靶点，而达到将表观遗传学广泛而有效地应用于医学领域的目的。另外，当甲基化对印记基因修饰紊乱时会造成印记丢失、抑制和刺激生长的信号失衡，也会导致多种肿瘤的发生；miRNA 的表达水平的改变也和肿瘤有关。

表观遗传学对肿瘤的作用不仅限于肿瘤早期转化，也影响到肿瘤转移，而且转移是实体瘤患者死亡的首要原因。转移过程由相互关联的步骤组成：包括原发性肿瘤细胞获得侵袭相邻组织的能力、进入全身循环、通过脉管系统易位、远端毛细血管滞留、离开循环到周围间质组织，最后从微转移灶增殖为肉眼可见的继发性肿瘤。为达到这一目的，肿瘤细胞需获得某种基因型和表型，从而播散原发肿瘤，或在播散的组织部位存活、增殖。因此，转移也是一种遗传学与表观遗传学疾病。一方面，转移具有复杂的基因标记特征，这些标记有可能反映转移的潜能，例如，可以确定转移细胞个体在特异的继发组织部位的存活能力；另一方面，DNA 甲基化和组蛋白修饰的表观遗传学模式的破坏可解释部分转移相关基因表达的改变。基因表达的变化可能是由于表观遗传学修饰直接或通过影响染色质间接改变了基因转录水平。此外，表观遗传学机制不仅调节“经典”的肿瘤和转移相关基因，而且调节参与肿瘤发生与发展相关的 miRNA 基因。由此可见，调节转移相关基因和 miRNA 的表观遗传学机制可以对肿瘤的转移进行更深入的阐明。随着对转移表观遗传学改变的深入理解，人们可以进一步识别新的转移相关基因和 miRNA，发现有助于转移诊断的新型表观遗传学生物标记，制订基于表观遗传学药物的新肿瘤治疗方案。

（黄　涛）

参考文献

蔡禄 . 2012. 表观遗传学前沿［M］. 北京：清华大学出版社，273-276.

樊菡，罗和生 . 2016. DNA 甲基化与胃癌诊治研究进展［J］. 医学综述，3：519-522.

李元丰，韩玉波，曹鹏博，等 . 2016. 2015 年中国医学遗传学研究领域若干重要进展［J］. 遗传，38（5）：363-390.

刘娜，林洁. 2016. 表观遗传学修饰与肿瘤微环境［J］. 广东医学，37（02）：312-334.
王杰，徐友信，刁其玉，等. 2016. 非孟德尔遗传模式：表观遗传学及其应用研究进展［J］. 中国农学通报，32（14）：37-43.
赵欣，李媛媛，曹丁丁，等. 2016. 肿瘤表观基因组学研究进展［J］. 现代生物医学进展，1：172-175.

第二十三章　生物芯片技术

生物芯片技术是20世纪90年代建立的一种高通量、大规模分析技术，经过近30年的发展，该技术已经广泛应用于生命科学研究、药物开发、临床检验等领域，既有重大的基础研究价值，又具有明显的产业化前景。使用该技术可以将极其大量的探针同时固定于载体上，因此可以实现一次性对大量的生物分子进行检测分析，从而解决了传统核酸印迹杂交（Southern blot 和 Northern blot 等）技术复杂、检测目的分子数量少、自动化程度低、低通量等不足。通过设计不同的探针阵列、使用特定的分析方法可使该技术具有多种不同的应用价值，如基因表达谱测定、多态性分析、突变检测、基因组文库作图及杂交测序（sequencing by hybridization，SBH）等，为“后基因组计划”时期基因功能的研究及现代医学科学和医学诊断学的发展提供了强有力的工具，将使新基因的发现、基因诊断、药物筛选、给药个性化等方面取得重大突破，为整个人类社会带来广泛深刻的变革。

第一节　概　　述

生物芯片（biochip）是指采用光导原位合成或微量点样等方法，将大量生物大分子如核酸片段、多肽分子甚至组织切片、细胞等生物样品有序地固化于支持物（如玻片、硅片、聚丙烯酰胺凝胶、尼龙膜等载体）的表面，组成密集二维分子排列，然后与已标记的待测生物样品中靶分子杂交，通过特定的仪器如激光共聚焦扫描或电荷偶联摄影像机（CCD）对杂交信号的强度进行快速、并行、高效地检测分析，从而判断样品中靶分子的数量。由于此技术常用玻片/硅片作为固相支持物，且在制备过程中使用模拟计算机芯片的制备技术，所以称为生物芯片技术。

一、生物芯片的发展与分类

随着人类基因组计划（HGP）的完成，蛋白质组计划也已经启动，基因序列数据、蛋白序列和功能数据以惊人的速度增长，而传统的生物技术已经不能满足数据倍增的要求，生命科学需要更快捷、更准确的自动化生物技术，而生物芯片在这种情况下应运而生。

生物芯片技术是20世纪90年代中期兴起的新型生物学技术。它基于生物大分子间相互作用，结合微电子、微机械、化学、物理、计算机等多领域的技术，将多种生物探针高密度地固定在固相基质上，使样品反应、检测、分析等过程连续化、集成化、微型化。生物芯片技术使一些传统的生物学分析方法能够在极小空间、极小范围内，以极快的速度完成，达到一次实验同时检测大量生物样本和分析多种疾病生物信息的目的，已经成为当今生命科学研究领域发展最快的技术之一。

事实上，生物芯片的最初构想来源于 Affymetrix 公司的前身 Affymax 公司里的一次即兴的建议，后来由 Fodor 组织半导体专家和分子生物学专家共同研制出来的。1991 年人们利用光蚀刻光导合成多肽，1993 年一种寡核苷酸生物芯片问世。1994 年，科研人员又提出用光导合成的寡核苷酸芯片进行 DNA 序列快速分析的理念。到了 1996 年，世界上第一块商业化的生物芯片终于问世。此后，新兴的生物芯片技术层出不穷，生物芯片的应用领域也在不断扩展，生物芯片发挥的作用也越来越大，特别是在 2003 年人类与 SARS 病毒的决战中发挥了至关重要的作用：科学家借助基因芯片技术迅速而及时地发现了病原体，并查明病原体的本质，为最终战胜 SARS 奠定了基础。

生物芯片是根据生物大分子间具有特异相互识别的能力，利用微电子、微机械、微加工技术，在玻璃、硅片或尼龙膜等各种固体支持物上构建的微型生化分析系统，通过计算机对反应信号搜集处理，可对细胞、糖、脂、核酸、蛋白质及其他小分子物质进行准确、快速、大信息量检测的一项技术。生物芯片使样品检测、分析过程高通量、连续化、集成化、微型化和自动化。

与传统方法相比，生物芯片能够将生命科学和生物医学中一些不连续、离散的分析检测过程，包括样品制备、生化反应和结果检测 3 个主要步骤，缩微到一组微小的芯片上，实现连续、快速和自动地操作，从而大大提高检测效率、减少人为误差、降低平均检测成本。

由于最初的生物芯片主要目标是用于 DNA 序列的测定、基因表达谱鉴定（gene expression profile comparison）和基因突变的检测与分析，所以它又称为 DNA 芯片或基因芯片。但目前这一技术已派生出蛋白质芯片（protein chip）、细胞芯片（cell chip）、药物筛选芯片（drug screening chip）、微缩芯片实验室（lab-on-chip）等多种不同功能的芯片，并已扩展至免疫反应、受体结合等非核酸领域。所以按现状改称为“生物芯片”更能符合发展的趋势。

20 世纪 90 年代的生物分析芯片技术是随着人类基因组研究迅速发展起来的。于 1990 年启动的人类基因组计划的目标是 2005 年完成对 30 亿个人体基因组 DNA 碱基的序列测定，现在通过使用更高级的毛细管阵列测序仪和商业操作，使该计划已于 2003 年 4 月提前完成。随着后基因组时代（post-genome era）的到来，研究者的工作重心从基因组结构方面的研究转向了基因组功能的研究。疾病的研究也转向发病机制方面，以及向疾病易感性研究转移。由于上述所有研究都与庞大的 DNA 信息及蛋白质信息密切相关，而要处理和比较如此庞大的数据，应用传统的建立在电泳基础上的基因表达、序列测定、突变和多态性检测等研究方法，如 mRNA 差别显示（differential display，DD）和代表性差别分析（representational difference analysis，RDA）就显得力不从心，迫切需要全新高效的检测手段。生物芯片技术于是应运而生，它是微电子技术和生物基因技术相结合的产物。

生物芯片利用微电子和其他一些微细加工工艺，如光学掩膜光刻技术（photolithography）、反应离子刻蚀（ion etching）、微注入模塑和聚合膜浇注法等和生物分子自组装技术，把成千上万个不同生物分子集中在一小片基质上，把玻璃、塑料、硅片等不同基质材料上加工出用于生物样品制备、反应、检测的微结构。将生命科学研究中不连续的分析过程，如样品制备、化学反应和定性、定量检测等连续化、微型化，以尽量减少空间，加快速度，实现生物分析系统的微型化和芯片化。上述分析过程中的某一步或几步微型化集成到一块芯片上就能获得具有特殊功能的生物芯片，如用于样品制备的针对 DNA 分析的细胞过滤器芯片和介电电泳芯片；用于基因突变检测和基因表达测序的 DNA

微阵列芯片；用于药物筛选的高通量微米反应池芯片。生物芯片发展的最终目标是将从样品制备、化学反应到检测的整个生化分析过程集成化，以获得所谓的微型全分析系统（micro total analytical system）或称为缩微芯片实验室（laboratory on a chip）。

生物芯片的形式多种多样，分类标准也不尽相同。按基质材料分为尼龙膜、玻璃片、塑料、硅胶晶片、微型磁珠等；按检测的生物信号分为核酸、蛋白质、生物组织碎片等；按工作原理分为杂交型、合成型、连接型、亲和识别型等。还有分为被动式生物芯片、电场式主动生物芯片、电磁式生物芯片等。

常用的生物芯片一般分为基因芯片、蛋白质芯片、芯片实验室三大类。而现在很多都是按其功能进行分类，有以下常用芯片：样品制备芯片（sample preparation chip）、PCR芯片（PCR chip）、毛细管电泳芯片（CE chip）、生物电子芯片（bioelectronic chip）、药物筛选芯片（drug screening chip）、蛋白质芯片（protein chip）、细胞芯片、疾病诊断芯片[肝炎芯片（hepatitis chip）、白血病芯片（leukemia chip）、肺结核芯片（TB chip）等]、血气检测芯片、多糖芯片、神经元芯片、芯片实验室（lab-on-chip）等。而生物芯片按照其上所进行的生物化学反应有无外加场力的干预，又可分为主动式和被动式两大类。被动式芯片是指芯片上进行的生物化学反应在无外加场力的情况下，通过分子的扩散运动完成，如已在研究和临床应用的微阵列芯片，包括DNA芯片、蛋白质芯片等。这也是目前最普遍的生物芯片，但这类芯片存在如下缺点：生产和检测过程人为干扰因素多、难以标准化，生化反应条件和过程不可控、反应效率较低，检测结果重复性较差等。主动式芯片是在芯片的构建和生化反应中直接引入外力或场的作用，它具有快速、高效、自动化和重复性好的特点，是构建芯片实验室、实现过程集成化的基本部件。目前，主动式芯片技术已成为生物芯片技术研究的重点。随着新兴技术和新设计思想的不断产生，各种新型的主动式芯片必将陆续推出，它们的发展与完善将对生命科学与医学的研究与应用产生深远的影响。

二、生物芯片的工作原理

基因芯片的工作过程主要是样品的制备和生物分子反应，主要包括杂交与信号产生、信号检测、数据分析。

1. 杂交与信号产生

杂交条件因不同实验而异。用于检测基因突变时，需要设计一套寡核苷酸，包含靶序列上的每个位点，而且需要高严谨性，以检测单个碱基突变。基因测序与作图亦是如此。用于基因诊断、基因表达时，则要针对基因的特定区域设计寡核苷酸，需要更高的严谨性，以检测特异的和低拷贝的基因。

酪胺信号放大金标银染（TSA-GLSS）方法，该方法的原理是将待检测物标记生物素分子，使其与亲和素特异性结合，亲和素分子上连有的HRP，可以催化酪胺分子大量地沉积在HRP分子表面，起到级联放大的作用，将酪胺分子标记生物素分子，进而可以对结果进行分析。与常规的方法相比，检测的灵敏度可提高10～100倍，且结果肉眼可见。

底物Nanogold-DAB的反应原理：纳米金NHS基团与DAB的氨基缩合反应形成酰胺

键而得到 Nanogold-DAB 产物。基于该底物研制的可视化基因芯片系统与 GLSS 及 TSA-GLSS 法进行了比较，结果显示 Nanogold-DAB 检测法与 TSA-GLSS 的灵敏度相当，均比 GLSS 法高一个数量级。而 Nanogold-DAB 检测比 TSA-GLSS 法操作省略一步，简化了检测过程。因此，Nanogold-DAB 检测可以取代 TSA-GLSS 方法，在生物芯片的高灵敏可视化检测中具有更广阔的应用前景。

2. 信号检测

分子杂交后，经洗液去除未杂交的分子。用光激发杂交信号产生的物质，使用光电倍增管或其他元件增强杂交信号，由荧光显微镜扫描进入计算机搜集处理。搜集杂交信号的装置主要有落射荧光显微镜、激光共聚焦扫描显微镜、配有 CCD 相机的荧光显微镜、光纤 DNA 生物传感器。

3. 数据分析

获得图像数据后，进行数据分析有 3 个基本步骤：数据标准化、数据筛选、模式鉴定。无论是成对样本还是一组实验，为了比较数值，对数据都要进行某种必要的标准化。下一步，进行数据筛选，去掉没有信息的基因。如在检测基因表达时，那些表达水平低于用户定义阈值的基因或者在实验过程中表达水平没有变化的基因都要去除。第三步，鉴定数据的模式和分组，给以生物学的解释。

蛋白芯片的工作原理与基因芯片相似，不同之处有二：一是芯片上固定的分子是蛋白质，如抗原或抗体等；二是检测的原理是依据蛋白质分子之间、蛋白质与核酸、蛋白质与其他分子的相互作用。该技术是将各种蛋白质有序地固定于滴定板、滤膜和载玻片等各种载体上成为检测用的芯片，然后用标记了特定荧光抗生素体的蛋白质或其他成分与芯片作用，经漂洗将未能与芯片上的蛋白质结合的成分洗去，再利用荧光扫描仪或激光共聚焦扫描技术，测定芯片上各点的荧光强度，通过荧光强度分析蛋白质与蛋白质之间相互作用的关系，由此达到测定各种蛋白质功能的目的。为了实现这个目的，首先必须通过一定的方法将蛋白质固定于合适的载体上，同时能够维持蛋白质天然构象，也就是必须防止其变性以维持其原有特定的生物活性。另外，由于生物细胞中蛋白质的多样性和功能的复杂性，开发和建立具有多样品并行处理能力、能够进行快速分析的高通量蛋白芯片技术将有利于简化和加快蛋白质功能研究的进展。

参 考 文 献

陈忠斌 . 2005. 生物芯片技术［M］. 北京：化学工业出版社，1-23.

范金坪 . 2009. 生物芯片技术及其应用研究［J］. 中国医学物理学杂志，26（2）：1115-1117，1136.

李瑶 . 2010. 生物芯片技术［M］. 北京：化学工业出版社，31-37.

刘志国 . 2011. 基因工程原理与技术［M］. 第 2 版 . 北京：化学工业出版社，231-242.

史蒂夫・拉塞尔，莉萨・梅多斯，罗斯林・拉塞尔 . 2010. 生物芯片技术与实践［M］. 肖华胜等译 . 北京：科学出版社，1-8.

夏俊芳，刘箐 . 2010. 生物芯片应用概述［J］. 生物技术通报，7：73-77.

Allison DB，Cui X，Page GP，et al. 2006. Microarray data analysis：from disarray to consolidation and consensus［J］. Nat Rev Genet，7（1）：55-65.

第二节　生物芯片的研究进展

电子芯片和生物芯片被称为20世纪最伟大的两个发现，而生物芯片是分子生物学和信息学的结晶。最新的生物芯片可分为固态生物芯片和液态生物芯片（悬浮式生物芯片）。固态生物芯片技术日趋成熟，目前已投入临床应用，根据其功能可分为样品制备芯片、PCR芯片、检测芯片、蛋白质芯片、生物电子芯片、药物筛选芯片、芯片实验室等。近几年以液态生物芯片应用研究为主，其中微球荧光颜色编码的液态生物芯片检测性能良好，已经用于生物医学领域的多种抗原类、抗体类和核酸类物质检测。利用生物芯片，科学家们可以通过一个实验对成千上万的基因或蛋白指标进行分析。本节对以上几种目前常用的功能性很强的生物芯片进行介绍。

一、样品制备芯片

针对DNA分析，其制备过程通常要经过细胞分离、破胞、脱蛋白等多方面的工作，最后得到纯度足够高的待检DNA。目前在细胞分离方法上较突出的有过滤分离（根据生物颗粒的尺寸差异进行分离）和介电电泳分离（利用在芯片上所施加的高频非均匀电场使不同的细胞内诱导出偶电极，导致细胞受不同的介电力作用，从而把它们从样品中分离出来）等。芯片中的破胞方法有芯片升温破胞、变压脉冲破胞及化学破胞等。在捕获DNA方面，Cepheid公司应用湿法蚀刻和反应离子蚀刻/等离子蚀刻等工艺在硅片上加工出含有5000个高200 μm、直径20 μm的具有细柱式结构的DNA萃取芯片，专门用于DNA的萃取。

二、PCR芯片

由于目前所用检测仪器的灵敏度还不够高，因此从样品中提取的DNA在标记和应用前仍需用PCR这样的扩增复制技术复制几十万乃至上百万个相同的DNA片段。检测的原理是利用基因扩增及序列确定，可同时进行多项检测，由光纤光谱仪和微机分析能准确、灵敏、快速、可靠地确定其特定序列。

国内南京益来基因医学有限公司报道的PCR芯片采用汽浴控温进行PCR反应，并与固相微阵列探针进行杂交，通过对杂交信号的分析得到检测结果。他们的PCR芯片操作系统采用基因扩增、杂交、结果分析一体化，操作简便，只需十几分钟。基因只需扩增至pg数量级，相应地减少了试剂（如*Taq* DNA聚合酶）的用量，且采用二维扫描方式，基因杂交时可不进行标记。

目前，在芯片中进行核酸扩增反应获得成功的有宾夕法尼亚大学研究小组、美国劳伦斯利物摩国家实验室和Perkin-Elmer公司。宾夕法尼亚大学研究小组所做的扩增反应都是在硅-玻璃芯片中进行的，芯片的外部加热和冷却采用的是计算机控制的Peltier电热器。在对芯片表面进行惰性处理后，亦即在硅片表面生长一层2000埃的氧化硅之后，他们成功地在硅-玻璃芯片中完成了一系列不同的核酸扩增反应，如RT-PCR、LCR、多重PCR

和 DOP-PCR。由美国劳伦斯利物摩国家实验室加工的硅芯片所采用的加热方式是芯片内置的薄膜多晶硅加热套，其升降温的速度很快。Perkin-Elmer 公司的 PCR 反应则是在塑料芯片上完成的。伦敦帝国理工大学的研究者研制了一种样品可在不同温度的恒温区间内连续流动的 PCR 芯片。上述所有工作都是用事先提纯了的 DNA 或 RNA 作为扩增反应的底物来完成的。为了将样品制备和扩增反应集成为一体，宾夕法尼亚大学研究小组最近成功地在坝式微过滤芯片中直接对分离所得的人白细胞通过升温方式胞解后所释放的 DNA 进行了扩增，这是世界上首例将样品制备和扩增反应集成为一体的研究成果。

三、检测芯片

1998 年年底，美国科学促进会将基因芯片技术列为 1998 年度自然科学领域十大进展之一，足见其在科学史上的意义。它以其可同时、快速、准确地分析数以千计基因组信息的本领而显示出了巨大的威力。这些应用主要包括突变检测、基因表达检测、DNA 测序、基因组多态性分析和基因文库作图及杂交测序等方面。

1. 毛细管电泳芯片（CE chip）

毛细管电泳（capillary electrophoresis，CE）是 1983 年由杜邦公司的 Pace 开发出来的。随后，瑞士的 Ciba-Geigy 公司和加拿大的 Alberta 大学合作利用玻璃芯片毛细管电泳完成了对寡核苷酸（oligonucleotide）的分离。首次用芯片毛细管阵列电泳检测 DNA 突变和对 DNA 进行测序的工作是由加利福尼亚大学伯格利分校 Mathies 领导的研究小组完成的。通过在芯片上加上高压直流电，他们在近两分钟的时间内便完成了 118 ~ 1353 bp 的许多 DNA 片段的快速分离。此外，Mathies 的小组与劳伦斯利物摩国家实验室 Nothrup 的研究小组合作，报道了首例将核酸扩增反应与芯片毛细管电泳集成为一体所做的多重 PCR 检测工作。宾夕法尼亚大学 Wilding 的小组则与 Ramsey 的小组一道用芯片毛细管电泳对芯片中扩增得到的用于杜鑫-贝克肌萎缩诊断的多条 DNA 片段进行分离也获得了成功。其他用芯片毛细管电泳检测突变的外国公司和学术机构有 Perkin-Elmer 公司、Caliper Technologies 公司、Aclara Biosciences 公司和麻省理工学院等。

2. DNA 突变检测芯片（mutation study chip）

DNA 之所以能进行杂交是因为核苷 A 和 T、G 和 C 可同时以氢键结合互补成对。许多经典的分子生物学方法如桑格 DNA 测序法（sanger sequencing）和 PCR 等都是以此为基础的。最近出现的几项技术，如用光刻掩膜技术作光引导原位 DNA 合成、电子杂交技术、高灵敏度激光扫描荧光检测技术等，使以杂交为基础的应用有了长足的改善。最近的一些英文权威刊物对应用芯片杂交技术检测突变做了报道。Hacia 等采用由 96 000 个寡核苷酸探针所组成的杂交芯片，完成了对遗传性乳腺癌和卵巢肿瘤基因 *BRCA1* 中外显子上的 24 个杂合突变（单核苷突变多态性）的检测。他们通过引入参照信号和被检测信号之间的色差分析，使得杂交的特异性和检测灵敏度获得了提高。另外，Kozal 等用高密度 HIV 寡核苷酸探针芯片对 HIV 毒株的多态性做了分析。Cronin 等用固化有 428 个探针的芯片对导致肺部囊性纤维化的突变基因进行了检测。用生物芯片作杂交突变检测的美国公司有贝克曼

Beckman 仪器公司、Abbot Laboratory、Affymetrix、Nanogen、Sarnoff、Genometrix、Vysis、Hyseq、Molecular Dynamics 等；英美学术机构有宾夕法尼亚大学、贝勒医学院、牛津大学、Whitehead Institute for Biomedical Research、海军研究室、Argonne 国家实验室等。

3. 基因表达分析芯片（gene expression analysis chip）

随着人类基因组计划的胜利完成，越来越多的能够表达的人基因序列及引发疾病和能预测疾病的各种突变正在逐渐为人们所认识。为了能够同时对多个可能的遗传突变进行搜寻，加快功能基因组学研究的进程，人们现已把越来越多的注意力放到了能同时提供有关多个基因及其序列信息的所谓并行分子遗传学分析（parallel molecular genetic analysis）方法上。

功能基因组学所研究的是在特定组织中，发育的不同阶段或者是疾病的不同时期基因的表达情况。因此它的要求是要能在同一时刻获得多个分子遗传学分析的结果。譬如，许多疾病引发基因可能会有数以百计的与表征有关的特定突变，这样，就需要一种可以同时筛检这些突变的有效方法。

另外，任何一个细胞中都会有上千个基因在表达。而细胞间基因表达的差异往往能反映出这些细胞是发育正常还是在朝恶性肿瘤细胞方向发展。采用芯片技术利用杂交对基因表达进行分析的好处是它能用很少的细胞物质便能提供有关多基因差异表达的信息，从而给疾病诊断和药物筛选提供前所未有的信息量。Lockhart 等采用固化有 65 000 个不同序列的长度为 20 个核苷的探针芯片，定量地分析了一个小鼠 T 细胞中整个 RNA 群体内 21 个各不相同的信使 RNA。这些专门设计的探针能与 114 个已知的小鼠基因杂交。分析发现在诱发生成细胞分裂后，另外有 20 个信使 RNA 的表达也发生了改变。检测结果表明该系统对 RNA 的检出率为 1∶300 000，对信使 RNA 的定量基准为 1∶300。Wang 等在研究表鬼臼毒素吡喃葡糖苷（etoposide）诱导的细胞程序性死亡时，利用 DNA 芯片技术，制备了一次可检测 6591 种人细胞信使 RNA 的寡聚核苷酸微阵列，检测到诱导后的细胞内有 62 种信使 RNA 的量发生了变化。通过挑选 12 个与诱导作用有关的基因做进一步研究，发现了两个新的 *p53* 靶基因。DeRisi 等将一个恶性肿瘤细胞中得到的 870 个不同的 cDNA 探针通过机械手“刷印”至载玻片上以观察癌基因的表达情况。在比较两个标有不同荧光标记的细胞信使 RNA 群的杂交结果之后，他们对引入正常人染色体后肿瘤基因受到抑制的细胞中的基因表达结果进行了分析。另外，Shoe-maker 等报道了一种利用生物芯片来确定酶母不同基因序列生物功能的所谓分子条形编码技术。这种技术的好处是它能让人们以并行的方式定量地分析很复杂的核酸混合物。Lueking 等最近采用蛋白质微阵列技术，把作为探针的蛋白质高密度地固定在聚双氟乙烯膜（polyvinylidene difluoride，PVDF）上，并检测到了 10 pg 的微量蛋白质测试样。他们对 92 个人 cDNA 克隆片段表达的产物进行了检测，用单克隆技术进行平行分析，证实了假阳性的检出率处于较低水平。由于蛋白质微阵列技术不受限于抗原-抗体系统，故能为高效筛选基因表达产物及研究受体-配体的相互作用提供一条新的有效途径。

4. DNA 测序芯片

基因芯片技术中的 SBH 及邻堆杂交技术（CSH）是一种高效快速的测序技术。SBH 技术的效率随着微阵列中寡核苷酸数量与长度的增加而提高，但微阵列中寡核苷酸数量与长度的增加则提高了微阵列的复杂性，降低了杂交的准确性。CSH 技术弥补了 SBH 技术的弊端，CSH 技术的应用增加了测序的准确性，可进行较长的 DNA 测序。

通过杂交分析 DNA 的另一应用技术是重复测序。那么，重复测序是怎么工作的呢？首先，人们将长度为 8～20 个核苷的探针合成并固定到指甲盖大小的硅芯片或玻璃芯片上。当含有与探针序列互补的 DNA 被置于联有探针的芯片之后，固化探针就会通过与其序列互补的 DNA 片段杂交而结合。通过使用带有计算机的荧光检测系统对“棋盘”每个格子上的荧光强弱及根据每个格子上已知探针的序列进行分析与组合就可得知样品 DNA 所含有的碱基序列。美国的 *Science* 对应用芯片杂交技术测序做了报道。Chee 等在一块固化有 135 000 个寡核苷酸探针（每个探针长度为 25 个核苷）的硅芯片上对长度为 16.6 kbp 的整个人线粒体 DNA 做了序列重复测定。每个探针之间的空间间隔为 35 μm。测序精度为 99%。另外 Hacia 还报道了一种微测序分析法（minisequencing-based assays），为检测所有可能的碱基序列变化提供了强有力的手段。此方法中需要将不同颜色荧光染料标记的 4 种 ddNTP，加入到引物的酶促反应中，微阵列上固化的寡核苷酸用作酶促反应的引物，靶序列作为模板，可检测到靶序列上的碱基变化。

四、蛋白质芯片

生物科学正迅速地演变为一门信息科学，基因芯片作为成功的例子，已广泛应用于生物基础研究及临床医学各领域。然而基因芯片只能检测到人体各种遗传信息在 DNA/RNA 水平的变化，而无法检测出在蛋白质水平上的变化。同时基因芯片的制作和检测费时，所需探针必须人工合成，必须经 PCR 扩增过程，还要进行昂贵的荧光标记。随着人类基因组计划测序工作的完成，下一步将要进入更加复杂的蛋白质功能的研究阶段，迫切需要蛋白质芯片技术。

Angelika Lueking 和 Martin Horn 等研究和发展了一个在 cDNA 微矩阵上进行基因表达谱研究的一种辅助的方法，这种技术能够在芯片大小的蛋白微矩阵上进行大量的基因表达和抗体筛选。这种技术应用一种带有新的转移图章的机械手进行点样，蛋白溶液被高密度地点在 PVDF 膜上。在此膜上能够高灵敏度地检测出经纯化的特殊蛋白。在该实验中，用 92 个人 cDNA 克隆在酶标板上表达所得细菌溶胞物作为蛋白质点成芯片，在此芯片上能够可靠地进行纯化的蛋白表达物的检测。假阳性克隆和以不正确阅读框架来表达蛋白的比率低。所挑选克隆产物的特异性在相同的芯片上应用单克隆也得到证实。此外，带有一些不相关蛋白的抗体的交叉反应表明，用来检测抗体特异性的蛋白质芯片可以对蛋白的整个库进行检测。因为这种应用不仅仅局限在抗原-抗体体系，蛋白质芯片也能够为基因表达和受体-配体相互作用的大量检测提供一个普遍的方法。

在基因组学和蛋白组学的研究中，蛋白质芯片是基于整个基因组水平，把基因表达分析和分子结合研究相整合的实用工具。如果通过 cDNA 芯片发现了具有差异性表达的基因，那么就可以同时利用体外转录或翻译对这些基因在不同组织中所呈现的蛋白表达进行分析。在同一个蛋白质芯片上，表达芯片也能对与其他蛋白（如某些抗体）、核酸，乃至小分子配体等多种小分子物质的结合情况进行筛选。这种多样性使蛋白质芯片技术成为诊断的多用途工具。

肿瘤标志物蛋白芯片技术是基于多指标检测的思路，发挥蛋白芯片的优势建立的一种肿瘤实验室检测技术。其基本原理是基于夹心法的化学发光检测法，将多个单克隆抗体固化在同一张芯片上，通过多个肿瘤标志物的第一抗体-抗原-酶标二抗的结合反应，测定被检血清中各个肿瘤标志物的浓度。

（1）多肿瘤标志物蛋白芯片的检测原理：基本原理是基于夹心法的化学发光检测法，首先在固相载体上固定一抗，一抗可以捕捉在测样品中对应的肿瘤标志物，之后加入含示踪标记物的二抗，催化化学反应进行发光，通过专属的芯片阅读仪读取光信号，根据光信号强弱进行定量检测抗原。

（2）多肿瘤标志物蛋白芯片检测系统的特性：①高准确性、高灵敏度。由于能对各种肿瘤的特异性表达物和辅助表达物进行综合判断，因此具有较高的阳性率和准确率；灵敏度可达纳克级水平。②高通量。芯片上集成了成千上万密集排列的分子微阵列，能够在短时间内分析大量的生物分子和多种生物信号并进行检测（12 种肿瘤标志物同时检测），使人们快速准确获取样品中的生物信息，效率是传统检测手段的成百上千倍。③微型化、自动化。患者依从性较好，取样方便、样品用量少、操作相对简单、检测结果周期较短，价格相对较低，患者负担较轻也是其特点。

（3）多肿瘤标志物蛋白芯片的临床应用范围：多肿瘤标志物蛋白芯片可应用于肿瘤普查体检，对无症状人群快速筛查；良性、恶性肿瘤的鉴别诊断；肿瘤治疗效果的观察和评价；肿瘤患者随访，预后评估，定期检查；为临床提供更多的指标，提高辅助诊断的准确率。Liang 等检测了 33 例胃腺癌患者和 31 例健康体检者的血清蛋白质组，建立了胃癌特征性蛋白质波谱模型，用该模型检测的灵敏度为 90.91%，特异性为 93.55%，阳性预测值为 93.75%。

（4）肿瘤蛋白芯片的不足：芯片上的检测项目都是固定的，不能根据患者的特异性进行任意选择；检测过程中的干扰因素还不能解决；芯片制作过程中实验条件难以控制，使得实验结果的可重复性差、操作依赖强，临床推广运用难度大。

（5）蛋白质芯片技术在寻找新的肿瘤标志物中的应用：随着蛋白质组学技术的发展，特别是蛋白质芯片技术的应用，并结合飞行时间质谱（SELDI）等技术，人们可以从蛋白质水平分析潜在的肿瘤标志。蛋白质芯片表面加强激光解析电离-飞行时间-质谱（SELDI-TOF-MS）是寻找新的肿瘤标志物的较好方法。

SELDI-TOF-MS 是一个高通量、高灵敏度的比较蛋白质组学技术平台，由蛋白质芯片、芯片阅读仪和分析软件 3 个部分组成。生物粗样品被点样到芯片后，蛋白质特异性地结合到芯片的化学或生物位点，通过飞行时间质谱准确地测定出结合蛋白质的分子质量，从而获得蛋白指纹图谱。通过对待测样品蛋白指纹图谱分析，在疾病的早期诊断、鉴别诊断、预后判断和疗效观察方面有一定的应用价值。

五、生物电子芯片

为了把不同的癌细胞、细菌或病毒从血样、水样或其他液体样品中分离出来，人们设计加工出了用作介电电泳（dielectrophoresis）的生物电子芯片。通过在硅片上制作一系列各种排列的金属电极和在这些电极上施加高频电场就可在不同的细胞内感应出偶极，而偶极的出现又反过来使不同的细胞要么承受正介电力，要么承受负介电力，从而使它们能够从各种液体样品中分离出来。目前采用二维介电电场分离方法，已成功地实现了对乳腺癌细胞和正常单核白细胞的分离。

Nanogen 公司研制了采用介电电泳原理用于将大肠杆菌从含有人体血细胞的混合物中分离出来的生物电子芯片，同时此芯片在蛋白酶消化作用下完成对细胞的胞解作用。处理后的大肠杆菌中的 DNA 或 RNA 经电寻址导向式杂交在 DNA 芯片上进行杂交分析。

Arquint 等研制了一种以硅为基底采用微加工技术制作的具有 PO_2、PCO_2和 pH 传感器供血气检测用硅芯片。芯片的导体部分都是由标准的硅制作技术构成，上面制作了用于 PO_2检测的安培型传感器和用于 PCO_2、pH 检测的电位型传感器。聚丙烯酰胺和聚硅氯烷聚合层分别作为内部电解质和气体渗透膜通过光聚合的方法沉积形成。整个传感器以集成电路的制作方式在硅片上完成，适宜于批量生产。流路通道也被直接集成在硅片上，因此减少了样品及试剂的用量，其分析精度适合临床检测的需要。

六、药物筛选芯片

以生物芯片为基础的另一个很有价值的研究方向是以生物芯片技术所具有的高集成度与组合化学相结合，为新药研究的初筛提供超高通量筛选，称为药物筛选芯片（drug screening chip）。药物筛选要求平行、快速，生物芯片这种高通量、多参数而近乎实时的筛选方式无疑具有巨大的优越性。

利用生物芯片可比较正常组织（细胞）及病变组织（细胞）中大量（可达数千）相关的基因表达的变化，从而发现一组疾病相关基因作为药物筛选靶标，这种策略尤其适于病因复杂或尚未定论的情况。例如，恶性肿瘤的发生常常是多基因共同作用的结果，生物芯片技术在肿瘤细胞基因表达模式及肿瘤相关基因发掘中起着重要的作用。Heller 等提取正常及诱发病变的巨噬细胞、软骨细胞系、原代软骨细胞和滑膜细胞的 mRNA，用包含细胞因子、趋化因子、DNA 结合蛋白及基质降解金属蛋白酶等几大类基因的 cDNA 在内的芯片进行筛选，发现了数种变化明显的基因。其中除了有已知与类风湿关节炎有关的 TNF、IL-1、IL-6、IL-8、RANTES 和 VCAM 外，还有新发现的基质金属弹性蛋白酶 HME、IL-3、ICE、趋化因子 GRO-α 等。

应用生物芯片还可以直接筛选特定的基因文库以寻找药物作用的靶点。对于以将化合物处理细胞后特定一群基因表达变化为靶标的筛选方式，使用 cDNA 芯片自然是较为合适的；除此之外 cDNA 芯片尚可用于反义寡核苷酸类药物的优选。至于以酶受体、抗体等蛋白分子为靶标的筛选系统，各种类型的蛋白质芯片可以给出十分充足的信息，其灵敏度可达 250 amol 或 10 pg 级。

七、芯片实验室

将从样品制备、化学反应到检测的整个分析过程集成化是生物芯片发展的最终目标，这就是微型全分析系统，也称为芯片实验室（lab-on-chip）。1998 年 6 月，Nanogen 公司的程京博士和他的同事们首次报道了用芯片实验室所实现的从样品制备到反应结果显示的全部分析过程。他们用这个装置从混有大肠杆菌的血液中成功地分离出了细菌，在高压脉冲破胞之后用蛋白酶 K 孵化脱蛋白，制得纯化的 DNA，最后用另一块电子增强的 DNA 杂交芯片分析证实提取物是大肠杆菌的 DNA。这是向缩微实验室迈进的一个成功的突破。目前，含有加热器、微泵微阀、微流量控制器、电子化学和电子发光探测器的芯片已经研制出来，而且也出现了将样品制备、化学反应和分析检测部分结合的芯片（如样品制备和 PCR、竞争免疫测定和毛细管电泳分离）。相信不久的将来，包含所有步骤的缩微芯片实验室将不断涌现。

八、液态芯片

液态芯片（liquid chip）是 20 世纪 70 年代美国 Luminex 公司开发出的全新概念的生物芯片。该技术的核心是把微小的乳胶颗粒（5.6 μm）用荧光染色的方法进行编码，每种颜色的微粒（或称为荧光编码微粒）代表一种检测标志物。应用时，把针对不同检测物的彩色编码微粒混合后再加入微量患者标本，在悬液中靶分子与微粒进行特异性地结合。最后利用 FCM 作为检测平台，进行检测记录和分析。因为分子杂交或免疫反应是在悬浮溶液中进行，检测速度极快，而且一个微量液态反应体系中可以同时检测 500 个指标，Luminex 公司称其为“xMap”技术。该仪器在我国国家食品药品监督管理局（SFDA）进口注册时被称为“多功能流式点阵仪”。液态芯片是真正的临床应用型芯片，是基因信息时代的生物精华。

目前液态芯片技术是唯一得到美国 FDA 批准的，也是唯一被纳入美国临床实验室质控网络的高通量诊断技术。国外已有 20 余家公司正在研究基于液态芯片技术的产品，涉及的领域主要有过敏原的筛查、细胞因子的检测、肿瘤标志物的检测、感染性疾病的抗原或抗体的检测、心血管标志物的检测、组织分型及激酶和磷酸化等。

液相芯片检测系统具有高通量、灵敏、准确、简单、快速、标本量少等优点，是极具优势的新一代检测技术。针对液相芯片的检测特点，可以预见，多种荧光染料对荧光微球的标记和激光检测器灵敏度的提高将会大大增强 Luminex 平台检测的靶标物的量；抗体制备新技术等的应用也在不断促进和丰富悬浮芯片的技术平台。近年，该技术在肿瘤标志物检测的意义已经得到了广泛认可，但是单个标志物的检测对于肿瘤诊断的敏感性和特异性都偏低，肿瘤标志物的多重检测可提高检测的敏感性逐渐成为共识。目前国内透景公司开发的肿瘤标志物检测试剂盒已经有近 20 种通过了 SFDA 认证，并进入了临床应用。作为新一代多指标并行检测技术平台，液态芯片技术日渐成熟，液相芯片作为分子生物学操作检测技术平台在临床检测领域必将有更广阔的应用前景。

参考文献

陈忠斌. 2005. 生物芯片技术［M］. 北京：化学工业出版社，26-31，55，112-114，152.

董贺，孙青. 2015. 分子病理学技术在肿瘤诊治中的应用［J］. 分子诊断与治疗杂志，7（2）：73-77，82.

范金坪. 2009. 生物芯片技术及其应用研究［J］. 中国医学物理学杂志，26（2）：1115-1117，1136.

李瑶. 2010. 生物芯片技术［M］. 北京：化学工业出版社，216-282.

刘志国．2011．基因工程原理与技术［M］．第 2 版．北京：化学工业出版社，241.
史蒂夫·拉塞尔，莉萨·梅多斯，罗斯林·拉塞尔．2010．生物芯片技术与实践［M］．肖华胜等译．北京：科学出版社，306-310.
文正伟，法逸华，苏成海，等．2009．多肿瘤标志物蛋白芯片检测对胃癌的诊断价值［J］．苏州大学学报（医学版），29（3）：533-535.
夏俊芳，刘箐．2010．生物芯片应用概述［J］．生物技术通报，7：73-77.
谢林峰，向俊蓓，孙亚男，等．2015．蛋白质芯片技术的临床应用新进展［J］．中国医学创新，12（23）：154-156.
朱鹏，李建远．2013．液态芯片的原理及其在临床诊断中的应用［J］．中国保健营养，23（4）：2150-2151.
Lueking A，Horn M，Eickhoff H，et al. 1999. Protein microarrays for gene expression and antibody screening［J］. Anal Biochem，270（1）：103-111.

第三节　生物芯片的应用

在众多的生物芯片应用研究中，其在人类疾病探索中的应用一直是关注的重点，令人充满了憧憬。世纪之交的一篇科研文献，以及其诱人的标题“希望的芯片”（array of hope，Lander，1999）指出生物芯片技术将彻底改变我们对人类基因组的探索方式，并有助于发现疾病的分子基础。近年来生物芯片技术在多个领域都发展迅速，数以千计的基因表达谱实验已经开始为复杂性疾病，如癌症的分子病因学研究提出新的见解。使用生物芯片技术在全基因组缺失和扩增水平研究人类基因组的序列变异，或者通过基因分型芯片进行大规模单核苷酸多态性（SNP）检测，可以帮助我们寻找单基因疾病的致病基因，也为发现更复杂的多基因疾病的遗传基础提供了可能的途径。本节重点介绍生物芯片技术在生物医学方面的主要应用及意义。

一、基因表达水平的检测

使用基因芯片进行的表达水平检测可自动、快速地检测出成千上万个基因的表达情况。Schena 等采用拟南芥基因组内共 45 个基因的 cDNA 微阵列（其中 14 个为完全序列，31 个为表达序列标签），检测该植物的根、叶组织内这些基因的表达水平，用不同颜色的荧光素标记逆转录产物后分别与该微阵列杂交，经激光共聚焦显微扫描，发现该植物根和叶组织中存在 26 个基因的表达差异，而参与叶绿素合成的 *Cab1* 基因在叶组织较根组织表达高 500 倍。Schena 等用人外周血淋巴细胞的 cDNA 文库构建了一个代表 1046 个基因的 cDNA 微阵列，用以检测体外培养的 T 细胞对热休克反应后不同基因表达的差异，发现有 5 个基因在处理后存在非常明显的高表达，11 个基因中度表达增加和 6 个基因表达明显抑制。该结果还得到了荧光素交换标记对照和处理组及 RNA 印迹方法的证实。在 HGP 完成之后，用于检测在不同生理、病理条件下的人类所有基因表达变化的基因组芯片将为期不远了。

二、基因诊断

从正常人的基因组中分离出 DNA 与 DNA 芯片杂交就可以得出标准图谱。同理，从患者的基因组中分离出 DNA 与 DNA 芯片杂交就可以得出病变图谱。通过比较、分析这两种图谱，就可以得出病变的 DNA 信息。这种基因芯片诊断技术以其快速、高效、敏感、经济、平行化、自动化等特点，将成为一项现代化诊断新技术。例如，Affymetrix 公司把 *p53* 基因全长序列和已知突变的探针集成在芯片上，制成 *p53* 基因芯片，将在肿瘤早期诊断中发挥作用。又如，Heller 等构建了 96 个基因的 cDNA 微阵，用于检测分析风湿性关节炎（RA）相关的基因，以探讨 DNA 芯片在感染性疾病诊断方面的应用。现在肝炎病毒检测诊断芯片、结核杆菌耐药性检测芯片、多种恶性肿瘤相关病毒基因芯片等一系列诊断芯片已逐步开始进入市场。基因诊断是基因芯片中最具有商业化价值的应用。

三、药物筛选

如何分离和鉴定药物的有效成分是目前中药产业和传统的西药开发遇到的重大障碍，基因芯片技术是解决这一障碍的有效手段，它能够大规模地筛选，通用性强，能够从基因水平解释药物的作用机制，即可以利用基因芯片分析用药前后机体的不同组织、器官基因表达的差异。如果再以 cDNA 表达文库得到的肽库制作肽芯片，则可以从众多的药物成分中筛选到起作用的部分物质。另外，利用 RNA、单链 DNA 有很大的柔性，能形成复杂的空间结构，更有利于与靶分子相结合，可将核酸库中的 RNA 或单链 DNA 固定在芯片上，然后与靶蛋白孵育，形成蛋白质-RNA 或蛋白质-DNA 复合物，用来筛选特异的药物蛋白或核酸，因此芯片技术和 RNA 库的结合在药物筛选中将得到广泛应用。在寻找 HIV 药物中，Jellis 等用组合化学合成及 DNA 芯片技术筛选了 654 536 种硫代磷酸八聚核苷酸，并从中确定了具有 XXG4XX 样结构的抑制物。实验表明，这种筛选物对 HIV 感染细胞有明显阻断作用。生物芯片技术使得药物筛选、靶基因鉴别和新药测试的速度大大提高，成本大大降低。基因芯片药物筛选技术工作目前刚刚起步，美国很多制药公司已开始进行前期工作，即正在建立表达谱数据库，从而为药物筛选提供各种靶基因及分析手段。

四、个体化医疗

临床上，同样药物的剂量对患者甲有效可能对患者乙不起作用，而对患者丙则可能有不良反应。在药物疗效与不良反应方面，患者的反应差异很大。这主要是由于患者遗传学上存在差异，导致对药物产生不同的反应。例如，细胞色素 P450 酶与大约 25% 广泛使用的药物的代谢有关，如果患者该酶的基因发生突变就会对降压药异喹胍产生明显的不良反应，5% ~10% 的高加索人缺乏该酶基因的活性。现已清楚这类基因存在广泛变异，这些变异除对药物产生不同反应外，还与易患各种疾病如肿瘤、自身免疫病和帕金森病有关。如果利用基因芯片技术对患者先进行诊断，再开处方，就可对患者实施个体优化治疗。另一方面，在治疗中，很多同种疾病的具体病因是因人而异的，用药也应因人而异。例如，乙肝有较多亚型，*HBV* 基因的多个位点如 S、P 及 C 基因区易发生变异。若用乙肝病毒基因多态性检测芯片，每隔一段时间就检测一次，这对指导用药防止乙肝病毒耐药性很有意义。又如，现用于治疗 AIDS 的药物主要是病毒逆转录酶（HIV-1-reverse transcriptase, RT）和蛋白酶（protease）的抑制剂，但患者在用药 3～12 个月后常出现耐药，其原因是 *RT*、*PRO* 基因产生一个或多个点突变。*RT* 基因 4 个常见突变位点是 Asp67→Asn，Lys70→Arg，Thr215→Phe、Tyr 和 Lys219→Glu。4 个位点均突变较单一，位点突变后对药物的耐受能力成百倍增加。如将这些基因突变部位的全部序列构建为 DNA 芯片，则可快速地检测患者是这一个或那一个或多个基因发生突变，从而可对症下药，所以对指导治疗和预后有很大的意义。

五、测　　序

基因芯片自问世以来，其迅猛的发展及应用加速了生命科学研究的进程，微量化并行化的分析可帮助科学家从海量数据中发掘有用的信息。高通量测序技术是对传统测序的一次革命性的改变，可以实现一次性对几十万到几百万条 DNA 分子进行序列测定。因此在一些文献中称其为下一代测序技术（next generation sequencing），足见其划时代的改变。同时高通量测序使得对一个物种的转录组和基因组进行详尽的分析成为可能，所以又称为深度测序（deep sequencing）。目前高通量测序平台的代表是罗氏公司（Roche）的 454 测序仪（Roch GS FLX sequencer），Illumina 公司的 Solexa 基因组分析仪（Illumina Genome Analyzer）和 ABI 的 SOLiD 测序仪（ABI SOLiD sequencer）。2008 年 4 月 Helico BioScience 公司的 Timothy 等在 *Science* 上公开报道了其团队开发的真正的单分子测序技术，并利用该技术对一个 M13 病毒基因组进行了重测序。这项技术之所以被称为真正的单分子测序，是因为它完全跨过了上述 3 种高通量测序依赖的基于 PCR 扩增的信号放大过程，真正达到了读取单个荧光分子的水准。这些平台共同的特点是具有极高的测序通量，相对于传统测序的 96 道毛细管测序，高通量测序一次实验可以读取 40 万～400 万条序列。读取长度根据平台不同，可为 25～450 bp，而且不同的测序平台在一次实验中可以读取 1～14 G 的碱基数，这样庞大的测序能力是传统测序仪所不能比拟的。

2008 年 Mortazavi 等对小鼠的大脑、肝和骨骼肌进行了 RNA 深度测序，这项工作展示了深度测序在转录组研究上的两大进展，即表达计数和序列分析。对测得的每条序列进行计数获得每个特定转录本的表达量是一种数码化的表达谱检测，能检测到丰度非常低的转录本。分析测得的序列，有大于 90% 的数据显示落在已知的外显子中，而那些在已知序列之外的信息通过数据分析展示的是从未被报道过的 RNA 剪切形式，3′末端非翻译区、变动的启动子区域及潜在的小 RNA 前体，发现至少有 3500 个基因拥有不止一种剪切形式。而这些信息无论使用芯片技术还是 SAGE 文库测序都是无法被发现的。同年 Sugarbaker 利用 mRNA 深度测序对恶性胸膜瘤和对照样品进行比较，发现了该肿瘤中存在的 15 个不同的点突变。高通量测序另一个被广泛应用的领域是小分子 RNA 或非编码 RNA（ncRNA）研究。测序方法能轻易地解决芯片技术在检测小分子时遇到的技术难题（短序列、高度同源），而且小分子 RNA 的短序列正好配合了高通量测序的长度，使得数据“不浪费”，同时测序方法还能在实验中发现新的小分子 RNA。2008 年，Morin R. D.

等通过对人胚胎干细胞发育前后的分析，获得了 334 个小 RNA 的表达谱带，包括新发现的 104 个小 RNA。

基因芯片和深度测序是点杂交技术和测序的高通量革命，这两大分子生物学经典实验技术都发展到了高通量的时代。随着各项科学技术的发展，这两大技术必将继续协同配合推动生命科学研究进入新时代。

六、生物信息学研究

人类基因组计划是人类为了认识自我而进行的一项伟大而影响深远的研究计划。目前的问题是面对大量的基因或基因片段序列如何研究其功能，只有知道其功能才能真正体现人类基因组计划的价值——破译人类基因这部天书。后基因组计划、蛋白组计划、疾病基因组计划等概念就是为实现这一目标而提出的。基因的功能并不是独立的，一个基因表达的上调或者下调往往会影响上游和下游几个基因表达状态的改变，从而进一步引起和这几个基因相关的更多基因的表达模式的改变。基因之间的这种复杂的相互作用组成了一张交错复杂的立体的关系网。像从前那样孤立地理解某个基因的功能已经远远不够，需要我们站在更高的层次全面地理解这种相互关系，全面了解不同个体、不同组织、不同时间、不同生命状态等的基因表达差异信息，并找出其中规律。生物信息学将在其中扮演至关重要的角色。基因芯片技术就是为实现这一环节而建立的，使对个体生物信息进行高速、并行采集和分析成为可能，必将成为未来生物信息学研究中的一个重要信息采集和处理平台，成为基因组信息学研究的主要技术支撑。例如，研究基因生物学功能的最好方式是监测基因在不同组织、不同发育阶段、不同健康状况下在机体中活性的变化。这是一项非常繁杂的工作，但基因芯片技术可以允许研究人员同时测定成千上万个基因的作用方式，而几周内获得的信息用其他方法需要几年才能得到。由于人类基因只是地球上几十万种生物基因资源中的一份子，在未来的研究和探索中，人类必将测出所有物种的“基因图谱”。因此，类似人类基因组计划的基因研究和生物信息产业还仅仅是一个起步，其将来的发展前景不可估量，而生物芯片作为生物信息学的主要技术支撑和操作平台，其广阔的发展空间更是不言而喻。

七、生物芯片的应用前景展望

生物芯片的成熟和应用一方面将为 21 世纪的疾病诊断和治疗、新药开发、分子生物学、航空航天、司法鉴定、食品卫生和环境监测等领域带来一场革命；另一方面，生物芯片的出现为人类提供了能够对个体生物信息进行高速、并行采集和分析的强有力的技术手段，故必将成为未来生物信息学研究中的一个重要信息采集和处理平台。

生物芯片研究在我国始于 1997 ~ 1998 年，之后迅速发展，在表达谱芯片、重大疾病诊断芯片和生物芯片的相关设备研制上取得了较大成就，目前已经从技术研究和产品开发阶段顺利走向技术应用和产品销售阶段。相关数据显示：2008 年，我国生物芯片市场规模达到 1 亿美元，并以超过 20% 的速度增长，预计到 2020 年，这个新兴的市场可以达到 9 亿美元的规模。而 2001 年全世界生物芯片的市场就已达 170 亿美元，用生物芯片进行药理遗传学和药理基因组学研究所涉及的世界药物市场每年约 1800 亿美元。而这还不包括用于疾病预防和诊治及其他领域中的基因芯片，这部分预计比基因组研究用量还要大上百倍。因此，基因芯片及相关产品产业将取代微电子芯片产业，成为 21 世纪最大的产业。

尽管如此，生物芯片在我国同样拥有广阔的市场前景：①药物筛选和新药开发：由于所有药物（或兽药）都是直接或间接地通过修饰、改变人类（或相关动物）基因的表达及表达产物的功能而生效，而芯片技术具有高通量、大规模、平行性地分析基因表达或蛋白质状况（蛋白质芯片）的能力，用芯片做大规模的药物筛选研究可以省略大量的动物试验甚至临床试验，缩短药物筛选所用时间，提高效率、降低风险。②中药基因组学研究和我国的中药现代化：中药基因组学的含义是通过现代科学技术手段结合传统中药理论和现代科学理论，将中药的药性、功能及主治与其对特定疾病相关基因表达调控的影响关联起来，在分子水平上用现代基因组学，特别是功能或疾病基因组学的理论来诠释传统中药理论及作用机制。若能够做到这一点，将极大地推动我国几千年悠久深厚的中药文化资源得到进一步的发展和弘扬。③疾病诊断：基因芯片作为一种先进的、大规模、高通量检测技术，应用于疾病的诊断，其优点是高度的灵敏性和准确性、快速简便、可同时检测多种疾病。④环境保护及其他：在环境保护上，基因芯片也有广泛的用途，一方面可以快速检测污染微生物或有机化合物对环境、人体、动植物的污染和危害，同时还可用于农业、商检、司法等领域的实用化芯片开发。

（韩　莹）

参考文献

陈忠斌. 2005. 生物芯片技术［M］. 北京：化学工业出版社，8-11，342-395.

范金坪. 2009. 生物芯片技术及其应用研究［J］. 中国医学物理学杂志，26（2）：1115-1117，1136.

史蒂夫·拉塞尔，莉萨·梅多斯，罗斯林·拉塞尔. 2010. 生物芯片技术与实践［M］. 肖华胜等译. 北京：科学出版社，263-289.

夏俊芳，刘箐. 2010. 生物芯片应用概述［J］. 生物技术通报，7：73-77.

赵雨杰，钟连声，何群，等. 2016. 生物芯片在微生物学研究中的应用［J］. 微生物学杂志，36（1）：1-5.

Lander ES. 1999. Array of hope［J］. Nat Genet，21（1 Suppl）：3-4.